新编临床护理"三基"1000 题

霍孝蓉　陈　雁　主编

东南大学出版社

南　京

图书在版编目(CIP)数据

新编临床护理"三基"1000 题 / 霍孝蓉，陈雁主编.
南京：东南大学出版社，2019.7(2022.1 重印)
ISBN 978 - 7 - 5641 - 8410 - 0

Ⅰ.①新… Ⅱ.①霍… ②陈… Ⅲ.①护理学－资格
考试－习题集 Ⅳ.①R47 - 44

中国版本图书馆 CIP 数据核字(2019)第 088012 号

新编临床护理"三基"1000 题

主　　编	霍孝蓉　陈　雁
出 版 人	江建中
责任编辑	张　慧
出版发行	东南大学出版社
	(江苏省南京市四牌楼 2 号东南大学校内　邮政编码 210096)
网　　址	http://www.seupress.com
印　　刷	江阴金马印刷有限公司
开　　本	710mm×1000mm　1/16
印　　张	23.5
字　　数	396 千字
版 印 次	2019 年 7 月第 1 版　2022 年 1 月第 5 次印刷
印　　数	15001～20000
书　　号	ISBN 978 - 7 - 5641 - 8410 - 0
定　　价	60.00 元

(＊东大版图书若有印装质量问题，请直接与营销部联系，电话 025－83791830)

编者名单

主　　编：霍孝蓉　陈　雁

副主编：李　梅　朱　珠　陆　巍

参编人员：（按姓氏笔画排序）

王巧桂	王兆琴	王春华	王　倩	王　娟
王雪梅	王　清	邓小岚	叶红芳	叶　敏
朱欢欢	朱红霞	乔中华	刘　颖	纪迎迎
孙小静	杨玲慧	李　卉	李　芳	李　萍
李　燕	吴红梅	张　宁	张建兰	张　慧
张燕红	陈正香	陈秋菊	陈　婷	苗桂玲
范本芳	林　琳	郑　雯	贺　玲	袁　玲
钱瑞莲	钱　静	徐任菊	徐秀清	翁艳敏
黄　艳	常　青	彭明琦	傅巧美	曾丽华
鲍　莹	蔡　榕	熊剑秋		

前　言

随着护理成为一级学科,标志着护理专科化发展进入一个新的阶段。护理服务着力于提升患者满意度,扩面提质深化优质护理;护理实践更趋于精准化,基于循证支持与创新举措,促进专科护理做优做精;护理管理更注重科学化,关注标准管理,实现水平同质。

"责任制整体护理"的深入推进,拓展了护理的内涵与外延,但扎实的理论基础仍是广大护理人员提供高质量护理服务的基石。随着医学专业领域划分的不断细化及医疗技术的飞速发展,护理专业内涵发生了大的飞跃,基于证据的决策与科研创新在改善患者健康结局中发挥关键作用,护理人员的知识结构与临床实践需要紧跟学科发展前沿。基于此,护理"三基"培训教材需要进一步适应学科发展的要求,针对不同层次的专业人群,精准培训。

《新编临床护理"三基"1000题》精简了基础护理、医学基础与护理管理的内容,针对临床工作3~10年的护理人员,采用问答的形式,以系统疾病为主线,梳理各专科护理的知识点,以指导临床护理实践为基础,内容增加最新的临床实践指南、专家共识,以及对现阶段有争议的概念基于循证提出见解等。本书具有以下特点:一是培训人群的针对性,作为高阶版的临床护理"三基",可以为规范化培训结束后的护理人员提供学习与培训的教材;二是培训内容的实用性,以提供临床实践指导为目标,内容聚焦专科护理,可以为专科临床护理实践提供明确的方向;三是教材编撰的前瞻性,本教材内容以循证为基础,紧跟专科发展前沿,具有前瞻性与发展性。期望本书的出版,能够促进护理人员临床实践能力的提升与思维的转变,推进优质护理服务长效机制的建立,对"十三五"期间护理事业的健康快速发展发挥积极的推动作用。

由于编者水平有限,书中难免存在疏漏之处,恳请同行、读者批评指正。

编　者

2019 年 6 月

目　　录

第一章　内科护理

第一节　呼吸系统疾病护理

【0001】吸入性糖皮质激素应用后的局部不良反应有哪些？可通过哪些措施来减少不良反应的发生？

答：吸入性糖皮质激素应用后少数病人可出现口腔念珠菌感染、咽部不适和声音嘶哑。可以指导病人吸药后及时用清水含漱口咽部。

参考文献　[16][22]

【0002】如何评价肺炎患者使用抗生素治疗有效？

答：肺炎患者使用抗生素治疗后48～72小时应对病情进行评价，治疗有效的表现为：体温下降、症状改善、白细胞逐渐降低或恢复正常，而X线胸片病灶吸收较迟。

参考文献　[21]

【0003】咯血的先兆是什么？大咯血窒息的抢救措施有哪些？

答：咯血的先兆为：咯血者常有胸闷、喉痒和咳嗽等症状。

大咯血窒息的抢救措施：对大咯血及意识不清的患者，应在病床旁备好急救设备，一旦患者出现窒息征象，应立即取头低脚高45°俯卧位，面向一侧，轻拍背部，迅速排出在气道和口咽部的血块，或直接刺激咽部以咳出血块。必要时用吸痰管进行负压吸引。给予高浓度吸氧。做好气管插管或气管切开的准备与配合工作，以解除呼吸道阻塞。

参考文献　[9][16]

【0004】哮喘急性发作时如何补充水分？

答：哮喘急性发作时，病人呼吸增快，出汗、常伴脱水，痰液黏稠，形成痰栓，阻塞小支气管，加重呼吸困难。应鼓励病人每天饮水2 500～3 000 ml，以补充丢失的水分，稀释痰液。重症者应建立静脉通道，每日输液量在2 500～4 000 ml，每日尿量达1 000 ml以上，遵医嘱及时、充分补液，纠正水、电解质和酸碱平衡紊乱。

参考文献　[16][25]

【0005】如何指导患者有效配合无创通气治疗？

答：无创通气（NPPV）患者治疗前应做好患者教育，以消除恐惧，取得配合，提高依从性，同时也可以提高患者的应急能力，以便在紧急状况下患者能

够迅速拆除管路连接,提高安全性。需告知患者:

(1) 无创通气治疗的作用和目的:通过鼻/面罩将呼吸机与患者连接,由呼吸机提供正压通气,支持完成辅助人工通气。可以迅速纠正低氧血症及高碳酸血症,改善呼吸肌疲劳。

(2) 紧急情况下连接和拆除的方法。断开管路连接时应握住管路的硬橡胶端,而非管体。

(3) 帮助患者正确区分治疗过程中可能出现的各种正常/异常的感觉和症状。

(4) 治疗过程中可能出现的问题及处理措施,如鼻/面罩可能带来面部的不适感,指导使用鼻罩时要闭口呼吸,注意咳痰和减少漏气等。

(5) 指导患者有规律地放松呼吸,保持与呼吸机协调。

(6) 鼓励患者主动排痰并指导吐痰的方法。

(7) 嘱咐患者或家属出现不适情况应及时告诉医护人员。

参考文献 [16] [23] [24]

【0006】如何根据呼吸困难问卷(mMRC)分级进行呼吸困难评估?

答:mMRC 问卷分级如下:

mMRC 分级	呼吸困难症状
0 级	剧烈运动时出现呼吸困难
1 级	平地快步行走或上缓坡时出现呼吸困难
2 级	由于呼吸困难,平地行走比同龄人步行慢或需要停下来休息
3 级	平地行走 100 m 左右或数分钟后即需要停下来喘气
4 级	因严重呼吸困难而不能离开家或穿、脱衣服即出现呼吸困难

参考文献 [13]

【0007】COPD 患者进行家庭氧疗的指征是什么? 家庭氧疗的目标是什么?

答:COPD 患者进行家庭氧疗的指征:

(1) $PaO_2 < 55$ mmHg 或 $SaO_2 < 88\%$,有或没有高碳酸血症。

(2) PaO_2 55～60 mmHg 或 $SaO_2 < 89\%$,并有肺动脉高压、心力衰竭所致水肿或红细胞增多症。一般用鼻导管吸氧,氧流量为 1～2 L/min,吸氧时间 10～15 h/d。一天吸氧超过 15 小时可以有效提高生存率。

家庭氧疗的目标:使患者在静息状态下,达到 $PaO_2 \geq 60$ mmHg 和(或)使 $SaO_2 \geq 90\%$。

参考文献 [7] [16]

【0008】气胸患者行胸腔闭式引流的部位是什么？其拔管指征是什么？

答：气胸患者行胸腔闭式引流的插管部位一般都取锁骨中线外侧第2肋间或腋前线第4～5肋间。局限性气胸和有胸腔积液的患者需X线胸片定位。

气胸患者行胸腔闭式引流的拔管指征：引流管无气体逸出且患者无呼吸困难等症状1～2天后，夹闭引流管1天后患者无气急、呼吸困难，X线透视或X线胸片示肺已全部复张。

参考文献　[16]

【0009】急性肺栓塞溶栓的时间窗是多久？溶栓后的护理观察要点是什么？

答：急性肺栓塞48小时内溶栓效果最好，对于有症状的急性肺栓塞患者，在6～14天内溶栓仍有一定作用。

溶栓治疗的主要并发症是出血，以颅内出血最为严重。溶栓后护理观察要点包括：

(1) 观察患者有无出血倾向：有无牙龈出血、皮肤青紫、血管穿刺处出血过多、血尿，以及有无腹部和背部疼痛、严重头痛、神志改变等。

(2) 监测生命体征，特别是血压的变化，监测血氧饱和度。

(3) 观察患者呼吸困难、胸痛症状有无缓解。

参考文献　[16][28][29]

【0010】急性肺栓塞的典型症状有哪些？高危肺栓塞合并低氧血症行机械通气的管理原则是什么？

答：急性肺栓塞的典型症状：呼吸困难及气促，胸膜炎性胸痛，晕厥，烦躁不安、惊恐甚至濒死感，咳嗽、咯血，心悸，低血压和或休克、猝死。

高危肺栓塞合并低氧血症行机械通气管理原则：机械通气造成的胸腔内正压可以减少静脉回流，加重右心功能不全，应采用低潮气量（6～8 ml/kg）使吸气末平台压低于30 cmH$_2$O。

参考文献　[4][6][20]

【0011】哮喘长期管理的目标包括哪些？哮喘患者健康教育内容包括哪些？

答：哮喘长期管理的目标：症状控制，达到良好的症状控制（ACT评分>20分），维持正常活动水平；减少风险，最大程度减少哮喘发作、肺功能不可逆损害和药物相关不良反应的风险。

哮喘患者健康教育的内容包括：

(1) 告知患者哮喘的疾病特征和预后。

(2) 指导患者识别并避免接触哮喘的诱发因素，如感染、尘螨、寒冷、药物等。

（3）指导患者进行哮喘病情的自我评估和监测，指导使用哮喘问卷评估工具。

（4）指导哮喘治疗药物的相关知识，包括控制类药物和缓解类药物。

（5）培训患者正确使用不同吸入装置，鼓励患者参与装置的选择过程，开展实景演示、视频教育等。

（6）采取综合措施提高患者药物治疗的依从性。

（7）对患者定期随访。

参考文献　[3][26][27]

【0012】哪些疾病会表现气道黏液高分泌？ 判断气道黏液高分泌的指标有哪些？ 气道黏液高分泌状态的护理措施有哪些？

答：气道黏液高分泌导致分泌过多的黏液蓄积在气道管腔中，阻塞气道，使气流受限，加速肺功能下降进程，是慢性阻塞性肺疾病、支气管哮喘、支气管扩张症、肺囊性纤维化等慢性气道炎症性疾病的重要病理生理和临床表现。

判断气道黏液高分泌的指标包括：慢性咳嗽（持续时间、咳嗽影响生活程度），咳痰（痰液黏稠度、咳痰频率、咳痰难易度、咳痰影响生活程度），尤其在遇到刺激、气候变化及感染加重时明显。

气道黏液高分泌状态的护理措施：

（1）戒烟干预，可从源头上控制症状。

（2）物理治疗：指导患者深呼吸和有效咳嗽、胸部叩击、体位排痰及吸入疗法等。

（3）使用祛痰药物：祛除呼吸道痰液，调节黏液分泌，降低黏稠度。

参考文献　[11]

【0013】支气管扩张伴感染的患者，根据病灶部位的不同如何给患者实施体位引流？

答：支气管扩张伴感染的患者，根据病灶部位的不同实施体位引流：

（1）右上叶尖段病变的患者，取直坐位或斜坡坐位，稍向左侧倾斜。

（2）右上叶前段病变的患者，取仰卧位，右背部稍垫高。

（3）右上叶后段病变的患者，取左侧卧位，再向左转 45°，前面垫枕头支持体位。

（4）右中叶病变的患者，取仰卧，胸腹左转 45°，背后垫枕头支撑，右床脚抬高。

（5）左上叶尖后段病变的患者，取直坐或半卧，向右侧倾斜 45°，后面垫枕头支撑。

（6）左上叶前段和舌段病变的患者，取仰卧，胸腹右转 45°，背后垫枕头支撑，左床脚抬高。

（7）左下叶背段病变的患者,俯卧,稍侧倾(患侧在上),头下垂。

（8）左下叶基底段病变的患者,俯卧,侧倾 45°,患侧在上、头低胸高或健侧卧位,胸腹前转 45°,头低足高、头下垂。

参考文献 ［11］

【0014】高频胸壁震荡技术常用于哪一类患者? 使用依据是什么?

答:高频胸壁震荡技术常用于肺囊性纤维化和支气管扩张患者。

使用依据是:高频胸壁震荡技术可以增强患者气道黏液的清除率,可显著改善慢阻肺患者的生活质量,且治疗后患者的痰液分泌下降。

参考文献 ［11］

【0015】什么是主动呼吸循环技术? 如何指导患者完成主动呼吸循环技术?

答:主动呼吸循环技术(ACBT)是一种用于松动和清除过多支气管分泌物的胸部物理治疗方法。包括呼吸控制、胸廓扩张呼吸和用力呼气。

呼吸控制包括腹式呼吸和缩唇呼吸,腹式缩唇呼吸是以鼻深吸气至腹部隆起后再缩拢口唇,缓慢呼气至腹部凹陷,控制吸、呼时间比为 1∶(2～3)。

胸廓扩张呼吸即深呼吸,比正常呼吸有较大主动吸气量,增加了外周气道和呼气时的气流量,更易松动气道分泌物。

用力呼气由 1 次或 2 次哈气动作组成,正常吸气后声门保持张开,收缩肚子和前胸部的肌肉由小到中量的肺容积进行呼气(手放在胸部和上腹部能感觉到震动),较快速地发出无声的"哈"。

参考文献 ［17］［18］

【0016】主动呼吸循环技术(ACBT)操作中的注意要点有哪些?

答:主动呼吸循环技术(ACBT)操作过程中的注意要点包括:

（1）腹式控制呼吸时需指导患者放松肩膀、颈部和两臂,腹肌放松或者双膝屈起使腹肌放松,先让患者一手放在胸骨柄上压住胸部,一手放在脐部以感觉随着正常频率和潮气量呼吸时腹部起伏,以便于患者能正确进行腹式控制呼吸。

（2）胸廓扩张运动节奏需深而快。由于痰液的黏稠度呈剪切力依赖关系,哈气时产生的纵向剪切力可以降低痰液的黏稠度,使痰液易于咳出,所以在指导患者进行用力呼气技术时可由护理人员多次示范深吸气后,再做 1～2 次用力呼气,发出"哈"声音,以便患者掌握。

参考文献 ［14］

【0017】机械通气患者的 ABCDEF 镇静镇痛集束化护理干预策略有哪些?

答:机械通气患者的 ABCDEF 镇静镇痛集束化护理干预策略包括:

（1）评估、预防及处理疼痛。

（2）自主唤醒实验与自主呼吸实验：每日停止镇痛和镇静药物，必要时再以前次的半剂量重新镇静或镇痛。

（3）镇痛与镇静选择：使用目标导向的精神类药物治疗，避免过度镇静，以利于早期拔管。

（4）评估，预防及处理谵妄。

（5）早期活动与锻炼。

（6）许可家属参与。

参考文献 ［1］

【0018】肺栓塞行抗凝治疗后需要进行哪些出血风险评估？抗凝药物皮下注射规范有哪些？

答：肺栓塞患者行抗凝治疗后出血风险评估内容包括：

（1）患者因素：年龄≥75 岁；凝血功能障碍；血小板计数<50×10^9/L。

（2）基础疾病：活动性出血；既往有颅内出血史或其他大出血史；未控制的高血压，收缩压>180 mmHg 或舒张压>110 mmHg；可能导致严重出血的颅内疾病；糖尿病；恶性肿瘤；严重的肾衰竭或肝衰竭。

（3）合并用药：正在使用抗凝药物、抗血小板药物或溶栓药物。

（4）侵入性操作：手术、腰穿和硬膜外麻醉之前 4 小时和之后 12 小时。

抗凝药物皮下注射的规范：

（1）部位：选择腹部，有规律地轮换。

（2）预灌针剂：注射前不排气、不抽回血。

（3）穿刺角度：提起皮肤垂直进针。

（4）注射速度：采用 10 秒持续注射后等待 10 秒再拔针。

（5）注射后无需按压。

（6）避免皮下出血、硬结，禁止热敷，避免药物注入肌肉层。

（7）手术患者术前 12 小时内停用，术后 12～24 小时给药或术后 4～6 小时给常规剂量的一半。

参考文献 ［4］［19］［30］

【0019】经鼻高流量氧疗适用于哪些疾病？经鼻高流量氧疗的护理要点有哪些？

答：经鼻高流量氧疗适用于：急性呼吸衰竭、气管插管拔除后的氧疗、慢性阻塞性肺疾病、心功能不全、拒绝气管插管的姑息治疗者、睡眠呼吸功能暂停综合征、气管插管预氧合、纤维支气管镜等呼吸有创操作等。

经鼻高流量氧疗的护理要点：

（1）选择大小合适的鼻导管，选取小于鼻孔内径 50％的最大鼻导管。

（2）使用前进行心理护理和健康宣教,避免患者紧张和焦虑。

（3）鼻导管的固定头带要调节到松紧适宜,避免压迫鼻部和面部。

（4）设置初始流速为 30 L/min,温度为 37℃,FiO_2 设置为达到目标 PaO_2 的最低值,根据病人病情和耐受性调节流量;使用时告知患者闭口。

（5）使用时严密观察呼吸频率和节律、氧合指数、SpO_2 等;观察湿化罐内湿化液是否在正常范围,保证最佳湿度。

（6）加强气道护理,保持呼吸道通畅。

（7）使用完毕后做好终末处理。

参考文献　［15］

【0020】什么是危重病人肠内营养的喂养不耐受? 预防喂养不耐受的护理措施有哪些?

答:当危重患者实施肠内营养时,出现以下情形应考虑为喂养不耐受:

（1）发生胃肠道不良反应的症状:呕吐或反流、腹胀、腹泻、胃肠道出血、肠鸣音减弱或消失、便秘、胃残余量≥500 ml/24 小时。

（2）经过 72 小时肠内营养尝试,不能由肠内营养途径达到 20 kcal/(kg·d) 的能量供给目标。

（3）因临床原因需要中断或停止肠内营养,排除因流程或程序因素导致的肠内营养中断。

预防危重症患者发生肠内营养不耐受的护理措施:

（1）应用胃动力药。

（2）改变喂养途径:采用鼻肠管喂养或者采用胃肠减压和肠内营养双重置管策略。

（3）优化医疗护理操作技术:速度由慢到快,浓度由低到高,温度在 37℃,严格执行无菌操作,保证营养液在 24 小时内输注完毕;鼻饲过程中保持床头抬高 30°～45°,强化口腔护理;每 4 小时用 20～30 ml 的温水冲洗导管 1 次;鼻饲给药前后,至少用 15 ml 的液体冲管,药物不能直接混入营养液;严密监测和持续评估患者不耐受的发生情况。

参考文献　［10］

【0021】如何指导患者识别哮喘急性发作的先兆? 出现哮喘急性发作先兆后如何进行自我管理?

答:指导患者识别哮喘急性发作先兆的内容:

（1）依据症状:哮喘急性发作的先兆症状有咳嗽、胸闷、气促等。

（2）依据 PEF 监测结果:PEF 值在近期内下降至正常预计值或个人最佳值的 60%～80% 或更低,需要警惕近期急性发作的风险;或者 PEF 较平常的基础值降低 20% 以上。

哮喘急性发作先兆后患者自我管理的内容包括：

（1）使用短效舒张剂 1～2 喷，必要时可每隔 4～8 小时吸入一次，但 24 小时内最多不宜超过 8 喷；可增加布地奈德/福莫特罗(160/4.5 μg)1～2 吸以缓解症状，每日最大剂量一般不超过 6 吸。

（2）增加控制药物：当使用缓解药物后仍有症状，PEF 不能恢复至正常预计值或个人最佳值，需要增加控制药物，如增加长效激素的剂量，或增加其他控制药物。

（3）加用口服激素并就医：以上措施后症状仍继续加重时，可加用口服激素，如泼尼松 0.5～1.0 mg/kg，并及时到医疗机构就医。

参考文献 [27]

【0022】急性间质性肺疾病患者伴有呼吸衰竭的类型是什么？如何根据血气分析的结果选择正确的氧疗方式？

答：间质性肺疾病是一组以肺泡单位的炎症和间质纤维化为基本病变的异质性肺肿瘤和非感染性肺部疾病的总称。急性间质性肺疾病患者常伴有 I 型呼吸衰竭。

对急性间质性肺疾病患者，根据血气分析结果选择正确的氧疗方式：

（1）血气分析 PaO_2<60 mmHg，$PaCO_2$ 降低或正常，为 I 型呼衰，可给予较高浓度(>35%)吸氧，在保证 PaO_2 提高到 60 mmHg 或 SpO_2 达 90% 以上的前提下，尽量降低吸氧浓度。

（2）血气分析 PaO_2<60 mmHg，$PaCO_2$>50 mmHg，为 II 型呼衰。原则上给予低浓度(<35%)持续吸氧。

参考文献 [8][12][16]

【0023】如何预防无创机械通气并发误吸？

答：行无创机械通气治疗的患者，预防误吸发生的措施包括：

（1）对于反流和误吸高危患者，应避免使用无创机械通气。

（2）避免饱餐后使用无创机械通气。

（3）采用半坐卧位行无创机械通气治疗。

（4）遵医嘱使用胃动力药物。

（5）采用幽门后喂养。

参考文献 [2][23]

【0024】支气管哮喘的患者应用茶碱类药物的护理要点有哪些？

答：（1）静脉注射浓度不宜过高，速度不宜过快，注射时间应在 10 分钟以上，以防中毒症状发生。

（2）观察用药后疗效和副作用，如恶心、呕吐等胃肠道症状，心动过速、心律失常、血压下降等心血管症状。偶有兴奋呼吸中枢作用，甚至引起抽搐直至死亡。

（3）监测患者氨茶碱血浓度，安全浓度为 6～15 μg/ml。

（4）注意药物间的相互作用。

参考文献　[26]

参考文献

［1］ A Marra, E W Ely, P P Pandharipande, et al. THE ABCEDF Bundle in Critical care. Critical care clinics, APR, 2017,33(2)：225-243.

［2］ Alkhawaja S,Martin C,Butler R J,et al. Post-pyloric versus gastric tube feeding for preventing pneumonia and improving nutritional outcomes in critically illadults[J]. The Cochrane Database Of Systematic Reviews，2015(8)：D8875.

［3］ Global initiative for asthma. Global strategy for asthma management andprevention. (updated 2017)[EB/OL]. Available from：http//ginasthma. org/2017-gina-report-global-strategy-for-asthma-and-prevention/.

［4］ Gould M K, Garcia D A, Wren S M, et al. Prevention of VTE in nonorthopedic surgical patients：antithrombotic therapy and prevention of thrombosis：American College of Chest Physicians evidence-based clinical practice guidelines[J]. Chest, 2012, 141(2)：227S-277S.

［5］ Inintensivecarepatients：terminology, definitionsandmanagement [J], Recommendations of the ESICM Wioking Group on Abdominal Promblems. Intensibe Care Mdeicine,2012, 38(3)：384-394.

［6］ Kahn S R, Lim W, Dunn A S, et al. Prevention of VTE in nonsurgical patients：antithrombotic therapy and prevention of thrombosis：American College of Chest Physicians evidence-based clinical practice guidelines[J]. Chest, 2012, 141(2)：195S-226S.

［7］ Qaseem A, Wilt T J, Weinberger S E, et al. Diagnosis and Management of Stable Chronic Obstructive Pulmonary Disease：A Clinical Practice Guideline Update from the American College of Physicians, American College of Chest Physicians, American Thoracic Society, and European Respiratory Society[J]. Annals of Internal Medicine, 2011, 155(3)：444.

［8］ 蔡后荣,等.使用间质性肺疾病[M].2 版.北京：人民卫生出版社,2016.

［9］ 成人支气管扩张症诊治专家共识编写组. 成人支气管扩张症诊治专家共识[J]. 中华结核和呼吸杂志, 2012,35(7)：485-492.

［10］ 程伟鹤,鲁梅珊,郭海凌,等. 危重症患者早期肠内营养喂养不耐受的研究进展[J]. 中华护理杂志, 2017,52(1)：98-102.

［11］ 慢性气道炎症性疾病气道黏液高分泌管理中国专家共识编写组.慢性气道炎症性疾病气道黏液高分泌管理中国专家共识[J].中华结核和呼吸杂志, 2015, 36(10)：723-729.

［12］ 慢性阻塞性肺疾病急性加重诊治专家组.慢性阻塞性肺疾病急性加重诊治中国专家

共识 2017 版[J]. 国际呼吸杂志,2017,37(14):1041-1054.

[13] 慢性阻塞性肺疾病评估论坛专家组. 慢性阻塞性肺疾病病情严重程度评估系统在中国应用的专家共识[J]. 中华结核和呼吸杂志, 2013, 36(6):476-478.

[14] 浦伟青,刘凯,王晶晶. 心胸外科术后患者胸部物理治疗的护理体会[J]. 解放军护理杂志,2016,33(17):53-54.

[15] 魏文举,张强,那海顺. 经鼻高流量氧疗在成人患者中的应用进展[J]. 中华护理杂志, 2016,51(7):853-857.

[16] 尤黎明,吴瑛. 内科护理学[M]. 6 版. 北京:人民卫生出版社,2017.

[17] 张丽,甘秀妮. 主动呼吸循环技术对急性加重期慢性阻塞性肺疾病的干预效果[J]. 上海交通大学学报(医学版),2014,34(6):855-858.

[18] 张丽. 主动呼吸循环技术干预慢性阻塞性肺疾病急性加重期患者的循证研究[D]. 重庆医科大学,2014.

[19] 中华医学会骨科学分会. 中国骨科大手术静脉血栓栓塞症预防指南[J]. 中华关节外科杂志,2009(3):380-383.

[20] 中华医学会呼吸病学分会. 肺血栓栓塞症诊治与预防指南 2018[J]. 中华医学杂志,2018,98(14):1060-1087.

[21] 中华医学会呼吸病学分会. 中国成人社区获得性肺炎诊断和治疗指南(2016 年版)[J]. 中华结核和呼吸杂志, 2016, 39(4):241-242.

[22] 中华医学会呼吸病学分会《雾化吸入疗法在呼吸疾病中的应用专家共识》制定专家组. 雾化吸入治疗在呼吸疾病中的应用专家共识[J]. 中华医学杂志,2016,96(34):2696-2708.

[23] 中华医学会呼吸病学分会呼吸生理与重症监护学组. 无创正压通气临床应用专家共识[J]. 中华结核和呼吸杂志, 2009, 32(2):86-98.

[24] 中华医学会呼吸病学分会睡眠呼吸障碍学组. 家庭无创正压通气临床应用技术专家共识[J]. 中华结核和呼吸杂志, 2017, 40(7):481-493.

[25] 中华医学会呼吸病学分会哮喘学组,中国哮喘联盟. 支气管哮喘急性发作评估及处理中国专家共识[J]. 中华内科杂志, 2018,57(1):4-14.

[26] 中华医学会呼吸病学分会哮喘学组. 支气管哮喘防治指南(2016 年版)[J]. 中华结核和呼吸杂志,2016,39(9):675-697.

[27] 中华医学会呼吸病学分会哮喘学组. 支气管哮喘患者自我管理中国专家共识[J]. 中华结核和呼吸杂志, 2018, 14(3): 171-178.

[28] 中华医学会心血管病学分会肺血管病学组. 急性肺栓塞诊断与治疗中国专家共识(2015)[J]. 中华心血管病杂志, 2016, 44(3):197-211.

[29] 周舸,胡迪,黄丽红. 8 例急性大面积肺栓塞的急救和护理[J]. 中华护理杂志,2013,48(11):976-977.

[30] 朱红芳,汤磊雯,贺晓莉,等. 抗凝剂皮下注射护理规范的循证实践[J]. 中华护理杂志,2015(1):33-37.

第二节　循环系统疾病护理

【0025】有基础心脏病的患者如何避免诱发心力衰竭？

答：避免以下诱因：感染；心律失常；血容量增加；过度体力消耗或情绪激动；治疗不当；原有心脏病加重或并发其他疾病。

参考文献　[13]

【0026】如何对心力衰竭患者的心功能进行评估？

答：评估心力衰竭患者的心功能常采用美国纽约心脏病协会(NYHA)的心功能分级方法：

Ⅰ级：患者患有心脏病，但日常活动量不受限制，一般活动不引起乏力、呼吸困难等心力衰竭症状。

Ⅱ级：体力活动轻度受限。休息时无自觉症状，但平时一般活动可出现上述症状，休息后很快缓解。

Ⅲ级：体力活动明显受限。休息时无症状，低于平时一般活动量时即可引起上述症状，休息较长时间后症状方可缓解。

Ⅳ级：任何体力活动均会引起不适。休息时亦有心力衰竭的症状，稍有体力活动后症状即加重。如无需静脉给药，可在室内或床边活动者为Ⅳa级，不能下床并需静脉给药支持者为Ⅳb级。

参考文献　[23]

【0027】如何对心力衰竭患者的出入量进行管理？

答：心力衰竭患者应关注其出入量：

(1) 严重心力衰竭(中重度水肿、肺部有湿啰音)、无明显低血容量因素(大出血、严重脱水、大汗淋漓)，每天液体入量一般应在 1 500 ml 以内，不宜超过 2 000 ml，每天出入量负平衡约 500 ml。

(2) 严重肺水肿者水负平衡为 1 000～2 000 ml/d，甚至可达 3 000～5 000 ml/d；3～5 天后，如肺淤血、水肿明显消退，逐渐过渡到出入量大体平衡。

(3) 严格限制每日静脉输液量，输液速度不应超过 2 ml/min。

参考文献　[1][14][32]

【0028】急性心力衰竭的早期表现有哪些？

答：急性心力衰竭的早期表现包括：

(1) 原来心功能正常的患者，出现原因不明的疲乏或运动耐力明显减低，以及心率增加，可能是左心功能降低的最早期征兆。

(2) 继续发展，可出现劳力性呼吸困难、夜间阵发性呼吸困难、不能平卧等；检查可发现左心室增大，两肺尤其肺底部有湿性啰音，还可有干啰音和哮鸣音,提示已有左心功能障碍。

参考文献 [29]

【0029】如何根据心力衰竭患者的症状体征安置合适的体位?

答:(1)患者出现突发性端坐呼吸、夜间阵发性呼吸困难时,提示可能出现肺水肿,需要提供高背、高枕等支托物协助患者取端坐位。

(2)患者出现持续性低血压,伴皮肤湿冷、苍白和发绀、尿量减少、意识障碍时,应迅速采取平卧位或休克卧位。

参考文献 [11][14]

【0030】如何对心力衰竭患者血容量过多或不足进行评估?

答:心力衰竭患者容量过多或不足时评估如下:

(1)当患者体质量增加、颈静脉充盈、外周水肿、腹围增加,提示容量负荷过重。

(2)出现心动过速、低血压(严重者)、肢端温度降低、皮肤充盈下降、口渴、口干、皮肤干燥,提示有血容量不足。

参考文献 [14]

【0031】对慢性心力衰竭患者如何指导休息和运动?

答:对慢性心力衰竭患者休息与运动的指导内容包括:

(1)慢性心力衰竭急性失代偿期患者需卧床休息,采取被动运动,以防止发生下肢深静脉血栓。

(2)临床症状改善后可在不引起症状的情况下,鼓励其开展体力活动,建议进行规律的有氧运动。

(3)临床稳定的 NYHA 心功能分级为Ⅱ～Ⅲ的心力衰竭患者,在康复医师指导下行运动训练,能改善症状提高生活质量。

参考文献 [29]

【0032】心力衰竭患者出现哪些症状体征时需要紧急救助和处理?

答:心力衰竭患者出现以下症状体征时需要紧急救助和处理:

(1)呼吸困难严重(呼吸频率>25次/分,呼吸窘迫,吸氧状态下 SaO_2 <90%)。

(2)血流动力学不稳定(血压升高或降低,严重心律失常,心率<40次/分或>130次/分)的患者。

参考文献 [14]

【0033】如何指导心力衰竭患者日常进行体质量管理?

答:心力衰竭患者日常进行体质量管理时应注意:

(1)晨起早餐前排空大小便后,穿相同的衣物,每天测量体质量。

(2)若体质量在1～3天内突然增加2 kg,应警惕液体潴留的发生,须排除由于食欲改善导致的体质量增加。

（3）出现体质量不增或减少时,需警惕血容量不足或因饮食不足、出现恶病质而导致干体质量减轻。

参考文献　［6］［15］

【0034】如何对心绞痛患者和家属进行硝酸甘油的用药指导？

答:使用硝酸甘油时需要注意以下几点:

（1）硝酸甘油见光易分解,应放在棕色瓶内于干燥处密闭保存。

（2）用药宜取坐位,避免引起或加重低血压。

（3）舌下含服硝酸甘油（嚼碎后含服效果更好）1片（0.5 mg）后,1～2分钟开始起效,可每隔5分钟重复一次,但连续服用不超过3次。

（4）症状不见改善,应立即就医。

（5）开封后每3个月更换一瓶新药。

参考文献　［13］［17］

【0035】如何指导冠心病患者调整生活方式？

答:冠心病患者可从以下几方面调整生活方式:

（1）合理膳食:宜摄入低热量、低脂、低胆固醇、低盐饮食,多食蔬菜、水果和粗纤维食物,避免暴饮暴食,注意少量多餐。

（2）戒烟限酒。

（3）适量运动:运动方式应以有氧运动为主,注意运动的强度和时间需因病情和个体差异而不同。

（4）调整心态,减轻精神压力,保持心理平衡。

参考文献　［11］［23］

【0036】急性心肌梗死患者出现何种心律失常需要警惕室颤发作？

答:急性心肌梗死患者心律失常多发生在起病1～2天,而以24小时内最多见。各种心律失常以室性心律失常最多,如出现室性期前收缩（每分钟5次以上）、成对室早和短阵室速、多源性室早或R波落在前一心搏的T波上（R on T）,常为室颤的先兆。

参考文献　［13］［23］

【0037】急性心肌梗死易并发心脏破裂的高危人群有哪些？如何避免心脏破裂发生？

答:急性心肌梗死易并发心脏破裂的高危人群包括:老年患者、女性、急性前壁心梗、低体重指数、初发心肌梗死、梗死后反复心绞痛、室壁瘤患者。

为防止发生心脏破裂,应避免过度探视、饱餐、情绪激动、用力排便、劳累等增加心脏负荷及使血压增高的诱因。

参考文献　［3］［4］［7］［13］［15］

【0038】急性心肌梗死患者出现哪些典型的症状体征时提示休克？

答：急性心肌梗死疼痛缓解，但收缩压仍低于 80 mmHg，有烦躁不安、面色苍白、皮肤湿冷、脉细而快、大汗淋漓、尿量减少（＜20 ml/h）、神志迟钝、甚至晕厥，则提示休克。

参考文献 ［8］［10］［13］［31］

【0039】急性心肌梗死患者出现哪些典型的症状体征时提示心力衰竭？

答：急性心肌梗死并发心力衰竭患者临床常表现为呼吸困难（严重时可端坐呼吸，咳粉红色泡沫痰）、咳嗽、发绀、烦躁等，严重者可发生肺水肿，随后可有颈静脉怒张、肝大、水肿等右心力衰竭竭表现。右心室心肌梗死可一开始即出现右心力衰竭，伴血压下降。

参考文献 ［13］［31］

【0040】急性心肌梗死患者行溶栓治疗可能出现的不良反应有哪些？

答：急性心肌梗死患者行溶栓治疗，可能出现：

（1）过敏反应：表现为寒战、发热、皮疹等。

（2）低血压（收缩压低于 90 mmHg）。

（3）出血：包括皮肤黏膜出血、血尿、便血、咯血、颅内出血。一旦出血，应紧急处理。

参考文献 ［13］

【0041】住院急性心肌梗死患者，活动时如何进行监测？

答：（1）所有患者在实施运动计划前都需要进行运动风险评估。

（2）住院病人活动时必须在心电、血压监护下进行，需循序渐进。如出现不良反应，应立即终止运动，重新从低一个级别运动量开始。

（3）避免或停止运动的指征：① 运动时心率增加大于 20 次/分；② 舒张压≥110 mmHg；③ 与静息时比较，收缩压升高＞40 mmHg 以上，或收缩压下降＞10 mmHg；④ 明显的室性或房性心动过速；⑤ 第二度或第三度房室传导阻滞；⑥ 心电图有 ST 段动态改变；⑦ 存在不能耐受的症状，如胸痛、明显气短、心悸和呼吸困难等。

参考文献 ［28］［30］

【0042】如何评估急性心肌梗死患者的排便情况？ 如何护理？

答：急性心肌梗死患者排便的评估内容包括：

（1）排便情况：排便间隔时间、大便性状及排便是否费力；有无习惯性便秘；是否服用通便药物。

（2）饮食：食物搭配和进食量。

（3）用药情况：是否使用吗啡等止痛、镇静药物或脱水剂。

（4）患者的病情、活动情况及心理状态。

心肌梗死患者的排便护理:

(1) 饮食指导:增加纤维素和水分的摄入。

(2) 按摩腹部,促进肠蠕动。

(3) 根据患者病情及时下床排便,适当增加活动量。

(4) 可遵医嘱使用杜密克等缓泻剂。

(5) 培养定时排便习惯,情绪放松。

(6) 排便指导:询问患者有无便意,是否排气;嘱患者排便勿用力屏气;必要时协助使用开塞露肛塞。

参考文献　[11][15]

【0043】如何对高血压患者进行非药物治疗?

答:高血压患者非药物治疗方案:① 减少钠盐摄入,每日少于 5 g;② 补充钾盐;③ 控制体重;④ 合理膳食;⑤ 戒烟,不过量饮酒;⑥ 体育运动;⑦ 减轻精神压力,保持心理平衡。

参考文献　[9][10][24]

【0044】经皮冠状动脉介入治疗术后,什么时候患者容易发生血管迷走反射? 临床表现有哪些?

答:经皮冠状动脉介入治疗术后,血管迷走反射常发生于拔除鞘管及压迫止血过程中。

血管迷走反射常表现为血压下降伴心率减慢、恶心、呕吐、出冷汗,严重时心跳停止。必须及时发现和处理。

参考文献　[12][20]

【0045】经皮冠状动脉介入治疗术后,患者在股动脉鞘管拔除时突发面色苍白、心率减慢、血压下降,可能发生了什么? 如何紧急处理?

答:患者发生了血管迷走反射。

紧急处理如下:

(1) 立即汇报医生,共同处理。

(2) 将病人头部放平或头低足高位。

(3) 心率明显减慢时,立即遵医嘱予阿托品静脉注射,如果1~2分钟内心率无变化,可再追加。

(4) 血压明显降低时,可遵医嘱予静脉推注多巴胺,必要时予多巴胺持续静脉泵入。

(5) 快速静脉滴注生理盐水,以维持有效循环血容量。

参考文献　[12][23]

【0046】主动脉球囊反搏可能出现的并发症有哪些?

答:主动脉球囊反搏的并发症有:① 下肢缺血;② 主动脉破裂;③ 感染;

④ 出血、血肿;⑤ 气囊破裂而发生气栓塞;⑥ 血小板减少。

参考文献 [2][20]

【0047】经股静脉安置临时起搏器患者,如何进行体位宣教?

答:(1) 临时起搏器安置期间需绝对卧床,取平卧位或左侧斜位,术侧肢体避免屈曲或活动过度。

(2) 指导患者足部踝泵运动。

参考文献 [11][21]

【0048】临时起搏导线拔除术后患者最有可能出现的致死性并发症是什么? 典型症状体征有哪些? 如何急救处置?

答:临时起搏导线拔除术后,患者最有可能出现的致死性并发症是心包填塞。心包填塞典型的症状体征为:心动过速、血压下降、脉压变小和静脉压明显上升,如心排血量显著下降可引起急性循环衰竭、休克。一旦怀疑心包填塞,应立即协助医生行床边心脏超声心动图确诊,配合医生紧急行心包穿刺引流。

参考文献 [13][32]

【0049】心律失常患者如何判断血流动力学是否稳定?

答:心律失常患者判断血流动力学是否稳定,主要包括:评估患者是否因心律失常引起低血压、缺血性胸部不适、急性心力衰竭、休克征象、意识改变,如出现以上情况中的任一项,提示患者血流动力学不稳定。

参考文献 [19]

【0050】如何对病毒性心肌炎患者进行出院活动指导?

答:病毒性心肌炎患者出院后需继续休息 3~6 个月,无并发症可考虑恢复学习或轻体力劳动,6 个月至 1 年内避免剧烈运动或重体力劳动、妊娠等。

参考文献 [23]

【0051】如何指导冠心病患者进行二级预防?

答:冠心病的二级预防为 ABCDE 方案。A:抗血小板、抗心绞痛和ACEI;B:β受体拮抗剂;控制血压;C:控制血脂和戒烟;D:控制饮食和糖尿病;E:健康教育和运动。

参考文献 [13][26]

【0052】房颤患者血栓常附着在什么部位? 血栓脱落会发生什么?

答:左心房的左心耳是房颤患者最常见的血栓附着部位。

左心房附壁血栓脱落可导致动脉栓塞,其中 90% 是脑动脉栓塞(缺血性脑卒中),10% 是外周动脉栓塞或者肠系膜动脉栓塞等。

参考文献 [27]

【0053】心律失常患者进行心电监护时需要注意什么?

答:心律失常患者心电监护时需要注意:

（1）安放监护电极前注意清洁皮肤，用酒精棉球去除油脂，电极放置部位应避开胸骨右缘及心前区，以免影响做心电图和紧急电复律。

（2）缓慢心律失常患者及可能植入埋藏式起搏器的患者，电极安放应避开植入部位，避免部分患者因过敏或损伤等影响埋藏式起搏器的植入。

（3）发现频发（每分钟在 5 次以上）、多源性、成对的或呈 R on T 现象的室性期前收缩，室速，预激伴发房颤，窦性停搏，第二度 II 型或第三度房室传导阻滞，应立即汇报医生。

参考文献　[23]

【0054】急性心肌梗死患者如何氧疗？

答：急性心肌梗死患者根据有无低氧血症决定氧疗方案：

（1）无低氧血症的急性心肌梗死患者，不推荐常规氧疗。

（2）存在低氧血症（$SaO_2<90\%$ 或 $PaO_2<60$ mmHg）的急性心肌梗死患者应予以氧疗，使 SaO_2 维持在 $94\%\sim98\%$，避免高氧血症增加心肌损伤。

参考文献　[5]

【0055】有哪些物理的方法可以终止室上性心动过速的发作？

答：（1）用压舌板刺激咽喉诱发恶心。

（2）做 Valsalva 动作：深吸气后屏气，再用力做呼气动作。

（3）按摩单侧颈动脉窦：患者取仰卧位，先按摩右侧，无效再左侧，每次 5～10 秒，切勿双侧同时按摩。

（4）将面部浸入冰水中。

参考文献　[22]

【0056】心力衰竭患者超滤治疗启动后的监测内容包括哪些？

答：（1）严密监测生命体征.

（2）监测超滤效果。

（3）监测安全性指标，包括实验室检查结果、并发症的判断、运行数据是否正常、机器报警等。

（4）监测抗凝效果。

（5）按照静脉护理指南规定，维护静脉管路。对于有皮肤受损潜在危险的患者，每日对患者皮肤状态进行评估，并为患者做出相应的保护措施。

参考文献　[18]

【0057】老年高血压患者家庭血压测量的方法是什么？

答：（1）使用经过国际标准方案认证合格的上臂式家用自动电子血压计，不推荐腕式血压计和手指血压计，不推荐使用水银柱血压计进行家庭血压监测。电子血压计使用期间应定期校准，每年至少 1 次。

（2）家庭血压值一般低于诊室血压值，高血压的诊断标准为≥135/

85 mmHg(对应于诊室血压的 140/90 mmHg)。

（3）监测频率,初始治疗阶段、血压不稳定者或是调整药物治疗方案时建议每天早晨和晚上测量血压(每次测 2～3 遍,取平均值),连续测量 7 日,取后 6 日血压计算平均值。血压控制平稳者,可每周只测 1 日血压;长期药物治疗患者,建议监测服用前的血压状态,以评估药物疗效。

（4）最好能详细记录每次测量血压的日期、时间以及所有血压读数,而不是只记录平均值,以便医生指导和评价血压监测和控制效果。

（5）精神高度焦虑患者,不建议开展家庭血压监测。

参考文献　[26]

【0058】主动脉内球囊反搏置入后监测与管理的要点包括哪些?

答:(1) 保证主动脉内球囊反搏的有效触发。

（2）护士持续监测反搏效果并每小时记录。

（3）主动脉内球囊反搏管路管理:保持管路通畅,协助患者取舒适体位,床头抬高超过 30°,更换体位是专人固定导管。

（4）抗凝治疗并监测抗凝效果。

（5）预防感染。

参考文献　[21]

【0059】左心功能降低的早期征兆包括哪些?

答:左心功能降低的早期征兆为:患者出现原因不明的疲乏或运动耐力明显减低,心率增加 15～20 次/分。

参考文献　[16]

【0060】年龄≥80 岁的老年人推荐起始药物治疗的血压值和降压的目标值是什么?

答:年龄≥80 岁,血压≥150/90 mmHg,即启动降压药物治疗,首先应将血压降至 150/90 mmHg 以下,若耐受性良好,则进一步将血压降至<140/90 mmHg。

参考文献　[25]

【0061】老年人降压药物应用的基本原则是什么?

答:老年高血压患者药物治疗应遵循以下几项原则:

（1）小剂量:初始治疗时通常采用较小的有效治疗剂量,并根据需要,逐步 增加剂量。

（2）长效:尽可能使用1次/日、24 小时持续降压作用的长效药物,有效控制夜间和清晨血压。

（3）联合:若单药治疗疗效不满意,可采用两种或多种低剂量降压药物联合治疗以增加降压效果,单片复方制剂有助于提高患者的依从性。

（4）适度:大多数老年患者需要联合降压治疗,包括起始阶段,但不推荐衰弱老年人和≥80岁高龄老年人初始联合治疗。

（5）个体化：根据患者具体情况、耐受性、个人意愿和经济承受能力，选择适合患者的降压药物。

参考文献 ［25］

参考文献

［1］Bikdeli B，Strait K M，Dharmarajan K，et al. Intravenous Fluids in Acute Decompensated Heart Failure［J］. Jacc Heart Failure，2015，3（2）：127 – 133.

［2］C S Rihal，S S Naidu ，M M Givertz ，et al. 2015 SCAI/ACC/HFSA/STS Clinical Expert Consensus Statement on the Use of Percutaneous Mechanical Circulatory Support Devices in Cardiovascular Care［J］. Journal of the American College of Cardiology，2015，65（19）：2140 – 2141.

［3］Figueras J，Alcalde O，Barrabes J A，et al. Changes in hospital mortality rates in 425 patients with acute ST-elevation myocardial infarction and cardiac rupture over a 30-year period［J］. Circulation，2008，118（25）：2783 – 2789.

［4］Forouzanfar M H，Moran A E，Flaxman A D，et al. Assessing the global burden of ischemic heart disease，part 2：analytic methods and estimates of the global epidemiology ofischemic heart disease in 2010［J］. Glob Heart，2012，7（4）：331 – 342.

［5］Ibanez B，James S，Agewall S，et al. 2017 ESC Guidelines for themanagement of acutemyocardial infarction in patients presenting with ST-segment elevation［J］. Kardiol Pol，2018，76（2）：229 – 313.

［6］Lesperance M E，Bell S E，Ervin N E. Heart failure and weight gain monitoring［J］. Lippincotts Case Management Managing the Process of Patient Care，2005，10（6）：287.

［7］Levy P S，Quigley R L，Gould S A. Acute d dilutional anemia and critical left anterior descending coronary artery stenosis impairs end organ oxygen delivery［J］. Trauma，1996，41：416 – 423.

［8］Lippincott Williams Wilkins. 实用心血管病护理［M］. 北京：人民军医出版社，2009.

［9］Whelton P K，Carey R M，Aronow W S，et al. 2017 ACC/AHA/AAPA/ABC/ACPM/AGS/APhA/ASH/ASPC/NMA/ PCNA guideline for the prevention, detection, evaluation, and management of high blood pressure in adults：a report of the American college of cardiology/American heart association task force on clinical practice guidelines［J］. Hypertension，2017.

［10］陈灏珠. 心脏病学［M］. 7版. 北京：人民卫生出版社，2013.

［11］丁淑贞，姜秋红. 心血管内科临床护理［M］. 北京：中国协和医科大学出版社，2015.

［12］阜外心血管病医院护理部. 心血管病护理手册［M］. 北京：人民军医出版社，2013.

［13］葛均波，徐永健. 内科学［M］. 8版. 北京：人民卫生出版社，2013.

［14］ 国家心血管病中心,中国医师协会心力衰竭专业委员会,北京护理学会.成人急性心力衰竭护理实践指南[J].中国护理管理,2016,16(9):1179－1188.

［15］ 霍孝蓉.实用临床护理"三基":个案护理[M].南京:东南大学出版社,2014.

［16］ 李庆印,李峥,康晓凤等.成人急性心力衰竭护理实践指南[J].中国护理管理,2016,16(9):1179－1188.

［17］ 梁惠芬.心血管疾病用药指南[M].7版.香港:美迪医讯亚太有限公司,2011.

［18］ 吕蓉,张琳彦,梁涛,等.心力衰竭患者超滤治疗护理的专家共识[J].中华护理杂志,2018(8):913－919.

［19］ 美国心脏协会.高级生命支持学员手册专业版[M].杭州:浙江大学出版社,2011.

［20］ 乔树宾.心血管介入治疗高级培训教程[M].北京:人民卫生出版社,2011.

［21］ 石丽,李庆印.冠状动脉旁路移植术后置入主动脉内球囊反搏护理专家共识[J].中华护理杂志,2017,52(12):1432－1439.

［22］ 孙玉杰,张海澄.2015年《AHA/ACC/HRS室上性心动过速管理指南》解读[J].中国循环杂志,2015,30(s2):50－55.

［23］ 尤黎明,吴瑛.内科护理学[M].6版.北京:人民卫生出版社,2017.

［24］ 中国高血压防治指南修订委员会.中国高血压防治指南2010[J].中华心血管病杂志2011,39(7):579－616.

［25］ 中国老年医学学会高血压分会,国家老年疾病临床医学研究中心中国老年心血管病防治联盟.中国老年高血压管理指南2019[J].中华老年多器官疾病杂志,2019,18(2):81－106.

［26］ 中国心血管病预防指南(2017)写作组,中华心血管病杂志编辑委员会.中国心血管病预防指南(2017)[J].中华心血管病杂志,2018,46(1):10－25.

［27］ 中华医学会心电生理和起搏分会,中国医师协会心律学专业委员会心房颤动防治专家工作委员会.心房颤动:目前的认识和治疗建议——2015[J].中华心律失常学杂志,2015,19(5):321－384.

［28］ 中华医学会心血管病学分会,中国康复医学会心血管病专业委员会,中国老年学学会心脑血管病专业委员会.冠心病康复与二级预防中国专家共识[J].中华心血管病杂志,2013,41(4):267－275.

［29］ 中华医学会心血管病学分会.中国心力衰竭诊断和治疗指南2014[J].中华心血管病杂志,2014,42(2):3－10.

［30］ 中华医学会心血管病学分会预防学组,中国康复医学会心血管病专业委员会.冠心病患者运动治疗中国专家共识[J].中华心血管病杂志,2015,43(7):575－588.

［31］ 中华医学会心血管病学会,中华心血管病杂志编辑委员会.急性ST段抬高型心肌梗死诊断和治疗指南[J].中华心血管病杂志,2015,43(5):380－393.

［32］ 朱欢欢,胡蕾,徐南娇,等.心脏介入术后心包填塞患者急救的护理安全管理[J].解放军护理杂志,2017,34(22):67－70.

第三节　消化系统疾病护理

【0062】护士如何评估腹泻患者的腹泻程度？

答：腹泻是指排便次数增多（＞3次／日），粪便量增加（＞200 g/d），粪质稀薄（含水量＞85%）并可带有黏液、脓血或未消化的食物。护士评估患者腹泻程度的内容包括：应从腹泻发生的时间、病程长短、粪便性状、气味和颜色、排便次数和量以及患者生命体征、神志、尿量、皮肤弹性等评估患者的腹泻程度。

参考文献　[9] [13]

【0063】依据消化性溃疡患者疼痛的特点，应指导其采取何种缓解疼痛的方法？

答：消化性溃疡包括胃溃疡及十二指肠球部溃疡，中上腹痛、反酸是消化性溃疡病的典型症状。

（1）胃溃疡疼痛的特点：餐后1小时疼痛—餐前缓解—进餐后1小时再痛，午间痛少见。

（2）十二指肠溃疡疼痛特点：餐前痛—进餐后缓解—餐后2～4小时再痛—进餐后缓解，午夜痛多见。

按其疼痛特点指导缓解疼痛：十二指肠溃疡表现为空腹痛或夜间痛，指导患者在疼痛前进食碱性食物（如苏打饼干等）或服用制酸剂；胃溃疡为餐后痛，应指导患者规律进餐，急性发作期应少食多餐，每日进餐5～6次，以减少胃酸浓度，缓解疼痛。

参考文献　[9] [19] [28]

【0064】肝硬化失代偿期出现重度腹水时，护士应如何指导患者限制钠和水的摄入？

答：限钠可加速腹水消退，部分患者通过限钠可发生自发性利尿。指导患者限制钠和水的摄入，具体包括：

（1）指导患者限制摄入钠盐500～800 mg/d（氯化钠1.2～2.0 g/d），水的摄入一般不需过于严格，进水量1 000 ml/d以内，稀释性低钠血症患者如血钠低于125 mmol/L时，则需严格限制水的摄入（500 ml/d左右）。

（2）指导患者少食用含钠味精、咸肉、酱菜、酱油等高钠食物，含钠较少的食物为谷类、瓜茄类和水果等。

（3）限钠饮食患者若感到食物淡而无味，可适量添加柠檬汁、食醋等，改善食品调味，增加食欲。

参考文献　[9] [20] [28]

【0065】肝硬化重度腹水患者出现皮肤巩膜黄染、双下肢水肿时,应如何做好皮肤护理?

答:肝硬化重度腹水患者出现皮肤巩膜黄染、双下肢水肿时,皮肤护理的内容包括:

(1)肝硬化重度腹水患者双下肢水肿时可抬高下肢,以减轻水肿。

(2)卧床患者应勤翻身(至少 2 小时一次,必要时每 30 分钟翻身一次),避免发生压力性皮肤损伤。

(3)患者因皮肤干燥、水肿、黄疸时出现皮肤瘙痒,以及长期卧床等因素,易发生皮肤破损和继发感染,指导患者沐浴时注意避免水温过高,避免使用有刺激性的皂类和沐浴液,沐浴后可使用柔和的润肤品。

(4)对皮肤瘙痒患者给予止痒处理,嘱患者勿用手搔抓,以免皮肤破损;指导患者修剪指甲,防止误伤。

参考文献 [9][17][20][28]

【0066】护士如何指导肝硬化失代偿期患者的家属识别肝性脑病的早期征象?

答:护士指导肝硬化失代偿期患者的家属识别肝性脑病早期征象的内容包括:

(1)指导家属认识肝性脑病各种的诱发因素,如上消化道出血、高蛋白质饮食、大量排钾利尿和放腹水、使用催眠镇静药、便秘、感染、尿毒症、低血糖等,嘱患者避免各种诱发因素,如限制蛋白质摄入、保持排便通畅、避免各种感染、戒烟限酒等。

(2)指导家属注意观察患者是否出现下列肝性脑病的早期征象:如头晕、手抖、表情淡漠、性格改变、行为异常等。

参考文献 [9][28]

【0067】护士应如何对肝性脑病患者进行蛋白质摄入的管理?

答:对肝性脑病患者进行蛋白质摄入的管理内容包括:

(1)急性期开始数日禁蛋白饮食,给予葡萄糖保证能量供应,昏迷者可鼻饲饮食。

(2)慢性肝性脑病及轻微肝性脑病患者无需禁止蛋白质摄入。

(3)Ⅰ～Ⅱ期肝性脑病患者起病数日内蛋白质摄入量应限制在 20 g/d 以内,如病情好转每 3～5 天可增加 10 g 蛋白质,完全恢复后每天摄入 0.8～1.0 g/kg 体重的蛋白质以维持氮平衡。

(4)Ⅲ～Ⅳ期肝性脑病患者应禁止从胃肠道补充蛋白质,神志清醒后可逐渐增加蛋白质摄入。

(5)口服或静脉使用支链氨基酸制剂,可调整芳香族氨基酸/支链氨基酸的比值。

（6）植物蛋白有利于维护结肠正常菌群及酸化肠道,肝性脑病患者以植物性蛋白(如大豆制品、豆浆等)、奶制品蛋白或动植物混合性蛋白饮食结构为佳。

参考文献　[9][28]

【0068】肝癌患者行肝动脉化疗栓塞(TACE)术后,如何观察患者的穿刺部位及肢体血运情况?

答:肝癌患者行肝动脉化疗栓塞(TACE)术后,采用徒手压迫止血的患者穿刺部位需压迫 15 分钟后行加压包扎,沙袋压迫 6~8 小时,保持穿刺侧肢体制动 12 小时,绝对卧床 24 小时,观察穿刺部位有无血肿及渗血。注意观察肢体远端脉搏、皮肤颜色、温度和功能,防止包扎过紧;采用动脉压迫止血器止血的患者,穿刺侧肢体制动 6 小时,术后 6 小时完全松解并拆除止血器。

参考文献　[26][28]

【0069】护士应如何识别和判断上消化道大出血患者再出血的征兆?

答:上消化出血经过恰当治疗可于短时间内停止出血,因肠道内积血需经数日(一般 3 天)才能排尽,故不能以患者排出黑便作为继续出血的指标。临床观察中出现下列迹象,提示有活动性出血或再次出血:

（1）反复呕血,甚至呕吐物由咖啡色转为鲜红色。

（2）黑便次数增多且粪质稀薄,色泽转为暗红色,伴肠鸣音亢进。

（3）周围循环衰竭的表现经充分补液、输血而改善不明显,或好转后又恶化,血压波动,中心静脉压不稳定。

（4）血红蛋白浓度、红细胞计数、血细胞比容持续下降,网织红细胞计数持续增高。

（5）在补液做够,尿量正常的情况下,血尿素氮刺血或再次增高。

（6）静脉高压的患者原有脾大,在出血后常暂时缩小,如不见脾恢复肿大,亦提示出血未止。

参考文献　[9][28]

【0070】食管胃底静脉曲张破裂出血患者行三腔二囊管压迫术的护理要点有哪些?

答:三腔二囊管压迫术是抢救患者食管胃底静脉破裂出血的一种重要而有效的手段。主要的护理要点:

（1）监测生命体征,观察引流液性状、颜色及量。

（2）插管前,检查三腔管的性能,有无漏气,气囊有无变形,管腔是否通畅变软,若有异常需及时更换。

（3）置管后维持气囊压力:胃气囊注气约 150~200 ml,囊内压力约 6.7 kPa

(50 mmHg);食管气囊注气约 100 ml,囊内压力 5.3 kPa(40 mmHg)。

(4) 保证气囊 0.5 kg 的牵引重量,保持管道与牵引绳在同一直线上。

(5) 定期测量气囊内压力。气囊充气加压 12～24 小时应放松牵引,放气 15～30 分钟,如出血未止,再注气加压。

(6) 一旦发现窒息症状,应立即抽出囊内气体,拔出管道。

(7) 及时清除鼻腔、口腔分泌物,做好口腔、鼻腔的清洁护理,用液状石蜡油润滑鼻腔、口唇。

(8) 出血停止,可放松牵引,放出气囊内气体(顺序:先放食管囊,再放胃囊),保留管道并观察 24 小时,如未再出血可考虑拔管。

(9) 拔管前口服石蜡油 20～30 ml,抽尽囊内气体,以缓慢、轻巧动作拔管。

(10) 拔管后禁食 24 小时,逐渐过渡到流质饮食。

参考文献 [9][28]

【0071】上消化道大出血患者并发循环血量不足时,护士应从哪些方面监测患者的病情变化?

答:患者上消化道大出血时,护士应从以下几方面观察患者病情变化:

(1) 生命体征:如心律、血压、呼吸及意识变化。

(2) 精神和意识状态:有无精神萎靡、烦躁不安,反应迟钝、意识模糊或昏迷。

(3) 观察皮肤和甲床色泽,肢体温度,周围静脉充盈程度。

(4) 准确记录尿量,尿量<25 ml/h,说明血容量不足;出现少尿或无尿者,高度提示周围循环不足或并发急性肾衰竭;疑有休克时留置导尿管,测每小时尿量,应保持尿量>30 ml/h。

(5) 观察呕吐物和粪便的性质、颜色及量。

(6) 定期复查血红蛋白浓度、红细胞计数、血细胞比容、网织红细胞计数,以了解贫血的程度、出血是否停止。

(7) 监测血清电解质和血气分析的变化:急性大出血时,经由呕吐物、鼻胃管抽吸和腹泻,可丢失大量的水分和电解质,应注意维持水、电解质、酸碱平衡。

参考文献 [9][28]

【0072】上消化道大出血患者病程不同时期饮食指导的原则是什么?

答:急性大出血应禁食。少量出血无呕吐者,可进温凉、清淡流质,可减少胃收缩运动并可中和胃酸,促进溃疡愈合。出血停止后改为营养丰富、易消化、无刺激半流质、软食,少量多餐,逐步过渡到正常饮食。

参考文献 [28]

【0073】肝硬化门脉高压患者如何预防食管胃底静脉曲张破裂出血?

答:肝硬化门脉高压患者预防食管胃底静脉曲张破裂出血的措施包括:

(1)食管胃底静脉曲张患者应避免剧烈咳嗽、呕吐和负重以免使腹内压突然升高而引起曲张静脉破裂。

(2)有食管胃底静脉曲张的患者应食菜泥、肉沫、软食,进餐时细嚼慢咽,咽下的食团宜小且外表光滑,切勿混入糠皮、硬屑、鱼刺、甲壳等坚硬、粗糙的食物,以防机械损伤曲张的静脉导致出血。

参考文献 [9][28]

【0074】胰腺炎患者腹痛的评估要点有哪些?

答:胰腺炎患者腹痛的评估要点包括:

(1)评估患者起病的原因及诱因,起病急骤或缓慢,腹痛与进食、活动、体位的关系,伴随症状。

(2)评估患者腹痛的部位、性质及程度,发作的时间、频率及持续时间。

(3)如患者腹痛突然加重、疼痛性质改变,且经一般对症处理后疼痛感不能减轻,需警惕患者出现胰腺炎相关并发症。

(4)评估患者应用非药物或(和)药物镇痛的疗效。

参考文献 [13][28]

【0075】急性胰腺炎患者行肠内营养时,出现哪些症状提示患者不耐受?护士应如何处理?

答:急性胰腺炎患者实施肠内营养过程中,当患者发生呕吐、大量胃潴留、腹泻、消化道出血、肠梗阻等胃肠道症状,或者通过肠内营养给予20 kcal/(kg·d)试喂养不成功,或者由于临床症状使得肠内营养暂停或终止导致肠内营养摄入量不足等,均考虑患者发生了肠内营养不耐受,不包括由于流程或程序等原因导致的肠内营养中断。

急性胰腺炎患者行肠内营养时,发生不耐受的处理措施如下:

(1)监测生命体征:密切观察体温、脉搏、呼吸和血压变化,出现异常汇报医生并及时处理。

(2)体位护理:抬高床头 30°,对出现呕吐、恶心症状的患者,可抬高床头至 45°或采用右侧卧位。

(3)在空肠营养支持治疗中严格执行无菌技术操作,避免污染。

(4)妥善固定喂养管,严防滑脱。每班冲洗管腔,防止堵塞,空肠营养治疗完毕后,将管口用纱布妥善包扎,防止污染。

参考文献 [1][2][7][8][23]

【0076】重症急性胰腺炎患者如何做好肠道功能的管理?

答:重症胰腺炎患者的肠道功能管理内容包括:

（1）动态观察腹部体征和肠鸣音改变,观察排便情况。

（2）遵医嘱早期给予促肠道动力药物,包括生大黄灌胃或灌肠乳果糖灌肠等,促进肠蠕动恢复。

（3）病情允许情况下,尽早恢复饮食或实施肠内营养。

（4）入院 24～48 小时内,待初始液体复苏完成,血流动力学和内环境稳定后,放置鼻胃管或鼻肠管,可以减少肠道细菌移位,抑制细菌生长。

参考文献 [6][10][31]

【0077】重症急性胰腺炎患者并发全身炎症反应综合征(SIRS)行液体复苏时,护士应如何做好液体管理?

答:重症急性胰腺炎患者并发 SIRS 行液体复苏的体液管理方案包括:

（1）重症急性胰腺炎一经诊断应立即开始进行液体复苏。

（2）补液量:第一个 24 小时输注的液体总量占发病 72 小时输液总量的 33.3%,且在第一个 24 小时内输注 2 500～4 000 ml 足以达到液体复苏。

（3）输液种类:胶体、平衡液或 0.9% NaCl。平衡液是等渗晶体液的首选,次之为 0.9% NaCl;胶体首选人血白蛋白或血浆,晶胶体比例在 2:1。

（4）补液速度:根据患者的中心静脉压或平均动脉压及尿量的变化动态调整补液速度,一般推荐的补液速度是 5～10 ml/(kg·h),特殊情况下可达到 12 ml/(kg·h)。

（5）准确记录 24 小时出入量。

（6）加强生命体征、神志、血糖及脑心肺肾等重要脏器功能的监测。

参考文献 [5][22]

【0078】肠镜检查前患者行肠道准备时,内镜护士如何运用 Boston 肠道准量表评价肠道准备是否合格?

答:根据美国波士顿大学医学中心提出的肠道准备量表(BBPS)评价肠道清洁度:

（1）结肠清洁度评分在结肠镜检查退镜过程中进行的,将结肠划分为 3 段分别评分,即左半结肠(包括降结肠、乙状结肠、直肠),横结肠(包括肝曲、脾曲)和右半结肠(包括盲肠、升结肠)。

（2）结肠清洁程度分为 4 级,由差到好分别评为 0、1、2、3 分:0 分:结肠内有无法清除的同体大便,黏膜无法看清,多见于未进行肠道准备的肠段。1 分:肠段内部分黏膜显示清楚,而另一部分黏膜因粪便及不透明液体残留显示不清。2 分:结肠内有少量小块粪便及不透明液体残留,黏膜显示清楚。3 分:所有黏膜显示清楚,结肠内无粪便或不透明液体残留。

（3）肠道清洁总分为 3 段结肠分值之和,0 分代表未进行肠道准备,最高 9 分为最清洁。需特别说明的是,如果因肠道准备太差而中止检查,尚未检查的肠段记为 0 分。

参考文献　[3]

【0079】消化道大出血患者行急诊内镜下止血时,内镜中心护士应如何做好术前评估和应急处理?

答:消化道大出血患者行急诊内镜下止血时,术前评估的内容包括:

(1) 评估患者全身情况、生命体征。

(2) 评估患者及家属的合作能力,向患者解释止血的目的、方法、注意事项,解除其顾虑,取得配合。

(3) 评估患者的出血量。

消化道大出血患者行急诊内镜下止血时应急处理包括:

(1) 保持循环稳定,立即建立静脉通道,配合医生迅速、准确地实施输血、输液及其他治疗。

(2) 保持呼吸道通畅,采取左侧卧位,头偏向一侧,防止误吸或窒息,必要时采用负压吸引器清除气道内的分泌物、血液或呕吐物,给予吸氧,心电监护。

(3) 根据消化道出血的不同原因,准备好相应的内镜附件和药品。

(4) 检查内镜及相关设备,确保处于功能完好状态。

(5) 备好急救药品和器械,发生意外时及时给予抢救。

(6) 准备好急救药品和器械,出现意外时应及时给予抢救。

参考文献　[28]

【0080】逆行胰胆管造影(ERCP)术后患者的护理观察要点是什么?

答:逆行胰胆管造影(ERCP)术后患者的护理观察要点包括:

(1) 操作后第一个 24 小时是并发症最易发生的时段,应密切观察症状及体征变化,观察患者有无发热、有无腹部压痛、反跳痛、腹胀、恶心、呕吐等症状。

(2) 观察患者有无出血倾向:如脉速、出冷汗、血压下降等休克表现;有无黑便、咖啡色呕吐物。

(3) 术后 3 小时、12 小时、24 小时血淀粉酶结果。

(4) 观察引流液的颜色、性状及引流量。

(5) 皮肤巩膜黄染的程度,尿液和粪便颜色的变化。

参考文献　[15][30][35]

【0081】急性化脓性胆管炎患者行鼻胆管引流时,保持管道有效性的护理要点有哪些?

答:急性化脓性胆管炎患者行鼻胆管引流术(ERCP)时,为保持引流的有效性,护理要点包括:

(1) 妥善固定鼻胆管,避免管道受牵拉而发生脱管。

（2）观察鼻胆管引流量、患者体温、血压、腹痛、黄疸情况，判断引流是否通畅。

（3）鼻胆管引流量少或无时，应配合医生先冲管判断通畅度，再在 X 线下或经鼻胆管造影判断鼻胆管是否发生折叠、脱出或堵塞。

（4）脓性胆汁导致的鼻胆管引流不通畅时，采用生理盐水行鼻胆管冲洗，是减少 ERCP 术后并发症、保持引流通畅的关键。

参考文献 ［14］［24］［25］［27］［29］

【0082】内镜下黏膜切除术（ESD）后常见的并发症是什么？术后体位护理的原则是什么？

答：内镜下黏膜切除术（ESD）是通过内镜，选择适宜的电刀，通过高频电的作用将消化道病变部位的黏膜整片地从黏膜下层剥离下来的方法，可一次性完整切除直径大于 2 cm 的病变。术后常见的并发症包括：出血、穿孔。

内镜手术患者体位管理的原则：根据患者的手术部位和范围，遵循将创面置于高位的原则，以减轻身体不适，预防胃食管反流、感染、疼痛等并发症的发生。

参考文献 ［4］［18］

【0083】胃食管反流病（GERD）患者的观察与护理要点？

答：胃食管反流病是胃食管腔因过度接触（或暴露于）胃液而引起的临床胃食管反流症和食管黏膜损伤，主要症状是胸骨后烧灼感、反流。

（1）护理观察要点：观察胸痛的性质、程度、部位及与饮食的关系；反流的次数，反流的性质、量、气味等；是否伴有咳嗽、咽喉症状及哮喘。

（2）护理措施：① 进餐后避免卧位休息，睡前 1～2 小时不再进餐，以减少食物潴留，避免反流的发生；② 有明显胸痛、胸骨后烧灼感者，给予抬高床头 20°～30°或取半卧位，减轻疼痛不适，防止胃内容物反流发生误吸。

参考文献 ［9］［28］［34］

【0084】治疗消化性溃疡常用药有哪些？其使用中应注意哪些问题？

答：消化性溃疡患者常用口服药物主要包括抑制胃酸分泌药：H_2 受体拮抗剂、质子泵抑制剂（PPI）；保护胃黏膜药：铋剂；弱碱性抗酸药；抗菌药等。

用药过程中应注意的问题：

（1）H_2 受体拮抗剂：在餐中或餐后即刻服用，或在睡前服用一天剂量。如需同时服用抗酸药，则两药应间隔 1 小时以上。

（2）质子泵抑制剂（PPI）：如奥美拉唑可引起头晕，尤其是用药初期，应嘱患者服药后避免做须精神高度集中的工作，如开车等。

（3）铋剂：餐前半小时服用，服用胶体次枸橼酸铋可使齿、舌变黑，可用吸管直接吸入。

（4）弱碱性抗酸药：如氢氧化铝凝胶，在饭后一小时或睡前服用，避免与奶制品和酸性食物、饮料同时服用。

（5）抗菌药：阿莫西林服用前应询问是否有青霉素过敏史，观察是否有皮疹等迟发性过敏反应；甲硝唑可引起恶心、呕吐等胃肠道反应，应在餐后半小时服用。

参考文献　[13] [19] [28]

【0085】溃疡性结肠炎患者中药保留灌肠的护理要点有哪些？

答：溃疡性结肠炎主要发生于直肠、结肠，病变限于大肠的黏膜和黏膜下层。

中药保留灌肠一般将清热解毒、活血化瘀与敛疮生肌类药物配合应用。保留灌肠时应注意：患者取左侧卧位，肛管插入深度18～25 cm，灌肠液温度应稍高于体温，约39～42℃，流速根据患者身体情况和耐力调节。灌肠时间以便后或临睡前为佳，液体约80 ml，药液注入完毕后再注入温开水5～10 ml，拔除肛管后嘱患者抬高臀部，平卧1小时以上再排便。

参考文献　[11] [17] [21] [28] [32]

【0086】难治性腹水患者行腹腔持续引流时放腹水的护理要点？

答：难治性腹水患者行腹腔持续引流时放腹水的护理要点：

（1）严格无菌技术操作。

（2）严密观察患者生命体征的变化，避免引流过快导致腹内压骤降而引起休克。

（3）观察腹水的颜色、性状和量的变化，准确记录。

（4）引流不畅时检查导管是否扭曲，可协助患者改变体位以改善引流不畅。

（5）引流结束后进行腹带加压包扎。

参考文献　[12] [16] [28] [36]

【0087】住院炎症性肠病患者静脉血栓栓塞症防治措施中预防性抗凝治疗包括哪些？

答：住院炎症性肠病患者预防性的抗凝治疗主要包括药物抗凝和机械预防，其中抗凝药物推荐低分子肝素、低剂量普通肝素或磺达肝癸钠。不推荐抗血小板药物如阿司匹林、氯吡格雷代替上述药物用于预防性抗凝治疗。推荐使用间歇性充气加压进行机械预防，若无条件使用间歇性充气加压，可次选人工被动活动、过膝加压弹力袜等。

参考文献　[34]

参考文献

[1] Annika R B, Malbrain M L N G, Joel S, et al. Gastrointestinal function in intensive care patients: terminology, definitions and management. Recommendations of the

ESICM Working Group on Abdominal Problems[J]. Intensive Care Medicine, 2012, 38(3):384 - 394.

[2] Blaser A R, Starkopf J, Kirsim gi, et al. Definition, prevalence, and outcome of feeding intolerance in intensive care: a systematic review and meta-analysis[J]. Acta Anaesthesiologica Scandinavica, 2014, 58(8):914.

[3] Ilai EJ, Calderwood AH, Doros G, et al. The Boston bowel preparation scale: a valid and reliable instrument for colonoscopy-ori ented research[J]. Gastrointest Endosc, 2009,69:620 - 625.

[4] Ono H, Yao K, Fujishiro M, et al. Guidelines for endoscopic submucosal dissection and endoscopic mucosal resection for early gastric cancer[J]. Digestive Endoscopy, 2016, 28(1):3 - 15.

[5] Warndorf M G, Kurtzman J T, Bartel M J, et al. Early fluid resuscitation reduces morbidity among patients with acute pancreatitis[J]. Clin Gastroenterol Hepatol, 2011, 9(8):705 - 709.

[6] Weres Zczynska-Siemiatkowska U, Swidnicka-Siergiejko A, Siemiatkowski A, et al. Earlyenteral nutrition is superior to delayed enteral nutrition for the prevention of infected necrosis and mortality in a cute p ancre atitis[J]. Pancreas, 2013,42(4):640 - 646.

[7] 陈亭,王婷,李清,等. 重症急性胰腺炎患者肠内营养喂养不耐受状况及其影响因素研究[J].中华护理杂志, 2017, 52(6):716 - 720.

[8] 邓漾,韩天权,沈冬威,等. 重症急性胰腺炎空肠营养支持治疗中肠道不耐受的防治[J]. 肠外与肠内营养, 2010, 17(2):75 - 77.

[9] 丁淑贞,丁全峰. 消化内科临床护理[M]. 北京:中国协和医科大学出版社,2016.

[10] 杜奕奇,李维勤,毛恩强. 中国急性胰腺炎多学科诊治共识意见[J].临床肝胆病杂志, 2015, 31(11):1770 - 1775.

[11] 冯丽娟,段艳萍,王云,等. 慢性溃疡性结肠炎患者中药保留灌肠方法的改进[J].解放军护理杂志, 2003, 20(4):20 - 21.

[12] 高静,陈丽丽,汤经文.30 例肝硬化腹水中心静脉导管穿刺引流的护理体会[J].实用临床护理学电子杂志,2017,(11):19,22.

[13] 葛均波,徐永健,等. 内科学[M]. 8 版. 北京:人民卫生出版社,2013.

[14] 郭智慧,周丹,彭阳,等.鼻胆管引流不畅的原因分析[J].中华消化内镜杂志,2014,32 (5): 290 - 291.

[15] 黄纯秀,范金先,张艳. 综合护理对 ERCP 及 EST 患者的护理效果[J].实用临床医药杂志, 2016, 20(18):61 - 63.

[16] 姜秋红,李云花,赵士荣, 等.1 例风湿性心脏病合并腹腔粘连分隔腹水持续腹腔引流患者的护理[J].中国实用护理杂志,2008,(36):36 - 37.

[17] 李小寒,尚少梅. 基础护理学[M].5 版. 北京:人民卫生出版社,2013.

[18] 林三仁.消化内科高级教程[M].北京:人民军医出版社,2009.

[19] 刘新光,钱家鸣.中国消化疾病诊治指南和共识意见汇编(第6版)2015:65-67.

[20] 罗健,刘义兰.消化内科临床护理思维与实践.北京:人民卫生出版社,2013.

[21] 钱家鸣.消化内科学[M].2版.北京:人民卫生出版社,2014.

[22] 钱云香,朱士春.重症胰腺炎液体复苏的护理[J].中国实用医药,2014,10(30):199.

[23] 王丽文,陶磊,邓漾.重症急性胰腺炎空肠营养支持中肠道不耐受的护理[J].上海护理,2012,12(6):50-51.

[24] 王淑英,苗仲艳,付高洁.胆囊切除术后胆总管结石患者ENBD冲洗术的疗效[J].中国现代医生,2012,50(9):120-121.

[25] 吴莉君,李彩玲,等.ERCP术后鼻胆管引流的护理[J]现代消化及介入诊疗,2011,16(1):62-63.

[26] 肖书萍,李小芳.TACE患者拆除股动脉止血器及下床活动时间的研究[J].护理学杂志,2013,28(17):42-43.

[27] 邢玉芳,钱丹霞.留置鼻胆管预防EST术后胰腺炎相关因素和护理对策[J].实用临床医药杂志,2014,18(12):119-120.

[28] 尤黎明,吴瑛.内科护理学[M].6版.北京:人民卫生出版社,2017.

[29] 张诚,杨玉龙,林美举,等.ENBD术后鼻胆管冲洗的临床价值[J].肝胆胰外科杂志,2013,25(4):323-325.

[30] 张洁,江雪洁,王美艳,等.优质护理模式对经内镜逆行胰胆管造影术患者护理质量的影响[J].中国实用护理杂志,2017,(8):579-582.

[31] 浙江省医学会重症医学分会,浙江省重症急性胰腺炎诊治专家共识.浙江医学[J],2017,39(14):1131-1161.

[32] 中国中西医结合学会消化系统疾病专业委员会.溃疡性结肠炎中西医结合诊疗共识意见(2017年)[J].中国中西医结合消化杂志,2018:26(2),105-120.

[33] 中华医学会消化病学分会,2014年中国胃食管反流病专家共识意见[J].中华消化杂志,2014:10(34):649-661.

[34] 中华医学会消化病学会炎症性肠病学组.中国住院炎症性肠病患者静脉血栓栓塞症防治的专家共识意见[J].中华炎症性肠病杂志,2018,2(2):75-82.

[35] 中华医学会消化内镜分会ERCP学组.ERCP诊治指南(2010版)[J].中华消化内镜杂志,2010,27(3):113-118.

[36] 周辉,杨淑娟,朱丽,等.腹腔置管引流治疗肝硬化大量腹水有效性和安全性的研究[J].中国循证医学杂志,2017,17(10):1140-1144.

第四节　泌尿系统疾病护理

【0088】肾穿刺活组织检查术前要做哪些准备工作?

答:肾穿刺活组织检查术前准备工作如下:

(1)术前向患者解释检查的目的和意义,消除其恐惧心理。

（2）了解患者血压,术前血压应控制在 140/90 mmHg 以下。

（3）训练患者俯卧位呼吸末屏气(时间大于 15 秒),练习卧床排尿。

（4）女性患者需了解月经周期,避开月经期。

（5）检查血常规、出血与凝血功能及肾功能,了解有无贫血、出血倾向及肾功能水平。

参考文献 ［3］［10］［17］［26］［28］

【0089】肾穿刺活组织检查术后预防出血的护理要点有哪些?

答:肾穿刺活组织检查术后应预防出血,主要护理要点有:

（1）肾穿刺活组织检查术毕,穿刺点加压 3～5 分钟,必要时腹带加压包扎。

（2）术后 4～6 小时必须仰卧,腰部严格制动,术后卧床 24 小时。

（3）术后 6 小时内密切监测血压、脉搏,观察尿色,观察有无腹痛和腰痛等。

（4）病情允许嘱患者多饮水,以免血块阻塞尿路。

（5）避免剧烈咳嗽,保持大便通畅,腹泻患者遵医嘱积极处理。

（6）术后 3 周内禁止剧烈运动或重体力劳动。

参考文献 ［3］［10］［13］［28］［36］

【0090】肾源性水肿患者的液体管理要点有哪些?

答:肾源性水肿患者的液体管理要点有:

（1）应坚持"量出为入"的原则控制液体入量。

（2）液体入量视水肿程度和尿量而定,每天尿量达 1 000 ml 以上,一般不需严格限水。每天尿量小于 500 ml 或有严重水肿者,液体入量不宜超过前一天的 24 小时尿量＋不显性失水量(约 500 ml)。

（3）液体入量包括饮食、饮水、服药、输液等各种形式或途径进入体内的水分。

参考文献 ［23］［28］［35］

【0091】肾源性水肿患者的休息应遵循哪些原则?

答:肾源性水肿患者的休息应遵循以下原则:

（1）严重水肿的患者应卧床休息。

（2）下肢明显水肿者,卧床休息时可抬高下肢,以增加静脉回流,减轻水肿。

（3）水肿减轻后,患者可起床逐步增加活动量,避免劳累。

参考文献 ［28］［35］

【0092】肾小球源性血尿有哪些特点?

答:肾小球源性血尿特点:① 无痛性全程肉眼或镜下血尿。② 持续或间歇性发作。③ 尿中畸形红细胞超过 80%。

参考文献 ［25］［27］［29］

【0093】如何对肾病综合征患者及家属进行糖皮质激素的用药指导？

答：肾病综合征患者使用糖皮质激素时应关注：

（1）起始足量[常用泼尼松 1 mg/(kg·d)，最大剂量不超过 60～80 mg/d]。

（2）缓慢减药，服药 8～12 周减少原用量的 10%。

（3）长期维持，维持量服药 6～12 个月。

（4）激素可采用全天量顿服，维持用药期间隔日一次顿服，减少激素不良反应。

（5）指导患者不可擅自减量或停药。

参考文献 [4][28][29][32][35]

【0094】如何指导肾病综合征患者预防肺部感染？

答：肾病综合征患者预防发生肺部感染的护理措施有：

（1）监测生命体征，注意体温有无升高。

（2）观察有无咳嗽、咳痰，肺部干、湿啰音等感染征象。

（3）保持病房环境清洁，减少探视。

（4）协助患者皮肤、口腔、会阴部护理。

（5）指导患者加强营养、休息，防寒保暖增强机体抵抗力。

参考文献 [7][9][21][28]

【0095】急性肾损伤患者高钾血症的紧急处理措施有哪些？

答：急性肾损伤患者出现高钾血症时应紧急处理，措施包括：

（1）10%葡萄糖酸钙 10～20 ml 稀释后缓慢静注（不少于 5 分钟），以拮抗钾离子对心肌的毒性作用。

（2）5%碳酸氢钠静滴 100～200 ml，以纠正酸中毒并促使钾离子向细胞内转移。

（3）50%葡萄糖液 50～100 ml 加中性胰岛素 6～12 U 缓慢静注，以促进糖原的合成，使钾离子向细胞内转移。

以上措施均无效或伴高分解代谢者，行血液透析治疗是最有效的办法。

参考文献 [8][19][28][35]

【0096】急性肾损伤患者病情恢复的指标有哪些？

答：急性肾损伤患者有如下表现时，提示病情正在恢复中：

（1）患者度过少尿期后，尿量可达 400 ml/d 即进入移行期，这是肾功能开始好转的信号。

（2）随着尿量的增加，进入多尿期，尿量可多达 4～6 L/d，继而水肿消退、血压、血尿素氮、血肌酐逐渐趋于正常，尿毒症及酸中毒症状随之而消退，本期通常持续约 1～3 周。

（3）当血尿素氮、血肌酐降到正常,多数患者肾功能得到恢复。

参考文献 [6][10][24][28]

【0097】慢性肾衰竭患者的饮食原则有哪些?

答:慢性肾衰竭患者的饮食应遵循以下原则:

（1）高热量:每天供应的热量为 126~147 kJ/kg(30~35 kcal/kg)。

（2）限制蛋白质:饮食中 50% 以上的蛋白质为优质蛋白。具体根据患者的肾小球滤过率(GFR)来调整:① 非糖尿病肾病的患者,当 GFR≥60 ml/(min·1.73 m^2)时蛋白质摄入量为 0.8 g/(kg·d);GFR<60 ml/(min·1.73 m^2)时蛋白质摄入量为 0.6 g/(kg·d);当 GFR<25 ml/(min·1.73 m^2)时蛋白质摄入量为 0.4 g/(kg·d)。② 糖尿病肾病的患者,从出现蛋白尿起,蛋白质摄入量应控制在 0.8 g/(kg·d);当出现 GFR 下降后蛋白质摄入量减至 0.6 g/(kg·d)。③透析患者,蛋白质摄入量为 1.2~1.5 g/(kg·d)。

（3）其他:① 钠:一般每天食盐摄入量不超过 6 g,水肿、高血压、少尿者不超过 5 g;② 钾:每天尿量<1 000 ml 时,需限制饮食中钾的摄入;③ 磷的摄入:低磷饮食,每天摄入量应<600 mg;④ 补充水溶性维生素、矿物质和微量元素。

参考文献 [12][14][16][22][28][31][37]

【0098】何谓"干体重"? 其常用评估方法有哪些?

答:"干体重"是指患者透析后,体内过多的液体全部或绝大部分被清除时的体重。

其常用评估方法:① 患者外周无水肿,腔隙无积液(无胸腔积液,心包积液,腹水);② 胸部 X 线片显示胸比正常;③ 血压接近正常。

参考文献 [1][10][20]

【0099】如何指导患者做好动静脉内瘘的日常维护?

答:动静脉内瘘的日常维护应注意以下几点:

（1）内瘘成形术后抬高术侧上肢 30°以上,观察手术部位有无渗血或血肿,判断内瘘血管是否通畅。

（2）进行早期功能锻炼,促进内瘘早日成熟。

（3）保护内瘘,禁止在内瘘侧肢体测血压、抽血、静脉注射、输血、输液,透析结束后按压内瘘穿刺部位 10 分钟以上。

（4）教会患者判断内瘘通畅的方法,指导其术侧肢体不穿紧袖衣服、不戴手表、不持重物,保持清洁。

参考文献 [12][28][30][33]

【0100】如何指导居家腹膜透析患者及家属处理腹膜透析引流不畅?

答:居家腹膜透析患者出现腹膜透析引流不畅时,应注意:

（1）查看并解除管路外部扭曲、打折。

（2）保持大小便通畅,防止肠管及充盈膀胱压迫导管。

（3）避免导致腹腔压力增高的因素,如长时间下蹲或剧烈咳嗽、喷嚏等。

（4）采取下楼梯等重力复位法使管路获得再通。

（5）若无效,联系腹膜透析专职护士处理。

参考文献　[1][10][11][28][34]

【0101】留取尿标本进行尿细菌学培养应注意哪些?

答:留取尿标本进行尿细菌学培养时应注意:

（1）用无菌试管留取清晨第1次清洁中段尿。

（2）在应用抗菌药之前或停用抗菌药7天之后留取尿标本。

（3）应确保尿液在膀胱内已停留至少4小时。

（4）留取尿液标本时要严格无菌操作,先充分清洁外阴,消毒尿道口,在留取中段尿液。

（5）尿标本必须在1小时内送检行细菌培养。

参考文献　[5][28][29]

【0102】如何预防血液透析过程中患者出现低血压?

答:血液透析过程中患者预防低血压的措施有:

（1）严格控制透析期间体重增加在3%～5%,给予低钠饮食。

（2）透析前停服一次降压药或减量;透析期间禁食或少量进食,有低血压倾向者避免在透析过程中进食。

（3）采用序贯透析,即单纯超滤与透析序贯进行。

（4）采用可调钠透析方式。

参考文献　[1][12][15][18][28]

参考文献

[1] 陈香美.腹膜透析标准操作规程[M].北京:人民军医出版社,2010.

[2] 陈香美.血液净化标准操作规程[M].北京:人民军医出版社,2014.

[3] 程光敏.规范化护理在肾脏穿刺活检术患者中的应用[J].临床合理用药杂志,2015,8(01):120-121.

[4] 傅淑霞,李绍梅,杨林,等.糖皮质激素对肾小球疾病患者骨代谢影响因素的研究[J].中国骨质疏松杂志,2004(03):72-82.

[5] 高静,张海林,赵星智.一次性密闭式中段尿留取装置的研制与应用[J].中华护理杂志,2017,52(9):1139-1147.

[6] 高绪霞,张健群,王以新,等.肌酐增高患者对心外科手术后急性肾损伤的影响[J].心肺血管病杂志,2015,34(05):360-363.

[7] 耿娇霞,吴莺燕,叶益卿.肾移植术后卡氏肺孢子虫肺炎患者行无创通气治疗的观察

及护理[J].护理与康复,2010,9(08):691-692.

[8] 顾亚,姚海娟.1例血液透析患者在透析间期频发高钾血症的护理[J].当代护士(中旬刊),2017(07):164-165.

[9] 纪翠红,翟惠敏,王惠珍.呼吸机相关性肺炎护理的研究进展[J].中华护理杂志,2010,45(09):790-792.

[10] 黎磊石,刘志红.中国肾脏病学[M].北京:人民军医出版社,2008.

[11] 栗利.护理干预在居家腹膜透析患者中的应用[A]// 河南省护理学会.2012年河南省腹膜透析护理新进展培训班论文集[C].河南省护理学会,2012.

[12] 林惠凤.实用血液净化护理.2版[M].上海:上海科学技术出版社,2016.

[13] 林蓉.51例患者肾脏穿刺活检术的护理体会[J].四川医学,2013,34(01):182-183.

[14] 刘爱琴,黄少平,江斯桃.营养指导护理模式在慢性肾衰竭血液透析患者中的护理效果分析[J].中国医药科学,2017,7(03):107-141.

[15] 刘华.不同透析模式对中老年血液透析患者低血压的影响[J].蚌埠医学院学报,2016,41(10):1370-1372.

[16] 牛莉.营养护理干预在慢性肾衰血液透析患者中的应用[J].中西医结合心血管病电子杂志,2015,3(35):147-150.

[17] 钱丽萍.肾穿刺活检术的护理体会[J].护士进修杂志,2013,28(02):144-145.

[18] 童赟,胡国玉,林泽文,等.行为分阶段转变理论在提高血液透析患者液体摄入依从性的应用[J].护理学报,2016,23(14):41-44.

[19] 韦剑银.维持性血液透析患者高钾血症的原因分析与护理对策[J].中国伤残医学,2014,22(06):286-287.

[20] 吴广礼,陈云爽.血液透析患者的干体重管理[J].中华肾病研究电子杂志,2015,4(03):132-136..

[21] 吴美凤,曾妃.肾病综合征患者并发卡氏肺孢子菌肺炎1例的护理[J].护理与康复,2012,11(11):1099-1100.

[22] 颜梅芳.饮食与护理干预对慢性肾衰竭患者的影响[J].实用临床医药杂志,2014,18(22):144-145.

[23] 杨凤蕊,徐晴文,茅丹丹,等.有机溶剂相关性肾病综合征患者的护理[J].护理学杂志,2011,26(05):29-31.

[24] 杨拴巧.综合护理对慢性肾功能衰竭者营养状况、生活质量及肾功能指标的影响[J].西藏医药,2017,38(03):71-72.

[25] 叶藏,王昱,沈玛丽,等.原发性IgA肾病的临床病理特点[J].中国临床医学,2013,20(04):515-517.

[26] 叶寅寅,张道友,汪裕伟等.经皮肾穿刺活检术后大出血的治疗体会[J].中华全科医学,2014,12(10):1568-1671.

[27] 易著文,张建江.肾小球疾病血尿的发生机制与诊断[J].实用儿科临床杂志,2006(05):318-320.

[28] 尤黎明,吴瑛.内科护理学[M].6版.北京:人民卫生出版社,2017.

[29] 余毅,王丽萍.肾内科医师查房手册[M].北京:化学工业出版社,2012.

[30] 查丽,姬广翠.维持性血液透析患者动静脉内瘘的护理体会[J].中国医学创新,2010,7(32):118-119.

[31] 张瑞红.中医综合护理慢性肾功能衰竭100例[J].河南中医,2016,36(01):185-186.

[32] 张洋洋,曾淑菲,闫冰,等.雷公藤多苷联合糖皮质激素治疗成年人原发性肾病综合征效果的Meta分析[J].中国全科医学,2017,20(14):1742-1748.

[33] 赵春燕.护理干预在维持性血液透析患者动静脉内瘘中的应用观察[J].齐齐哈尔医学院学报,2013,34(11):1681-1682.

[34] 赵淑芹,卜林,李祥云.20例腹膜透析患者住院期间的护理干预体会[J].齐齐哈尔医学院学报,2011,32(20):3373-3374.

[35] 中华医学会.临床诊疗指南——肾脏病分册[M].北京:人民卫生出版社,2011.

[36] 周飞宇,陈丽娜,刘红珍.肾穿刺术后并发症的观察及护理[J].现代临床护理,2008(03):20-22.

[37] 朱美娟,林亚妹,唐文庄.专业小组质量控制模式对维持性血液透析患者预后的影响[J].护理研究,2016,30(21):2613-2615.

第五节　血液系统疾病护理

【0103】如何指导缺铁性贫血患者口服铁剂?

答:缺铁性贫血患者口服铁剂时应注意:

(1)口服铁剂在饭后服用:可减少胃肠道反应,促进其充分吸收。

(2)小剂量、长时间服用:如铁剂治疗有效,用药1周后网织红细胞数开始增加,2周左右血红蛋白开始上升,1~2个月可恢复正常。血红蛋白恢复正常后,为补足体内贮存铁,仍需继续服用铁剂3~6个月。

(3)促进及妨碍铁吸收的食物或药物:维生素C、橘汁等酸性药物或食物可促进铁吸收;浓茶、咖啡、牛奶及谷类抗酸药和H_2受体拮抗剂可妨碍铁吸收。

(4)服用液体铁剂时需要使用吸管:用吸管将药液吸至舌根部咽下,之后喝温开水并漱口,减少其在口腔内停留时间,避免牙齿及舌质变黑。

(5)坚持按剂量、按疗程服用,定期检查。

(6)铁剂与肠道内硫化氢作用而生成黑色的硫化铁导致粪便变黑,大便隐血实验会呈现阳性结果,应告知患者,消除其紧张。

(7)因铁剂使肠蠕动减慢,易致便秘,建议多食膳食纤维食物。

参考文献　[8][9][13]

【0104】 白血病患者化疗后粒细胞缺乏,如何实施保护性隔离?

答:对于粒细胞缺乏(成熟粒细胞≤$0.5×10^9$ L)患者,应采取保护性隔离。

(1)保持病室清洁:定时通风,保持空气流通,定时空气和地面消毒。减少探视。接触患者之前要规范洗手。定期细菌培养,监测环境洁净度。条件允许的话宜住无菌层流病房或消毒隔离病房。

(2)保持口腔清洁卫生:于进餐前后、睡前、晨起用生理盐水、氯己定、复方茶多酚含漱液或复方硼砂含漱液交替漱口。

(3)保持皮肤清洁卫生:定期洗澡更衣和更换床上用品。勤剪指甲。女性患者应注意会阴部清洁,经期应增加清洗次数。

(4)肛周预防感染:便后用1∶5 000 高锰酸钾溶液坐浴,每次15～20分钟。保持大便通畅。

(5)严格遵守无菌技术操作原则。

参考文献 [8][13]

【0105】 如何识别化疗药物引起的周围神经病变? 如何指导患者进行防护?

答:化疗药物引起的周围神经病变按照美国国立癌症研究所的常规不良反应判定标准(NCI‐CTCAE version 3.0)进行分级。

Ⅰ度:无症状,深腱反射消失或感觉异常,包括麻木刺痛感,但不影响功能。

Ⅱ度:感觉改变或异常,包括麻木刺痛感,影响功能但不妨碍日常生活活动。

Ⅲ度:感觉改变或异常,妨碍日常生活活动。

Ⅳ度:致残。

针对化疗药物引起的周围神经病变指导患者的内容包括:

(1)皮肤护理:热水袋及温水泡脚时温度控制在38～41℃,以免损伤皮肤。浸泡后局部予涂擦扶他林乳胶剂以缓解疼痛。四肢保暖,必要时戴手套、穿袜子。冬天可予用富含可可油的润肤露保护肌肤,锁住水分。

(2)饮食指导:主要以富含B族维生素、含钾、含镁丰富的食物为主,如马铃薯、菠菜、番茄、红萝卜、肉类、蛋类、核桃仁等。注意食物清淡,少食多餐,禁食冷饮、冷食。

(3)保障安全:睡眠时拉起两侧床档,卫生间地面铺设防滑垫,设坐厕,根据需要提供手杖等辅助用品,增加活动的稳定性。

参考文献 [1][10][11]

【0106】重度血小板减少的白血病患者如何预防出血?

答:预防重度血小板减少的白血病患者发生出血的措施有:

(1)休息:若血小板计数低于$50×10^9/L$应指导减少活动;严重出血或血小板计数低于$20×10^9/L$者,须绝对卧床休息,协助生活护理。保持排便通畅,排便时不可用力,以免腹压骤增而诱发内脏出血。

(2)皮肤出血的预防:① 保持床单平整,被褥衣着轻软;② 避免肢体的碰撞或外伤;③ 沐浴或清洗时避免水温高和过于用力擦洗皮肤;④ 勤剪指甲,以免抓伤皮肤;⑤ 高热患者禁用酒精擦浴降温;⑥ 注射或穿刺部位拔针后需适当延长按压时间,必要时局部加压包扎。

(3)鼻出血的预防:① 防止鼻黏膜干燥出血:保持室内湿度在50%~60%,秋冬季节可局部使用液体石蜡或抗生素眼膏。② 避免人为诱发出血:勿用力擤鼻,避免用手抠鼻痂和外力撞击鼻部。

(4)口腔、牙龈出血的预防:① 指导患者用软毛牙刷刷牙,忌用牙签剔牙。② 禁食过硬、粗糙的食物。尽量避免食用煎炸、带刺或含骨头的食物、带壳的坚果类食品及质硬的水果(如甘蔗)等。③ 进食时要细嚼慢咽,避免口腔黏膜损伤。

(5)脑出血的预防:血小板减少是此类患者发生脑出血的主要原因,遵医嘱预防性输注血小板,及时处理患者基础疾病及并发症。

(6)眼底出血的预防:平时勿用力揉眼球,观察患者是否出现贫血倾向。

参考文献　[5][8][12][13]

【0107】为防止病理性骨折,应如何指导多发性骨髓瘤患者活动?

答:指导多发性骨髓瘤患者活动应注意以下几点:

(1)根据贫血程度制订日常休息活动的计划:① 轻度贫血患者可参加正常工作,但应避免中、重度体力劳动。② 中度贫血患者应该有计划地适量活动。③ 重度贫血患者以卧床休息为主,协助部分生活护理。④ 极重度贫血患者应绝对卧床休息,做好生活护理。

(2)不做剧烈活动和扭腰、转体等动作:协助翻身时避免推、拖、拉、拽动作,注意身体保持在同一轴线,防止身体扭曲导致病理性骨折,保持肢体与关节处于功能位。

(3)避免长时间站立、久坐或固定一个姿势,防止负重发生关节变形。

(4)适度活动,注意安全:起床和下地活动时动作轻柔缓慢,地面应设有防滑标志,需家人陪同以防跌倒。

参考文献　[8][13]

【0108】化疗期间如何进行水化碱化?

答:化疗期间水化碱化应做到以下几点:

（1）供给充足的水分:鼓励患者多饮水,每日入液量不少于3 000 ml,或静脉补液,以保证足够尿量。

（2）用药护理:遵医嘱碱化尿液和口服降尿酸药物,在化疗给药前后的一段时间里遵医嘱给予利尿剂后嘱患者每半小时排尿1次,持续5小时,就寝前排尿1次。

（3）准确记录出入量,维持水电解质和酸碱平衡。

参考文献 ［5］［13］

【0109】在维甲酸治疗期间,出现哪些情况提示维甲酸综合征？如何护理？

答:维甲酸综合征主要临床表现有:发热、体重增加、身体下垂部位皮肤水肿、间质性肺炎、胸腔积液、呼吸窘迫、肾功能损害,偶见低血压、心包积液或心力衰竭,严重时需辅助机械通气。

维甲酸综合征的护理要点如下:

（1）密切观察病情,及时发现维甲酸综合征的先兆表现。

（2）监测体重、腹围,记24小时出入量,监测血常规、尿常规、肾功能、电解质。

（3）遵医嘱使用大剂量激素及利尿剂,观察疗效及不良反应。

（4）积极对症处理,如发热、缺氧等。

参考文献 ［7］［13］

【0110】评判血液病患者口腔黏膜炎分度标准是什么？

答:世界卫生组织(World Health Organization)将口腔黏膜炎分为5度:

0度:黏膜正常。

Ⅰ度:黏膜红斑、疼痛,不影响进食。

Ⅱ度:黏膜红斑明显,疼痛加重,散在溃疡,能进食半流质。

Ⅲ度:黏膜溃疡及疼痛比Ⅱ度明显,只能进流质。

Ⅳ度:疼痛剧烈,溃疡融合成大片,不能进食。

参考文献 ［2］

【0111】特发性血小板减少性紫癜患者使用糖皮质激素期间如何进行监测与指导？

答:糖皮质激素使用期间需监测药物不良反应,包括:① 库欣综合征(头面部、胸、背痤疮,多毛,皮肤变薄),低血钾,糖尿,高血压等;② 伤口愈合延迟;③ 感染诱发或加重;④ 溃疡诱发或加重;⑤ 胃肠道反应及出血;⑥ 骨质疏松。

特发性血小板减少性紫癜患者在使用糖皮质激素期间应注意:① 建议低盐、低糖、高蛋白饮食,必要时应用降压药和降糖药,补充氯化钾等;② 服用激素期间需行外科手术时,嘱咐患者需准确告知医生用药史;③ 糖皮质激素宜饭后服用,遵医嘱给予保护胃黏膜的药物;④ 告知患者遵医嘱,按时间、按剂量和按疗程用药,不可自行减量或停药;⑤ 预防感染;⑥ 定期复查血象,指导疗效的判断和治疗方案的调整。

参考文献 [5][8][13]

【0112】骨髓穿刺术后患者穿刺部位的评估及术后指导内容有哪些?

答:骨髓穿刺术后穿刺部位需评估:局部有无出血,有无红、肿、热、痛,穿刺处敷料是否干燥及有无脱落。

骨髓穿刺术后的指导内容包括:① 向患者解释术后穿刺点会有轻度疼痛,消除患者的紧张情绪;② 穿刺后应局部加压,至少按压 5 分钟;③ 保护穿刺处:指导患者 72 小时内保持穿刺处敷料清洁、干燥,多卧床休息,勿用手抓穿刺点,敷料被汗水浸湿或脱落后,及时消毒伤口更换敷料,以免污染伤口引起局部感染。

参考文献 [5][8][13]

【0113】造血干细胞移植前如何指导患者做好肠道及皮肤准备?

答:行造血干细胞移植患者入层流室前 3 天开始服用肠道不易吸收的抗生素;入室前 1 天剪指(趾)甲、剃毛发;入室当天沐浴后用 0.5% 氯己定药浴 30~40 分钟,再给予眼、外耳道、口鼻腔和脐部的清洁,换穿无菌衣裤后进入层流病房,即刻对患者皮肤进行多个部位(尤其是皱褶处)的细菌培养,以作移植前对照。

参考文献 [8][9][13]

【0114】造血干细胞移植的患者无菌饮食需遵循哪些原则?

答:造血干细胞移植的患者无菌饮食需遵循:饮食宜清淡、新鲜、卫生、营养易消化。食欲好转后提供高热量、高蛋白、富含维生素食物。限制辛辣、刺激性强、坚硬食物。多饮水,每日饮水量应大于 2 000 ml。食物需经微波炉消毒灭菌。水果洗净后用 0.5% 氯己定浸泡 15 分钟后削皮方可进食。

参考文献 [8][9]

【0115】造血干细胞回输时应如何进行监测?

答:(1) 输注干细胞过程中的床旁监测:

① 输外周血造血干细胞:输注程序同输血,起始滴速为 15 滴/分,20 分钟后如果没有异常调至 60 滴/分,每袋控制在 2~3 小时内输完。

② 自体造血干细胞移植或脐血移植者:开始以 15 滴/分输注,观察 5 分钟无输血反应后,输入速度以患者能耐受的最快速度输入(一般一小袋干细胞 30~50 ml 输注 5~10 分钟)。

③ 多袋骨髓造血干细胞:需预先将骨髓液倒置于输液架上,使脂肪与骨

髓碎片上浮。剩余约 5 ml 弃去,避免脂肪颗粒与漂浮物输入体内。外周血造血干细胞内不含脂肪颗粒及其他杂质则无需弃去。

(2) 输干细胞过程中病情观察:观察患者面色、脉搏、呼吸、血压等改变,如出现面色潮红、恶心、呕吐、腹痛、腹泻、胸闷、头痛、呼吸困难等,给予对症处理,可减慢输血速度或停输,待症状缓解后继续。输至半量时,测量血压与体重,发现异常及时处理。

(3) 输入 15 分钟后,嘱患者排尿一次,观察尿液的颜色、性状,鉴别有无溶血发生。

参考文献 [4][5][6][8][9][13][15]

【0116】评估造血干细胞移植术急性移植物抗宿主病分级分度的标准是什么?

答:采用器官严重度分级和急性移植物抗宿主病分度量表评估造血干细胞移植术急性移植物抗宿主病分级分度:

器官严重度分级

分期	皮 肤	肝胆红素（mg/dl）	肠 道
1 级	斑丘疹占 25% 以下体表面积	2～3	腹泻,500～1 000 ml/d,或持续恶心
2 级	斑丘疹占 25%～50% 体表面积	3～6	腹泻,1 000～1 500 ml/d
3 级	全身红皮病	6～15	腹泻,>1 500 ml/d
4 级	脱皮和大疱	>15	腹痛和(或)肠梗阻

急性移植物抗宿主病分度

Ⅰ	皮肤 1～2 级,无肠道和肝脏受累
Ⅱ	皮肤 1～3 级,伴或不伴肠道 1 级,伴或不伴肝脏 1 级
Ⅲ	肠道 2～4 级,伴或不胖肝脏 2～4 级,伴或不伴皮疹
Ⅳ	和Ⅲ度相似,伴有终末症状或死亡

参考文献 [14][15]

【0117】ABO 血型不合的异基因造血干细胞移植术后,输血血型遵循的原则是什么?

答:ABO 血型不合的异基因造血干细胞移植术后,输血时应遵循以下原则:

(1) 移植后早期:主要 ABO 血型不合移植时,红细胞成分血宜输受者型或 O 型,血浆、血小板宜输供者型或 AB 型;在次要 ABO 血型不合移植时,红细胞成分血宜输供者型或 O 型,血浆、血小板宜输受者型。主、次 ABO 血型均不合移植时,宜输注 O 型洗涤红细胞,AB 型血浆、血小板。

(2)移植后期:患者血型完全转为供者型时宜输注与供者同型血液成分或根据患者体内抗 A 和(或)抗 B 效价选择相应血液成分。

参考文献　〔3〕〔8〕

参考文献

〔1〕 Tortti A, Colevas A D, Setser A, et al. Development of a comprehensive grading system for the adverse effects of cancer treatment[J]. Semin Radiat Oncol, 2003, 13 (3): 176 – 181.

〔2〕 Word Health Organisation. Handbook for reporting result of cancer treatment[J]. Genera(Switzerland),1997:15 – 22.

〔3〕 Worel N, Panzer S, Reesink H W, et al. Transfusion policy in ABO-incompatible allogeneic stem cell transplantation[J]. Vox Sang,2010,98(2): 455 – 467.

〔4〕 艾燕,徐文苑,周虹. 1 例心脏淀粉样变性梅奥Ⅳ期患者行自体外周造血干细胞移植的护理[J]. 中华护理杂志,2017,52(06):761 – 764.

〔5〕 成守珍,张美芬,梁碧宁,等. 内科护理与风险防范[M]. 北京:人民军医出版社,2014.

〔6〕 侯彩妍,陈爱凤,张石. 一例输注外周血干细胞治疗骨髓移植术后增生不良患者的护理[J]. 中华护理杂志,1998(08):47 – 49.

〔7〕 霍孝蓉. 实用临床护理"三基"个案护理[M]. 南京:东南大学出版社,2014.

〔8〕 冷亚美,刘霆,王颖莉,等. 血液科护理手册[M].2 版. 北京:科学出版社,2015.

〔9〕 梁萍,李晓丹,闫瑞芹,等. 临床护理案例分析内科护理技能[M]. 北京:人民卫生出版社,2015.

〔10〕 林霞.硼替佐米治疗多发性骨髓瘤诱发周围神经病变患者的护理[J].护理学报, 2011, 18(5A): 51 – 52.

〔11〕 王丽,左丽宏,南红,等. 47 例多发性骨髓瘤患者皮下注射硼替佐米致不良反应的护理[J]. 中华护理杂志, 2014, 49(7): 813 – 815.

〔12〕 尹丽荣. 血液系统疾病的眼底改变[J]. 中华血液学杂志,2001(12):51 – 52.

〔13〕 尤黎明,吴瑛,孙国珍,等. 内科护理学[M].5 版. 北京:人民卫生出版社, 2014.

〔14〕 俞立权,李昕权,沈权,等. 造血干细胞移植标准实践手册[M]. 北京:人民卫生出版社,2007.

〔15〕 朱霞明,童淑萍. 血液系统疾病护理实践手册[M]. 北京:清华大学出版社,2016.

第六节　内分泌系统疾病护理

【0118】服用抗甲状腺药物(ATD)的患者当出现哪些不良反应时护士需指导患者及时停药?

答:出现以下不良反应时护士应指导患者停药:

(1)粒细胞减少:多发生在用药后的2~3个月,严重者可致粒细胞缺乏症,患者若伴有发热、咽痛、皮疹等症状,外周血白细胞低于$3×10^9$/L或中性粒细胞低于$1.5×10^9$/L应停药,并遵医嘱给予促进白细胞生成药物。

(2)药疹:如出现皮肤瘙痒、团状块严重皮疹等,则应立即停药,以免发生剥脱性皮炎。

(3)其他:若发生中毒性肝炎、肝坏死、精神病、胆汁淤滞综合征、狼疮样综合征、味觉丧失等,应立即停药。β受体阻断药,如普萘洛尔,对于支气管哮喘或喘息性支气管炎患者禁用。

参考文献 [2][9]

【0119】肾上腺静脉采血术后常见的并发症是什么?观察与预防性指导内容是什么?

答:肾上腺静脉采血术后常见的并发症为肾上腺静脉破裂、出血及造影剂肾病。

观察与预防性指导内容包括:

(1)出血主要表现术后自觉双侧或单侧腰痛,右侧明显。注射造影剂时,护士可提醒操作者缓慢推注,尤其对自身静脉弹性较差的糖尿病患者、长期高血压病患者。

(2)止血:穿刺点上方绷带加压固定包扎,必要时砂袋压迫6小时,指导患者双侧大腿伸直,肢体制动6小时,术后平卧位休息24小时;观察静脉穿刺口处有无出血、血肿形成,下肢有无肿胀及皮温降低等情况,如足背动脉搏动、皮肤温度及颜色、肢体出现异常及时处理。

(3)检查后鼓励患者多饮水,向其详细说明水化疗法的作用及必要性,24小时饮水量应大于1 500 ml,每次饮水以不出现腹胀为宜,通过补水增加尿量,使造影剂尽快排泄。

参考文献 [6][8][16]

【0120】胰岛素治疗的糖尿病患者皮下脂肪增生的危险因素有哪些?如何指导患者及家属预防皮下脂肪增生的发生?

答:危险因素如下:

(1)胰岛素的使用时间越长,脂肪增生风险越高。

（2）注射部位如不轮换，则脂肪增生风险更高。

（3）针头的重复使用也与脂肪增生相关。

护士应指导患者及家属积极预防皮下脂肪增生：

（1）教会患者及家属正确的注射技术、注射部位轮换方法及如何自行检查和预防注射部位脂肪增生。

（2）指导患者应避免在皮下脂肪增生部位注射胰岛素，胰岛素注射针头应一次性使用。

参考文献　［9］［12］

【0121】胰岛素治疗患者出现"黎明现象"和"苏木杰（Somogyi）"现象时，护士如何指导其进行识别和处理？

答："黎明现象"是指夜间血糖控制良好，仅黎明短时间内出现高血糖，可能由于清晨皮质醇、生长激素等胰岛素拮抗激素增多所致。出现黎明现象时患者应该增加睡前胰岛素的剂量。

"Somogyi"现象是指夜间低血糖未发现，导致体内胰岛素拮抗激素分泌增加，进而出现反跳性高血糖。出现 Somogyi 反应的患者应该减少睡前胰岛素的用量或改变剂型，睡前适量加餐。夜间多次（0、3、6 时）血糖测定有助于鉴别发生晨起高血糖的原因。

参考文献　［9］

【0122】如何指导患者行口服葡萄糖耐量试验（OGTT）？其试验结果如何评判？

答：（1）患者行 OGTT 的指导内容包括：检查当日晨空腹，将 75 g 无水葡萄糖（儿童为 1.75 g/kg，总量不超过 75 g）溶于 300 ml 水中，协助患者于 5 分钟内服下，从服糖第一口开始计时，于服糖前和服糖后 2 小时分别在前臂采血检测血糖。嘱患者试验前禁食 8～10 小时。试验过程中禁烟、酒、咖啡和茶，不做剧烈运动，无需绝对卧床。试验前 3～7 天停服利尿药、避孕药等药物，且前 3 天每天饮食需含碳水化合物至少 150 g，试验当天晨禁止注射胰岛素。

（2）OGTT 试验结果判断：口服葡萄糖耐量试验（OGTT）用于对可疑糖尿病患者的检查。空腹血糖≥7 mmol/L，同时在口服糖耐量实验中 2 小时血糖≥11.1 mmol/L 或者有典型糖尿病症状且随机血糖≥11.1 mmol/L 诊断为糖尿病；若空腹血糖（5.6～7 mmol/L）或者 2 小时糖耐量（7.8～11.1 mmol/L）为糖尿病前期；若空腹血糖＜5.6 mmol/L 且 2 小时糖耐量＜7.8 mmol/L 为正常糖耐量。

参考文献　［9］［15］

【0123】糖尿病患者口服磺脲类药物后出现强烈饥饿感、心悸、手颤、出汗,考虑什么原因?护士如何正确处理?

答:糖尿病患者口服磺脲类药物后出现强烈饥饿感、心悸、手颤、出汗,考虑为患者服用磺脲类药物导致低血糖。发生低血糖的处理:

(1) 怀疑低血糖时立即测定血糖水平,以明确诊断。糖尿病患者低血糖的诊断标准:血糖≤3.9 mmol/L(70 mg/dl)。

(2) 无法测定血糖,暂按低血糖处理。意识清楚者口服15～20 g糖类食品(葡萄糖为佳),每15分钟监测血糖1次,血糖仍≤3.9 mmol/L,再给予15 g葡萄糖口服或静脉注射;血糖>3.9 mmol/L,但距离下一次就餐时间在1小时以上,给予含淀粉或蛋白质的食物;血糖仍≤3.0 mmol/L,继续给予50%葡萄糖60 ml静脉注射。

(3) 低血糖纠正:了解发生低血糖的原因,调整用药;注意低血糖症诱发的心、脑血管疾病,监测生命体征;建议患者经常进行自我血糖监测,有条件者可进行动态血糖监测;对患者实施糖尿病教育,携带糖尿病急救卡,儿童和老年患者家属要进行相关培训。

(4) 低血糖未纠正:静脉注射5%或10%的葡萄糖或加用糖皮质激素;注意长效磺脲类药物或中、长效胰岛素所致的低血糖不易纠正,且持续时间较长,可能需要长时间葡萄糖输注;意识恢复后至少监测血糖24～48小时。

(5) 意识障碍者:给予50%葡萄糖液20～40 ml静推,或胰高血糖素0.5～1 mg,肌内注射。余措施同意识清醒患者。

参考文献 [9][15]

【0124】糖尿病足的危险因素有哪些?预防糖尿病足病的指导内容有哪些?

答:糖尿病足的危险因素:

(1) 既往有足溃疡史或截肢史。

(2) 有神经病变的症状或体征和(或)缺血性血管病变的体征。

(3) 足部皮肤暗红、发紫,温度明显降低,水肿,趾甲异常,胼胝,皮肤干燥,足趾间皮肤糜烂,严重的足、关节畸形。

(4) 其他危险因素,如视力下降,膝、髋或脊柱关节炎,合并肾脏病变等。

(5) 个人因素,如社会经济条件差、老年、独居生活等。

预防糖尿病足的指导内容:

(1) 足部观察与检查:每天检查双足1次。

(2) 保持足部清洁:指导患者勤换鞋袜。每天清洗足部1次并擦干,皮肤干燥者必要时可涂油膏类护肤品(但避免用于脚趾间)。

(3) 预防外伤:指导患者避免赤足行走和不穿袜子穿鞋。选择合适的鞋袜,指甲不宜修剪过度,避免自行修剪胼胝或化学制剂处理。

（4）促进肢体血液循环:如步行和腿部运动。应避免盘腿坐或跷二郎腿。

（5）积极控制血糖,说服患者戒烟。

参考文献　[1][9]

【0125】糖尿病酮症酸中毒常见的临床表现有哪些? 一旦发生,采取的急救护理措施是什么?

答:糖尿病酮症酸中毒的临床表现:早期主要表现为乏力和"三多一少"症状加重;失代偿阶段出现恶心、呕吐,常伴嗜睡、烦躁、呼吸深快有烂苹果味(丙酮味);病情进一步发展会出现严重失水,尿量减少、皮肤弹性差、血压下降、四肢厥冷等;晚期出现各种反射迟钝甚至消失,患者昏迷。血糖多为16.7~33.3 mmol/L。

急救护理措施:

（1）立即开放两条静脉通路,准确执行医嘱,确保液体和胰岛素的输入。

（2）绝对卧床休息,注意保暖,给予持续低流量吸氧。

（3）加强生活护理,特别注意皮肤、口腔护理;昏迷者按昏迷护理常规。

（4）严密观察和记录患者的生命体征、神志、24 小时出入量等。遵医嘱定时监测电解质、酮体和渗透压等的变化。

（5）去除诱因和治疗并发症。如:休克、感染、心力衰竭等。

参考文献　[9][12][14]

【0126】糖尿病酮症酸中毒患者抢救时如何进行正确的补液管理?

答:补液的基本原则为"先快后慢,先盐后糖"。推荐首选生理盐水,速度为15~20 ml/(kg·h)(一般成人 1.0~1.5 L),随后的补液速度需根据患者脱水程度,电解质水平,尿量,心、肾功能调整。如患者无心力衰竭,开始时补液速度应快,在 2 小时内输入生理盐水 1 000~2 000 ml,24 小时输液总量约4 000~6 000 ml,严重失水者可达 6 000~8 000 ml。如治疗前已有低血压或休克,应输入胶体溶液并进行抗休克处理。鼓励患者喝水,昏迷患者可分次少量经胃管鼻饲温开水。

参考文献　[9][15]

【0127】甲状腺危象最常见的早期表现有哪些? 如何预防和处理?

答:甲状腺危象最常见的早期表现有:原有甲亢症状加重、高热(常在39℃以上)、大汗、心动过速(140 次/分以上)、恶心呕吐、腹痛腹泻、烦躁不安、谵妄,严重患者可有心力衰竭、休克及昏迷等。

预防措施有:

（1）避免诱因:指导患者进行自我心理调整,避免感染、严重精神刺激、创伤等诱发因素。

(2) 病情监测:观察生命体征和神志变化。若原有甲亢症状加重,并出现发热(体温>39℃),严重乏力、烦躁、多汗、心悸、心率>140次/分、食欲减退、恶心、呕吐、腹泻、脱水等,应警惕甲状腺危象发生,立即报告医师并协助处理。

处理方式:

(1) 立即吸氧:绝对卧床休息,呼吸困难时取半卧位,立即给予吸氧。

(2) 及时准确给药:迅速建立静脉通路。遵医嘱使用 PTU、复方碘溶液、β受体阻断药等药物。观察中毒或过敏反应,准备好抢救药物。

(3) 密切观察病情变化:定时测量生命体征,记录 24 小时出入量,观察神志的变化。

(4) 对症护理:体温过高者给予冰敷或酒精擦浴降温。躁动不安者使用床档以保护患者安全。昏迷者加强皮肤、口腔护理,定时翻身,防止压疮、肺炎的发生。腹泻严重者应注意肛周护理,预防肛周感染。

参考文献 [9]

【0128】如何指导甲亢浸润性突眼患者进行眼部护理?

答:甲亢浸润性突眼的眼部护理措施包括:

(1) 外出戴深色眼镜,减少光线、灰尘和异物的侵害。

(2) 以眼药水浸润眼睛,避免干燥。

(3) 睡前涂抗生素软膏,眼睑不能闭合者用无菌纱布或眼罩覆盖双眼。

(4) 指导患者当眼睛有异物感、刺痛或流泪时,勿用手直接揉眼睛,可用 0.5%甲基纤维素或 0.5%氢化可的松溶液滴眼,以减轻症状。

(5) 睡眠或休息时抬高头部,以减轻球后水肿和眼睛胀痛。

参考文献 [9]

【0129】如何对糖尿病神经病变患者进行合理的运动指导?

答:糖尿病周围神经病变的患者出现保护性感觉丧失时应避免负重运动和需要足部反复活动的运动项目,可在专业人员指导和监督下进行非承重的上肢运动训练。自主神经病变的糖尿病患者避免剧烈运动,避免在过冷或过热的环境中运动,并注意多饮水。

参考文献 [11]

【0130】护士如何指导糖尿病患者按照"三部曲"计算每日总能量?

答:总热量计算"三部曲":

(1) 第一步:计算患者的理想体重,理想体重(kg)=身高(cm)-105。在此值±10%以内均属正常范围,低于此值20%为消瘦,超过20%为肥胖。

(2) 第二步:根据理想体重和参与体力劳动的情况,查出每千克理想体重需要的热量。

(3) 第三步:计算出每日需要从食物中摄入的总热量。每日所需的总热量＝理想体重×每千克体重需要的热量。

参考文献　[11]

【0131】可能导致胰岛素泵在使用过程中出现低血糖的原因是什么？护士应如何进行正确的预防和处理？

答：胰岛素泵在使用过程中出现低血糖的常见原因有：

（1）药物因素：常见有胰岛素输注过量，不合理使用磺脲类药物等。

（2）非药物因素：如运动过度、空腹饮酒、禁食、食物摄入不及时或不足、腹泻等。

预防与处理：

（1）胰岛素输注期间，做好患者饮食评估和指导，避免因进食不及时或不足致低血糖。

（2）根据患者情况选择植入部位，避免植入过深而误入肌肉组织或血管。

（3）胰岛素泵安置后，确定胰岛素泵运行正常、参数设置正确、基础率与大剂量和医嘱相符。

（4）做好血糖监测：在治疗开始阶段应每天监测 4～7 次，建议涵盖空腹、三餐前、三餐后和睡前。

（5）做好患者健康教育，避免剧烈运动、热敷或按摩输注部位等。若外出，携带糖尿病患者身份识别卡及含糖 15 g 的葡萄片或食品，以备发生低血糖时服用。

参考文献　[3]

【0132】如何指导肾上腺源性高血压患者居家自我血压管理？

答：肾上腺源性高血压患者居家自我血压管理时需注意：

（1）制定个体化降压目标：2017 年美国高血压指南将低于 130/80 mmHg 作为多数高血压患者的血压控制目标。对于一般健康状况良好且年龄超过 65 岁的患者，血压控制目标推荐为 130 mmHg 以下。但对于高龄老年高血压患者建议采取较为宽松的血压管理策略。

（2）指导患者健康的生活方式，做到：减少钠盐摄入，增加钾盐摄入；控制体重；戒烟；不过量饮酒；体育运动；减轻精神压力，保持心理平衡；按医嘱规律用药。

（3）指导患者定期随诊及记录：患者血压水平在正常高限、高血压 1 级、危险分层属低危者或仅服 1 种药物治疗者，指导其每 1～3 个月随诊 1 次；新发现的高危、较复杂病例、高危患者血压未达标者，至少每 2 周随访 1 次；血压达标且稳定者，每 1 个月随访 1 次。指导患者详细记录血压及其服用过的治疗药物。

参考文献　[4][7][10]

【0133】 如何给孕期糖尿病患者进行饮食和运动管理指导？

答：孕期糖尿病患者妊娠期间的饮食原则为既能保证孕妇和胎儿能量需要，又能维持血糖在正常范围，而且不发生饥饿性酮症。尽可能选择低生糖指数的碳水化合物。应实行少量多餐制，每日分 5～6 餐。鼓励孕期运动，包括有氧运动及阻力运动，每次运动时间少于 45 分钟。

参考文献 ［13］［15］

【0134】 护士如何正确摇匀中效胰岛素和预混胰岛素？

答：护士摇匀中效胰岛素和预混胰岛素的方法：

（1）在室温下 5 秒内双手水平滚动胰岛素笔芯 10 次，然后 10 秒内上下翻转 10 次。翻转是将注射笔或笔芯上下充分颠倒，滚动是指在手掌之间的水平旋转。

（2）每次滚动和翻转后，肉眼检查确认胰岛素混悬液是否充分混匀，如果笔芯中仍然有晶状物存在，则重复操作。

参考文献 ［12］

【0135】 如何指导孕期糖尿病患者选择合适的胰岛素注射部位？

答：孕期糖尿病患者选择合适的胰岛素注射部位应注意：

（1）腹部是妊娠期胰岛素给药的安全部位，孕妇应当使用 4 mm 的针头。

（2）早期妊娠，不需要改变胰岛素注射部位和技术。

（3）中期妊娠，腹部外侧远离胎儿的皮肤，可用于注射胰岛素。

（4）晚期妊娠，在确保正确捏皮的情况下，可经腹部注射胰岛素，有顾虑的患者可使用大腿、上臂或腹部外侧自行注射。

参考文献 ［12］［15］

【0136】 服用格列齐特缓释片的注意事项包括哪些？

答：（1）每日 1 次，从 30 mg 或 60 mg 起始，最大可使用到 120 mg/d，早餐时服用。

（2）应用利福平、西咪替丁、圣约翰草提取物治疗的患者临床应谨慎合用格列齐特缓释片。

（3）1 型糖尿病、酮症酸中毒、肝肾功能不全、咪康唑治疗期间、哺乳期及对药物过敏的患者禁用。

参考文献 ［5］

【0137】 糖尿病胰岛素注射部位的轮换原则是什么？

答：（1）将注射部位分为四个等分区域（大腿或臀部可等分为两个等分区域），每周使用一个等分区域并始终按顺时针方向轮换。

（2）在任何一个等分区域内注射时，连续两次注射应间隔至少 1 cm（或大约一个成人手指的宽度）的方式进行系统性轮换，以避免重复组织创伤。

（3）从注射治疗起始,就应教会患者易于遵循的轮换方案。随着治疗的进展根据需要进行调整。医护人员应至少每年评估1次患者的部位轮换方案。

参考文献　〔12〕

【0138】使用胰岛素注射笔的要点有哪些?

答:（1）注射前,为保证药液通畅并消除针头死腔,可按注射笔按钮,确保至少一滴药液挂在针尖上。

（2）为了防止传染性疾病的传播,做到一人一笔。

（3）在医疗机构的通用存储柜,胰岛素注射笔、笔芯及药瓶应标明患者姓名/识别号。

（4）胰岛素注射笔的针头在使用后应废弃,不得留在注射笔上。

（5）在完全按下拇指摁钮后,应在拔出针头前至少停留10秒,剂量较大时,有必要超过10秒。

（6）注射笔用针头垂直完全刺入皮肤后,才能触碰拇指按钮。之后,应当沿注射笔轴心按压拇指按钮,不能倾斜按压。

参考文献　〔12〕

【0139】如何减轻胰岛素注射时的疼痛?

答:（1）室温保存正在使用的胰岛素。

（2）如果使用酒精对注射部位进行消毒,应于酒精彻底挥发后注射。

（3）避免在体毛根部注射。

（4）更短的针头（4 mm 或可用的最短长度）、更小的直径,以及最小穿透力的针头可使疼痛最小化。每次注射均使用无菌的新针头。

（5）针头刺入皮肤应平滑前进。

参考文献　〔12〕

参考文献

［1］Bakker K，Apelqvist J，Schaper N C. Practical guidelines on the management and prevention of the diabetic foot 2011[J]. Diabetes/metabolism research and reviews，2012,28(S1)：225－231.

［2］RossDS ，Burch HB ，Cooper DS ，et al. 2016 American Thyroid Association Guidelines for Diagnosis and Management of Hyperthyroidism and other causes of Thyrotoxicosis[J]. Thyroid,2016,26(10):1343－1421.

［3］郭晓蕙,孙子林,沈犁,等.中国胰岛素泵治疗护理管理规范[M].天津:天津科学技术出版社,2017.

［4］郭艺芳,赵文君,梁依.美国《2017年成人高血压预防、诊断、评估和管理指南》解读与评析[J].中国全科医学，2018(8).

［5］红立农,陆菊明,郭立新,等.格列齐特缓释片临床应用快速指导建议［J］.中国糖尿病杂志,2018,26(12):969-973.

［6］刘碧秀,袁丽,熊真真,等.肾上腺静脉采血在原发性醛固酮增多症分型诊断的护理［J］.护士进修杂志,2015(22):2068-2069.

［7］罗伶俐,杨春蕾,王丽.肾上腺源性高血压患者术后血压控制护理干预与效果［J］.中国实用医药,2013,8(2):225-226.

［8］杨华,张宁,沈山梅,等.18例原发性醛固酮增多症患者在DSA下行肾上腺静脉采血的护理［J］.护理实践与研究,2012,09(9):76-77.

［9］尤黎明,吴瑛,等.内科护理学［M］.6版.北京:人民卫生出版社,2017.

［10］中国高血压防治指南修订委员会.中国高血压防治指南2010［J］.中国医学前沿杂志,2011,3(5):42-93.

［11］中国糖尿病护理及教育指南.中华医学会糖尿病分会,2010.

［12］中华糖尿病杂志指南与共识编写委员会.中国糖尿病药物注射技术指南(2016年版)［J］.中国糖尿病杂志,2017,9(2):79-105.

［13］中华医学会妇产科学分会产科学组.妊娠合并糖尿病临床诊断与治疗推荐指南(草案)［J］.中国实用妇科与产科杂志,2007,6(6):310-312.

［14］中华医学会糖尿病学分会.中国高血糖危象诊断与治疗指南［J］.中国糖尿病杂志,2013,5(8):449-461.

［15］中华医学会糖尿病学分会.中国2型糖尿病防治指南(2017年版)［J］.中华糖尿病杂志,2018,10(1):4-67.

［16］周古鹏,贻璞.造影剂肾病现状及新识知［J］.中国医药导刊,2008,10(6):815-817.

第七节　风湿免疫系统疾病护理

【0140】晨僵发生的原因是什么？如何进行预防及护理？

答:晨僵是在睡眠或活动减少后,受累关节因炎症所致的充血水肿和渗液,引起关节周围组织紧张,关节肿胀、僵硬、疼痛,活动受限。晨起时最为明显,日间长时间静止不动也会出现此现象。应采取以下预防及护理措施:

(1)夜间睡眠时注意对病变关节保暖,预防或减轻晨僵。

(2)晨起后行温水浴,或用热水浸泡僵硬的关节,而后活动关节。

(3)鼓励每日定时进行被动和主动的关节活动及功能锻炼,以恢复关节功能,增强肌肉力量和耐力。

参考文献　［2］［4］［10］

【0141】何为雷诺现象？如何指导患者避免诱因？

答:雷诺现象是指患者因寒冷、情绪激动等刺激,肢端细小动脉痉挛,致手指(足趾)皮肤突然出现苍白,相继变紫、变红,伴局部发冷、感觉异常和疼痛的现象。应从以下几个方面避免诱因：

（1）注意保暖：寒冷天气尽量减少户外活动或工作，外出时需穿保暖衣服，注意保持肢体末梢的温度，指导患者戴帽子、口罩、手套和穿保暖袜子等，避免皮肤在寒冷空气中暴露时间过长。

（2）宜用温水洗涤，勿用冷水洗手、洗脚。

（3）避免吸烟、饮咖啡，防止引起交感神经兴奋导致病变小血管痉挛，加重组织缺血、缺氧。

（4）保持良好的心态，避免情绪激动和劳累而诱发血管痉挛。

参考文献　[2][4][10]

【0142】对长期服用糖皮质激素患者如何进行不良反应观察与用药指导？

答：长期服用糖皮质激素可引起医源性库欣综合征，加重或引起消化性溃疡，可诱发精神失常。应密切监测药物不良反应，包括：感染、代谢紊乱（水电解质、血糖、血脂）、体重增加、出血倾向、血压异常、骨质疏松、股骨头坏死等。

在服药期间应指导患者：

（1）低盐、高蛋白、高钾、高钙饮食，补充钙剂和维生素 D。

（2）定期测量血压、血糖、尿糖的变化。

（3）做好皮肤和口腔黏膜护理，防止真菌感染。

（4）强调严格遵医嘱服药的必要性，不能自行停药或减量过快，以免引起反跳现象。

参考文献　[9][10][17]

【0143】如何观察类风湿性关节炎患者常见的关节表现及关节外表现？

答：（1）关节表现：典型为对称性多关节炎，主要侵犯小关节，以腕关节、近端指间关节、掌指关节最常见。主要表现有：

① 晨僵：作为观察疾病活动的指标之一，持续时间超过 1 小时者意义较大。

② 关节痛与压痛：为最早的症状，呈对称性、持续性、时轻时重，伴有压痛。

③ 关节肿胀：呈对称性，特征为梭形肿胀。

④ 关节畸形：多见于晚期患者，主要表现为：腕肘关节强直、掌指关节半脱位、手指尺侧偏斜呈"天鹅颈、纽扣花"样畸形。

⑤ 功能障碍。

（2）关节外表现：类风湿结节，类风湿血管炎，器官系统受累。

① 呼吸系统：胸膜炎、间质性肺炎、肺动脉高压。

② 循环系统：心包炎。

③ 神经系统：神经受压。

④ 血液系统:贫血。

⑤ 其他:并发干燥综合征等。

参考文献 [2][4][10]

【0144】如何根据类风湿性关节炎患者病情指导其进行功能锻炼?

答:为保持关节功能,防止关节畸形和肌肉萎缩,预防关节失用,应根据患者病情指导其进行功能锻炼:

(1)急性活动期注意休息与体位

① 急性活动期宜卧床休息,以减少体力消耗,保护关节功能,避免脏器受损,但不宜绝对卧床。

② 限制受累关节活动,保持关节功能位:a. 肩两侧可放置枕头等物品,防止肩关节外旋;b. 体侧与肘间放置枕头等,以维持肩关节外展;c. 双手掌可握小卷轴,维持指关节伸展;d. 髋关节两侧放置靠垫,预防髋关节外旋;e. 平卧时膝下放一平枕,使膝关节保持伸直位;f. 足下放置足板,定时给予按摩等被动运动,防止足下垂。

(2)缓解期指导进行锻炼

① 症状基本控制后,鼓励患者及早下床活动,必要时提供辅助器具。

② 训练手的灵活性、协调性,可做日常生活活动训练,如饮食、更衣、洗漱等基本动作技巧,循序渐进,消除依赖心理。

③ 进行肢体锻炼如摸高、伸腰、踢腿及其他全身性伸展运动等,由被动向主动渐进。

④ 配合理疗、按摩,以增加局部血液循环,松弛肌肉,活络关节,防止关节失用。

⑤ 活动强度应以患者能承受为限。

参考文献 [10][13]

【0145】系统性红斑狼疮皮肤黏膜损害的特点有哪些?除常规皮肤护理、预防压疮外,还应特别注意什么?

答:(1)系统性红斑狼疮患者80%可有皮肤损害,特点为:

① 面部蝶形红斑,最具特征性的皮肤改变。

② 盘状红斑,指端缺血、面部及躯干皮疹。

③ 非特异性皮疹:光过敏、脱发、甲周红斑、网状青斑、雷诺现象。

(2)除常规皮肤护理、预防压疮外,还应特别注意:

① 保持皮肤清洁干燥,每天用温水清洗,忌用碱性肥皂。

② 有皮疹红斑或光敏感者,指导患者外出时采取遮阳措施,避免阳光直接照射裸露皮肤,忌日光浴;皮疹或红斑处避免涂用各种化妆品或护肤品,可遵医嘱局部涂用药物性软(眼)膏;若局部溃疡合并感染者,遵医嘱使用抗生

素治疗的同时,做好清创换药处理。

③ 避免接触刺激性化学物品,如各种烫发或染发剂定型发胶、农药等。

④ 避免服用容易诱发疾病症状的药物,如普鲁卡因胺、肼屈嗪等。

⑤ 保持口腔清洁,每日晨起、睡前、进食前后漱口,有口腔溃疡或感染病灶者遵医嘱用药。

参考文献　[2][4][8][10]

【0146】系统性红斑狼疮神经系统损害的表现有哪些? 对重症狼疮脑发作患者应如何做好安全防护?

答:(1) 系统性红斑狼疮神经系统损害表现:

① 神经精神症状:轻者偏头痛、性格改变、认知功能减退、焦虑状态、运动障碍;重者可表现为脑血管病变、癫痫发作、意识障碍、情绪障碍及精神病等。

② 脊髓损伤:少数患者出现,主要表现为截瘫、大小便失禁或尿潴留等。

(2) 狼疮脑病患者可出现神经精神症状,发作时安全防护尤其重要:

① 及时评估狼疮脑病的程度、症状类别。

② 为防意外发生,移开周围可能造成身体伤害的物品、家具。

③ 使用床栏,防止坠床。

④ 癫痫发作时保持呼吸道通畅,上下臼齿之间放压舌板、毛巾等,以防止舌咬伤;抽搐时不可用力按压肢体,以免发生骨折或脱臼;遵医嘱予以镇静药。

⑤ 对有幻觉、幻听、自杀倾向及躁狂发作患者,应特别注意避免患者接触锐器及坚硬物品,以防伤人及自伤,必要时行保护性约束。

⑥ 减少刺激:保持病室安静,室内光线柔和,护理操作集中。

参考文献　[2][8][10][12]

【0147】在系统性红斑狼疮相关肺动脉高压的高危患者管理中应提供哪些专业的健康指导?

答:系统性红斑狼疮(systemic lupus erythematosus,SLE)相关肺动脉高压(pulmonary artery hypertension,PAH)作为高危患者管理,应得到专业健康指导。主要包括:

(1) 规律随诊,接受全面病情评估。

(2) 严格遵医嘱用药:控制和保持病情稳定,不可自行停药或减量。

(3) 适当运动:避免高强度运动或缺氧条件的旅行(如高原、飞行)。

(4) 避免感染:重视感染对病情加重的危害。

(5) 严格避孕:不建议 SLE 相关 PAH 患者妊娠。

(6) 坚定信心:保持良好的情绪心理状态,积极配合诊疗。

参考文献　[5]

【0148】 在系统性红斑狼疮(SLE)患者的自我管理中应避免诱发或加重病情的危险因素有哪些?

答:系统性红斑狼疮(SLE)患者的自我管理中应避免:

(1)日光:光过敏、过多的紫外线暴露。

(2)感染:EB病毒及其他微生物病原体感染。

(3)雌激素:妊娠、分娩、口服避孕药等。

(4)药物:普鲁卡因胺、异烟肼、氯丙嗪、甲基多巴等,用药可出现狼疮样症状,停药后消失。

(5)食物:含补骨脂素的光感食物如芹菜、无花果等;含联胺基团可诱发SLE发病的食物如烟熏食品、蘑菇等;含L-刀豆素的食物如苜蓿类种子、其他豆菜类等。

(6)化学试剂。

(7)过度劳累、情绪心理刺激。

参考文献 [2][8][10]

【0149】 如何对系统性红斑狼疮(SLE)育龄期女性患者进行生育指导?

答:SLE妊娠属于高危妊娠,可诱发狼疮复发、加重,导致妊娠失败,重者可危及患者生命。所有育龄期SLE患者都应采取严格的避孕措施,有生育要求者必须在医生全面评估病情后,符合条件方能计划妊娠。

(1)病情处于缓解期达半年以上,无中枢神经系统、肾脏或其他脏器严重损害者,一般能安全地妊娠、分娩。

(2)非缓解期的患者容易出现流产、早产和死胎,发生率约30%,应严格避孕。

(3)病情活动伴有心、肺、肾功能不全者禁忌妊娠。

(4)妊娠前3个月至妊娠期应用环磷酰胺、氨甲蝶呤等大多数免疫抑制剂均可能影响胎儿的生长发育,必须停用半年以上方能在医生指导下妊娠。

(5)产后避免哺乳。

(6)备孕阶段及妊娠期,应定期随诊,严格遵医嘱调整用药或停药。

参考文献 [10][15]

【0150】 多发性肌炎/皮肌炎患者肌无力特征性表现是什么? 如何根据患者病情进行功能锻炼指导?

答:多发性肌炎/皮肌炎患者肌无力特征性表现为不同程度的对称性四肢近端肌无力。应根据患者病情进行功能锻炼指导:

(1)急性期伴肌痛、肿胀、关节痛者,应卧床休息,以减轻肌肉负荷、损伤;对肌无力的肢体适当进行被动运动,防止肌肉萎缩。

（2）病情逐渐稳定后进行主动和被动运动,鼓励参与生活自理,促进肌力恢复。

（3）运动之前做好充分地准备活动,如肢体按摩等。

（4）肢体功能训练:① 肌力 0 级:协助患者做肢体被动运动,如四肢屈伸、外展、举手、抬臂、手指屈伸、握拳等;② 肌力 1～2 级:除被动运动以外,主动做肌肉舒缩运动,如翻身、做起、持物等;③ 肌力 3～4 级,在他人监护下进行床旁站立、走动,逐渐过渡到下蹲、起立、散步等;④ 注意活动量由小及大,逐渐增加,以不感到疲劳为宜。

参考文献　[6][10][12]

【0151】如何对肌炎/皮肌炎合并吞咽困难的患者进行吞咽功能评估与摄食指导?

答:(1)多发性肌炎/皮肌炎如病变累及咽肌可出现吞咽困难。吞咽功能评估推荐采用"洼田饮水试验":通过一次性饮用 30 ml 温水,观察饮水时间及饮水过程有无呛咳,以筛查患者有无吞咽障碍及其程度:

Ⅰ级(正常):5 秒之内能顺利地将水 1 次饮完,过程中无呛咳。

Ⅱ级(可疑):饮水时间超过 5 秒或分 2 次饮完,过程中均无呛咳。

Ⅲ级(异常):分 1～2 次饮完,且过程中出现呛咳。

Ⅳ级(异常):分 2 次以上饮完,且过程中出现呛咳。

Ⅴ级(异常):每次饮水时均呛咳,且难以全部饮完。

Ⅰ～Ⅱ级:可正常进食,给予摄食指导,Ⅲ级以上需留置鼻胃管,实施肠内营养。

（2）肌炎/皮肌炎合并吞咽困难的患者摄食指导包括:

① 进食体位:宜采取坐位进食,进食后坐位或抬高床头,保持 30～60 分钟。

② 食物形态:从流质、半流质、逐渐过渡到普食,避免黏性、干燥和难以咀嚼吞咽的食物。

③ 进食方法:尽量选用长柄勺,把食物送至舌根处,利于患者吞咽,必要时给予鼻饲。

④ 进食速度:宜慢,持续 30 分钟为宜,为减少误咽的危险,避免 2 次食物重叠入口。

⑤ 防止误吸:防止吞咽时食物误吸入气管,一旦出现呛咳、呼吸困难等立即停止进食。

参考文献　[7][10][14]

【0152】如何采取措有效施改善干燥综合征患者外分泌腺症状引起的不适?

答:干燥综合征常见外分泌腺症状有:口干、猖獗龋、舌病变、成人腮腺炎、干燥性角结膜炎。可采取以下措施改善此类症状引起的不适：

（1）口腔护理：保持口腔清洁，三餐后刷牙、漱口，防止龋齿及口腔继发感染。

（2）眼部护理：避免眼疲劳；眼部干燥可使用人工泪液滴眼，睡前涂眼药膏；避免强光、强风刺激，外出戴防护眼罩。

（3）合理饮食：适当饮水，多食蔬菜水果；忌食烟酒、浓茶及辛辣、过冷过热、油炸食品；可摄麦冬、枸杞、甘草等茶饮。

（4）皮肤护理：保持皮肤、会阴清洁，必要时使用润肤剂外涂。

（5）环境舒适：保持室内温度 18～22℃，湿度 50%～60%，防止加重干燥不适。

（6）避免劳累、保持良好的情绪心理状态。

参考文献　[1][2]

【0153】如何指导强直性脊柱炎患者进行日常姿势矫正和关节功能锻炼？

答：强直性脊柱炎患者除急性期剧烈疼痛者外，应坚持进行姿势矫正和关节功能锻炼，保持脊柱及关节的活动度及灵活性，防止关节挛缩畸形。

（1）日常矫正应注意保持行、立、坐、卧的正确姿势：① 坐姿要正；② 站立要直；③ 睡硬板床，去枕或低枕卧位。避免因腰背疼痛或疲劳而采取不正确的姿势。

（2）关节功能锻炼指导：应根据脊柱及关节受累情况，指导患者选择适宜的锻炼方式：① 维持胸廓活动度的运动：深呼吸、扩胸运动；② 保持脊柱及髋关节灵活性的运动：颈椎、胸椎、腰椎前屈、后伸、侧弯及转动，髋关节屈曲及伸展；③ 肢体及局部肌肉的牵拉运动：散步、俯卧撑、挺直躯干及伸展、形体操；④ 髋关节受累、足弓或足跟肌腱炎的患者，应避免跑步、冲撞及接触性运动（如柔道、篮球等）；⑤ 运动前注意按摩松解椎旁肌肉，以减轻疼痛、防止肌肉损伤。

参考文献　[3][10]

【0154】高尿酸与痛风患者的膳食指导原则是什么，如何指导进行饮食摄入？

答：高尿酸与痛风患者的膳食指导总体原则：基于个体化原则，建立合理的饮食习惯、良好的生活方式；限制高嘌呤动物性食物；控制能量及营养素供能比例；保持健康体重；配合规律降尿酸药物治疗；定期监测随诊。

饮食摄入指导：

（1）避免食用：① 肝脏、肾脏等动物内脏；② 贝类、牡蛎和龙虾等带甲壳的海产品；③ 浓肉汤和肉汁等。

（2）限制使用：① 嘌呤含量高的动物性食品，如牛肉、羊肉、猪肉、鱼肉等；② 含较多果糖和蔗糖的食品；③ 各种含酒精饮料。

（3）合理选择：① 脱脂或低脂乳类及其制品，每日 300 ml；② 蛋类，鸡蛋每日 1 个；③ 足量的新鲜蔬菜，每日应达到 500 g 或更多；④ 鼓励摄入 GI（血糖生成指数）较低的谷类食物如粗粮；⑤ 充足饮水（包括茶水和咖啡等），每日至少 2 000 ml。

（4）能量及营养素摄入：① 摄入能量以达到并维持正常体重为标准；② 蛋白质的膳食摄入量为 1.0 g/（kg·d），来源推荐奶制品和蛋类；③ 控制脂肪摄入，合并肥胖或代谢综合征者应严格限制每日脂肪摄入总量占全天总能量不超过 25％。

（5）建立良好的饮食习惯：定时定量或少食多餐，不要暴饮暴食。

（6）进行体重管理：超重或肥胖者应缓慢减重达到并维持正常体重。

参考文献　　[11][16]

参考文献

[1] Elizabeth J，Price Saaeha Rauz，et al. The British Society for Rheumatology guideline for the management of adults with primary SjÖgren's Syndrome[J]. Rheumatology，2017，56：e24 - e48.

[2] Gary S Firestein，菲尔斯坦·巴德，等. 凯利风湿病学[M]. 北京：北京大学医学出版社，2011.

[3] Janet R，Millner P，John S，et al. Exercise for ankylosing spondylitis：An evidence-based consensus statement[J]. Semin Arthritis Rheum 2015；e1 - e17.

[4] 陈璟珠，丁训杰，等. 实用内科学[M]. 9 版. 北京：人民卫生出版社，2015.

[5] 国家风湿病数据中心，中国系统性红斑狼疮研究协作组. 中国成人系统性红斑狼疮相关肺动脉高压诊治共识[J]. 中国实用内科杂志，2015，35(2)129 - 138.

[6] 霍孝蓉. 实用临床护理三基个案护理[M]. 南京：东南大学出版社，2014.

[7] 刘湘玫，李杨. 个体化摄食训练对多发性肌炎和皮肌炎吞咽障碍病人吞咽功能的影响[J]. 护理研究，2013，27(36)：4171 - 4172.

[8] 刘湘源. 临床风湿病学[M]. 北京：中国医药科技出版社，2017.

[9] 卫生部. 糖皮质激素类药物临床应用指导原则[J]. 药物不良反应杂志，2011(01)：40 - 44.

[10] 尤黎明，吴瑛. 内科护理学[M]. 6 版. 北京：人民卫生出版社，2017.

[11] 曾学军. 《2010 年中国痛风临床诊治指南》解读[J]. 中国实用内科杂志，2012(6)：438 - 441.

[12] 张春燕. 风湿免疫科护理工作指南[M]. 北京：人民卫生出版社，2016.

[13] 张迎霞. 康复护理学导论与方法研究[M]. 北京：中国水利水电出版社，2014.

[14] 中国吞咽障碍康复评估与治疗专家共识组. 中国吞咽障碍评估与治疗专家共识（2017 年版）. 中华物理医学与康复，2017，39(12)：881 - 892.

[15] 中国系统性红斑狼疮研究协作组,国家风湿病数据中心.中国系统性红斑狼疮患者围产期管理建议.中华医学杂志,2015,95(14):1056-1060.

[16] 中华人民共和国卫生行业标准—高尿酸血症与痛风病人膳食指导(WS/T 560—2017).

[17] 中华医学会风湿病学分会.糖皮质激素诱导的骨质疏松诊治的专家共识[J].中华风湿病学杂志,2013,17(6):363-368.

第八节　神经系统疾病护理

【0155】急性缺血性脑卒中患者实施静脉溶栓时的血压管理原则是什么?

答:静脉溶栓治疗中及结束后 2 小时内,每 15 分钟测量血压;之后每 30 分钟测量一次,持续 6 小时;再以后每小时测量一次直至治疗后 24 小时。当收缩压≥180 mmHg 或舒张压≥100 mmHg,需增加血压监测次数,并给予降压药物治疗。

参考文献　　[27]

【0156】脑出血患者最常见的直接死亡原因是什么? 如何采取急救措施?

答:脑出血患者最常见的直接死亡原因是脑疝。脑疝是颅内疾病(脑水肿、血肿、脓肿、肿瘤)引起颅内压增高及颅内压增高加剧的一种严重危象。

当出现脑疝时应立即启动应急流程:

(1) 病情评估:观察意识、瞳孔、生命体征及血氧饱和度。患者出现剧烈头痛、喷射性呕吐、烦躁不安、血压升高、脉搏减慢、意识障碍进行性加重、双侧瞳孔不等大、呼吸不规则等脑疝先兆表现时,立即汇报医生,紧急处理。

(2) 紧急处理:抬高床头 15°～30°;保持呼吸道通畅,吸氧、吸痰,必要时气管插管或气管切开,呼吸机辅助呼吸,心肺复苏;备好抢救药品。

(3) 确认有效医嘱并执行:建立静脉通路,甘露醇快速静脉滴注(15～30 分钟内输注完毕)。

(4) 监测:生命体征、意识、瞳孔;观察尿量和尿色;应用脱水利尿剂复查肾功能和电解质。

参考文献　　[8][9][24][27]

【0157】腰椎穿刺术最常见的并发症是什么? 如何处理?

答:穿刺后头痛是腰椎穿刺术后最常见的并发症,多发生在穿刺后的 1～7 天,可伴有头晕、恶心或呕吐症状,直立和行走还有加重,可能为脑脊液量放出较多或持续脑脊液外漏所致的颅内压降低所致。

患者发生穿刺后头痛应采取以下措施:① 指导患者多进饮料、多饮水,水或菜汤类饮料 2 000 ml/d 以上;② 卧床休息,协助生活护理,防止意外发生;③ 饮食上以高盐、高热量为主,对于恶心、呕吐的患者,增加盐的摄入,记录出入量及观察有无电解质紊乱;④ 必要时遵医嘱静脉滴注葡萄糖注射液或生理盐水注射液;⑤ 及时评估患者头痛部位、性质、头痛加剧的时间、诱因、头痛的频率等,给予心理护理,缓解患者恐惧焦虑情绪。

参考文献 [15][24]

【0158】急性炎症性脱髓鞘性多发性神经病最严重的并发症是什么? 一旦出现,采取的急救措施是什么?

答:急性炎症性脱髓鞘性多发性神经病严重者可因累及肋间肌及膈肌而导致呼吸肌麻痹。

发生呼吸肌麻痹的急救措施:

(1)给氧:持续低流量吸氧,若血氧饱和度下降(<90%)应加大氧流量。

(2)保持呼吸道通畅:指导 30°~45°半卧位,鼓励患者深呼吸和有效咳嗽,协助翻身、拍背,及时清除口、鼻腔和呼吸道分泌物。

(3)准备好抢救用物:备吸引器、气管切开包及机械通气设备,以利随时抢救。

(4)病情监测:当患者出现呼吸费力、出汗、口唇发绀等缺氧症状时立即报告医生;肺活量降至正常 25%~30%,血氧分压低于 70 mmHg,配合医生行气管插管,呼吸机辅助呼吸。

参考文献 [5][24][29][30]

【0159】急性脊髓炎患者排尿障碍的特点有哪些? 护理评估要点包括哪些?

答:急性脊髓炎患者排尿障碍多因疾病导致自主神经功能障碍,早期表现为尿潴留,膀胱无充盈感,呈无张力性神经源性膀胱,当膀胱充盈过度时,尿量可达 1 000 ml。随着病情的好转,膀胱容量缩小,脊髓反射逐渐恢复,膀胱充盈至 300~400 ml 时会自动排尿,出现充盈性尿失禁。

护理评估要点包括:评估患者排尿方式、次数、频率、时间、尿量与颜色,了解排尿是否困难,有无尿路刺激征,检查膀胱是否膨隆,准确识别患者是尿潴留还是充盈性尿失禁。

参考文献 [14][24]

【0160】诊断吞咽障碍的金标准是什么? 有吞咽障碍风险的患者进食前的评估内容包括哪些?

答:吞咽困难评估的金标准是电视透视吞咽评估(videofluoroscopy swallow study, VFSS)。VFSS 为改良的吞钡试验,可以动态地、全面地评估口、咽和食管不吞咽功能,明确患者是否发生误吸及其原因。评估时患者取坐位,进食混有钡剂的不同黏稠度的食物或液体,同时进行侧位和前后位 X 线透视,观察会厌部吞咽动作。

有吞咽障碍风险的患者(卒中、帕金森、肌萎缩侧索硬化症等)在进食或饮水前常规进行吞咽障碍筛查。吞咽障碍筛查的工具有:反复唾液吞咽测试、洼田饮水试验、容积黏度吞咽功能测试等。反复唾液吞咽测试阳性、洼田饮水试验Ⅱ级以上的患者,应由受过培训的专业人员进一步全面评估。

参考文献 [3][4][10][26]

【0161】吞咽障碍患者床旁评估的内容包括哪些?

答:床旁评估的内容包括:

(1)吞咽困难的相关主诉。

(2)吞咽器官的感觉、运动、反射、结构的体格检查。

(3)试验性吞咽:令患者吞咽不同量及黏度的食物,包括水、稠糊状、固体等三种黏度的食物,观察吞咽过程。

参考文献 [10][26]

【0162】癫痫持续状态的患者首选什么药物? 使用该药物时有哪些注意事项?

答:癫痫持续状态的患者首选地西泮静脉注射。

静脉注射地西泮注射液的注意事项:① 以不超过 2 mg/min 的速度静注,复发者可在 30 分钟内重复使用,或地西泮稀释后 12 小时内缓慢静滴。② 静脉推注时要观察呼吸、心率、血压、血氧饱和度。③ 地西泮偶可致呼吸抑制,如发生呼吸抑制,需停止注射,必要时使用呼吸兴奋药。

参考文献 [24]

【0163】为什么卒中后吞咽障碍的患者采用食物改进的方法? 怎样实施?

答:食物改进是指改变食物或液体的结构或者黏度,是吞咽障碍的基础治疗。电视透视检查证实,食物改进对患者个体来说有效,可以改善患者个体的吞咽效率,是卒中后吞咽障碍的标准处理方法。

食物改进最常见的是将固体食物改成泥状或糊状,固体食物经过机械处理使其柔软,质地更趋于一致,不容易松散,从而降低吞咽难度。卒中后大部分吞咽障碍患者最容易误吸的是稀液体,将稀液内加入增稠剂以增加黏度,可减少误吸,增加营养内容的摄入量。

参考文献 [10][24][28]

【0164】卒中后哪些患者推荐采取管饲喂养?

答:应采取管饲喂养的卒中后的患者有:

(1)因昏迷、认知功能障碍或吞咽障碍不能经口摄食的患者。

(2)可以经口摄食的患者,但每日能量摄入不足目标量的 60%。

(3)吞咽障碍的患者如果患者采取食物性状改进和代偿性方法,能够减少误吸并保证足够量的营养摄入,可以经口进食,否则就需要管饲喂养。

参考文献　[10]

【0165】卒中发生后急性期24小时内血压升高的处理原则包括哪些?

答:(1)急性期24小时内收缩压≥200 mmHg或舒张压≥110 mmHg,或伴有严重心功能不全、主动脉夹层、高血压脑病的患者可予降压治疗,监测血压变化,避免血压急剧下降。

(2)对有低血压(指血压显著低于病前状态或收缩压<120 mmHg)的疑似卒中患者,保持头位放平和使用等渗盐水可增加脑灌注。

参考文献　[18][27]

【0166】预防脑卒中的综合措施中,血压管理的降压目标是什么?

答:预防脑卒中的综合措施中,血压管理的降压目标是:① 不伴有并发症的高血压患者应将血压降至<140/90 mmHg。② 伴有糖尿病或肾病患者依据其危险分层及耐受性还可进一步降低。③ 正常血压高值者[(120～139)/(80～89)mmHg],如伴有充血性心力衰竭、心肌梗死、糖尿病或慢性肾衰竭者,应给予抗高血压药物治疗。

参考文献　[19][25]

【0167】脑卒中患者早期康复实施的原则是什么?

答:脑卒中患者早期康复实施原则:① 轻到中度的脑卒中患者,在发病24小时后可以进行床边康复、早期离床期的康复训练,康复训练应以循序渐进的方式进行,必要时在监护条件下进行。② 早期康复实施前要进行前要对患者进行全面的评估,包括生命体征、神经功能缺损、主诉等。③ 康复训练强度要考虑到患者的体力、耐力和心肺功能情况,在条件许可的情况下,开始阶段每天至少45分钟的康复训练,能够改善患者的功能,适当增加训练强度也是有益的。

参考文献　[21][22][28]

【0168】急性缺血性脑卒中患者早期活动内容包括哪些? 早期活动的开始时机是什么? 应由哪些人员参与患者的早期活动实施?

答:急性缺血性脑卒中患者的早期活动内容包括:床椅转移、离床坐位、站立和步行康复训练。早期活动的开始时机:国内外前瞻性多中心随机对照研究及系统评价结果显示,卒中发病后24小时开始实施早期活动是安全可行的。早期活动的实施人员包括康复师、护士及其建立的跨专科团队,鼓励患者和家属参与。

参考文献　[1][13][22][28]

【0169】脑卒中患者早期良肢位摆放、体位转移和关节活动度训练的实施要点包括哪些?

答:脑卒中患者早期良肢位摆放、体位转移和关节活动度训练的实施要点包括：

（1）良肢位摆放是利用各种软性靠垫将患者置于舒适的抗痉挛体位，正确的体位摆放应该贯穿在偏瘫后的各个时期，注意定时改变体位。鼓励患侧卧位，改天增加了患者的感觉刺激，适当健侧卧位，尽可能少采用仰卧位，应尽量避免半坐卧位，该体位增加肢体的异常痉挛模式，保持正确的坐姿。

（2）应尽早帮助患者渐进性地进行体位转移训练，床上体位转移的实施应由理疗师、护理人员、家属、患者共同参与，训练内容包括床上侧面移动、前后方向移动、被动健侧翻身、患侧翻身起坐训练、辅助和主动翻身起坐训练、床上搭桥训练以及床椅转移等，床上体位转移注意安全性问题。

（3）关节活动度训练从被动形式开始，以后过渡到辅助和完全主动的方式进行，美国关节每天活动2～3次，包括肢体关节和躯干的脊柱关节，训练以患侧为主，长期卧床患者兼顾健侧肢体，保护患侧肢体避免机械性损伤。

参考文献　［13］［17］［28］

【0170】急性脑卒中患者的血糖管理原则包括哪些？

答：急性脑卒中患者的血糖管理原则：

（1）血糖＞10 mmol/L 时推荐给予胰岛素治疗，监测血糖，血糖值控制在7.7～10 mmol/L。

（2）血糖＜3.3 mmol/L 时，可给予 10％～20％葡萄糖口服或注射治疗，目标是达到正常血糖。

参考文献　［11］［27］

【0171】神经系统疾病患者使用脱水剂治疗的病情观察要点包括哪些？

答：脱水治疗是降低颅内压的重要治疗措施之一，可以改善脑水肿及颅高压症状，提高脑灌注压及发挥脑保护作用。

脱水治疗期间的病情观察要点包括：

（1）监测尿量：使用脱水药物后，通过尿量来观察判断降颅压的效果及是否出现并发症，甘露醇静脉输注后一般 10 分钟开始发生作用，2～3 小时作用达最高峰，作用持续可达 6 小时。

（2）监测意识状态及生命体征：患者颅内压增高常表现为剧烈头痛、恶心、呕吐、嗜睡，甚至昏迷。

（3）心功能监测：甘露醇快速输注，短时间内可致血容量骤增，心功能不全的患者容易诱发心力衰竭，表现为用药后突发呼吸困难、烦躁不安、心率增快。

（4）监测肾功能及电解质水平。

参考文献　［14］

【0172】伴有吞咽障碍的神经系统疾病患者实施肠内营养首选的喂养路径是什么？护理要点包括哪些？

答：伴有吞咽障碍的神经系统疾病患者实施肠内营养首选鼻胃管喂养。

采用鼻胃管实施肠内营养的护理要点包括：

（1）置管前评估：评估患者的营养风险；有无误吸的风险；是否适合经鼻胃管实施胃喂养并记录。

（2）置管：推荐延长鼻胃管的置入长度 10～15 cm。

（3）确定胃管在胃的方法：回抽胃液法是临床一线的检测方法，pH 值 1.0～5.5 为安全范围，记录每次检测及结果；不能抽出胃内容物或者 pH 试纸判断鼻胃管位置失败时，X 线是首选的重要检测手段。

（4）确认胃管在胃时机：首次喂养前，管饲患者需要每 4 小时评估 1 次。标记胃管留置长度，喂养过程中观察有无改变，如发生明显改变，床旁监测胃管位置。

（5）肠内营养实施：胃肠道功能正常患者首选整蛋白配方；鼻饲喂养时床头抬高 30°～45°，鼻饲结束后保持半卧位 30～60 分钟；推荐使用营养泵持续输注，速度从慢到快，首次 20～50 ml/h，次日逐渐增加，最快不超过 125 ml/h；定时冲管，药物不能直接混入肠内营养制剂中，鼻饲给药前后使用 20～30 ml 温水冲管；减少肠内营养中断。

（6）胃残留量监测：不需要常规进行胃残留量监测，但需评估是否存在误吸的风险。

参考文献　[2][6][7][12][23]

【0173】脑卒中患者住院期间的体温管理原则包括哪些？

答：（1）脑卒中患者住院期间应保持体温正常，护士测量体温的部位首选腋温。

（2）偏瘫患者健侧和患侧均可测温。

（3）伴有精神障碍患者中，可使用电子体温计进行体温测量。

（4）重症脑卒中患者可选择带有体温监测探头的核心温度。

参考文献　[11]

【0174】认知功能障碍的患者如何实施认知功能训练？

答：（1）采用涵盖多认知领域的综合性认知训练；认知训练可以与生活方式干预、有氧锻炼和神经调控技术等其他非药物治疗相结合。

（2）认知训练方案应个体化，给予合适的训练强度和重组的训练量以保证训练效果。

参考文献　[16]

参考文献

[1] Bernhardt J,Langhorne P,Lindley R I,et al. Efficacy and safety of very early mobilisation within 24 h of stroke onset (AVERT)：a randomised controlled trial[J]. Lancet, 2015, 386(9988)：46 - 55.

[2] Mcclave S A,Dibaise J K,Mullin G E,et al. ACG Clinical Guideline：Nutrition Therapy in the Adult Hospitalized Patient[J]. Am J Gastroenterol, 2016, 111(3)：315 - 334.

[3] Vilardell N,Rofes L,Arreola V,et al. Videofluoroscopic assessment of the pathophysiology of chronic poststroke oropharyngeal dysphagia[J]. Neurogastroenterology & Motility the Official Journal of the European Gastrointestinal Motility Society, 2017(1S).

[4] 安德连,陈妙霞,陈琼梅,等. 吞咽障碍护理门诊的构建[J].中华护理杂志,2017,52 (2)：219 - 221.

[5] 曹勤利,王丛,叶志弘. 1例克罗恩病合并格林-巴利综合征的护理[J].中华护理杂志,2015(02)：250 - 252.

[6] 陈鸿梅,邓丽媛,王艳红,等. 脑卒中患者胃管留置长度的循证护理实践与效果评价 [J].护士进修杂志,2014(23)：2132 - 2135.

[7] 陈鸿梅,兰鸿,邓丽媛,等. 改良胃管留置长度在脑卒中患者应用中的效果评价[J]. 护理管理杂志,2015(02)：145 - 147.

[8] 陈敏,李小峰. 脑疝病人标准化抢救护理流程的再造及应用[J].护理研究,2015 (19)：2404 - 2406.

[9] 陈世霞,张旋. 护理风险管理在预防脑疝中的应用[J].中国实用护理杂志,2013,29 (z2)：28.

[10] 丁里,王拥军,王少石,等. 卒中患者吞咽障碍和营养管理的中国专家共识(2013版) [J].中国卒中杂志,2013,8(12)：973 - 983.

[11] 国家卫生计生委脑卒中防治工程委员会. 中国脑卒中血糖管理指导规范(2015年版)[J].全科医学临床与教育,2016,14(1)：3 - 5.

[12] 胡延秋,程云. 成人鼻饲护理相关临床实践指南现况及内容分析[J].中华护理杂志,2014,49(10)：1177 - 1183.

[13] 李红丽,王清. 急性缺血性脑卒中患者家属参与早期活动方案的研究[J].护理学杂志,2016,31(21)：31 - 34.

[14] 刘芳,杨莘. 神经内科重症护理手册[M].北京：人民卫生出版社,2017.

[15] 梅仕俊,张长国. 原发性低颅压性综合征患者的护理[J].解放军护理杂志,2012,29 (7)：54 - 55.

[16] 认知训练中国专家共识写作组,中国医师协会神经内科医师分会认知障碍疾病专业委员会.认知训练中国专家共识[J].中华医学杂志,2019,99[1]：4 - 8.

[17] 申茂玲,贾玉玲,申智慧. 抗肢体痉挛康复模式在脑卒中致偏瘫患者早期康复中的应用[J]. 中华护理杂志,2011,46(5)：473-475.

[18] 孙娟,王清,沈小芳.阿替普酶溶栓治疗急性缺血性脑卒中患者的集束化护理[J].护理学杂志,2015(23)：23-25.

[19] 脑血管健康管理与脑卒中早期预防专家共识[J].中华健康管理学杂志,2017(5)：397-407.

[20] 王清,李红丽,张敏,等. 急性缺血性脑卒中患者早期活动方案的行动研究[J].护理学杂志,2017,32(17)：29-33.

[21] 王清,沈小芳,陈湘玉. 超早期活动对急性脑卒中患者康复及卒中后抑郁的影响[J].护理学报,2015(22)：30-34.

[22] 王清,史慧玲,薛俐俐,等. 早期活动对急性脑卒中患者预后影响的 Meta 分析[J].中华护理杂志,2016,51(12)：1443-11450.

[23] 宿英英. 神经疾病肠内营养支持操作规范的依从性与有效性[J].中华神经科杂志,2012,45(12)：10-10.

[24] 尤黎明,吴瑛. 内科护理学[M].北京:人民卫生出版社,2017.

[25] 中国脑卒中防治血压管理指导规范[J].实用心脑肺血管病杂志,2017(10)：87.

[26] 中国吞咽障碍康复评估与治疗专家共识组. 中国吞咽障碍康复评估与治疗专家共识(2013 年版)[J].中华物理医学与康复杂志,2013,35(12)：916-929.

[27] 中华医学会神经病学分会. 中国急性缺血性脑卒中诊治指南 2014[J].中华神经科杂志,2015,48(4)：246-257.

[28] 中华医学会神经病学分会. 中国脑卒中早期康复治疗指南[J].中华神经科杂志,2017,50(6)：405-412.

[29] 中华医学会神经病学分会神经肌肉病学组,中华医学会神经病学分会肌电图及临床神经电生理学组,中华医学会神经病学分会神经免疫学组. 中国吉兰-巴雷综合征诊治指南[J].中华神经科杂志,2010,43(8)：583-586.

[30] 朱靓瑾,郭红桃,鞠海涛,等.1例老年慢性硬膜下血肿合并格林-巴利综合征的护理[J].中华护理杂志,2017(11)：1399-1401.

第九节　介入护理

【0175】介入手术前如何对患者进行术前指导?

答：(1) 心理指导:术前向患者说明介入治疗的特点、目的、方法及注意事项,讲解操作的大致过程、术中的配合要点、如何克服术中不适等,使患者对治疗过程有一个基本的了解,从而消除其紧张心理,增强信心,积极配合手术。

(2) 饮食指导:术前禁食一餐。不绝对禁水,可于术前 2 小时饮用 5％葡萄糖溶液 250 ml 或饮水,必要时静脉补液。

（3）床上排便训练：对于术后需卧床 24 小时的患者，术前训练床上大小便，减轻术后不适。

（4）防止上呼吸道感染。

（5）指导患者术前排空膀胱，必要时术前行留置导尿。

（6）取下头饰、首饰及活动义齿，更换清洁的病员服。

（7）遵医嘱用药，将血压、血糖控制在合适范围。术日晨降压药物不受禁食影响。血管支架植入前遵医嘱使用抗凝、抗血小板聚集药物。

【0176】使用对比剂前、后，护士如何指导患者进水？ 如何判断患者已水化合格？

答：（1）使用对比剂前，不禁水，且需适当增加饮水量，术前 2 小时可饮用5％葡萄糖液 250 ml 或饮水。

（2）使用对比剂后，24 小时饮水量＞1 500 ml，保持尿量在 75～125 ml/h。

（3）动脉使用对比剂者，遵医嘱在使用对比剂前 4 小时至使用后 24 小时内充分水化。术前 4 小时开始静脉输注生理盐水或 5％葡萄糖溶液，1 ml/(kg·h)，维持至术后 24 小时。左心功能不全者(EF＜40％)者 0.5 ml/(kg·h)。

水化治疗合格的评价：尿量达到 75～125 ml/h 或术后 24 小时尿量达1 500 ml 以上。

【0177】介入术中如何做好个人和患者的放射防护(含放射性碘粒子植入术)？

答：辐射防护的类型：X 线机的固有防护、时间防护、距离防护、屏蔽防护。

（1）操作过程中使用机器自身配有的防护设备。

（2）除直接术者外的其他人员应远离放射源。

（3）对患者使用必要的防护用品。

（4）工作人员进入检查室必须戴上铅围脖、眼镜、穿铅衣。

（5）术中避免不必要的曝光。

碘粒子植入术术中的防护：

（1）术者穿防护衣和佩戴个人计量仪，植入针穿刺在无放射源的情况下进行，避免操作者受到照射。用镊子取放粒子仓，动作迅速准确。

（2）术中详细记录粒子数目和总活度，做到所用粒子数目和总活度相符。

（3）对废弃的粒子，应放进带盖小瓶内，标出核素名称、活度、日期，放入专门的防辐射污物桶内。污物桶应有外防护层和放射性标记，放置地点应避开工作人员作业和活动区域，术毕交回核医学科统一处理。

【0178】对于动静脉置管溶栓治疗的患者，导管护理方面应注意什么？ 用药护理方面应注意什么？

答：导管护理方面的注意事项：

（1）标识明确，妥善固定，防止污染或成角弯曲、堵塞及移位：保留导管尾端（或按需保留鞘管旁路尾端）在外，最大限度地将导管和鞘管贴敷于无菌敷料下，降低污染概率。外露部分如需连接延长管，行 U 形固定和二次固定。准确标识溶栓导管和鞘管，并标记外置导管长度。

（2）严格无菌操作，正确连接，防止接口脱落：留管期间每班检查与导管相连的三通开关或肝素帽是否连接紧密，每 3 天更换肝素帽或三通接头。如三通接头内有血迹甚至有血液，随时更换。

（3）置管溶栓期间避免术侧肢体屈曲，必要时可进行肢体约束。

（4）拔管后穿刺点局部压迫止血，消毒覆盖无菌敷料后加压包扎并穿刺侧肢体制动 6～8 小时，卧床 24 小时。注意穿刺点有无出血、血肿。

用药方面的注意事项：

（1）采用微量泵遵医嘱以适当的速度泵入溶栓药物，溶栓药物现配现用，明确给药途径、剂量、时间、方法，防止给药错误。

（2）用药前连接 20 ml 生理盐水注射器，回抽，确定导管通畅。用药结束后用生理盐水脉冲式正压封管，并每 8 小时重复冲、封管。更换药液时先关闭三通，避免血液回流。

（3）用药期间遵医嘱每日监测凝血功能。注意穿刺处是否有渗血，关注皮肤、黏膜、牙龈、大小便及腹部情况、有无头痛等，发现异常情况及时汇报医生进行处理。

（4）使用溶栓药物期间，注意观察有无发热、寒战、头痛、出汗、一过性血压下降等过敏反应症状。

【0179】介入术后如何指导患者的体位与活动？股动脉穿刺点的观察和护理内容包括哪些？术后血管迷走神经反射的表现与护理有哪些？

答：（1）术后体位与活动指导：以经股动脉穿刺的介入手术患者为例，术后卧床休息 24 小时，穿刺侧肢体伸直制动 6～8 小时，24 小时后无特殊情况可下床活动。嘱患者下床后逐渐适当增加运动量，避免剧烈活动。

（2）股动脉穿刺点的观察和护理：

① 密切观察穿刺部位是否有淤斑、渗血及皮下血肿形成。保持穿刺点周围皮肤的清洁干燥。术后 24 小时可解除弹力绷带加压包扎。穿刺部位的小血肿可自行吸收，较大血肿在术后 24 小时后给予热敷，疼痛明显者可在血肿内注入透明质酸酶 1 500～3 000 U，以促进吸收。出现神经压迫症状或血肿持续增大者，应及时手术清除血肿并止血。

② 穿刺侧肢体疼痛、感觉障碍、趾端苍白、皮温下降，应考虑是否包扎过紧或下肢动脉血栓形成，及时通知医师进行处理。

（3）术后血管迷走神经反射的表现：常发生于介入术后拔除血管内鞘管

时,表现为血压迅速下降(<90/60 mmHg)、心率进行性减慢(<60 次/分)、头晕、面色苍白、出汗、皮肤湿冷、恶心及呕吐、呼吸减慢、躁动等,可伴有胸闷、气短,严重者可出现神志模糊、意识丧失等。

(4) 术后血管迷走神经反射的护理:一旦发生,应立即减轻穿刺点按压力度并紧急处理。主要措施包括:给予心电监护,静脉注射阿托品 0.5 mg,1~2 分钟心率无变化再追加 0.5~1 mg;血压明显下降时,静脉注射多巴胺 3~5 mg,视病情可反复追加。若患者症状改善不明显,可加用多巴胺维持滴入或泵入,同时积极快速补液扩容,维持有效循环血量,直至患者症状缓解。有呕吐者,应立即帮助患者去枕平卧,头偏向一侧,防止窒息。

【0180】颅内动脉瘤介入治疗前、后血压管理的目的是什么?介入治疗前、后的目标血压范围是多少?

答:(1) 术前血压控制目的:控制血压降低再出血率,并避免血压过低导致的缺血性脑损害。术后血压控制目的:动脉瘤处理后,再破裂出血的风险显著降低,而以脑水肿、颅内压增高及脑血管痉挛为临床主要问题,控制血压的目的是保持脑组织灌注,防止缺血性损伤。

(2) 术前血压控制目标:介入栓塞动脉瘤前,可使用镇痛和降压药物将收缩压控制在 140~160 mmHg,但不宜控制的过低,平均动脉压应至少维持在 90 mmHg 以上。术后血压控制目标:应参考患者的基础血压,合理调整目标值,避免低血压造成的脑缺血。一般维持血压(120~130)/(80~90) mmHg 或遵医嘱,以增加脑灌注,防止脑组织缺血缺氧。

【0181】颅内动脉瘤破裂行介入栓塞治疗术后的并发症及其观察要点有哪些?

答:颅内动脉瘤破裂行介入栓塞治疗术后的并发症有:

(1) 动脉瘤破裂再出血:动脉瘤破裂再出血是栓塞治疗的严重并发症。主要表现为突发剧烈头痛、呕吐、血压升高、意识、瞳孔改变、一侧肢体活动受限等。一旦出现以上情况,应警惕再出血的发生,立即通知医生行 CT 检查,了解出血的程度。

(2) 脑血管痉挛:脑血管痉挛是栓塞治疗过程中的常见并发症,主要表现为一过性神经功能障碍,如头痛、短暂意识障碍、肢体麻木或偏瘫、失语等。如术后行腰穿置管脑脊液持续引流时,应密切观察脑脊液的量及性质、引流管是否通畅及脑脊液引流的速度。

(3) 脑梗死:术后血栓形成或血栓栓塞引起脑梗死是手术的并发症之一,应严密观察语言、运动和感觉功能的变化。一旦患者出现一侧肢体麻木、偏瘫、失语等,应考虑脑梗死的可能。

【0182】颅内动脉狭窄/闭塞介入术后常见的并发症有哪些？如何观察？

答：（1）术后常见的并发症有：血栓形成、穿支动脉闭塞及脑梗死、脑过度灌注综合征及支架内急性血栓形成。

（2）观察要点：

① 血栓形成、穿支动脉闭塞及脑梗死：出现急性的局限性神经功能缺失，如认知或精意识模糊等。

② 脑过度灌注综合征：非典型性偏头痛、兴奋、躁动、短暂癫痫发作、眼痛，甚至剧烈头痛、恶心、呕吐、意识改变等脑水肿甚至颅内出血表现。

③ 支架内急性血栓形成：表现为血压、心率剧烈波动或意识障碍、肢体活动、言语等神经功能突然变化。

【0183】颈动脉支架植入术术中迷走神经兴奋的识别和处理？

答：（1）颈动脉支架植入中，如患者出现面色苍白、出冷汗、脉搏细弱、恶心呕吐、心动过缓、收缩压下降等，如心率低于 50 次/分、血压收缩压低于 90 mmHg，应考虑是否发生了迷走神经兴奋。

（2）处理措施包括：

① 在颈动脉狭窄部位支架植入前，备好阿托品，一旦出现严重心动过缓（<40 次/分），可遵医嘱静脉推注阿托品 0.5～1 mg，维持心率在 60 次/分以上。

② 如收缩压低于 90 mmHg，可给予多巴胺等升压药物或扩容治疗。使用升压药物期间密切监测血压变化，原有高血压患者血管开通后控制血压低于基础血压 20～30 mmHg，不低于 90 mmHg。

③ 嘱可配合的患者持续咳嗽，可减轻症状。

【0184】主动脉夹层（Stanford B 型）介入术前的护理要点包括哪些？如何观察和护理主动脉腔内治疗后并发症？

答：（1）体位与休息：急性期（发病 14 天内）嘱患者绝对卧床休息。避免突然变换体位及用力加腹压的活动，如剧烈咳嗽、喷嚏等，保持环境安静、舒适，保证患者得到充足的休息。病程超过 14 天的患者可适当下床活动，但避免剧烈活动。

（2）血压、心率控制：降低心率、控制血压是治疗关键。测量双上肢血压，在血压高的一侧肢体进行血压监测，将收缩压控制在 110～120 mmHg，舒张压控制在 60～80 mmHg，心率控制在 60～70 次/分。

（3）疼痛护理：了解疼痛部位、性质、程度和持续时间。遵医嘱及时正确使用镇痛药物。

（4）饮食护理：给予富含维生素和膳食纤维的低盐、低脂、低胆固醇的易消化饮食，少食多餐，禁食刺激性饮食。如夹层累及肠系膜上动脉，遵医嘱予禁食禁饮。

(5)排便护理:通过饮食调整、腹部按摩、增加饮水等方法促进排便,预防便秘。必要时遵医嘱使用缓泻剂,避免用力排便。

(6)心理护理:对有焦虑、恐惧情绪的患者进行心理干预,帮助患者减轻心理负担,保持情绪平稳。

(7)用药护理:正确给药,观察降压、止痛等药物物作用和不良反应。

主动脉腔内治疗后并发症的观察和护理:

(1)主动脉腔内治疗术后综合征:表现为"三高两低",即体温高、白细胞高、C反应蛋白高、血小板低及血红蛋白低。术后应严密观察患者生命体征和实验室检查结果。如体温低于38.5℃,且患者能耐受,一般不做特殊处理。若体温高于39℃,予以物理或药物降温,并注意是否有感染,并遵医嘱使用抗生素。血红蛋白低的患者应加强安全管理,避免跌倒、坠床。血小板低的患者注意减少活动,预防出血。

(2)脑卒中:术后严密观察患者神志、面部表情,查看有无口角歪斜,检查双上肢皮温、色泽、动脉搏动是否正常、四肢活动是否正常等。如有异常,及时汇报医生处理。

(3)内漏:注意倾听患者主诉,若诉胸痛并伴血压升高,应及时汇报医生,并动态评估疼痛部位、性质、程度、持续时间,遵医嘱用药。

(4)截瘫:术后应严密观察是否存在肢体活动障碍,有无大小便失禁等情况。

(5)肾功能不全:术后严密监测患者尿液性质、颜色及量的变化,出现少尿、血尿、无尿等及时汇报医生。遵医嘱留取血标本,观察血清尿素氮、肌酐的变化。遵医嘱补液,必要时碱化尿液、使用利尿剂等。

【0185】动脉支架植入患者使用抗凝和抗血小板药的用药护理措施有哪些?

答:(1)总体用药原则是个体化给药。

(2)遵医嘱常规手术的当天口服负荷量的氯吡格雷300 mg和阿司匹林300 mg(术前3~5天常规剂量口服阿司匹林100 mg/d+氯吡格雷75 mg/d者不需要给予负荷量)。

(3)术后遵医嘱采用皮下注射低分子肝素,服用氯吡格雷和阿司匹林联合抗凝。

(4)健康教育:告知患者及家属在抗凝、抗血小板过程中有出血的可能,表现为皮肤及黏膜出血、瘀斑、穿刺处出血、血尿、胃肠道出血及头痛、喷射性呕吐、意识、瞳孔改变等颅内出血征象等。治疗期间避免静脉反复穿刺、防止外伤及使用软毛牙刷等措施可减少出血危险。

(5)避免服用影响抗凝疗效的药物和食品,如复合维生素、维生素K、含酒精的饮料、蛋黄、猪肝等。

（6）定期监测出凝血时间、凝血酶原时间等凝血指标,监测 INR（国际标准化比值）。

（7）出院后遵医嘱继续口服抗血小板聚集及抗凝药物,口服氯吡格雷至少 3 个月,拜阿司匹林 3～6 个月。严格遵医嘱用药,不自行加减。定期监测出凝血功能。

【0186】下肢动脉闭塞患者介入治疗术后再灌注损伤的概念、观察和护理要点是什么?

答:再灌注损伤是指闭塞动脉血流再通、缺血的组织细胞再灌注后,出现的一系列不耐受正常血流供应的症状,又称缺血/再灌注损伤,是下肢动脉闭塞介入治疗后常见的并发症。表现为术后出现局部皮肤呈现紫红色,皮温高,局部肿胀,尤以小腿和足部明显,患肢较术前更为疼痛。一般数周至数月自行缓解,严重者会形成骨筋膜室综合征,并损害心肺功能。

观察和护理要点:

（1）严密观察术肢血运、小腿或足部有无缺血坏死,有无少尿、胸闷等情况,及时报告医师。

（2）遵医嘱予以止痛、消肿、清除氧自由基、改善微循环的药物,如甘露醇等,观察疗效及副作用。

（3）动态观察患肢肿胀情况,适当抬高患者,促进血液回流。肿胀部位给予 50% 硫酸镁湿敷。

（4）密切监测患者电解质、心肌酶、血气分析、血尿素氮、血肌酐、尿色、尿量等变化,评估是否存在多器官功能障碍综合征。

（5）肿胀严重、疼痛剧烈者配合医生行骨筋膜室切开减压术,做好效果观察及伤口护理。

【0187】对下肢深静脉血栓形成的患者行下腔静脉滤器植入术后的滤器并发症和护理措施有哪些? 如何指导滤器植入患者活动?

答:下肢深静脉血栓形成的患者行下腔静脉滤器置入术后,和滤器相关并发症主要包括:滤器移位和下腔静脉滤器局部血栓形成。滤器移至肾静脉开口处,会导致肾静脉淤血;移至右心房,则会导致心律失常;穿破腔静脉壁后,可损伤小肠,引起消化道反复出血。滤器局部血栓形成,可下腔静脉狭窄或闭塞,阻断下腔静脉血流,出现一侧或双侧下肢肿胀。

护理措施:

（1）听取患者主诉,观察有无腰背部疼痛、血尿、腹痛、便血、心悸、胸闷等不适或异常。

（2）进食低盐、低脂、丰富膳食纤维、易消化食物,保持大便通畅,避免腹内压增高的因素。

（3）鼓励患者多饮水，每日进水量不少于 2 000 ml。

（4）观察下肢肿胀情况，包括患肢和健肢。每日测量患肢与健侧肢体髌骨上缘 15 cm 及髌骨下缘 10 cm 处周径，动态记录和比较两侧的周径差。

活动指导：下肢深静脉血栓形成的患者行下腔静脉滤器植入术后，静脉留置导管溶栓期间，患者可下床，但告知患者尽量卧床休息，避免肢体屈曲，避免导管受压、扭曲、折断甚至脱管。鼓励患者行双下肢踝泵运动，健侧穿弹力袜，或给予气压泵治疗，避免新的血栓形成。拔管后 24 小时下床活动。

【0188】布-加综合征行 PTA 及支架植入术中最严重的并发症是什么？如何观察和应急处理？

答：布-加综合征行 PTA 及支架植入术中最严重的并发症是心包填塞和腹腔出血，这也是导致患者术中死亡的主要原因。

术中观察：

（1）术中持续心电监护，密切监测患者心率、心律、呼吸及血压情况，发现异常及时报告医生并协助处理。

（2）术中行破膜穿刺或球囊扩张时应密切监测血压变化，必要时透视心影大小和心尖搏动情况，一旦发现心脏压塞及血管破裂征象，应立即做好急救准备。

（3）倾听患者主诉，告知患者如有心悸、胸闷等不适，立即通知医护人员。如诉腹部疼痛，应注意观察腹部体征，警惕有无腹腔出血的发生。

应急处理：

（1）密切监测患者意识及生命体征，及时判断有无休克发生。

（2）对休克患者应立即实施抗休克治疗，包括：迅速开通两条以上静脉通路，快速补液及升压、扩容、止血、输血等治疗，必要时经导管或导管鞘补液。记录出入量。注意保暖。

（3）保持呼吸道通畅，给予高流量吸氧，必要时给予机械辅助通气。

（4）协助医生采取适当的急救措施：如发生心包填塞，应立即行心包穿刺引流；疑有腹腔出血时可行造影检查，如证实血管破裂可首选球囊封堵血管破裂口止血，再行覆膜支架植入；必要时联系外科手术处理。

【0189】门脉高压症行 TIPS 治疗术后，如何进行肝性脑病的观察和护理？

答：观察：

（1）密切观察患者有无肝性脑病的早期征象：如思维及认知改变、理解力和近期记忆力减退、行为异常及扑翼样震颤等。

（2）密切监测生命体征及血氨、肝功能等指标的动态变化。

（3）发现异常及时报告医生并协助处理。

护理措施：

（1）了解和去除肝性脑病的诱发因素。合并上消化道出血的患者，可使用生理盐水或弱酸性溶液灌肠（如食醋，忌用肥皂水），或口服硫酸镁导泻，同时可口服乳果糖或乳梨糖、抑制肠道菌的抗生素及益生菌，以减少肠道内氨的产生及吸收。

（2）对合并大量腹水的患者，避免快速利尿和大量放腹水。

（3）饮食指导：热量充足，每日 1 200～1 600 kcal。肝性脑病急性期，首日禁食蛋白质；1～2 期肝性脑病，可将蛋白质摄入限制在 20 g/d 以内；神志清楚后蛋白质从 20 g/d 开始逐渐增加至 1 g/(kg·d)。以植物蛋白为主。

（4）避免使用催眠镇静及麻醉药物。

（5）预防及控制感染。

（6）密切观察患者意识、性格、行为及血氨等指标的动态变化，及时评估肝性脑病的进展程度。

（7）对躁动、欣快、易激惹等患者应进行跌倒/坠床风险评估，加强巡视，注意防护；嗜睡、昏迷患者应加强基础护理及生活护理；同时向家属做好宣教和指导，防范不安全事件的发生。

【0190】肝癌患者行经动脉化疗栓塞术（TACE）后发生栓塞综合征，其观察和护理要点包括哪些？

答：肝癌患者行经动脉化疗栓塞术（TACE）术后常发生栓塞综合征，包括发热、恶心呕吐、腹痛等。其观察和护理要点包括：

（1）密切观察患者体温变化及出汗情况，及时更换干净的被服和衣裤，做好口腔、皮肤护理，满足患者的舒适感。体温高于 38.5℃可给予药物和物理降温，鼓励患者清淡饮食，多饮水，适当补液。

（2）倾听患者主诉，观察腹痛部位、性质、程度、持续时间及有无恶心、呕吐等伴随症状。向患者做好解释，轻度疼痛者给予心理支持，分散注意力，消除顾虑。中度及重度疼痛患者可遵医嘱给予镇痛药物。

（3）指导恶心、呕吐患者饮食清淡、少量多餐。症状严重者遵医嘱用药。呕吐严重者嘱暂缓进食，头偏向一侧，防止呕吐物误入气管或窒息。记录呕吐量、颜色及性质，注意补液维持体液平衡。做好口腔清洁。深呼吸练习可帮助患者分散注意力，放松紧张情绪而缓解恶心、呕吐的症状。

【0191】介入术中监护下麻醉的护理要点包括哪些？

答：监护下麻醉是指局部麻醉加镇静、镇痛药物，保留自主呼吸和气道反射的麻醉方式。其要素包括意识清醒状态下的镇静、减轻焦虑和紧张及有效的镇痛，目前被广泛用于肝癌患者行微波/射频消融治疗等过程中。除介入术中常规护理内容外，监护下麻醉的护理要点还包括：

（1）监测镇静程度：了解患者的意识状态和唤醒水平，是言语唤醒还是疼痛刺激唤醒，并与麻醉师、医师保持沟通。

（2）术中生命体征监测，给予氧气吸入：持续心电监测，了解患者心率、血氧饱和度和血压，并每半小时记录一次。保持呼吸道通畅，防止低氧血症发生。

（3）密切观察患者的病情变化，清醒的患者定时询问其有无疼痛或其他不适。

（4）心理支持：给予积极关注，耐心倾听患者主诉，及时处理患者的不适，通过言语、肢体语言及积极暗示等方法帮助患者减轻紧张、焦虑和恐惧等心理反应。

【0192】子宫动脉栓塞术后的疼痛管理措施包括哪些？

答：（1）心理支持，评估、了解患者的心理状态，倾听患者诉说，安排家人陪护，尽量满足患者需求，帮助患者保持情绪稳定。

（2）采用疼痛评分量表评估患者疼痛的部位、性质、程度及持续时间。

（3）实施疼痛干预：轻度疼痛患者采用非药物干预措施，包括保持病室安静、舒适；腹部热敷；帮助患者采取舒适体位；通过听音乐、与家人聊天等，分散注意力，减少对疼痛的关注。中重度疼痛患者除采取上述措施外，遵医嘱使用个性化镇痛药物，必要时采用镇痛泵治疗。

（4）评价镇痛效果，按需调整镇痛方案，达到无痛目的。不缓解/持续的疼痛应查找原因及时处理。

【0193】PTCD 术后，哪些征象可以帮助护士判断引流有效？

答：PTCD 术后，护士可以根据患者的临床表现及引流液的性质和量来判断引流的有效性。

（1）患者生命体征平稳，无腹部疼痛及发热等临床表现，食欲改善。

（2）引流通畅，每日引流量维持在 500～800 ml。

（3）引流液颜色：术后早期为深褐色、墨绿色或暗红色，逐渐转变为棕黄色或金黄色。

（4）引流液性质：术后一周胆汁较黏稠，含有残渣或絮状物，之后逐渐转变为透明清亮。

【0194】支气管动脉栓塞术最严重的并发症是什么？观察要点有哪些？

答：脊髓损伤是支气管动脉栓塞最严重的并发症。症状的严重程度主要取决于脊髓缺血的部位、程度、速度、持续时间以及神经元对缺血的耐受性等。

观察要点：注意观察有无感觉减退和运动障碍或双下肢肌肉痉挛、括约肌功能障碍等症状，如肢体麻木、乏力、大小便失禁等。注意观察患者运动、感觉障碍平面是否上升、是否存在呼吸费力等。脊髓损伤的症状一般于术后2～3 天发展到高峰。

第二章 外科护理

第一节 普通外科疾病护理

【0195】如何指导乳腺癌根治术患者进行上肢功能锻炼？

答：指导患者动态评估、循序渐进，逐渐增加功能锻炼的内容。

（1）术后 24 小时内：活动手指和腕部，指导患者伸指、握拳、屈腕等锻炼。

（2）术后 1～3 日：指导上肢肌肉等长收缩，用健侧上肢协助患侧上肢进行屈肘、伸臂等锻炼，并逐渐过渡到肩关节小范围前屈（小于 30°）、后伸（小于 15°）。

（3）术后 4～7 日：指导用患侧手洗脸、刷牙、进食等，以患侧手触摸对侧肩部及同侧耳朵等锻炼。

（4）术后 1～2 周：术后一周皮瓣基本愈合后，开始做肩关节活动，以肩部为中心，前后摆臂，一般术后 7 日内不上举。术后 10 日左右皮瓣与胸壁黏附牢固，指导患者逐渐抬高患侧上肢、手指爬墙、梳头等锻炼，10 日内不外展肩关节。每日标记高度，逐渐递增，直至患者手指能高举过头。每日 3～4 次，每次 20～30 分钟。

（5）根据患者的实际情况，不可动作过大，也不可惧怕疼痛而不敢运动，以不感到疼痛为宜。勿以患侧肢体支撑身体。

参考文献 ［15］［40］

【0196】如何帮助乳腺癌患者预防患侧上肢淋巴水肿？

答：乳腺癌患者预防患侧上肢淋巴水肿措施如下：

（1）避免予患肢任何外界压力：如穿紧身衣或紧袖衣，患肢佩戴首饰，背较重的包，提重物，测量血压等。

（2）避免损伤：勿在患侧上肢抽血、注射或输液等。

（3）抬高患肢：平卧时患肢下方垫枕抬高 10°～15°，肘关节轻度屈曲；半卧位时屈肘 90°放于胸腹部；下床活动时用吊带托或用健侧手将患肢抬高于胸前，需要他人扶持时只能扶健侧，避免患肢长时间下垂。

（4）促进淋巴回流：在专业人员指导下向心性按摩患侧上肢，或进行握拳、屈肘、伸肘等运动，每次 15 分钟以上，一天 3 次。可用手术一侧手掌练习握健身圈，必要时遵医嘱行远心端到近心端的气压治疗。

参考文献 ［8］［14］［15］［40］

【0197】对于乳腺癌术后行 PICC 置管患者,护士如何指导其管道的自我管理?

答:乳腺癌术后行 PICC 置管患者,护士应指导患者 PICC 导管自我管理:

(1) 置管期间保持局部清洁干燥,不要擅自撕下贴膜。

(2) PICC 置管患者不影响从事一般性日常工作(煮饭、洗碗、扫地等)和柔和体育锻炼(握拳、伸展等),置管一侧手臂避免提大于 3 kg 的重物或做引体向上、托举哑铃等持重锻炼。

(3) 注意保护导管,免受外力撞击、压迫、摩擦和利器损坏,禁止置管侧手臂测量血压。

(4) 避免游泳、盆浴、泡浴等,可淋浴。淋浴前用塑料保鲜膜在 PICC 置管处缠绕 2～3 圈,上下边缘用胶布粘贴紧。淋浴后检查贴膜下如果有浸水或潮湿,如有潮湿需及时更换贴膜。

(5) PICC 维护须在 PICC 门诊或正规医院进行,由经过专业培训和考核的护士负责操作。每 7 天对 PICC 导管进行冲管、更换贴膜与接头等维护,观察贴膜有无卷边,粘贴是否牢固,针眼处有无红肿、疼痛及渗出。如有异常,应及时联络医护人员。

参考文献 [8][13][19][29]

【0198】如何指导乳腺癌高危人群进行定期乳房自我检查?

答:(1) 指导乳腺癌高危人群每月进行 1 次乳房自我检查。时间选择在月经周期的第 7～10 日,或月经结束后 2～3 日。

(2) 站在镜前观察双侧乳房大小是否对称或轮廓有否改变。

(3) 平卧于床上,肩下垫枕,5 指并拢,用手指掌面进行自我触摸乳房,方向依次为外上、外下、内下、内上象限,然后检查乳头有无溢液、腋窝有无肿块。若发现异常,及时到医院做进一步检查。

参考文献 [15][26]

【0199】为避免甲亢患者术后发生甲状腺危象,护士如何指导患者服用碘剂?

答:(1) 指导患者遵医嘱服用碘剂控制症状:术前开始即用碘剂,2～3 周后待甲亢症状得到基本控制,患者情绪稳定,睡眠好转,体重增加,脉率<90 次/分,基础代谢率<＋20%,方可进行手术。

(2) 常用的单用碘剂与用法:复方碘化钾溶液口服,3 次/日,从 3 滴/次开始,逐日每次增加 1 滴,至 16 滴/次为止,然后维持此剂量。术后第 1 天开始口服碘剂,3 次/日,从 16 滴/次开始,依次逐日每日减少 1 滴,至 3 滴/次为止,可停服碘剂。

(3) 为避免碘剂刺激口腔和胃黏膜后引起的恶心、呕吐、食欲缺乏等不良反应,应指导患者于饭后用冷开水稀释后服用,或在用餐时将碘剂滴在馒头或饼干上一同服用。

(4)指导患者服用硫脲类药物后必须加服碘剂,并严密观察用药效果与不良反应。

参考文献 [14][15][27]

【0200】为避免甲状腺癌术后出血,护士应指导患者采取哪些预防措施?

答:护士应指导术后患者采取以下预防措施:

(1)体位和引流:指导患者术后取平卧位,待血压平稳或全麻清醒后取半卧位;告知患者在床上变换体位、咳嗽时可用手固定颈部以减少震动。避免头颈部后仰,避免牵拉引流管。

(2)保持呼吸道通畅:鼓励和协助患者深呼吸和有效咳嗽,必要时进行超声雾化吸入,使痰液易于排出,遵医嘱给予止咳化痰类药物,使患者避免因剧烈咳嗽而引起伤口处血。

(3)饮食:指导患者术后清醒后遵医嘱进食少量温水或凉开水。若无呛咳,给予微温流质饮食,以免过热使手术部位血管扩张,加重切口渗血。饮食逐步过渡到半流质和软食,鼓励少量多餐。

参考文献 [14][15][17]

【0201】评估发现甲状腺手术后患者声音改变,分析可能的原因是什么?

答:应根据患者具体声音改变进行分类:

(1)声音嘶哑或失声:由于手术直接损伤、术后血肿压迫或瘢痕组织牵拉所致,一侧喉返神经损伤造成声音嘶哑,双侧喉返神经损伤导致失声、呼吸困难,甚至窒息。

(2)声调降低:由于喉上神经外支损伤,使环甲肌瘫痪,引起声带松弛所致。

参考文献 [15][40]

【0202】甲状腺大部分切除术患者出现面部或手足部针刺感、麻木感或手足抽搐,其可能原因是什么? 如何处理?

答:(1)甲状腺大部分切除术患者出现面部或手足部针刺感、麻木感或手足抽搐的原因是:手术时甲状旁腺被误切、挫伤或其血液供应受累,导致甲状旁腺功能低下、血钙浓度下降、神经肌肉应激性显著提高,引起手足抽搐。

(2)处理措施:

① 立即通知医生,遵医嘱抽血查血钙,遵医嘱经口或静脉注射钙剂。

② 抽搐发作时,立即遵医嘱静脉注射10%葡萄糖酸钙。

③ 指导患者适当限制肉类、乳品和蛋类等食品。

参考文献 [15][30][40]

【0203】 左侧甲状腺全切术后突发呼吸困难,分析可能是什么原因?应采取哪些急救措施?

答:左侧甲状腺全切术后突发呼吸困难,其可能的原因是:

(1)出血及血肿压迫气管:立即配合医生,床边抢救,拆除缝线,敞开伤口,清除血肿,必要时结扎出血血管,如呼吸仍无改善则立即行气管插管,并送手术室止血。

(2)喉头水肿:由于手术创伤、气管插管引起。遵医嘱应用大剂量激素静脉滴注,无效者行气管切开。

(3)气管塌陷:气管壁长期受肿大的甲状腺压迫,气管软化所致。及时行气管切开术。

(4)痰液阻塞气道:有效吸痰。

(5)双侧喉返神经损伤导致声带麻痹:气管切开。

参考文献 〔15〕〔17〕〔30〕〔40〕

【0204】 为避免腹外疝术后阴囊水肿,应采取哪些预防措施?

答:预防腹外疝患者术后阴囊水肿的护理措施包括:

(1)术后 6 小时指导患者采取平卧位,髋关节微曲,或半卧位,避免腹内压增高的同时,降低腹股沟切口张力。

(2)为避免阴囊内积血、积液和促进淋巴回流,协助患者术后用丁字带将阴囊托起,并密切观察阴囊肿胀情况。

参考文献 〔3〕〔15〕〔25〕〔33〕

【0205】 如何指导腹外疝患者术后预防腹内压升高?

答:腹外疝患者术后预防腹内压升高,应指导患者注意:

(1)避免增加腹内压:注意保暖,防止受凉咳嗽。患者咳嗽时指导其用手掌按压、保护切口。

(2)饮食指导:调整饮食习惯,指导患者多饮水,多食蔬菜等粗纤维食物;保持排便通畅,养成定时排便习惯。给予便秘者通便药物,嘱患者避免用力排便。

(3)防止复发:避免使用过紧腰带和穿紧身衣物,减少和清除引起腹外疝复发的因素。

参考文献 〔15〕〔18〕〔25〕

【0206】 对胆总管切开 T 管引流术患者,置管期间观察与护理的重点是什么?

答:对胆总管切开"T"管引流术患者,置管期间观察与护理的重点包括:

(1)妥善固定:长短适宜,在改变体位或活动时注意引流管的水平高度不要超过腹部切口高度,严防因翻身、搬动、起床时牵拉、脱落。

（2）有效引流：避免受压、打折、扭曲，经常挤捏。

（3）观察记录胆汁引流的颜色、量及性状：术后 24 小时内引流量较少，为 300～500 ml，恢复饮食后引流量可增加至每日 600～700 ml，以后逐渐减少至每日 200 ml。如胆汁过多，提示胆总管下端有梗阻可能；如胆汁浑浊，考虑结石残留或胆管炎症未被控制，应及时汇报医生。

（4）拔管：术后 2 周可试夹管，如体温正常，黄疸消失，T 管造影无结石残留可考虑拔管。拔管前应开放 2～3 日。

参考文献 ［15］［18］［23］［35］

【0207】如何指导带 T 管出院患者做好自我护理？

答：带 T 管出院患者指导自我护理内容包括：

（1）饮食指导：少量多餐，进食清淡、低脂、易消化、富含维生素的食物。

（2）管道护理：避免提举重物或过度活动，以免牵拉 T 管导致管道脱出。

（3）生活指导：穿宽松柔软的衣服，以免管道受压。淋浴时，可用塑料薄膜覆盖引流管处，以免感染。

（4）定期复查：教会患者自我监测，出现腹痛、发热、黄疸、引流液异常或管道滑脱时，应及时回院就诊。

参考文献 ［15］［18］［21］［33］

【0208】评估肝硬化患者肝功能最常用的分级标准是什么？其分级指标？

答：评估肝硬化患者肝功能最常用的分级标准是 Child-Pugh 分级，其指标内容包括总胆红素、血清白蛋白、凝血酶原延长时间、腹水、肝性脑病分级 5 个方面的不同程度进行评分，评分越高，肝脏储备功能越差。

Child-Pugh 分级

	1 分	2 分	3 分
总胆红素(μmol/L)	<34	34～51	≥51
血清白蛋白(g/L)	>35	28～35	<28
凝血酶原延长时间(s)	1～4	4.1～6	≥6.1
腹水	无	轻度	中度
肝性脑病(分级)	无	1～2 度	3～4 度

分级：A 级 5～6 分；B 级 7～9 分；C 级 10～15 分。

参考文献 ［5］

【0209】肝叶切除手术后，患者并发出血，护士应如何评估与处理？

答：肝叶切除手术后，患者并发出血，评估要点包括：

（1）全身评估：患者一般状况、面色、心率、血压、意识、神志、尿量。

（2）局部评估：评估患者有无腹胀、腹痛、腹部体征阳性等不适；评估引流液的颜色、性质、量，如连续 3 小时且每小时引流出新鲜血液＞200 ml，则应警惕活动性出血。

（3）评估实验室指标：活动性出血时，红细胞计数、血红蛋白、血细胞比容降低。

肝叶切除手术后，患者并发出血，处理措施包括：

（1）体位与活动指导：嘱患者平卧位、绝对卧床休息、避免剧烈咳嗽、打喷嚏等大幅度剧烈活动。

（2）严密观察病情，监测生命体征变化并准确记录。

（3）开放静脉通路：遵医嘱补液、扩容、止血治疗。

（4）引流液的观察：保持引流通畅，每 15～30 分钟挤压引流管一次，准确观察和记录引流液的颜色、性质、量。

（5）做好急诊手术准备：经过输血、输液等治疗，患者血压脉搏仍不稳定时，应做好手术止血准备。

参考文献 ［14］［15］［27］［30］

【0210】为避免肝癌患者术前出血，应采取哪些预防措施？

答：为避免肝癌患者术前出血，应采取的措施包括：

（1）改善凝血功能：术前 3 日遵医嘱给予维生素 K_1，适当补充血浆和凝血因子，以改善凝血功能。

（2）指导患者预防癌肿破裂出血：避免剧烈咳嗽、用力排便、大幅度翻身、外伤等致腹内压骤升的动作，位于肝脏表面肿瘤、B 超提示有内出血肿瘤、肿瘤直径超过 10 cm 巨大肝癌者应绝对卧床休息。

（3）预防消化道出血：对于有合并食管胃底静脉曲张的患者，做好饮食指导，指导患者细嚼慢咽，选择软烂易消化的食物，避免进食干硬食物。

（4）避免应激性溃疡出血：遵医嘱准确应用 H_2 受体阻断剂，保护胃黏膜。

（5）加强腹部体征观察：如突发性腹痛，伴腹膜刺激征等应及时通知医师，积极配合抢救，做好急诊手术的各项准备。

参考文献 ［15］［23］［30］［41］

【0211】肝动脉栓塞化疗术后并发了栓塞后综合征，如何评估与处理？

答：肝动脉栓塞化疗后多数患者可出现发热、肝区疼痛，恶心呕吐、心悸、白细胞计数下降等临床表现，称为栓塞后综合征，护士应从如下几个方面进行评估与处理：

（1）胃肠道反应：最常见恶心、呕吐，为化疗药物的反应。常规遵医嘱使用胃黏膜保护剂和止吐药，呕吐频繁、量多者，应适当补液。

（2）发热：为肿瘤组织缺血坏死、体内吸收毒素导致。一般为低热，体温高于 38.5℃时,予物理和(或)药物降温;指导患者多饮水、进清淡易消化饮食。

（3）腹痛:一般在术后 1～3 日出现肝区疼痛,为栓塞部位缺血坏死、肝体积增大、包膜紧张所致。遵医嘱给予止痛药。

参考文献　[9][15][16][31][34]

【0212】胰十二指肠切除术后,患者肠外营养输注过程中突发意识丧失,全身大汗,可能的并发症及其原因是什么? 如何处理?

答:该患者可能发生的并发症是:低血糖。

（1）原因为:

① 胰岛素使用不规范。

② 肠外营养中胰岛素配比不合理。

③ 使用胰岛素泵过程中未及时根据血糖水平调整胰岛素用量。

④ 疾病本身因素:胰腺功能受损、应激、感染等。

（2）处理措施:

① 立即监测血糖并汇报医生,立即停用胰岛素泵,静脉注射 50% 葡萄糖 20～40 ml,并同步静脉滴注 5% 或 10% 的葡萄糖注射液,15 分钟监测血糖一次,血糖仍≤3.0 mmol/L,继续静脉推注 50% 葡萄糖 60 ml,直至血糖稳定。

② 规范使用胰岛素:根据监测的血糖值动态调整胰岛素用量。

③ 加强病情监测。

参考文献　[22][38]

【0213】对行腹腔双套管冲洗的患者,护士应如何进行观察与护理?

答:护士应注意以下观察与护理内容:

（1）管道连接:对首次进行冲洗的患者,由医生、护士共同确认冲洗管道、连接冲、洗液、冲洗装置并标记,妥善固定,定期更换。

（2）冲洗速度:冲洗液宜遵循先快后慢、先多后少的原则,根据引流液的颜色和量的变化调整;持续腹腔灌洗时,应遵循开放灌洗—随即吸引—停止灌洗—关闭吸引器的顺序;冲洗液现用现配,准确记录冲洗液量及引流液量、色及性状。

（3）吸引负压:保持持续低负压吸引,压力以能顺利吸出引流液、维持出入量平衡为宜,根据引流液量、黏稠度进行调整,一般负压为 0.02 MPa,最高不超过 0.04 MPa;肝、脾术后,负压一般维持在保持水柱波动的最低值。胃肠、胆瘘、胰腺炎术后等引流黏稠,负压可稍大。

（4）管道周围皮肤:保护灌洗引流管周围的皮肤,可用凡士林纱布覆盖或涂氧化锌软膏。

参考文献　[11][15][32][37]

【0214】 门脉高压症术后患者,护士应在生活方面重点指导哪些?

答:护士应在以下生活方面做重点指导:

(1)饮食:少量多餐、养成规律进食习惯;进食高热量、丰富维生素饮食,保证足够的能量摄入;进食易消化软食,避免粗糙、干硬及刺激性食物;肝功能损害较轻者可摄入少量优质高蛋白饮食(50~70 g/d),受损严重者限制蛋白质摄入,有腹水患者限制水钠摄入;指导戒烟戒酒。

(2)活动:避免劳累和过度活动,保证充分休息;1个月内可做生活自理的轻微活动,3个月内做轻便活动,逐步增加活动量。一旦出现头晕、心慌、出汗等症状,应卧床休息。

(3)避免腹内压升高:避免用力咳嗽、打喷嚏、用力排便、提举重物等。

(4)维持良好心理状态:保持乐观、稳定的心理状态,避免精神紧张等不良情绪。

(5)注意自身防护:避免外伤,使用软毛牙刷刷牙,避免牙龈出血。

(6)监测:遵医嘱用药,避免随意停药或更改剂量,定期监测血常规和凝血功能,必要时行B超检查以明确有无血栓形成。出院后若出现持续发热、腹部不适,需及时就诊。

参考文献 [9][15][23][28][33]

【0215】 为预防肝移植患者术后并发感染,其重点的预防措施有哪些?

答:重点的预防措施主要包括:

(1)肠道清洁:术前遵医嘱清除肠道残留粪便,终末期肝病患者术前遵医嘱乳果糖 150 ml 灌肠,降低肠道 pH,减少血氨吸收。

(2)皮肤准备:术前洗澡或床上擦浴,术前 1 小时使用 25% 氯己定,全身皮肤擦洗。

(3)病室环境:床单元用臭氧消毒机消毒 30 分钟后备用;病室地面用 0.1% 含氯消毒剂每日拖地 3 次;每日开窗通风 3 次,每次 15 分钟。

(4)预防交叉感染:医护人员进入病室洗手戴口罩。术后早期,嘱患者勿外出;外出检查或治疗时,应注意保暖,并带好口罩。

(5)落实基础护理:每日擦浴,保持皮肤及口腔清洁;观察患者口腔黏膜变化,指导患者在每次进食后使用银离子漱口液或 5% 碳酸氢钠漱口液交替漱口。定时翻身、扣背、遵医嘱雾化吸入,防止坠积性肺炎、肺不张,预防肺部感染。

(6)伤口及引流管:保持伤口干燥,敷料潮湿及时更换;严格无菌操作,保持引流通畅,防止逆行感染。

(7)用药护理:遵医嘱预防性应用抗 CMV 感染药物、抗菌药物,加强用药观察,确保用药准时、准确。

(8)观察患者体温和血象:患者发热时遵医嘱及时留取血、尿、粪、痰、咽拭子、引流液等标本进行细菌培养和药敏试验。

参考文献　[4][15][20][23][30]

【0216】护士如何评估肝移植术后并发了急性排斥反应？

答：护士应从以下几个方面予以病情评估：

（1）一般情况：排除感染的情况下发热、全身不适、乏力、精神萎靡、纳差。

（2）腹部体征：肝区胀痛、腹胀、腹水。

（3）皮肤黏膜：皮肤瘙痒、黄疸。

（4）胆汁变化：观察肝移植术后放置 T 管的患者，是否有胆汁量减少、颜色变淡。

（5）实验室指标：血胆红素肝系酶急剧上升。

参考文献　[15][20][23][30]

【0217】如何指导肝移植术后患者正确服用免疫抑制剂？

答：（1）应指导患者免疫抑制剂必须终身服用，准确用药，不可自行增减药量和替代药物。

（2）告知患者免疫抑制剂常见的副作用及注意事项，以免患者出现焦虑；指导患者定期复查肝肾功能，出现情况及时就诊并遵医嘱对症处理。

（3）指导患者定期复查，维持免疫抑制剂的有效血药浓度：FK506 在术后 1 个月内血药浓度维持在 $8\sim12$ ng/ml；1 个月后血药浓度维持在 $5\sim10$ ng/ml。

（4）告知患者服药期间注意事项：① 因食物可影响 FK506 或环孢素的血药浓度，服药前后 1 小时不要进食；② 服药期间不可同时服用与免疫抑制剂有拮抗作用的补品，如：西洋参、人参、当归等；③ 服药时务必做到药品名称准确、剂量准确、服药时间准确。

参考文献　[15][20][23][30]

【0218】绞窄性肠梗阻的观察要点有哪些？

答：绞窄性肠梗阻的观察要点主要包括：

（1）腹痛：间歇期缩短，呈持续性剧烈腹痛伴阵发性加重。

（2）呕吐：出现早且频繁，呕吐物为血性或棕褐色液体。

（3）排便：可排出血性黏液样便。

（4）触诊：腹部有固定压痛和腹膜刺激征。

（5）叩诊：腹腔有渗液时，可出现移动性浊音。

（6）观察直肠指检结果：有无指套染血。

（7）实验室指标：白细胞计数增多。

如出现以上情况，应警惕绞窄性肠梗阻的发生，及时汇报医生予以处理。

参考文献　[12][14][15][31][40]

【0219】何谓倾倒综合征？护士应指导患者如何预防？

答：倾倒综合征为胃大部切除术后，失去幽门对胃排空的控制，导致胃排空过快所产生的一系列综合征。可分为早期与晚期两种类型。早期倾倒综合征多发生在餐后半小时内，出现胃肠道和心血管系统症状，如腹胀、腹泻、恶心呕吐，乏力、心悸、心动过速等。晚期倾倒综合征多发生在餐后 2～4 小时，出现低血糖症状，如心慌、出汗、眩晕等。

护士应从以下方面指导患者预防其发生：

（1）饮食：少食多餐，避免过甜、过咸、过浓的流质饮食，宜进食低碳水化合物，高蛋白饮食，餐时限制饮水、喝汤。

（2）体位：餐后平卧 20 分钟。

（3）出现低血糖症状时，及时补充含糖食物，纠正低血糖症状。

参考文献 [2][14][15][31]

【0220】胃切除患者术后并发吻合口瘘，如何评估与处理？

答：应从以下方面予以评估：

（1）腹腔引流液：见浑浊样液体引出。

（2）体温：持续升高或降而复升。

（3）腹部体征：出现腹膜炎症状。

（4）实验室指标：白细胞和中性粒细胞升高。

处理措施：

（1）予以禁食，胃肠减压，并做好置管期间的护理。

（2）密切观察生命体征、神志、腹部体征。

（3）做好肠内、肠外营养支持期间的护理。

（4）引流管护理：妥善固定各管道，定时挤压，保持通畅，观察引流液的色、量、性质并做好记录，按时更换引流袋。

（5）用药护理：遵医嘱合理使用抗感染药并观察疗效。

（6）瘘口周围皮肤护理：局部可使用皮肤保护膜、造口粉。

（7）做好发热的护理：密切监测体温，体温高于 38.5℃时遵医嘱予以物理降温或药物降温，并观察降温效果，并做好皮肤、口腔等基础护理。

（8）心理护理：合理安排各项检查，做好心理疏导，缓解患者的焦虑情绪。

参考文献 [2][10][14][15][27][31]

【0221】肠造口术前定位的部位选择依据是什么？

答：肠造口术前定位的部位选择依据：

（1）根据手术方式和患者生活习惯定位。

（2）患者能看清、能触及。

（3）位于腹直肌内。

（4）各体位均感舒适。

（5）平坦的腹部皮肤,避开皮肤瘢痕、皱褶、凹陷,皮肤炎症,以及系腰带和骨隆突处。

参考文献　[1][7][10][14][15][36]

【0222】结肠造口术后,护士应从哪些方面对肠造口进行评估?

答:结肠造口术后,护士对肠造口评估的要点包括:

（1）造口类型:回肠造口、结肠造口等。

（2）造口血运:肠造口颜色、湿润度及水肿情况。正常造口颜色为粉红色、淡红色或牛肉红色;有光泽、湿润;术后初期有轻微水肿,6周内逐渐减退。

（3）造口形状、大小与高度:正常形状为圆形、椭圆形、不规则形、蘑菇形。大小即造口的长度和宽度,高度以皮肤为基准,一般高于皮肤2～2.5 cm。

（4）造口黏膜与皮肤缝合情况:观察有无造口皮肤黏膜分离、感染或缝线反应等。

（5）造口周围皮肤:观察其周围皮肤是否完整、平坦,与对侧皮肤一致。

（6）造口排泄物:观察造口排泄物的量、颜色等。结肠造口肠道功能一般3～5天恢复,先排出气体,随之排出水样排泄物。一般回肠造口排泄物较为稀软,结肠造口常为固体状。

（7）造口支架管:支架留置支架管期间观察支架管是否有松脱或太紧压伤黏膜及皮肤。袢式结肠造口,一般于术后第7天拔除。

参考文献　[6][7][15][31][36]

【0223】护士应如何指导患者预防造口旁疝的发生?

答:指导患者预防造口旁疝发生的内容包括:

（1）术后不可提重物。

（2）减轻腹压,如便秘、咳嗽、排尿困难时要对症治疗。

（3）控制体重。

（4）可佩戴特制的造口腹带。

（5）增加腹壁强度,如术前加强腹部肌肉锻炼等。

参考文献　[6][7][14][15][31][36]

【0224】肠造口患者饮食指导的内容有哪些?

答:（1）饮食应循序渐进,按需进食,定量进食,细嚼慢咽,防止暴饮暴食。

（2）宜进食高热量、高蛋白、富含维生素的少渣食物。

（3）少进食易产气、有异味的食物,如碳酸饮料、豆类、萝卜等。

（4）选用新鲜食物,避免油腻,及易引起腹泻的食物,如咖喱、卷心菜、啤酒等。

（5）适量进食粗纤维食物，如玉米、芹菜、红薯等。

（6）避免进食容易引起便秘的食物，如巧克力、隔夜茶等。

（7）回肠造口患者避免难消化的食物，保证充足水分摄入。

参考文献　[7][10][14][15][31][36][40]

【0225】胆道疾病日间手术患者入院前宣教的内容包括哪些？

答：（1）手术及麻醉方式、可能出现的并发症及解决方案。

（2）服药患者的停药计划，如利血平停药或抗凝药停药1周，吸烟患者术前4周戒烟。

（3）告知患者禁食禁饮方案。

（4）告知入院时间、住院地点、手术时间、医疗文书资料的准备、患者自身的准备、家属陪伴等相关内容。

参考文献　[39]

参考文献

[1] H Randolph Bailey，Richard P Billingham. 结直肠外科学[M]. 北京：人民军医出版社，2014.

[2] 毕建威. 胃肠外科新进展[M]. 北京：人民军医出版社，2009.

[3] 曹龙，杨文凯. 腹股沟疝无张力疝修补术并发症原因分析及防治体会[J]. 中华疝和腹壁外科杂志（电子版），2012，6(03)：868-870.

[4] 陈莉，傅巧美，崔恒. 肝移植术后近期并发症的护理[J]. 护理学杂志，2004，19(6)：28-30.

[5] 陈孝平，汪建平. 外科学[M]. 8版. 北京，人民卫生出版社，2014.

[6] 丁炎明. 造口护理学[M]. 北京：人民卫生出版社，2017.

[7] 胡爱玲，郑美春，李伟娟. 现代伤口与肠造口临床护理实践[M]. 北京：中国协和医科大学出版社，2010.

[8] 胡雁，陆箴琪. 实用肿瘤护理[M]. 上海：上海科学技术出版社，2007.

[9] 黄金芳. 住院患者健康教育指南[M]. 3版. 北京：人民军医出版社，201.

[10] 霍孝蓉. 实用临床护理"三基"个案护理[M]. 南京：东南大学出版社，2014.

[11] 江方正，孙加奎，叶向红，等. 腹腔双套管引流中护理风险的防范对策[J]. 解放军护理杂志，2012，29(8B)：36-38.

[12] 金中奎，钟朝辉，林晶. 胃肠外科围术期处理[M]. 北京：人民军医出版社，2015.

[13] 李俊英，余春华，符琰，等. 肿瘤科护理手册[M]. 2版. 北京：科学出版社2015.

[14] 李卡，许瑞华，龚姝，等. 普外科护理手册[M]. 2版. 北京：科学出版社，2015.

[15] 李乐之，路潜，等. 外科护理学[M]. 6版. 北京：人民卫生出版社，2016.

[16] 李麟荪，徐阳. 等，介入护理学[M]. 北京：人民卫生出版社，2015.

[17] 李鲁传. 甲状腺手术并发症预防和治疗[M]. 济南：山东科学技术出版社，2014.

[18] 马玉芬.北京协和医院基本外科护理工作指南[M].北京:人民卫生出版社,2016.

[19] 邵志敏,蒋蓓琪,庄志刚.乳腺癌咨询[M].上海:上海交通大学出版社,2012.

[20] 沈中阳,陈新过.临床肝移植[M].2版.北京:科学出版社,2011.

[21] 宋晓雪,陈玺,吴武军,等.携带 T 型引流管出院患者延续性护理的效果观察[J].护理学报,2017,24(09):71-73.

[22] 糖尿病患者血糖波动管理专家共识[J].中华内分泌代谢杂志,2017,33(8):633-634.

[23] 王爱平,张波,高丽宏,等.现代临床护理学[M].北京:人民卫生出版社,2015.

[24] 王乐,郑雪梅,刘晓晨,等.综合路径在老年腹外疝无张力修补术患者围手术期中的应用效果分析[J].中华疝和腹壁外科杂志(电子版),2017,11(02):133-136.

[25] 王乐,郑雪梅,刘晓晨,段建峰.综合路径在老年腹外疝无张力修补术患者围手术期中的应用效果分析[J].中华疝和腹壁外科杂志(电子版),2017,11(02):133-136.

[26] 王钟富.现代实用乳房疾病诊疗学[M].郑州:河南技术出版社,2000.

[27] 魏丽丽,黄霞,张宏岩,等.临床实用护理常规[M],北京:人民军医出版社,2015.

[28] 魏丽丽.临床使用护理常规[M].北京,人民军医出版社,2015.

[29] 闻曲,成芳,包爱琴,等.PICC 临床应用及安全管理[M].北京:人民军医出版社.2011.

[30] 吴欣娟,马玉芬,郭淑丽,等,基本外科护理工作指南[M].北京:人民卫生出版社,2016.

[31] 吴欣娟.基本外科护理工作指南[M].北京:人民卫生出版社,2016.

[32] 杨秀芳,等.腹腔双套管持续负压冲洗引流不畅的原因分析与护理对策[J].中华现代护理杂志,2013,19(12).

[33] 尹安春,史铁英.外科护理健康教育路径[M].北京:人民卫生出版社,2014.

[34] 张传秀,等.实用中西医护理技术[M].北京:人民卫生出版社,2014.

[35] 张璐.腹腔镜胆囊切除联合胆总管探查取石、"T"管引流术的围手术期护理体会.腹腔镜外科杂志,2016,21(01):79-80.

[36] 张清,魏力.造口伤口临床护理实践[M].北京:人民军医出版社,2009.

[37] 赵佛容.临床护理技术操作难点及对策[M].北京:人民卫生出版社,2015.

[38] 中华医学会糖尿病学会.中国 2 型糖尿病防治指南(2013 年版).中国医学前沿杂志(电子版),2015,7(3):26.

[39] 中国研究型医院学会加速康复外科专业委员会,中国日间手术合作联盟.胆道外科日间手术规范化流程专家共识(2018 版)[J].中华外科杂志,2018,56(5):321.

[40] 周春兰,王惠珍,等.外科常见疾病护理评估技能[M].北京:人民卫生出版社,2015.

[41] 朱倩,晏建军,张向化,等.肝细胞癌自发破裂的预测和临床预后[J].中华肝胆外科杂志,2012,18(11):846-850.

第二节　神经外科疾病护理

【0226】颅底骨折合并脑脊液漏患者的体位护理要点是什么？

答：颅底骨折合并脑脊液漏患者体位的护理要点：

（1）患者应绝对卧床休息，采取半卧位，床头抬高 30°～60°，头偏向患侧，维持体位至漏液停止后 3～5 日。

（2）前颅窝颅底骨折合并鼻漏患者采取半卧位或坐位。

（3）中颅窝颅底骨折合并耳漏患者取患侧卧位，以避免脑脊液逆流。

参考文献　[18][33][61]

【0227】护士如何根据患者临床特点判断患者脑疝发生的部位？

答：临床上脑疝以小脑幕切迹疝和枕骨大孔疝最多见。

（1）小脑幕切迹疝的特点：瞳孔变化及进行性加重的意识障碍出现较早，患侧瞳孔早期常变小，对光反应迟钝，随病情进展，患侧瞳孔逐渐散大，对光反应消失。生命体征变化则出现较晚，延髓功能受累的表现在晚期才出现。

（2）枕骨大孔疝的特点：呼吸和循环障碍出现较早，瞳孔改变及意识障碍则在稍后出现，当延髓呼吸中枢受压时，患者可突然呼吸骤停而死亡。

参考文献　[23][48]

【0228】发生枕骨大孔疝患者急救时首先关注的焦点问题是什么？

答：当患者发生枕骨大孔疝时，首先要保持呼吸道通畅，一旦发现患者呼吸抑制，应立即简易呼吸囊辅助通气，通知麻醉科给予气管插管。

参考文献　[17][23][49]

【0229】护士遵医嘱予地西泮注射液静脉注射时，应从哪些方面关注患者安全？

答：地西泮属于苯二氮䓬类药物，为中枢神经系统抑制药，可导致呼吸抑制、昏睡、头昏、乏力、共济失调等不良反应；地西泮与生理盐水有配伍禁忌，用药后 1～3 分钟起效，但作用消失也快；与中枢抑制药合用可增加呼吸抑制作用。因此静脉注射地西泮时需注意：

（1）评估患者有无应用其他镇静药品。

（2）卧床休息，并使用床护栏、专人陪护。

（3）动态评估患者的 RASS 评分。

（4）密切观察患者呼吸、血氧、神志情况，保持呼吸道通畅，床旁备好抢救用物，如简易呼吸器。

（5）静脉注射宜缓慢，每分钟 2～5 mg。

（6）静脉注射结束后不可用生理盐水冲管封管。

参考文献　[3][20][48][59]

【0230】如何对长期服用丙戊酸钠缓释片的患者行安全用药指导？

答：对长期服用丙戊酸钠缓释片的患者的用药安全指导：

（1）服药期间忌酒精、咖啡等刺激性食物。

（2）不可擅自减药或停药。

（3）服药期间注意安全，勿单独外出。

（4）服药期间遵医嘱定期复查血常规、肝肾功能。

（5）服药期间在医生的指导下适当补充维生素 D，并定期查血红蛋白，观察有无牙龈出血等情况，如发现异常及时治疗。

（6）丙戊酸钠与很多药物有相互作用，如苯巴比妥、华法林、阿司匹林及卡马西平等，故在联合使用时应咨询医生，调整剂量。

参考文献　[14][21][22][53]

【0231】鞍区占位并发尿崩症患者应如何进行饮食指导？

答：根据患者的出入量及血电解质结果，结合补液、补钠计算公式给予相应的饮食指导：

（1）高钠者鼓励患者多饮温水，不能经口饮水者口鼻饲温开水。

（2）低钠者进食含钠量高的食物，如咸菜、淡盐水和盐胶囊等，盐胶囊需餐后服用。

（3）低钾者可口服补钾，进食含钾高的食物，如香蕉、瘦肉、西红柿汁、小黄瓜、菠菜、橙汁等。

（4）饮食上尽量多选高蛋白、高维生素、低脂、低胆固醇的食物。

（5）禁食高糖、辛辣及烟酒，忌饮浓茶与咖啡，防止诱发渗透性利尿。

参考文献　[6][10][24][41][45][52]

【0232】如何保持脑室引流管的引流通畅？

答：（1）保持正确体位：绝对卧床，床头抬高 15°～30°，有利于静脉回流，降低颅内压及减轻脑水肿。

（2）保持正确的引流位置：通常平卧位以外耳道为水平面，侧卧位以正中矢状面为水平面，高于侧脑室平面，成人为 10～15 cm，儿童为 5～10 cm。

（3）妥善固定：防止引流管受压、扭曲、打折，在搬运病人或翻身时，防止引流管牵拉、滑脱。适当限制病人的头部活动，对躁动者适当约束，必要时给予镇静剂。

（4）加强观察和交接：术后每小时观察，当引流不畅时，及时排查原因并汇报医生。每班记录引流液的颜色、量及性状，引流瓶内有无水柱波动。

（5）患者转运过程中，不常规夹闭脑室引流管，如果在运输过程中需夹管,应分别在引流管的近端和远端进行夹闭。

参考文献　[1][23][39][43][47]

【0233】如何给 $C_1 \sim C_3$ 椎管内占位切除术后卧床期间的患者安置合适的体位?

答:(1) 术后 6 小时内去枕平卧,如有吞咽及咳嗽反射减退,应取侧卧位,防止口咽部分泌物误吸导致窒息。

(2) 术后 6 小时后轴线翻身,动作轻柔,保持患者头、颈、脊髓呈直线,避免脊髓屈伸、扭曲,防止脊髓损伤。

(3) 颈部制动:以盐袋或颈托固定,平卧时以盐袋固定在颈部两侧制动,翻身或搬动患者时要"平卧戴、平卧摘"颈托,避免头部急剧变动或突然抬高,以保证术后颅颈稳定性的建立。

参考文献　[13][18][45][57]

【0234】如何对腰椎管内占位切除术后出现排尿障碍的患者进行评估及干预?

答:腰椎管内占位切除术后可发生自主神经功能障碍,常伴有不同程度的尿潴留,需每班评估:

(1) 视诊能否在耻骨上区见到过度膨胀的膀胱。

(2) 触诊下腹部耻骨上区是否有胀大的膀胱。

(3) 压之是否有疼痛、尿意感及尿失禁。

(4) 叩诊耻骨上区是否为浊音。

干预措施:

(1) 用热毛巾湿敷腹部(水温不宜超过 50℃)。

(2) 用 38～40℃ 的温水冲洗会阴部,让患者听流水声诱导排尿。

(3) 病情允许,摇高床头坐位排尿。

(4) 开塞露 1～2 支塞肛,刺激排便排尿反射。

(5) 用按摩法协助排尿。

(6) 以上措施无效及时行导尿术。

参考文献　[16][18][57]

【0235】对高血压脑出血偏瘫患者,如何进行良肢位的摆放?

答:良肢位是为了保持肢体的良好功能而将其摆放在一种体位或姿势,是从治疗护理的角度出发,为防止或对抗痉挛姿势而设计的一种临时性体位。

(1) 仰卧位:患者头下置软枕,面部可稍朝向患侧(防误吸),患侧肩胛和上肢下垫一长枕,肩关节外展,伸肘,前臂旋后,腕背伸和伸指,拇指外展;患胯垫起防止后缩,下肢伸展,大腿外侧放一枕头,防止下肢外展、外旋,膝微屈。

(2) 患侧卧位:患肩前伸,患侧上肢外展,肘伸直,手心向上;患侧下肢轻度曲屈位放在床上,健侧下肢向前跨过患侧放于长枕上,健侧上肢放松,放在躯干上。枕头稳固支撑后背,保持体位。

(3)健侧卧位:患侧肩关节向前,上肢放枕头上,和躯干呈 100°角,肘关节、腕指关节伸展,下肢取轻度屈胯屈膝位,放于长枕上。健侧肢体略微屈曲取自然舒适位,枕头稳固支撑后背,保持体位。

参考文献　[28][36][38][45]

【0236】护士如何观察去骨瓣减压患者"减压窗"的张力情况?

答:"减压窗"张力可分为 3 级:Ⅰ级:触唇感,减压窗张力低;Ⅱ级:触鼻感,减压窗张力适中;Ⅲ级:触额感,减压窗张力高。

护士观察应注意:

(1)术后每 15～60 分钟观察 1 次,轻触减压窗感受张力情况。

(2)如张力逐渐降低,说明处于恢复期;如张力逐渐升高,则应怀疑迟发性颅内血肿的发生,应结合意识、瞳孔变化及时报告医生并配合处理。

(3)定人观察,交接班时双方同时触摸减压窗,体会压力大小,作为对减压窗张力观察的基本标准,以便及时发现减压窗张力的变化。

参考文献　[25][32][62][67]

【0237】行亚低温治疗的患者其目标体温是多少? 如何进行体温管理?

答:亚低温治疗患者的目标温度管理范围为 33～36℃。

行亚低温治疗的患者体温管理包括:

(1)降温:治疗开始降温速度以 1～1.5℃/h 为宜,尽量 3～4 小时将患者体温降至目标温度;维持时间至少 24 小时以上。

(2)复温:每 3～4 小时升高 1℃为宜,每小时平均升高 0.25℃,整个复温过程持续 12～20 小时以上,复温至体温为 36.5～37.5℃为宜,复温过快易引起缺氧、心律失常、脑水肿、休克等并发症。若体温不能自行恢复,可采用加盖被子,温水袋等方法协助复温,室温保持 25～26℃。

参考文献　[2][5][9][15][18][37][42][64]

【0238】癫痫大发作时如何防止患者发生意外损伤?

答:防止癫痫大发作患者发生意外损伤的护理措施:

(1)癫痫大发作时迅速扶住患者,重点保护患者头部,取头低侧卧位。

(2)保持呼吸道通畅,清除口鼻分泌物,避免窒息或误吸。

(3)发作停止前勿搬动患者,密切观察患者的意识、瞳孔和生命体征变化。

(4)予患者上下臼齿之间置牙垫,避免舌咬伤;如果没有牙垫,可以利用身边可用之物如纱布、手绢、毛巾等。有假牙者取下假牙;若患者牙关紧闭,不要强行撬开。

（5）不要过度用力按压患者，以免造成骨折、脱臼。

（6）卧床的患者上好床栏，防止跌倒、坠床。

（7）不可强行灌药或喂水，防止误吸或窒息。

（8）尽快控制发作，迅速建立静脉通道，遵医嘱使用抗癫痫药或镇静药。减少不必要的刺激。

参考文献　[8] [19] [22] [30] [34] [57] [58] [68]

【0239】颅内压（intracranial pressure，ICP）监测的正常值时多少？有哪些常见异常波形？

答：ICP 是观察颅脑疾病患者病情变化、判断手术时机、指导临床用药和评估预后的重要手段。正常值：成人为 0.7～2.0 kPa；儿童为 0.5～1.0 kPa。

ICP 监测常见异常波形包括：

（1）A 波（突然急剧升高的波）：振幅 8～13 kPa，持续 5～10 分钟以上多呈间歇性发作，提示病情危重，应立即积极有效的降低颅内压。

（2）B 波（节律震荡波）：振幅<6.67 kPa，为短时骤升又骤降的高波，提示大脑顺应性下降。若频繁出现，应及时通知医生。

参考文献　[11] [45] [49] [65]

【0240】如何保持腰大池引流患者的有效引流？

答：（1）妥善固定：防止引流管受压、扭曲、打折，在搬运病人或翻身时，防止引流管牵拉、滑脱。对躁动者适当约束，必要时给予镇静剂。

（2）保持正确的引流位置：引流管口必须高于腰椎管水平 3～4 cm，引流袋则低于腰椎管水平。

（3）严格控制引流速度：根据引流量调节引流袋的高度或开关，引流量为 200～300 ml/d，以 2～5 滴/分，6～10 ml/h 为宜。

（4）严密观察病情变化：观察神志瞳孔、生命体征；密切观察引流液颜色、性质、性状，如引流液转清后变混浊呈毛玻璃状、出现絮状物、沉淀物，或再次呈血性，应立即汇报医生。

（5）预防感染：严格无菌操作；保持引流系统密闭性及穿刺处伤口清洁干燥；防止脑脊液反流；置管时间一般 3～7 天。根据脑脊液生化及常规结果及早拔管，观察穿刺处有无脑脊液漏。

参考文献　[27] [56] [63]

【0241】颅内动脉瘤围术期患者，如何实施"目标血压管理"方案？

答：颅内动脉瘤围术期患者血压维持目标为：术前行控制性低血压，通常较基础血压降低 20% 左右，对原有高血压的患者，降低收缩压原有水平的 30%～35%。

术后对原有高血压的患者，将收缩压控制在 140～160 mmHg；对原基础血压偏低的患者,将收缩压调节在基础血压之上 20 mmHg,舒张压在 70～80 mmHg 之间。

实施"目标血压管理"方案:

(1) 据患者基础血压,按医嘱要求进行控制性降压,避免血压波动太大。

(2) 切忌降压过快,以每小时下降 5～10 mmHg 为宜,防止脑缺血缺氧,加重脑组织受损。

(3) 抬高床头 30°,以利于颅内静脉血回流,减轻脑水肿,降低颅内压。

(4) 遵医嘱适当应用镇静止痛药。

(5) 避免引起患者血压升高因素(如:情绪激动、剧烈咳嗽、用力排便等),有条件的可独立单间或入住专科重症监护室,减少探视。

(6) 如血压偏低,可增加补液,必要时使用多巴胺升压治疗。

参考文献 [7] [40] [49]

【0242】如何对眼睑闭合不全的患者进行眼部护理?

答:眼睑闭合不全患者眼部护理要点:

(1) 评估患者眼部情况:检查眼睑闭合能力、角膜局部有无白点、眼睑是否肿胀、结膜是否发红或水肿,以及有无分泌物。如有异常,告知医生。

(2) 眼部清洁:用无菌生理盐水浸湿的纱布由内眦部到外眦部擦拭外眼。

(3) 闭合眼睑:可用医用眼睛保护罩或聚乙烯薄膜覆盖,或使用眼睛润滑软膏;角结膜特别干燥的患者,持续使用眼药膏,建议使用人工泪液软膏。

参考文献 [29] [54] [66]

【0243】如何判断烟雾病行血运重建术后出现了高灌注综合征?

答:护士应观察患者是否出现以下症状:

(1) 生命体征改变:血压升高。

(2) 意识改变:意识水平下降。

(3) 剧烈头痛:常位于术侧的中度到重度搏动性头痛。

(4) 病性发作:如局灶运动性癫痫或强直阵挛发作的癫痫。

(5) 皮质受损症状:如偏瘫、偏身感觉障碍、失语。

(6) 其他:如共济失调、视觉异常和精神症状等。

参考文献 [4] [31] [46]

【0244】如何早期识别颅内动脉瘤行支架辅助介入栓塞术后的支架内血栓?

答:血栓主要可发生在术中、术后数小时甚至数天内,多发生在术后 24 小时内。

发生血栓时早期会出现:

(1) 意识障碍:患者先出现意识模糊,继而出现进行性意识加重。

(2) 肢体活动障碍:主要表现为肢体偏瘫、肌力下降。

(3) 语言障碍:主要是语言表达能力受限,言语不清或失语。

(4) 感觉功能变化:主要是肢体麻木。

(5) 瞳孔变化:瞳孔先缩小后变大。

(6) 其他:如有血压升高,头痛、头晕等。

参考文献 [12][26][35][44][50][55][60]

参考文献

[1] Lele A V, Hoefnagel A L, Schloemerkemper N, et al. Perioperative Management of Adult PatientsWith External Ventricular and Lumbar Drains: Guidelines From the Society for Neuroscience in Anesthesiology and Critical Care[J]. Journal of Neurosurgical Anesthesiology, 2017, 29(3):191.

[2] 闫芬艳,王冰.重型颅脑损伤亚低温治疗的护理[J].医学信息,2015,28,10(43): 275-276.

[3] 蔡美蓉,地西泮注射液与生理盐水存在配伍禁忌[J].当代护士,2011,10:179.

[4] 蔡艺灵,刘丽.高度警惕脑高灌注综合征[J].中国卒中杂志,2016,11(3):169-173.

[5] 陈景南,杜杭根.亚低温治疗创伤性颅脑损伤的新认识[J].浙江创伤外科,2017,22 (5):1020-1023.

[6] 陈敏.垂体瘤术后并发尿崩症护理体会[J].医药前沿,2015,10(29):259-260.

[7] 陈萍云,陈丽芳,蓝蕙兰,等.颅内动脉瘤栓塞术后患者目标血压控制的护理干预[J]. 护理学杂志,2016,31(14):33-34.

[8] 邓文婕.癫痫持续状态患者的护理体会[J].医药前沿,2017,5(14):123-124.

[9] 邓赵露.心肺复苏后亚低温治疗的观察与护理[J].内蒙古中医药,2017,4(7): 141-142.

[10] 杜春晖,等.经鼻蝶入路切除垂体瘤患者术后并发尿崩症的护理[J].解放军护理杂志,2015,11(23):25-26.

[11] 桂小娟,等.护理干预对重型颅脑损伤病人颅内压的影响.全科护理,2017,9(27): 3348-3350.

[12] 侯青,徐跃峤,程玮涛,等.支架辅助弹簧圈栓塞颅内动脉瘤围手术期严重神经系统并发症的分析[J].中国脑血管病杂志,2016,13(5):262-265.

[13] 胡兵兵,朱红娟.脊髓髓内肿瘤围手术期的护理[J].安徽医学.2011,3(32): 354-355.

[14] 黄希顺,廖卫平,李世绰,等.丙戊酸钠缓释片治疗癫痫临床应用专家共识癫痫与神经电生理学杂志,2013,22(1):1-2.

[15] 黄永锐.亚低温治疗重型颅脑损伤34例疗效观察[J].实用医院临床杂志,2013,9 (5):195-196.

[16] 急性尿潴留诊断治疗指南.//中国泌尿外科疾病诊断治疗指南 2011 版[M].2011, 437－445.

[17] 蒋福刚,等.自发性小脑出血致急性枕骨大孔疝救治体会[J].中国临床神经外科杂志,2015,8(20):500－501.

[18] 郎红娟,侯芳.神经外科专科护士实用手册[M].北京:化学工业出版社,2016.

[19] 李冬梅.颅脑外伤新癫痫患者临床观察与护理对策[J].中国实用神经疾病杂志,2016,9(18):140－141.

[20] 李光耀,等.循证制定地西泮注射液给药规范[J].临床药物治疗杂志,2017,2(15):53－56.

[21] 李红梅.癫痫患者的出院指导及家庭护理[J].中国冶金工业医学杂志,2015,32(3):358－359.

[22] 李洁.外伤性癫痫患者的护理及安全宣教[J].中国实用医药,2013,8(23):200－201.

[23] 李乐之,路潜.外科护理学[M].6 版.北京:人民卫生出版社,2017.

[24] 李美蓉,陈静,陈银云.经鼻蝶入路垂体瘤的术前术后护理体会[J].医药前沿,2015,10(29):288－289.

[25] 李明霞.重型颅脑外伤去骨瓣减压术护理要点分析[J].临床护理,2016,13:157－159.

[26] 李娜,童孜蓉,赵倩.47 例行支架支架辅助弹簧圈栓塞颅内动脉瘤病人的重症护理.全科护理,2016,10(30):3168－3169.

[27] 李日,李文臣,伦志军,等.腰大池脑脊液持续引流用于自发性蛛网膜下腔出血患者疗效的 Meta 分析[J].中华神经外科杂志,2015,31(10):1055－1061.

[28] 李晓君,陈锦秀,陈婷玉.良肢位摆放在脑卒中偏瘫患者肢体功能障碍中作用及时间差异的 Meta 分析[J].护理学杂志,2015,11(21):81－87.

[29] 栗茜,刘蕊,支福娜,等.一种开窗式手术用眼睛保护贴膜的研制[J].护理学报,2016,23(6):76.

[30] 刘爱彬.癫痫患者的家庭护理指导[J].护理研究,2014,9(9):171－172.

[31] 刘伟,张茜.脑高灌注综合征[J].中华老年心脑血管病杂志,2012,11(1):106－108.

[32] 卢群.大面积脑梗死患者早期去大骨瓣减压术后的观察与护理[J].护士进修杂志,2013,7(28):1277－1279.

[33] 陆小岚.颅底骨折伴脑脊液漏的护理心得[J].基层医学论坛,2017,6(21):2432－2433.

[34] 马艳华,乔雨晨,孟茜.53 例老年癫痫患者临床安全研究[J].北京医学,2016,38(10):1089－1090.

[35] 梅佳红,史方娥.急诊血管内颅内自膨胀式专用支架辅助下治疗颅内复杂动脉瘤的护理[J].中华现代护理杂志,2011,17(7):825－826.

[36] 孟庆莲,赫军.良肢位摆放在早期脑卒中偏瘫患者中的应用[J].解放军护理杂志,2015,32(3):36－38.

[37] 聂勤哲.关于亚低温治疗颅脑损伤的监护及护理[J].中国实用神经疾病杂志,2014,9(17):138－139.

[38] 秦娟,郭秀君.良肢位摆放在脑卒中偏瘫患者早期康复护理中的应用进展[J].中华护

理杂志,2009,(5):424-426.

[39] 沈梅芬,凌芳,等.双额叶脑挫裂伤的护理干预[J],护士进修杂志,2010,11(25):22.

[40] 沈梅芬,徐岚.神经系统疾病护理实践手册[M].北京:清华大学出版社,2015.

[41] 谭丽萍,陈香凤,陈素萍.口服盐胶囊治疗脑性盐耗综合征患者的护理[J].护理学杂志(外科版),2007,22(20):27-28.

[42] 唐子人,赵桑,唐万春.2015美国心脏协会心肺复苏和心血管急救指南更新的解读.中华急诊医学杂志,2016,25(1):3-6.

[43] 田翠英.侧脑室引流术治疗脑室出血的护理[J].基层医学论坛,2015,4,(19):1572-1573.

[44] 田红岸,赵卫,易根发.颅内动脉瘤内支架辅助治疗的并发症分析[J].介入放射学杂志,2012,1(11):885-889.

[45] 王彩云,贾金秀.神经外科临床护理思维和实践[M].北京:人民卫生出版社,2013.

[46] 王芳,陈璐.烟雾病行颅内外血管重建术后高灌注综合征患者的护理[J].解放军护理杂志,2014,31(20):39-40,42.

[47] 王倩.高血压脑出血破入脑室行侧脑室引流的护理[J].基层医学坛,2015,8(19):3146-3147.

[48] 王晓艳,邓瑛瑛.神经外科护理细节问答全书[M].北京:化学工业出版社,2014.

[49] 王忠诚.王忠诚神经外科学[M].5版.武汉:湖北科学技术出版社,2005.

[50] 魏乐,王艳梅,王彩虹.颅内动脉瘤急性期介入栓塞围手术期护理[J].全科护理,2014,7(21):1979-1980.

[51] 文艳,程立宏,胡雁,等.眼部护理循证标准在重症监护患者中的应用[J].中华护理杂志,2012,47(10):41-43.

[52] 翁云洪,赖凤娣.经鼻蝶入路切除垂体瘤围手术期护理体会[J].现代护理,2016,14(34):81-82.

[53] 吴芳.癫痫患者的护理体会[J].护理研究,2015,2(2):374-375.

[54] 吴文丽,李海宁,郑建仙.一次性输液胶贴在眼睑闭合不全昏迷患者中的应用[J].中华现代护理杂志,2013,48(35):4377.

[55] 肖建英,华莎.支架辅助弹簧圈栓塞治疗颅内复杂动脉瘤并发症的观察与护理.中国临床神经外科杂志,2014,19(10):621-622.

[56] 徐爱云,梁艳梅,梁凤好,等.持续腰大池引流外伤蛛网膜下腔出血的临床效果及护理观察[J].中国实用医药,2017,12(20):47-48.

[57] 徐德宝,唐德云.神经外科护理查房手册[M].北京:化学工业出版社,2013.

[58] 杨巧华,等.癫痫患者的急救及护理[J].继续医学教育,2016,30(4):132-133.

[59] 杨莘.神经疾病护理学[M].2版.北京:人民卫生出版社,2011.

[60] 曾群,刘伟.支架辅助弹簧圈治疗颅内宽颈动脉瘤并发症的观察及护理[J].护士进修杂志,2013,28(1):30-31.

[61] 张冀.外伤性颅底骨折所致脑脊液漏的处理及预后原因分析[J].国际神经病学神经外科学杂志,2017,44(3):233-237.

[62] 张庆.52 例重型颅脑外伤去骨瓣减压术观察与护理[J].内蒙古中医药,2013,10:168-169.

[63] 张艳云,汪小华.腰大池持续引流患者常见并发症及其护理研究进展[J].护理学杂志,2014,29(10):92-94.

[64] 赵显清,王红军,苟林.重型颅脑损伤 60 例亚低温疗法探讨[J].山西医药杂志,2014,10(20):2423-2426.

[65] 赵晓辉,陈海花,赵毅.神经常见疾病护理流程[M].北京:人民卫生出版社,2013.

[66] 郑文燕,程立宏,胡雁,等.眼部护理循证标准在重症监护患者中的应用[J].中华护理杂志,2012,47(100):903-905.

[67] 郑新媚.重型颅脑损伤去骨瓣减压术后的观察与护理[J].黑龙江医学,2014,9:1101-1102.

[68] 中华医学会编著.临床诊疗指南:癫痫病分册(2015 修订版)[M].北京:人民卫生出版社,2015.

第三节　心胸外科疾病护理

【0245】为保证患者肺部膨胀良好,胸腔闭式引流负压应保持在多少？观察患者胸腔闭式引流管内无水柱波动时,应如何处理？

答:为保证患者肺部膨胀良好,胸腔闭式引流负压一般以超过吸气末胸腔负压-0.98～-0.49 kPa(-10～-5 cmH$_2$O)为度。若患者肺弹性较差、肺切除范围较大、压缩时间较长、肺表面有薄纤维膜覆盖等致肺复张困难时,负压可适当增加,但应逐渐加大,并且以患者不感到疼痛而能耐受为度。

患者行胸腔闭式引流,若水柱无波动,则提示引流管不通畅或肺已经完全复张。若患者出现气促、胸闷、气管向健侧偏移等肺受压症状,则提示血块阻塞引流管,应通过捏挤或使用负压间断抽吸引流瓶中的短管,促使其恢复通畅,并立即通知医师处理。

参考文献　[1][9][33]

【0246】如何预防行胸腔闭式引流的患者发生逆行感染？

答:预防胸腔闭式引流患者发生逆行感染的护理措施包括:

(1)置管时严格遵守无菌原则,保持引流装置无菌,定时更换,保持胸壁引流伤口敷料清洁干燥。如有潮湿,及时更换。

(2)保持引流装置的密闭,尤其注意管道有无裂缝或破损、各衔接处是否密封。

（3）水封瓶液面应低于引流管胸腔出口平面60～100 cm，避免引流液逆流入胸膜腔造成感染。

参考文献　[9][32][33][35]

【0247】患者留置胸腔引流管期间突然引流液增多，如何判断有无活动性出血？

答：护士可根据患者情况作以下判断：

（1）观察胸腔引流液颜色、性状和量。若每小时引流量超过200 ml并持续3小时以上，引流出的血液很快凝固，患者脉搏加快、血压降低，经补充血容量后血压仍不稳定，血红细胞计数、血红蛋白及血细胞比容持续下降，胸部X线片显示胸腔大片阴影，提示有活动性出血的可能，应积极做好开胸手术的术前准备。

（2）由于手术后患者长时间平卧位或体位安置不利于引流，导致引流管被压或引流不畅，当患者咳嗽或改变体位时引出大量液体，应鼓励并协助患者下床活动，以利于引流。

参考文献　[8][9][33]

【0248】为预防开胸术后并发肺部感染，如何在围手术期指导患者进行呼吸功能训练？

答：拟行开胸手术的患者，评估患者肺功能，围手术期应指导其进行腹式呼吸、缩唇呼吸、深呼吸及有效咳嗽训练。

（1）腹式呼吸：患者用鼻吸气，吸气时将腹部向外膨起，屏气1～2秒，以使肺泡张开，呼气时让气体从口中慢慢呼出。开始训练时，首先协助患者练习，然后将双手放在患者腹部肋弓下，嘱患者吸气时将双手顶起，呼气时双手轻轻施加压力，使膈肌尽量上升。

（2）缩唇呼吸：用鼻子吸气大约3秒，每次吸气后不要忙于呼出，通过缩唇慢慢的呼气，呼气力度以吹动前面10～20 cm处蜡烛火焰飘动为宜。吸气与呼气时间比为1∶2。

（3）深呼吸及有效咳嗽训练：嘱患者怀抱枕头（减轻伤口疼痛），做3～5次深呼吸，深吸气后屏气3～5秒，再用力做爆破性咳嗽，将痰咳出。

参考文献　[7][9][11][33][36]

【0249】开胸术后患者排痰困难的原因有哪些？当患者出现排痰困难时，应如何处理？

答：开胸术后患者排痰困难出现的原因包括：疼痛、无力、痰液黏稠、心理障碍等。

开胸术后患者出现排痰困难的护理措施包括：

（1）根据原因对症护理：① 患者不配合咳痰时，给患者讲解咳痰的意义，指导正确的咳痰方法,鼓励其进行有效咳嗽;② 痰液黏稠时,遵医嘱雾化吸入,稀释痰液;③ 胸部体疗,用振动排痰仪等协助排痰;④ 必要时给予经鼻吸痰或气管镜吸痰,保证呼吸道通畅。

（2）进行正确、合理的氧疗。

（3）监测经皮血氧饱和度和动脉血气,肺部听诊,密切监测。

（4）若患者氧疗后氧饱和度低于 90%,汇报医生进一步处理。

参考文献　[9] [17] [33] [36]

【0250】肺不张是开胸术后常见肺部并发症,护理上对预防肺不张有哪些措施?

答:预防开胸术后肺不张的护理措施:

（1）患者麻醉清醒且生命体征平稳后,协助患者取半坐卧位,床头抬高 40°～50°,使患者膈肌下降,胸腔容量扩大,利于增加肺通气量和术后引流。

（2）保持胸腔闭式引流通畅,使胸膜腔内的液体及气体能够充分引出。

（3）指导患者进行正确的腹式呼吸及咳嗽、咳痰,及时清除呼吸道内的分泌物,保持呼吸道通畅,促进肺复张。

（4）指导患者进行呼吸功能锻炼:加强深呼吸训练,有效咳嗽咳痰,使用深呼吸训练器,吹气球,改善肺功能。

（5）指导患者术后尽早下床活动。

参考文献　[2] [9] [27] [33]

【0251】在食管癌加速康复外科理念中,如何做好术前肠道准备?

答:护士术前应做好以下肠道准备:

（1）无胃肠道动力障碍者麻醉前 6 小时允许进食固体饮食、麻醉前 2 小时允许进食清流质。合并有吞咽困难或梗阻的患者应注意,临近手术的进食可能因为梗阻导致麻醉中误吸等意外发生。

（2）术前机械性肠道准备适用于有严重便秘的患者,对肠道准备要求低的食管癌手术患者建议术前使用缓泻剂,如乳果糖、果导片等,不提倡常规机械灌肠,以减少对患者的刺激。

参考文献　[10] [41]

【0252】食管癌术后第 5 天,如患者突然出现呼吸困难、高热寒战,应首先考虑什么问题? 如何处理?

答:食管癌术后第 5 天,如患者突然出现呼吸困难、高热寒战,应首先考虑发生了食管癌术后吻合口瘘。应立即通知医生配合处理,措施包括:

（1）嘱患者立即禁食。

（2）协助医生行胸腔闭式引流。

（3）遵医嘱抗感染治疗及营养支持。

(4) 严密观察生命体征,若出现休克症状,应积极抗休克治疗。

(5) 需再次手术者,积极配合医师完善术前准备。

参考文献 [9][33]

【0253】张力性气胸发生时如何配合医生紧急处理?

答:发生张力性气胸患者应配合医生紧急处理:

(1) 迅速排气减压:紧急情况下应迅速在患侧锁骨中线第 2 肋间,用粗针头穿刺胸膜腔排气减压,并外接单向活瓣装置。紧急时可在针柄外接柔软小口塑料袋、气球等,阻止外界气体进入胸腔。

(2) 配合医生行胸腔闭式引流术:置胸腔引流管于积气最高部位(通常于锁骨中线第 2 肋间),加快气体排出,促使肺复张。

(3) 做好开胸探查术前准备。

(4) 密切监测生命体征。

(5) 应用抗菌药防治感染。

参考文献 [9][26][29]

【0254】全肺切除术后胸腔闭式引流管需呈夹闭状态,此时胸腔闭式引流管的护理较常规护理有何不同?

答:全肺切除术后,胸腔引流管呈夹闭状态,需要根据胸片、气管位置进行综合分析判断胸腔压力的变化和胸腔引流情况。

(1) 观察气管位置的方法:摆正患者的头,用右手的示指和无名指放在胸锁关节上,用中指探查气管的位置,观察其是居中还是向两侧偏移。

(2) 如发现或胸片提示气管向健侧偏移应开放引流管,缓慢放出适量的液体及气体,维持气管纵隔位置居中。

(3) 每次放液、放气时抬高引流管的位置,每次放液量不宜超过 100 ml,速度宜慢,避免引起纵隔突然移位,导致心律失常。

(4) 密切观察患者的生命体征,做到早期发现异常情况,早期预防、治疗。

参考文献 [1][9][33]

【0255】全肺切除术后患者静脉输液的注意事项有哪些及控制其速度与重量的原因是什么?

答:全肺切除术后患者静脉输液的注意事项主要包括:

(1) 控制输液速度:输液速度小于 40 滴/分,以 20~30 滴/分为宜,同时控制钠盐摄入量。

(2) 每天输液总量控制在 2 000 ml。

全肺切除术后控制患者静脉输液的速度与重量的原因:防止心脏前负荷过重导致急性肺水肿。患者术后失去一侧肺的毛细血管床,若经静脉输入的液体过量或速度过快,血容量突然增多,由右心室排出的血量集中流向一侧肺动脉,就会引起肺动脉压升高;仅有的一侧毛细血管床不能容纳过多的血量,若超出了代偿范围,可引起急性肺动脉高压,使右心负担过重,甚至导致右心力衰竭竭、急性肺水肿等并发症的发生。

参考文献　[9][14][33][37]

【0256】对重症肌无力术后患者,如何实施疼痛护理?

答:重症肌无力术后患者,护士实施疼痛护理的具体措施包括:

(1)首先采取非药物治疗,如按摩、改变体位等。

(2)根据患者情况,遵医嘱按阶梯选择原则,给予恰当的镇痛药物进行镇痛治疗。

(3)密切观察患者用药后反应,是否出现便秘、恶心、呕吐、镇静和嗜睡、呼吸抑制、心理依赖等临床表现。

(4)如必须使用吗啡等药物时,应密切观察患者呼吸情况,避免药物引起呼吸抑制导致窒息。

参考文献　[8][9][23][33]

【0257】成人发绀型先天性心脏病术前护理的要点是什么?

答:术前护理要点主要包括:

(1)严密监测生命体征,观察患者有无心力衰竭、上呼吸道感染或肺部感染等症状。

(2)注意休息,严格限制患者活动量,减少不必要的刺激,以免加重心脏负担,减少急性缺氧性晕厥的发作。

(3)慢性发绀会导致凝血异常,应适当饮水,避免血液黏稠度过高,警惕血栓栓塞的发生。

参考文献　[3][9][16][20]

【0258】体外循环心脏术后应加强对哪些方面的护理观察?

答:体外循环心脏术后会引起全身炎症反应,应重点加强以下方面的护理观察:

(1)低温:正常的复温速度为每小时 0.5～2℃。

(2)对呼吸的影响:肺不张、肺水肿、呼吸抑制等。

(3)心功能:心肌缺血与心肌缺血再灌注损伤使心肌收缩力下降。

(4)尿量和液体平衡:体外循环会打破患者的液体平衡并增加肾脏损伤的风险。

(5)疼痛。

(6)凝血功能障碍:出血或栓塞。

(7)心包纵隔引流管的护理:保持心包纵隔引流管的通畅并按时记录引流量,若发现单位时间内突然引流量减少,且中心静脉压升高,血压下降,提示心包引流不畅、心脏压塞,立即通知医师并协助处理。

参考文献 [4] [9] [16] [22]

【0259】心脏术后循环系统出现哪些情况时,要引起高度重视?

答:当出现以下任一情况,都需引起高度重视:

(1) 复温失败。

(2) 碱剩余超出-5 mmol/L。

(3) 低血压,对补液或小剂量升压药无反应。

(4) 少尿[尿量<0.5 ml/(kg·h),或应用利尿剂后 3 小时内尿量<1 ml/(kg·h)]。

(5) 外周灌注不良。

(6) 低心排[<2.2 L/(min·m²)]。

(7) 胸腔引流过多:1 小时引流量>300 ml;连续 2 小时引流量>200 ml/h;连续 4 小时引流量>150 ml/h。

(8) CVP>15 cmH₂O。

(9) 需 FiO₂>0.5,维持正常氧饱和度。

(10) 频发或持续心律失常。

(11) 12 小时内液体正平衡超过 2 L。

参考文献 [4] [9] [16]

【0260】应从哪些方面观察心脏术后患者发生了心包填塞?

答:可以通过观察以下内容:

(1) 心率增加。

(2) 颈静脉压力升高/CVP 增加。

(3) 血压降低。

(4) 心排血量降低。

(5) 尿量减少。

(6) 胸片出现心影增大。

(7) 奇脉(吸气时收缩压过度降低):心包填塞患者可能会降低 20~40 mmHg,但是在低血压及机械通气患者中很难诊断。

(8) 患者出现静脉压升高(中心静脉压≥25 cmH₂O,静脉怒张),心音遥远,心搏微弱,脉压小、动脉压降低的 Beck 三联征。

(9) 患者引流量由多突然减少,挤压引流管有血凝块流出等。

参考文献 [4] [9] [16] [18]

【0261】如何识别心脏术后患者发生低心排综合征?

答:心脏术后低心排综合征的特点主要包括:

(1) 每分输出量(CO)<2.0 L/(min·m²)。

（2）末梢血管收缩,四肢发冷苍白或发绀。

（3）毛细血管再充盈时间延长。

（4）低血压(平均动脉压<60 mmHg)。

（5）增加的 H^+ 和乳酸浓度。

（6）尿量减少。

（7）混合静脉氧饱和度降低(<60%)。

参考文献　[4][9][16][40]

【0262】评估心脏患者容量状况的方法有哪些?

答:(1)当患者体质量增加、颈静脉充盈、外周水肿、腹围增加,提示容量负荷过重。

（2）患者突然出现呼吸困难,水肿,乏力,心动过速、低血压(严重者)、肢端温度降低、皮肤充盈下降、口渴、口干、皮肤干燥,提示有低血容量的表现。

（3）协助医生超声测量下腔静脉直径,评估容量状态。

参考文献　[4][9][16][39]

【0263】瓣膜置换术后患者早期出现血红蛋白尿,应如何观察与处理?

答:护士应注意观察与处理以下情况:

（1）术后早期观察尿色,遵医嘱予尿常规检查,检查提示血红蛋白尿应考虑血细胞破坏和导致血细胞破坏的原因。

（2）发生血红蛋白尿者,给予高渗性利尿或静脉滴注 4% 碳酸氢钠碱化尿液,防止血红蛋白沉积在肾小管而导致肾功能损害。

（3）管道的观察及护理:保持尿管的通畅,能够正确记录出入量,密切观察尿液的颜色、性质和量,防止患者大量补液造成电解质紊乱和心力衰竭。

参考文献　[3][4][9][12]

【0264】护理大左房型巨大心脏瓣膜置换术后患者,应重点注意预防什么并发症?

答:大左房型巨大心脏瓣膜病患者最主要的临床特点是肺动脉高压、易并发呼吸道感染,所以术后护理的观察重点是预防肺动脉高压及肺不张、肺部感染、呼吸衰竭等肺部并发症。

参考文献　[3][4][31]

【0265】护理大左室型巨大心脏瓣膜置换术后患者,应重点注意预防什么并发症?

答:大左室型心脏瓣膜病患者的临床特点是易并发左心功能不全及恶性心律失常,所以术后护理的重点是预防并及时纠正恶性心律失常,避免循环波动,维持血钾在 4.5~5.0 mmol/L,配合补镁;加强左心功能维护,预防低心排等。

参考文献　[3][4][13]

【0266】心脏术后患者发生哪些情况时需考虑到有心肌缺血的可能?

答:(1) 无征兆的心力衰竭。

(2) 心电图 ST 段的改变:ST 段抬高或压低。

(3) 超声心动图显示新发的室壁运动异常。

(4) 患者主诉胸闷,胸痛持续不缓解。

(5) 患者检查提示肌钙蛋白,BNP 持续升高。

参考文献 [4][6][16][44]

【0267】患者发生围手术期心梗时,应如何配合医生进行急救处理?

答:急救处理措施主要包括:

(1) 控制心动过速,心率为 100 次/分以下。

(2) 控制血压:平均动脉压(MAP)维持在 70~100 mmHg。若患者出现低血压,考虑与血容量不足、缺血造成的心肌功能异常、使用血管扩张药物有关。

(3) 应用血管扩张药物如硝酸甘油降低舒张末期压力。

(4) 出血已经控制应服用阿司匹林。

(5) 以上方法无效时积极做好植入主动脉内球囊反搏(IABP)或外科手术的准备工作。

参考文献 [4][16][34]

【0268】冠状动脉旁路移植术(CABG)术后,观察到哪些循环指标时提示要配合医生做好置入主动脉内球囊反搏(IABP)的准备?

答:循环指标主要包括:

(1) 多巴胺用量>10 μg/(kg·min),同时应用两种正性肌力药物;血压仍进行性下降。

(2) 心排血量<2.0 L/(m² · min)。

(3) 中心静脉压>15 cmH$_2$O。

(4) 尿量<0.5 ml/(kg · h)。

(5) 严重的心肌缺血,顽固性心律失常,末梢循环差,组织氧供不足,乳酸持续上升,动脉血氧饱和度明显下降。

参考文献 [4][21][38]

【0269】对心脏术后使用利尿剂的患者应观察哪些方面?

答:护士应该注意观察以下内容:

(1) 心脏术后使用利尿剂的患者护士应观察其有无低血钾、低钠血症、低氯性碱中毒和低血容量。

(2) 观察患者血肌酐水平,预防肾衰竭。

(3) 关注患者尿酸水平,预防痛风。

（4）护士应监测患者的尿量、电解质、血气分析结果及血压。

参考文献　[3][5][33]

【0270】主动脉夹层如发生破裂,患者死亡率极高,预防术前夹层破裂的护理要点有哪些?

答:护理要点包括:

（1）绝对卧床休息。

（2）保持环境安静,避免情绪波动。

（3）病情观察:遵医嘱予心电监测,观察心率、血压、血象变化;观察主动脉夹层是否累及重要脏器导致供血障碍;观察神志改变,肢体运动情况,有无腹痛,腹胀,监测尿量。

（4）疼痛管理:评估疼痛的位置、性质、持续时间、诱因等,遵医嘱给予吗啡等阵痛药物以缓解疼痛,必要时应用镇静剂。

（5）遵医嘱按时给予患者缓泻剂,保持患者排便通畅。

（6）控制血压:遵医嘱严格控制血压,控制收缩压在 $100\sim120$ mmHg,心率在 $60\sim80$ 次/分。

（7）心理护理:向患者及家属介绍疾病及手术相关知识,耐心解答患者及家属的问题,缓解其对手术的恐惧和焦虑。

（8）做好急诊手术的术前准备。

参考文献　[9][19][25][30][33]

【0271】Stanford A 型主动脉夹层术后早期护理观察重点是什么?

答:主动脉夹层手术技术难度大、吻合口多、涉及重要脏器多,并发症发生率高,护士主要从以下几个方面密切观察:

（1）出血:观察引流液的性状及量,若引流出的血性液体持续 2 小时超过 4 ml/(kg·h)考虑有活动性出血,及时汇报医生处理,并做好再次开胸止血的准备。

（2）神经系统并发症:严密观察患者意识、瞳孔、肢体活动情况。

（3）肾功能不全:观察尿量、颜色,监测肾功能。

（4）感染:密切监测患者体温及血常规变化。严格无菌操作,根据病情尽早拔除各种管道。遵医嘱使用抗生素。

（5）其他:心律失常、急性呼吸衰竭、低心排综合征、喉返神经损伤等。

参考文献　[4][6][9][24][25]

【0272】为避免血压波动对主动脉夹层的影响,应如何做好目标血压控制?

答:患者术前常有高血压病史,紧张、手术低温、术后疼痛等因素可引起术后血压升高,造成吻合口渗血和缝线撕脱,因此,术后需要积极控制血压。

（1）遵医嘱合理使用利尿剂和血管扩张剂等降压药,严格控制输液速度和量。

（2）适量应用镇痛、镇静药物,防止因疼痛躁动引起血压升高。

（3）术后复温,注意保暖。

（4）吸痰前给予镇静、降压药物,防止吸痰刺激引起血压骤升。吸痰时动作轻柔。

参考文献 [4][6][9][24][28]

【0273】如何将急性 Stanford A 型主动脉夹层患者安全转运至手术室？

答：根据《中国重症患者转运指南》,结合主动脉夹层的病情特点,护士将患者安全转运至手术室有以下措施：

（1）转运人员：安排由接受过主动脉夹层转运培训的 N2 级重症监护护士及一名医生参与转运。

（2）转运设备：备转运监护仪、氧气瓶、负压吸引设备、抢救药品、简易呼吸器等,有机械通气的患者备转运呼吸机。

（3）转运前准备：评估患者整体状况。机械通气的患者出发前明确气管插管深度并妥善固定。转运前电话通知电梯及手术室。电梯随时等候转运,手术室做好接收准备。保持静脉通路通畅,遵医嘱镇痛、镇静。

（4）转运中的监测：护士负责保证各设备有效运转并严密监测,确保患者安全。如有其他管道,妥善固定避免意外脱管。

（5）转运心理护理：做好患者和家属心理护理,转运人员紧急而有序,避免增加主动脉夹层患者心理负担,避免情绪波动,防止夹层破裂。

（6）全面交接：到达手术室后,与手术室等待人员做好全面交接。

参考文献 [4][6][9][24][43]

【0274】何谓体外膜式氧合器氧合疗法 ECMO？ ECMO 的转流方式有哪些？

答：体外膜式氧合器氧合疗法（ECMO）是一种仅保留体外循环系统中最关键结构,将静脉血从体内引流到体外,经膜式氧合器氧合后再由驱动泵将血液泵入体内的短期心、肺辅助技术。

转流方式：

（1）静脉-动脉 ECMO（V-A ECMO）：同时支持循环和呼吸功能,维持较高的动脉氧分压,为患者提供足够的氧供和有效的循环支持。

（2）静脉-静脉 ECMO（V-V ECMO）：适用于肺部病变,仅需要呼吸功能支持的患者,代替肺功能,为低氧的血液提供氧合。

（3）动脉-静脉 ECMO（A-V ECMO）：属于无泵驱动型 ECMO,主要适用于心功能尚可而呼吸功能衰竭患者,是利用患者自身 A-V 压差推动血液流动以进行气体交换。

参考文献 [4] [15]

【0275】瓣膜置换术后抗凝治疗的原则是什么?

答:(1) 给药剂量要准确,每天尽可能在同一时间服药。

(2) 定期复查 PT 及 INR 来调整抗凝药的使用剂量。

(3) 严密观察有无出血倾向。如果出现出血倾向应立即检查 PT 及 INR,根据检验结果调整用药。

(4) 嘱患者不可自行停药。

(5) 必须注意抗凝药与其他药物之间的相互作用,观察抗凝效果及不良反应。

参考文献 [42]

参考文献

[1] 邓丽萍,张嫣.普胸外科术后胸腔引流方式回顾与护理进展[J].护士进修杂志,2015, 30(6):499-502.

[2] 多学科围手术期气道管理专家共识(2016 年版)专家组. 多学科围手术期气道管理专家共识(2016 年版)[J].中国胸心血管外科临床杂志,2016,23(7):641-645.

[3] 阜外医院护理部.心血管病护理手册[M].北京:中国协和医科大学出版社,2006.

[4] 郭加强,吴清玉.心脏外科护理学[M].北京:人民卫生出版社,2003.

[5] 国家心血管病中心.成人急性心力衰竭护理实践指南[J].中国护理管理.2016,16(9) 1179-1188.

[6] 胡盛寿. 阜外心血管外科手册[M].北京:人民卫生出版社,2006.

[7] 黄丽,王晓霞,等.回馈教学对食管癌开胸手术患者呼吸功能锻炼依从性的研究[J]. 中华护理杂志,2016,Vol.51,No.1:26-28.

[8] 霍孝蓉,等.实用临床护理"三基"个案护理[M].南京:东南大学出版社,2014.

[9] 李乐之,路潜. 外科护理学[M].6 版.北京:人民卫生出版社,2017.

[10] 李印,孙海波.食管癌加速康复外科治疗的进展及展望[J].中华胸部外科电子杂志, 2017,4(3):140-148.

[11] 练银霞,陈振强,等.心胸外科手术患者呼吸训练器呼吸功能锻炼效果[J].护理学杂志,2017,32(8):40-47.

[12] 刘红杰,二尖瓣成形术后出现血红蛋白尿的观察及护理[J].中国实用护理志,2010, 26(29):34-35.

[13] 刘涛,林称意,等.大左室心脏瓣膜病 49 例围术期治疗体会[J].临床外科杂志,2017, 25(5):369-371.

[14] 刘燕,王春梅,等. 一例小儿巨大胸膜肺母细胞瘤的术后监护[J].护士进修杂志, 2016,12:1147-1149.

[15] 龙村.ECMO 手册[M].北京:人民卫生出版社,2007.

[16] 罗宾•史密斯,麦克•希金斯,等. 心胸重症监护[M].北京:中国医药科技出版社,2016.

[17] 罗晶,王爱民,等.排痰困难患者排痰方法的研究进展[J].上海护理,2014,14(4):63-65.

[18] 欧洲心脏病学会(ESC).《心脏填塞紧急管理的分类策略立场声明》推荐意见.2014.

[19] 欧洲心脏病学会. 2014ESC 主动脉疾病诊断和治疗指南. 2014-08-29.

[20] 潘沱,王晓峰,等.术前严重紫绀对法乐四联症根治术后早期恢复的影响[J].中国循环杂志,2017,32(6):603-606.

[21] 石丽,李庆印,等. 冠状动脉旁路移植术后置入主动脉内球囊反搏护理专家共识[J].中华护理杂志,2017,52(12):1432-1439.

[22] 石秋霞,韩丹诺,等.体外循环心脏手术后急性肾损伤的危险因素分析[J].中国循证心血管医学杂志,2017,9(4):452-455.

[23] 宋岩,支修益.胸腺瘤合并重症肌无力的围术期护理[J].中国微创外科杂志,2017,1(17):22-24.

[24] 孙立忠,主动脉外科学[M].北京:人民卫生出版社,2011.

[25] 孙立忠. 主动脉夹层诊断与治疗规范中国专家共识[J].中华胸心血管外科杂志.2017,33(11)641-654.

[26] 吴在德,吴肇汉,等.外科学[M].7 版.北京:人民卫生出版社,2011.

[27] 谢春梨,张桂秀,等.应用失效模式与效用分析预防开胸术后肺不张[J].护理研究,2013,27(6):1887-1888.

[28] 熊剑秋,王毅,苏云艳,等.全胸腹主动脉替换术围手术期护理[J].中华护理杂志.2012,(47):271-272.

[29] 杨颖,王琳娜.胸部重症损伤患者的急救观察及护理[J].中国实用护理杂志,2013,29(12):12-13.

[30] 殷慧智,崔玉玲.29 例 A 型急性主动脉夹层患者围手术期目标血压的管理[J].中华护理杂志.2014,(10):1188-1190.

[31] 虞聪,董念国,等.继发性三尖瓣反流危险因素的 Meta 分析[J].中国循证医学杂志,2013,12:1482-1491.

[32] 曾娟琴,周燕红,等. 实施集束化护理对降低胸腔闭式引流并发症的效果观察[J].护理研究,2017,31(7):861-863.

[33] 张海燕,吴晓英. 实用外科护理疑难问答[M].北京:清华大学出版社,2008.

[34] 张林秀. 老年无痛性心肌缺血动态心电图特点及护理[J].护理研究.2011,(36):3358.

[35] 张燕京. 临床护理案例分析外科护理技能[M].北京:人民卫生出版社,2015.

[36] 赵庆华,等.危重症临床护理使用手册[M].北京:人民卫生出版社,2014.

[37] 赵秋月,原红,等.17 例胸内巨大肿瘤切除围手术期护理[J].中华护理杂志,2010,9:801-803.

[38] 郑慧萍,徐敏,万峰,等.主动脉内球囊反搏在高危冠状动脉旁路移植术患者中的应用[J].中国微创外科杂志.2015,(10):868-871,875.

[39] 中国医师协会心力衰竭专业委员会.成人急性心力衰竭护理实践指南[J].中国护理管理,2016;9:1179-1188.

[40] 中国医师协会心脏重症专家委员会.低心排血量综合征中国专家共识[J].解放军医学杂志,2017,42(11):933-944.

[41] 中国医师协会胸外科分会快速康复专家委员会.食管癌加速康复外科技术应用专家共识(2016版)[J].中华心胸外科杂志,2016;32(12):717-722.

[42] 中华医学会血栓栓塞性疾病防治委员会.医院内静脉血栓栓塞症预防与管理建议[J].中华医学杂志,2012,92(40):2816-2819.

[43] 中华医学会重症医学分会.中国重症患者转运指南.2010-06.

[44] 周秀华,等.急危重症护理学[M].北京:人民卫生出版社,2007.

第四节　泌尿外科疾病护理

【0276】前列腺癌根治术后患者出现尿失禁时,如何评估其失禁程度?

答:患者尿失禁主要包括以下分级:

(1)无尿失禁:日常活动及轻度体育锻炼无漏尿,从不使用尿垫。

(2)轻度尿失禁:轻度体育锻炼时偶有少量漏尿,每日使用尿垫不多于1块。

(3)重度尿失禁:日常活动中有漏尿,每天需要使用尿垫,但卧位、坐位时漏尿减轻或消失,并有排尿活动。

(4)完全尿失禁:任何体位均有漏尿,无正常排尿活动。

参考文献 [14][15]

【0277】前列腺癌根治术后患者出现尿失禁时,护士如何指导其进行盆底肌锻炼?

答:护士应指导患者做好以下锻炼:

(1)身体放松,不要憋气,可运用不同的姿势,如坐位、卧位或站立体位,从中自行找出一种最容易的姿势。

(2)收缩盆底肌,嘱患者做肛门会阴收缩动作(腹部、会阴、肛门同时收缩),感觉肛门收缩有力即可。

(3)持续收缩盆底肌2~6秒,松弛休息2~6秒,如此反复10~15次为1组,每天训练3~8组,持续8周以上或更长。

参考文献 [3][4][12][17]

【0278】 对首次服用盐酸坦索罗辛缓释胶囊(如哈乐等)的患者,用药指导的重点是什么?

答:盐酸坦索罗辛缓释胶囊是治疗良性前列腺增生的常用药物,用药指导的重点是:

(1) 告知患者及家属药物主要副作用为头晕、直立性低血压。

(2) 尽量在睡前服药,服药后夜里起床或突然改变体位时注意安全,改变体位时动作宜慢,遵循活动"三部曲",待没有头晕等不适时再进行活动;必要时在床边备好便器,避免服药后下床活动发生意外。

(3) 与其他降压药分开服用。

(4) 服药期间定时监测血压。

参考文献 [9] [10] [17]

【0279】 如何评估前列腺电切术后患者的排便情况?

答:行前列腺电切术后患者排便的评估内容包括:

(1) 排便次数、排便量以及排便的形状和软硬度。

(2) 排便方式:床上排便或床旁排便。

(3) 是否服用缓泻剂或使用开塞露。

(4) 影响排便的因素。

(5) 排便是否费力,排便后血尿是否加重。

参考文献 [10] [11]

【0280】 对于体外冲击波碎石后患者,护士应指导其采取何种体位促进有效排石?

答:(1) 肾结石碎石后一般取健侧卧位;同时叩击患侧肾区,利于碎石由肾盏排入肾盂输尿管。

(2) 结石位于肾上盏、中盏、肾盂、输尿管上段,碎石后取立位或头高脚低位,上半身抬高,在无肾绞痛、血尿等并发症时可适当做跳跃、跑步等运动。

(3) 结石位于肾下盏,碎石后取头低腰高位、健侧卧位。

(4) 巨大肾结石碎石后宜取患侧卧位,利于结石随尿液缓慢排出。

参考文献 [9] [10] [12]

【0281】 如何指导泌尿系结石患者根据结石成分、代谢状态调节饮食?

答:应根据患者情况做好有针对性的饮食指导:

(1) 吸收性高钙尿症患者摄入低钙饮食,其他患者不需限钙饮食。

(2) 草酸盐结石患者应限制浓茶、菠菜、巧克力、草莓、麦麸、芦笋和各种坚果(松子、核桃、板栗等)。

(3) 尿酸结石患者不宜食用含嘌呤高的食物,如动物内脏,限制各种肉类和鱼虾等高蛋白的食物。

（4）胱氨酸结石患者主要限制富含蛋氨酸的食物,包括蛋、奶、花生等。

（5）磷酸钙和磷酸镁氨结石患者应低钙、低磷饮食,少食豆类、奶类、蛋黄食品。

参考文献　[4][10][12]

【0282】如何指导行卡介苗膀胱灌注的患者处置尿液?

答:灌注后 6 小时内的尿液排入马桶内均须倒入 2 杯漂白剂溶液,保留15～20 分钟后再冲马桶,马桶要连续冲 2 次。

参考文献　[18]

【0283】携带双 J 管出院的患者,居家生活时需嘱其注意哪些问题?

答:经皮肾镜碎石取石术和经尿道输尿管镜碎石取石术术后患者需携带双 J 管 4～6 周,一般术后 4 周复查后拔除。此类居家人员应嘱其注意:

（1）多饮水,在肾功能允许的情况下,保持尿量大于 2 000 ml/d。

（2）不憋尿,保持大便通畅,以防止腹内压增高引起尿液反流。

（3）在置管期间不做四肢及腰部同时伸展动作(如过度弯腰、突然下蹲等)及重体力劳动,防止双 J 管滑脱和移位。

（4）出现排尿疼痛、尿频、血尿等情况,可能是双 J 管膀胱端刺激所致,一般经多饮水、减少活动和对症处理后均能缓解。

（5）如果出现无法缓解的膀胱刺激征、尿中有血块、发热等症状,应及时就诊。

（6）遵医嘱按时来院拔除双 J 管。

参考文献　[4][8][9][10][12]

【0284】如何指导患者留取尿荧光原位杂交(FISH)标本?

答:尿 FISH 是以疑似膀胱癌患者的尿沉渣作为检测对象,用荧光原位杂交的方法,检测尿脱落细胞染色体的畸变。可作为膀胱癌早期诊断以及膀胱癌术后复发的一种辅助检测手段。留取方法是:

（1）收集晨尿 300～500 ml,睡前、夜间少饮水,尽量避免夜间起床排尿,取样后常温下 2 小时内送检。

（2）有夜尿习惯的或前列腺疾病的患者,也可收集夜尿(分开收集),置于2～8℃冷藏,于 6 小时内送检。

（3）可在留尿前稍做运动(或按摩腹部约半小时)以增加尿液中的细胞量。

（4）收集尿液时注意防止尿道口被分泌物污染,女性患者留尿标本前需先清洗或冲洗会阴部,月经期不宜留尿标本,避免白带、月经血、粪便等异物混入尿液。

参考文献　[2][13]

【0285】膀胱肿瘤行尿流改道术后患者造口周围皮肤有白色粉末晶体黏附,如何处理?

答:造口周围皮肤有白色粉末可能是尿酸结晶,处理方法:

(1)可用稀释的醋酸液(5％醋酸或白醋和清水按1∶3容积比例稀释)局部湿敷约20分钟后擦拭。

(2)如果结晶已经长至泌尿造口黏膜上,可使用稀释的醋酸液冲洗黏膜,每日2～3次,再用清水清洗。

(3)清洗过程中要注意动作轻柔,使用柔软的清洗材料,避免出血。

参考文献 [7]

【0286】护士给低钠血症患者输注高浓度钠时需注意什么?

答:低钠血症是指患者血清 Na$^+$ 浓度低于 135 mmol/L。给予低钠血症患者输入高浓度钠时需注意:

(1)静脉输注浓度3％氯化钠溶液时,输入速度不宜太快,约100 ml/h。

(2)观察患者生命体征及意识的变化。

(3)注意安全,避免坠床、意外拔管等。

参考文献 [9][10][17]

【0287】肾损伤患者在保守治疗期间如何进行活动?

答:(1)绝对卧床休息至少2周,待病情稳定、血尿消失后可离床活动。

(2)卧床休息期间每天可在床上活动,如抬臀运动、双下肢屈伸、足背背伸运动,防止失用性肌萎缩;有效深呼吸锻炼每4小时一次,每次锻炼连续做深呼吸10次,防止坠积性肺炎和深静脉血栓的发生。

(3)肾损伤恢复后3个月内不宜参加体力劳动或激烈的竞技运动。

参考文献 [4][10][17]

【0288】如何指导孤立肾患者在日常生活中保护肾脏?

答:应对患者做好以下健康指导:

(1)生活要有规律,劳逸结合,戒烟戒酒,保持乐观情绪及充足的睡眠。

(2)进食优质蛋白、低脂、低盐、低胆固醇饮食。

(3)少量多次饮水,保证每日尿量在2 000 ml左右。

(4)定期复查血尿常规、生化、泌尿系统B超等。

(5)避免应用对肾脏有毒性作用的药物。

(6)避免重体力劳动,避免腰部碰撞,若出现腰酸、胀痛、血尿,应及时就诊。

参考文献 [4][8][10][17]

【0289】如何依据排尿过程中血尿出现的时间判断患者可能出血的部位?

答:(1)血尿出现在排尿的初始阶段,提示出血部位在尿道。

(2)血尿出现在排尿的终末阶段,提示出血部位在后尿道、膀胱颈部或膀胱三角区。

（3）排尿全过程均为血尿，提示出血部位在膀胱或其以上部位。

参考文献　　[10]

【0290】靶向治疗期间，如何评估患者是否出现手足综合征？

答：服用分子靶向药物治疗后，患者如出现手足麻木、感觉迟钝、感觉异常、麻刺感、无痛感、红斑、脱屑、皲裂，手掌足底红肿热痛及水疱等一系列症状，即出现了手足综合征。

参考文献　　[5][16]

【0291】如何指导携带膀胱造瘘管出院的患者做好自我护理？

答：应指导患者做好以下自我护理：

（1）观察造瘘口的皮肤有无红肿、糜烂，敷料有无渗液，保持敷料干燥清洁。

（2）多饮水，在肾功能允许的情况下，保持每日尿量大于 2 000 ml。

（3）妥善固定造瘘管，造瘘管和引流袋的位置切勿高于膀胱区。

（4）间断轻柔挤压造瘘管，以促进沉淀物的排出。发观造瘘管阻塞时不可自行冲洗，应随时就诊。

（5）如出现膀胱刺激征、尿中有血块、发热等，应及时就诊。

（6）长期保留膀胱造瘘管的患者，根据造瘘管材质按要求定期更换。

参考文献　　[4][8][10][12]

【0292】为避免前列腺增生患者突发急性尿潴留，应指导患者及家属掌握哪些相关知识？

答：应对家属进行以下指导：

（1）避免过度劳累、饮酒、久坐等。

（2）适当饮水，勤排尿、不憋尿，避免尿路感染。

（3）注意保暖，防止受凉。

（4）多摄入粗纤维食物，忌辛辣食物，以防便秘。

参考文献　　[9][10]

【0293】肾移植术后患者应如何根据尿量合理补液？

答：保持出入量平衡，后 1 小时的补液量与速度依照前 1 小时排出的尿量而定：尿量<200 ml/h，补液量等于尿量；尿量 200～500 ml/h，补液量为尿量的 4/5；尿量 500～1 000 ml/h，补液量为尿量的 2/3；尿量 1 000 ml/h 时，补液量为尿量的 1/2。24 小时出入水量差额一般不能超过 1 500～2 000 ml；当尿量>300 ml/h 时，应加强盐的补充，盐与糖的比例为 2:1。

参考文献　　[10]

【0294】肾移植术后急性排斥反应有哪些表现？如何判断排斥逆转？

答：(1) 肾移植术后急性排斥反应的临床表现：体温突然升高且持续高热，伴有血压升高、尿量减少、血清肌酐上升、移植肾区闷胀感、压痛等。

(2) 排斥逆转的判断：抗排斥治疗后，如果体温下降至正常，尿量增多，体重稳定，移植肾肿胀消退、质变软、无压痛，全身症状缓解或消失，血肌酐、尿素氮下降，提示排斥逆转。

参考文献 [4][10]

【0295】如何评估膀胱肿瘤行尿流改道术后患者发生了尿瘘？

答：膀胱肿瘤行尿流改道术后患者发生尿瘘的征象：伤口渗出增多；引流量增多，色清淡，引流液肌酐检查确定为尿液；尿量减少；体温升高、腹痛腹胀、白细胞计数升高等感染表现。

参考文献 [10][17]

【0296】肾移植术前宣教和准备的内容包括哪些？

答：肾移植术前宣教和准备的内容包括：包括术前宣教、心理和营养评估、全身性检查、肠道准备、预防性应用抗生素和术前透析。

参考文献 [6]

【0297】神经源性膀胱的处理策略包括哪些？

答：(1) 神经源性膀胱治疗的首要目标是保护肾脏功能，使患者能够长期生存，次要目标是提高控尿能力、提高生存质量。

(2) 治疗原则是确保逼尿肌压力在储尿期和排尿期都保持在低压、安全范围内。

(3) 间歇性导尿是膀胱训练的重要方式，是协助膀胱排空的金标准；膀胱间歇性充盈与排空有助于膀胱反射的恢复，必须遵循间歇性导尿的实施原则、应用条件与标准方法。

(4) 任何辅助膀胱排空的方法或手法辅助、腹部加压排尿等都必须谨慎其不良后果，须在尿流动力学监测允许下实施并定期随访。

(5) 留置尿管及膀胱造瘘在原发性神经系统疾病急性期的短期应用是安全的，但长期使用均有较多并发症。

参考文献 [1]

【0298】肾移植术后患者血糖控制的原则是什么？

答：晨间空腹血糖 4～7 mmol/L，餐前及夜间血糖 4～10 mmol/L，并注意避免低血糖。同时，应密切监测血糖，营养液输入应注意持续、匀速，避免血糖波动。

参考文献 [6]

【0299】如何指导肾移植术后患者早期下床活动？

答：积极鼓励肾移植受者术后第 2 天或更早开始下床活动并完成每日制定的活动目标，如术后第 2 天下床活动 1～2 小时；若不能耐受下床，可以嘱其坐在床缘，双腿下垂并晃动，至出院时每天下床活动 8～10 小时。术后充分镇痛是促进受者早期下床活动的重要保障。

参考文献　[6]

参考文献

[1] 蔡文智,孟玲,李秀云.神经源性膀胱护理实践指南(2017 年版)[J].护理学杂志, 2017(24):1-7.

[2] 蔡祖冲,文碧燕,黄师菊,等.不同方法留取尿标本在 FISH 技术诊断膀胱肿瘤的效果评价[J].中华腔镜泌尿外科杂志(电子版),2012,6(4):308-311.

[3] 丁炎明,陈秀娟,徐洪莲,等.失禁护理理论与实践[M].北京:人民卫生出版社,2016.

[4] 丁炎明,谢双怡,等.北京大学第一医院泌尿外科护理工作指南[M].北京:人民卫生出版社,2016.

[5] 郭宏骞,赵晓智等.肾癌 100 问[M].北京:中国协和医科大学出版社,2012.

[6] 国家卫生健康委员会医管中心加速康复外科专家委员会器官移植学组.中国肾移植围手术期加速康复管理专家共识(2018 版)[J],2018,12(4):151-156.

[7] 胡爱玲,郑美春,龙小芳,等.泌尿造口护理与康复指南[M].北京:人民卫生出版社,2017.

[8] 霍孝蓉.实用临床护理三基个案护理[M].南京:东南大学出版社,2014.

[9] 李乐之,路潜,李津,等.外科护理学[M].5 版.北京:人民卫生出版社,2012.

[10] 李乐之,路潜,张美芬,等.外科护理学[M].6 版.北京:人民卫生出版社,2017.

[11] 李晓寒,尚少梅,等.基础护理学[M].5 版.北京:人民卫生出版社,2012.

[12] 那彦群,叶章群,孙颖浩,等.中国泌尿外科疾病诊断治疗指南(2014 版[M].北京:人民卫生出版社,2013.

[13] 尿液标本的收集及处理指南.中华人民共和国卫生行业标准.

[14] 潘慧仙,诸靖宇,黄帮高,等.盆地生物反馈联合电刺激治疗前列腺癌术后尿失禁疗效分析[J].浙江临床医学,2014,16(12):1951-1952.

[15] 孙颖浩,高旭,高小峰,等.个体化改良术式防治前列腺癌根治术后尿失禁[J].临床泌尿外科杂志,2004,19(8):449-451.

[16] 许莲琴,毛燕君,江旭,等.护理干预对肝癌病人口服索拉菲尼致手足综合征的影响[J],护理研究,2012,26(4):1111-1112.

[17] 张伟英,叶志霞,等.外科护理查房[M].2 版.上海:上海科学技术出版社,2017.

[18] 中华医学会泌尿外科学分会膀胱癌联盟.膀胱内灌注治疗操作规范(2015 版)[J].中华泌尿外科杂志,2015,36(7):481-483.

第五节　骨科疾病护理

【0300】前臂及小腿闭合性骨折的患者,出现什么表现提示发生了骨筋膜室综合征? 护士该如何进行紧急处置?

答:前臂及小腿闭合性骨折的患者,早期若出现"5P"征象则提示发生了骨筋膜室综合征。"5P"包括:① 疼痛(pain);② 苍白(pallor);③ 麻痹(paralysis);④ 感觉异常(paresthesia);⑤ 脉搏消失(pulseless)。患者一旦出现肢体血液循环受阻或神经受压的征象,应立即放平患肢,禁用冰袋降温,拆除石膏、敷料等外固定,及时行切开减压术。

参考文献　[11] [20] [24]

【0301】骨科大手术患者该如何进行下肢深静脉血栓的预防?

答:骨科大手术患者应该根据下肢深静脉血栓评分选择预防措施。措施包括:

(1) 基本预防措施:① 手术操作规范,减少静脉内膜损伤;② 正确使用止血带;③ 术后抬高患肢,促进静脉回流;④ 注重预防静脉血栓知识宣教,指导早期康复锻炼;⑤ 围术期适度补液,避免血液浓缩。

(2) 物理预防措施:足底静脉泵、间歇充气加压装置及梯度压力弹力袜等。

(3) 药物预防措施:合理选择抗凝药物。我国现有抗凝药物包括普通肝素、低分子肝素、Ⅹa 因子抑制剂类、维生素 K 拮抗剂、抗血小板药物。

参考文献　[18] [32]

【0302】哪些患者要禁用或慎用物理预防措施进行 DVT 的预防?

答:以下情形要禁用或慎用物理预防措施进行 DVT 预防:① 充血性心力衰竭、肺水肿或下肢严重水肿;② 下肢 DVT 形成、肺栓塞发生或血栓(性)静脉炎;③ 间歇充气加压装置及梯度压力弹力袜不适用于下肢局部异常(如皮炎、坏疽、近期接受皮肤移植手术);④ 下肢血管严重动脉硬化或狭窄、其他缺血性血管病(糖尿病性等)及下肢严重畸形等。

参考文献　[32]

【0303】骨科患者康复训练的原则是什么? 分几个阶段进行?

答:骨科患者康复训练应遵循循序渐进、动静结合、主动与被动相结合的原则。分为三个阶段:

(1) 初期:术后 1～2 周,以患肢肌肉的等长收缩运动为主,而身体其他部位应加强各关节的主动活动。

(2) 中期:术后 2 周以后,在医护人员指导和健肢帮助下,配合简单的器械或支架辅助锻炼,逐渐增加病变肢体的运动范围和运动强度。

(3) 后期:病变部位基本愈合,外固定支具已拆除,加强关节活动范围和肌力的锻炼,配合物理治疗和外用药物熏蒸,促进康复。

参考文献 [11]

【0304】脂肪栓塞综合征的典型表现及急救措施是什么?

答:成人骨干骨折后48小时内易发生脂肪栓塞综合征,其典型表现为皮下点状出血;进行性呼吸困难、发绀、低氧血症,胸部X线显示有广泛性肺实变;出现不明原因的神志不清、烦躁不安、嗜睡、昏迷,甚至死亡。

急救措施主要包括:

(1) 嘱患者绝对卧床,头部降温,监测生命体征、意识、血氧饱和度、血气分析和出凝血时间等。

(2) 氧疗:无呼吸窘迫患者予以面罩给氧,氧浓度50%;氧分压下降至70 mmHg予呼吸机辅助通气。

(3) 遵医嘱正确合理使用药物,观察药物不良反应:激素、抗脂肪栓药物、抗凝药、白蛋白、甘露醇、利尿剂、冬眠镇静剂等。

参考文献 [11][24]

【0305】股骨干骨折患者入院时的病情观察要点是什么?

答:股骨干骨折患者入院时的病情观察要点主要包括:

(1) 股骨干骨折失血量较大,应观察患者有无脉搏增快、皮肤湿冷、血压下降等低血容量性休克表现。

(2) 骨折可损伤下肢重要神经或血管,应观察患肢血液供应,如足背动脉搏动和毛细血管充盈情况,并与健肢比较。

(3) 观察患肢是否出现感觉和运动功能障碍,一旦出现异常,及时报告医师并协助处理。

参考文献 [11][20]

【0306】股骨颈骨折患者怎样保持患肢的正确体位?

答:股骨颈骨折患肢的正确体位为:

(1) 患肢置于外展中立位,外展15°～30°,脚尖向上或穿"丁"字鞋。

(2) 患肢避免外旋和内收,维持骨折断端,尤其是患肢远端的姿势,以免发生骨折移位。

参考文献 [4][6][11][15][34]

【0307】创伤后如何判断肢体有无骨折?

答:可从以下几个方面判断:① 伤肢畸形;② 反常活动;③ 骨擦音或骨擦感;④ 间接叩击痛;⑤ 肿胀;⑥ 功能障碍。

前三条为骨折的专有体征,只要出现一项,即可诊断骨折。

参考文献 [6][8][11]

【0308】维持颅骨牵引患者持续有效牵引的护理措施有哪些？

答：维持持续有效牵引的护理措施主要包括：

（1）牵引重量不可随意增减或移去，不可随意放松牵引绳。

（2）牵引重锤保持悬空，不得接触地面或靠在床栏上，头部不可抵住床头。

（3）保持头、颈、躯干与牵引绳在一条直线上。牵引的方向和颈椎安置的位置对复位十分重要。颈椎损伤致双侧关节突关节脱位患者，颅骨牵引保持轻度的屈曲位（约 20°），严防过伸。待脱位或交锁的关节牵开后，在肩背部垫一软枕，并改为轻度伸展位。

（4）抬高床头 15～30 cm，增加反牵引力。

参考文献 ［5］［8］［23］

【0309】脊髓损伤患者出现膀胱排空障碍如何处理？

答：脊髓损伤患者出现膀胱排空障碍常用的处理方法有经尿道留置尿管、间歇导尿（intermittent catheterization，IC）、耻骨上膀胱造瘘等。损伤急性期选用经尿道留置尿管，当合并尿道损伤等留置导尿的禁忌证时，可行耻骨上膀胱造瘘。在生命体征稳定后，排除间歇导尿禁忌证，伤后 1 周，即可酌情开始进行间歇导尿。急性期严禁为了诱发自主排尿而进行的挤压、叩击膀胱等动作。

参考文献 ［10］［29］［30］［31］

【0310】腰椎间盘突出症患者行髓核摘除或微创手术后如何指导腰背肌锻炼？

答：术后拔除引流管，伤口无明显疼痛即开始指导患者进行腰背肌功能锻炼。具体方法包括：

（1）飞燕法：患者俯卧，双上肢向背后伸，双膝伸直、颈部后伸，以腹部为支点，分别抬起胸部和双腿离开床面，持续 3～5 秒，放松 3～5 秒。

（2）五点支撑法：患者仰卧，屈肘伸肩，屈膝伸髋、收缩背伸肌，以双肘、双足、头部为支点，使腰部离开床面。

（3）三点支撑法：患者仰卧，双肘屈曲贴胸，以双足、头部为支点，使腰部离开床面。

锻炼次数和量因人而异，循序渐进。

参考文献 ［3］［6］［14］［15］

【0311】急性脊髓损伤患者入院时护士重点评估什么内容？

答：脊髓损伤患者入院时护士重点评估的内容包括：

（1）生命体征、氧饱和度与意识。

（2）神经功能：评估患者的痛觉、触觉、位置觉和运动觉、关键肌的肌力及反射。

（3）排尿及排便：评估大小便能否自解，有无尿潴留、尿失禁及大便失禁；尿色、尿量的变化。

（4）皮肤组织损伤：评估受伤部位及骨隆突处有无皮肤组织破损，肤色和皮温改变，活动性出血及其他复合型损伤的迹象。

（5）腹部体征：评估有无腹胀、腹肌紧张、压痛等腹膜刺激征象。

参考文献 [3][5][10][11][14]

【0312】颈椎前路手术后出现颈部肿胀明显，主诉憋气，呼吸困难，氧饱和度下降，应如何紧急处理？

答：（1）应立即汇报医生，床头抬高30°，予高浓度氧气吸入，备齐急救物品。

（2）配合医生进行床旁拆除颈部切口缝线，敞开切口，去除气管周围血块，解除气管压迫。

（3）遵医嘱予雾化吸入、激素、脱水治疗，解除气管痉挛。

（4）必要时联系麻醉科进行气管插管、气管切开。

参考文献 [9][27][28][33]

【0313】卧床患者行枕颌带牵引的注意事项是什么？

答：卧床患者行枕颌带牵引的注意事项主要包括：

（1）卧床牵引重量一般为 2～3 kg，不超过 5 kg。

（2）牵引时枕颌带中心位于下颌处，防止枕颌带下滑压迫气管引起窒息。

（3）牵引时，避免枕颌带压迫两耳及头面两侧皮肤，防止压力性损伤。

参考文献 [6][11][17]

【0314】创伤性休克患者的急救护理措施有哪些？

答：创伤性休克患者的急救护理措施：

（1）立即将患者置于抢救床上，给予休克体位，即头和躯干抬高 20°～30°、下肢抬高 15°～20°。

（2）立即心电监护、吸氧，必要时吸痰，保持呼吸道通畅。需插管时通知麻醉科，备好用物、呼吸机。

（3）迅速建立 2 条以上静脉通道，同时抽血做血型和交叉配血及血常规检查；合理安排补液的种类、量及速度。

（4）留置导尿，记录每小时尿量、颜色、性状。

（5）观察患者神志、瞳孔、生命体征、氧饱和度，皮肤颜色及温度的变化，快速、准确地执行医嘱，做好护理记录。

（6）注意保暖，做好安慰及解释工作，消除患者及家属的恐惧心理。

参考文献 [6][11][15]

【0315】颈椎病手术后观察要点有哪些?

答:颈椎病手术后观察要点包括:

(1) 神经功能:四肢的感觉、运动(肌力)、反射及有无喉返神经损伤(声音嘶哑)喉上神经损伤(饮水呛咳、音调降低)。

(2) 生命体征(呼吸、血压、脉搏、体温)、意识情况及血氧饱和度。

(3) 切口:有无红、肿、热、痛及渗血,警惕颈前路切口内血肿及喉头水肿引起的呼吸困难,表现为张口状急迫呼吸、口唇发绀、血氧饱和度下降。

(4) 切口引流:引流液的量、颜色、性质,引流管效能,警惕脑脊液漏的发生。

参考文献 [3][11][21]

【0316】严重颈脊髓损伤患者出现中枢性高热,应采取哪些护理措施?

答:严重颈脊髓损伤患者出现中枢性高热的护理措施:

(1) 应采取物理降温措施,冰袋冷敷、冰水灌肠或温水、乙醇擦浴,并调节室温在 18～20℃。

(2) 持续中流量吸氧,提高脊髓的耐受性,利于康复。

(3) 遵医嘱给予补液,给予足够的电解质、糖、氨基酸,以补充能量消耗。

(4) 严密观察体温变化,做好口腔、皮肤护理。

参考文献 [3][15]

【0317】断指再植术后断指血供如何观察?

答:断指再植术后断指血供应观察内容:

(1) 肢体色泽:断指再植术后肢体色泽的变化是最容易观察到的客观指标。再植断指的色泽比正常指红润。

(2) 肢体温度:术后应用皮肤测温仪进行接触测试,并及时记录。再植肢体的皮温应保持在 33～35℃。

(3) 毛细血管回充盈试验,指腹张力及指端侧方切开放血出血情况观察。

参考文献 [6][23]

【0318】何为动脉危象? 何为静脉危象?

答:(1) 动脉危象:指(趾)体颜色苍白,伴有轻微的蓝灰色,皮温下降,毛细血管回流反应慢或消失,指(趾)腹切开不出血。

(2) 静脉危象:指(趾)腹红润变成暗紫色,且指(趾)腹张力高,毛细血管回流加快,皮温由略升高而逐渐下降,指(趾)腹切开立即流出暗紫色血液,不久又流出鲜红色血液,且流速较快,指(趾)腹由紫逐渐变红。

参考文献 [11][19]

【0319】再植肢(指)体术后如何预防血管危象的发生?

答:再植肢(指)体术后预防血管危象的措施:

(1) 应抬高患肢,略高于心脏水平;术后 10～14 天患者勿侧卧、勿坐起。

（2）再植肢（指）体局部加温用 60～100 W 落地灯照射,照射距离 30～40 cm。但在患肢血液循环较差的情况下则不宜照射,以免增加局部组织代谢。

（3）遵医嘱合理使用解痉、抗凝、扩张血管、止痛等药物。

（4）绝对禁止患者或其他人员在室内吸烟,室温保持在 22～25℃。

参考文献 [11][23]

【0320】患肢肿胀程度分为几类? 如何进行评估分类?

答:患肢肿胀程度分四类:

（1）Ⅰ级:轻微肿胀或正常。

（2）Ⅱ级:有明显肿胀,皮纹尚存在。

（3）Ⅲ级:有明显肿胀,皮纹消失。

（4）Ⅳ级:极度肿胀,皮肤上出现水泡。

参考文献 [7]

【0321】人工髋关节置换术后早期,为了预防假体脱位,体位安置有何注意事项?

答:人工髋关节置换术后体位安置时应注意:

（1）卧位时:外展 30°中立位,必要时穿中立鞋和（或）双腿间夹外展枕。

（2）禁忌动作:髋关节屈曲大于 90°,内收超过中线,内旋超过中立位。

参考文献 [2][13][17]

【0322】练习股四头肌的方法有哪些?

答:练习股四头肌的方法包括:

（1）静力收缩练习:卧床,双腿伸直,大腿肌肉收缩 5 秒、放松 2 秒,反复进行。

（2）直抬腿练习:卧床,伸膝后直腿抬高至足跟离床 15 cm 处保持至力竭。休息 2 分钟后再次重复。

（3）坐位伸膝练习:坐位,小腿自然下垂,椅子高度以脚可离开地面为宜,伸膝至完全伸直并保持 3～5 秒,反复进行。

（4）静蹲练习:站立,两脚分开,比肩稍宽,上身保持直立,双膝弯曲下蹲,弯曲角度和练习次数量力而行。

参考文献 [25][26]

【0323】如何指导髋关节置换患者上、下床,上、下楼?

答:髋关节置换患者上楼、上床时健侧腿先上;下楼、下床时患侧腿先下。简单记忆为:"好上坏下"。

参考文献 [13][16]

【0324】HSS 膝关节评定系统是国内外常用的膝关节功能临床评估标准,其主要内容包括哪些?

答:HSS 膝关节评定系统主要包括 6 个得分项和一个扣分项。得分项目有:疼痛、功能、关节活动度、肌力、屈膝畸形和关节稳定性。扣分项目包括:是否需要支具、内外翻畸形和伸直滞缺程度等。得分越高,说明临床疗效越好。

参考文献 [12]

【0325】股骨颈骨折患者行皮牵引,易压迫哪条神经造成肢体麻木? 如何避免?

答:股骨颈骨折患者行皮牵引,易压迫腓总神经造成肢体麻木。为避免其发生,牵引时保持牵引中立位,腓骨小头处加衬垫,避免腓总神经受压。

参考文献 [11]

【0326】踝关节骨折患者围术期软组织肿胀处理原则是什么?

答:围术期预防、控制及减轻踝关节肿胀的方法包括骨折周围制动、冷敷、弹力绷带加压,适当抬高患肢以及足底动静泵的应用等。鼓励患者足趾活动、小腿肌肉等长收缩,术后在指导和保护下进行功能锻炼亦有助于减轻肿胀。建议根据患者具体情况,采用多种物理方法进行围术期消肿处理。

参考文献 [1]

【0327】如何处理踝关节骨折患者骨折部位水疱?

答:(1)期待疗法,即保持水疱完整,观察水疱,待疱液吸收。

(2)无菌条件下去除水疱皮,磺胺嘧啶银软膏覆盖基底,敷料覆盖。

(3)针吸疱液,不去除水疱皮。

(4)ERAS 理念下,应尽量缩短患者术前等待时间,并尽量减少并发症风险,宜根据水疱严重程度和手术时机,选择合适的处理方案。

参考文献 [1]

【0328】骨科大手术患者预防深静脉血栓出血风险评估的时机?

答:(1)髋膝关节置换术患者有发生出血及出血相关并发症的风险,应对患者进行评估。

(2)入院 24 小时内或患者病情变化时动态评估患者出血风险因素。

(3)使用抗血小板、抗凝药物前评估患者出血风险因素。

(4)抗凝治疗前排除出血禁忌证。

参考文献 [22]

参考文献

[1] 白求恩公益基金会创伤骨科专业委员会中国医疗保健国际交流促进会加速康复外科学分会创伤骨科学组.ERAS 理念下踝关节骨折诊疗方案优化的专家共识[J],中华骨与关节外科杂志,2019,12(1):3-12.

［2］陈湘玉.新编临床护理指南［M］.南京：江苏科学技术出版社，2009.

［3］陈仲强，刘忠军，党耕町.脊柱外科学［M］.北京：人民卫生出版社，2016.

［4］丁淑丘，丁全峰.骨科临床护理［M］.北京：中国协和医科大学出版社，2016.

［5］高小雁，董秀丽，鲁雪梅，等.骨科临床护理思维与实践［M］.北京：人民卫生出版社，2012.

［6］高小雁.骨科护理必备［M］.北京：北京大学医学出版社，2012.

［7］顾玉东，王澍寰，侍德.手外科手术学［M］.上海：上海医科大学出版社，2002.

［8］霍孝蓉.实用临床护理"三基"应知应会［M］.南京：东南大学出版社，2012.

［9］李飞英，张荣华.颈椎前路手术后窒息防范及急救护理［J］.护士进修杂志，2010，22(11)：2012－2013.

［10］李建军，杨明亮，杨德刚，等."创伤性脊柱脊髓损伤评估、治疗与康复"专家共识［J］.中国康复理论与实践，2017，23(3)：274－287.

［11］李乐之.外科护理学［M］.6版.北京：人民卫生出版社，2017.

［12］刘志雄.骨科常用诊断分类方法和功能结果评定标准［M］.北京：北京科学技术出版社，2005.

［13］陆芸，周谋望，李世民.骨科术后康复指南［M］.天津：天津科技翻译出版公司，2009.

［14］美国脊髓损伤协会，国际脊髓损伤学会，李建军，等.脊髓损伤神经学分类国际标准(2011年修订)［J］.中国康复理论与实践，2011，17(10)：963－971.

［15］宁宁，朱红，刘晓艳.骨科护理手册［M］.2版.北京：科学出版社，2015：248.

［16］邱贵兴.骨科学高级教程［M］.北京：人民军医出版社，2011.

［17］任蔚虹，王惠琴.临床骨科护理学［M］.北京：中国医药科技出版社，2007.

［18］孙天胜，沈建雄，刘忠军，等.中国脊柱手术加速康复——围术期管理策略专家共识［J］.中华骨与关节外科杂志，2017，10(4)：274.

［19］田光磊，蒋协远，陈山林，译.格林手外科手术学［M］.6版.北京：人民军医出版社，2012.

［20］田伟.实用骨科学［M］.2版.北京：人民卫生出版社，2016.

［21］王洁，陆秀珍.骨科疾病护理实践手册［M］.北京：清华大学出版社，2015.

［22］谢煜，包倪荣，刘云等.骨科大手术患者围手术期深静脉血栓预防策略研究［J］.中华护理杂志，2017(07)：7－13.

［23］胥少汀，葛宝丰，徐印坎.实用骨科学［M］.4版.北京：人民军医出版社，2016.

［24］杨述华.骨科学教程［M］.北京：人民卫生出版社，2014.

［25］于长隆，敖英芳.中华骨科学运动创伤卷［M］.北京：人民卫生出版社，2010.

［26］于长隆.常见运动创伤的护理和康复［M］.北京：北京大学出版社，2006.

［27］曾雪梅，陈正香.6例脊髓型颈椎病行颈椎前路手术后并发颈部血肿的早期救护［J］.护理研究2016，559(30)：4479－4480.

［28］张子凤，张雪连.3例颈椎手术后脊髓损伤加重的早期观察和护理［J］.中华护理杂志2013,48(2):111－112.

[29] 中国残疾人康复协会脊髓损伤康复专业委员会，国际脊髓学会中国脊髓损伤学会，中华医学会泌尿外科学分会尿控学组.脊髓损伤患者泌尿系管理与临床康复指南[J].中国康复理论与实践，2013，19(4)：301－317.

[30] 中国康复医学会脊柱脊髓损伤专业委员会.《新鲜胸腰段脊柱脊髓损伤评估与治疗》的专家共识[J].中国脊柱脊髓杂志，2011，21(11)：963－967.

[31] 中国康复医学会康复护理专业委员会.神经源性膀胱护理指南(2011年版)[J].中华护理杂志2011，46(2)：210－215.

[32] 中华医学会骨科学分会.中国骨科大手术静脉血栓栓塞症预防指南[J].中华骨科杂志，2016，(2)：65－71.

[33] 周鑫，马向阳.颈椎前路术后早期急性并发症的原因及治疗[J].中国矫形外科杂志，2015，23(12)：2198－2201.

[34] 周阳，彭伶丽.骨科护理查房手册[M].北京：化学工业出版社，2016.

第六节　血管外科疾病护理

【0329】如何对下肢静脉曲张术后患者实施体位护理？

答：下肢静脉曲张术后患者实施体位护理的内容包括：

（1）术后患肢用弹力绷带加压包扎，抬高患肢高于心脏20～30 cm，可使下肢静脉回流顺应生理状态，促进深静脉血液回流，预防下肢静脉血栓的形成；同时避免膝下垫枕，防止腘静脉受压，影响静脉回流。

（2）术后指导患者行双下肢踝泵运动，24小时后鼓励患者下床活动，应避免静立不动及下肢过早负重。

参考文献　[6] [10] [20] [43]

【0330】下肢深静脉血栓形成患者突发胸闷、憋喘表现，首先考虑什么？如何采取措施？

答：下肢深静脉血栓形成患者突发胸闷、憋喘表现，首先考虑该患者发生了急性肺栓塞。

急救措施如下：

（1）制动：绝对卧床，患侧肢体禁止按摩，防止血栓再次脱落。

（2）吸氧：给予高流量吸氧，如缺氧明显并伴有低碳酸血症者，则采用面罩给氧，必要时使用人工呼吸机。

（3）建立静脉通道：保持输液通畅，遵医嘱应用抗凝、溶栓、镇静、止痛、解痉药物。

（4）对症治疗：持续心电监护，治疗低血压，抗休克，抗感染。对于突然心搏呼吸骤停的患者，立即行心肺复苏。

(5) 积极配合医生抢救,做好各项记录。

参考文献　[5][48]

【0331】预防下肢深静脉血栓形成的关键措施有哪些?

答:预防下肢深静脉血栓形成的关键措施包括:

(1) 基础预防:① 术前对患者进行预防深静脉血栓知识宣教,协助患者勤翻身,早期功能锻炼,多做深呼吸和咳嗽动作。② 术后给予外展中立位,抬高下肢,高于心脏水平,防止深静脉回流障碍。③ 术中和术后给予适当补液,病情允许时多饮水,避免脱水而使血黏度增加。④ 病情允许时早期下床运动。⑤ 保持大便通畅,必要时给予缓泻剂以避免增加下腔静脉压力。⑥ 平衡膳食,改变不良生活方式,戒烟酒,控制血糖、血脂。⑦ 需长期静脉输液者,可采用套管针,尽量减轻对局部和远端血管的损伤,减少下肢静脉穿刺。

(2) 物理预防:① 踝泵运动有助于腿部静脉血液的回流。② 梯度压力袜的使用可通过加速下肢静脉血液回流,达到预防 DVT 的作用。③ 间歇性腿部充气压力装置的使用,可使下肢静脉血流速度加快,术后 48 小时持续双下肢气压治疗,调至最适宜的压力 40 mmHg,从而起到预防血栓的作用。注意:下肢缺血或有严重出血倾向的患者应慎用。

(3) 药物预防:根据医嘱术后 10 小时开始使用低分子量肝素和利伐沙班等抗凝药至出院。

参考文献　[3][13][18][20][26][30][31][45]

【0332】何为 VTE? 包括哪些疾病?

答:VTE 是指静脉血栓栓塞症,包括深静脉血栓形成(DVT)和肺动脉栓塞(PE)。深静脉血栓形成是血液在深静脉内不正常凝结,引起静脉回流障碍性疾病,常发生于下肢。血栓脱落可引起肺动脉栓塞。这是同种疾病在不同阶段的表现形式。

参考文献　[45]

【0333】如何做好主动脉夹层患者血压的管理?

答:主动脉夹层患者 80% 以上患有高血压,血压控制不规律,导致薄弱的主动脉管壁扩张,长期负荷过重而产生小裂口,逐渐将管壁的中膜撕裂,最终导致主动脉破裂。护士应做到:

(1) 尽量在较短时间内使患者血压平稳下降,收缩压维持在 100～120 mmHg 目标值,舒张压维持在 60～75 mmHg 目标值。

(2) 采用强效降压药物静脉泵入,根据患者血压情况及时调整药物泵入速度,观察用药后反应。

(3) 若单种药物降压效果不理想,可以采用联合用药。

(4) 严密监测血压,用药开始应每隔 5～10 分钟测量并记录血压 1 次,待稳定后适当延长间隔时间至 15～30 分钟。

（5）遵医嘱使用强效镇痛剂,观察疼痛是否改善。

（6）观察患者的睡眠情况,必要时适当使用药物帮助睡眠。

（7）对患者进行适当的宣教和心理安慰,避免言语刺激,从而减轻患者心理负担。

参考文献　[7][36][42]

【0334】对主动脉夹层疼痛患者可采取哪些镇痛措施？

答:疼痛是主动脉夹层患者最常见的症状之一,镇痛措施包括:

（1）运用量表或疼痛尺进行疼痛评估,明确疼痛等级。

（2）密切观察疼痛的程度、性质、部位、持续时间及患者的意识、血压、心率等生命体征的变化。如发生剧烈疼痛,预示有动脉瘤破裂的可能。

（3）给予低流量吸氧,氧流量为 1～2 L/min,以改善缺氧症状。

（4）根据医嘱使用有效的镇痛剂,迅速缓解疼痛。

（5）指导患者听一些舒缓、放松的音乐,转移患者对疼痛的注意力,使情绪放松。给予患者适量的感觉刺激,以使脑干抑制疼痛冲动的传导,从而减轻疼痛。

参考文献　[7][36][40][41][42][46]

【0335】主动脉夹层患者再次出现疼痛加剧、大汗淋漓,应首先考虑什么？如何采取急救措施？

答:主动脉夹层患者再次出现疼痛加剧、大汗淋漓,护士首先考虑患者主动脉夹层再次撕裂的可能。处理方法:

（1）立即通知医师,根据医嘱迅速降压,收缩压控制在 100～120 mmHg 目标值,舒张压控制在 60～80 mmHg 目标值。

（2）遵医嘱使用镇痛药缓解疼痛。

（3）嘱患者绝对卧床,给予低浓度吸氧和心电监护,建立静脉通路补液。

（4）安慰患者,使其放松心情,减轻恐惧。

（5）迅速配合医生,做好术前准备。

参考文献　[36][39][46]

【0336】为预防患者腹内压增高引起腹主动脉瘤破裂,重点的干预措施是什么？

答:预防患者腹内压增高引起腹主动脉瘤破裂,重点的干预措施为:

（1）指导患者养成良好的排便习惯,多吃新鲜水果和蔬菜,防止便秘,排便时切勿加用较大腹压。

（2）遵医嘱常规给予乳果糖口服溶液(杜密克)、酚酞等,以防止便秘的发生。

（3）避免因肺部感染引起患者咳嗽和打喷嚏,使得胸腔内压力增高,导致血压增加。同时注意保暖,根据天气变化增减衣物。避免使用过紧的腰带和穿紧身衣物。

参考文献 [8][22][24][25][43]

【0337】如何判断下肢动脉硬化闭塞症患者术后血运良好?

答:下肢动脉硬化闭塞症患者术后血运良好的判断指标包括:患肢感觉无疼痛及麻木感,触诊皮肤温暖,颜色红润,远端动脉搏动可触及。

参考文献 [44]

【0338】动脉重建术后患者为何容易发生再灌注损伤? 如何护理?

答:动脉再通后,组织毛细血管的通透性增强,液体渗出组织水肿,患肢张力升高,疼痛剧烈;骨筋膜室容量减少,筋膜间隙内压增高,组织灌注减少,从而导致肌肉及神经的进行性死亡。护理措施包括:

(1)维持正常血压,避免低血压引起的低灌注。

(2)肢体位置保持与心脏同一水平,避免动静脉压力梯度降低。

(3)观察疼痛及患肢肿胀情况,有无动脉搏动减弱、足下垂等症状。

(4)根据医嘱药物治疗,观察肿胀有无改善。

(5)症状严重时行骨筋膜室切开减压术。

参考文献 [12][27][35]

【0339】颈动脉支架成形术后患者出现血压、心率偏低,如何处理?

答:颈动脉支架成形术由于术中支架释放,使颈动脉窦压力感受器兴奋,经舌咽神经、迷走神经传导到相应神经中枢,引起心率减慢,心肌收缩力减弱及血管舒张易导致血压、心率偏低。护士应采取的措施包括:

(1)立即遵医嘱给予静脉推注阿托品0.5～1.0 mg或者静脉滴注多巴胺20～40 mg等急救处理。保持心率≥60 次/分,收缩压≥90 mmHg,平均动脉压≥50 mmHg。

(2)术后监测心电、血压、意识变化,血压异常或不稳定者要持续监测至正常水平,术后应避免对空腔脏器的强烈刺激,鼓励患者少食多餐,避免因胃扩张而引起呕吐。保持排尿通畅,观察患者有无恶心、呕吐、面色苍白、出冷汗等症状。

参考文献 [16][19][29]

【0340】为什么颈动脉狭窄内膜剥脱术后患者出现饮水呛咳、吞咽困难?如何指导患者正确进食?

答:颈动脉狭窄内膜剥脱术后患者出现饮水呛咳、吞咽困难,可能是患者出现了喉返神经损伤。患者饮食需注意:

(1)不能使用吸水管,如果用杯子饮水,杯中的水至少应保留半杯,因为水过少时患者低头饮水的体位会增加误吸的危险。

(2) 予半坐卧位,呈 30°～60°,不能坐卧位时可给予健侧卧位。

(3) 提供充足的进餐时间,进食后保持原体位 30 分钟。

(4) 选择软质、半流或糊状的食物;少量多餐,每次进食量为 300 ml。

(5) 如有食物留于口内,指导患者用舌的运动将食物后送,以利吞咽。

参考文献　[2][4][11][33][37]

【0341】下肢动脉硬化闭塞症患者控制血压、血糖的理想范围是多少?

答:下肢动脉硬化闭塞症患者控制血压血糖的理想范围是:

(1) 血压控制理想范围:对于仅合并高血压的下肢动脉硬化闭塞症患者建议控制血压低于 140/90 mmHg;对于有高血压同时合并糖尿病或慢性肾病的下肢动脉硬化闭塞症患者建议控制血压低于 130/80 mmHg。

(2) 血糖控制理想范围:空腹血糖 80～120 mg/dl(4.44～6.70 mmol/L),餐后血糖 120～160 mg/dl(6.7～8.9 mmol/L),糖化血红蛋白(HbA1c)小于 7%。

参考文献　[44]

【0342】如何教会患者正确穿着梯度压力袜?

答:指导患者正确穿着梯度压力袜的内容:

(1) 穿脱梯度压力袜的最佳时间为晨间起床肿胀未发生之前。

(2) 穿、脱时注意勤剪手脚指(趾)甲,预防足部皮肤皲裂;鞋内平整,防止杂物磨损。

(3) 清洗压力袜时注意应温水手洗,阴凉处晾干,勿暴晒。皮肤过敏者可将压力袜反穿,也可在硅胶处垫棉布;症状严重者,暂停使用压力袜。

参考文献　[1][9]

【0343】对长期服用华法林患者,如何进行不良反应观察与用药指导?

答:对长期服用华法林患者,观察不良反应与用药指导的内容包括:

(1) 华法林最主要的不良反应是各种出血,常见的出血症状包括牙龈出血、眼结膜出血、流鼻血、经期延长出血量多、皮肤紫斑或出血点、严重的消化道出血、血尿、黑便、伤口出血等。若情况严重,应及时停药就医。

(2) 指导患者用药时应注意:① 定期复查凝血功能,包括凝血酶原时间(PT)和国际标准化比值(INR),根据检查结果调整剂量。② 出院后定期检测凝血功能,根据结果调整复测时间,间隔时间最长不要超过 2 个月。③ 华法林每天服用一次,服用期间不能随意停用,切勿因为漏服而在第二天加倍用药。④ 药物、饮食均可改变华法林药效,富含维生素 K 的食物,如菠菜、韭菜、芹菜叶、苋菜以及动物肝脏尽量少食,可增强华法林抗凝药效的食物,如柚子、芒果等尽量不吃,保持饮食均衡;严格遵照医嘱服药。

参考文献　[39]

【0344】如何指导下肢静脉曲张患者预防静脉性溃疡发生？

答:指导下肢静脉曲张患者预防静脉性溃疡发生的措施包括:

(1)避免久坐及长期站立,不穿过紧的衣服,坐位时避免双膝交叉过久,女性少穿高跟鞋。

(2)每日晨起后抬高患肢,使患肢静脉充分回流,适量运动改善血液循环,增加血管壁弹性,防寒保暖,忌冷水洗脚。

(3)平衡膳食,多饮水,改善血液黏稠度;戒烟酒,按时服用消肿祛聚药物。发生溃疡时及时换药。

参考文献　[14][34]

【0345】如何做好静脉溶栓患者在导管留置期间的观察与护理？

答:静脉溶栓患者在导管留置期间的观察与护理措施包括:

(1)导管护理:穿刺处以无菌敷料覆盖,绷带包扎,每班护士交接时要仔细检查管道是否完好,穿刺点有无渗血,以及药物注入是否通畅。

(2)体位与活动:术后取平卧位,第2日可取左或右侧卧位,但须保持置管部位关节伸直位,避免管道打折;保持输液装置连接紧密,防止空气栓塞的发生。

(3)患肢评估:定时触摸肢体动脉搏动,每日用皮尺测量患肢周径并记录,观察水肿消退情况。

(4)并发症的观察及预防:严密观察生命体征,观察有无呼吸困难、胸痛、咯血等肺栓塞的发生;术后需关注患者的排尿情况,警惕肾功能不全的发生。

参考文献　[21][23][28][45]

【0346】手术后深静脉血栓的好发部位在哪里？如何初步判断？

答:小腿肌肉静脉丛血栓形成(周围型),为手术后深静脉血栓形成的好发部位。

判断依据:患者感觉小腿部疼痛或胀感,腓肠肌有压痛,足踝部轻度肿胀。Homans征阳性,若在膝关节伸直位,将足急剧背屈,使腓肠肌与比目鱼肌伸长,可以激活血栓所引起炎症性疼痛,而出现腓肠肌部疼痛。

参考文献　[15][17]

【0347】静脉血栓溶栓期间的严重并发症是什么？观察要点有哪些？

答:出血是抗凝、溶栓治疗的严重并发症,主要由溶栓、抗凝治疗期间,抗凝药物使用用不当造成。

应注意观察病人有无创口渗血或血肿,有无牙龈、消化道或泌尿道出血等情况,监测凝血功能的变化。观察有无出血倾向,发现异常立即通知医师,除停药外,可用鱼精蛋白对抗肝素,维生素K对抗华法林,使用10%的6-氨基己酸、纤维蛋白原制剂或输新鲜血对抗溶栓治疗起的出血。

参考文献　[15][17]

【0348】下肢静脉血栓的护理要点有哪些?

答:(1) 密切观察患肢疼痛的部位、持续时间、性质、程度,皮温、皮肤颜色、动脉搏动及肢体感觉等,并每日进行测量、记录、比较。

(2) 体位与活动:

① 卧床休息1~2周,禁止热敷、按摩,避免活动幅度过大,避免用力排便,以免血栓脱落。

② 休息时抬高患肢,高于心脏平面20~30 cm,改善静脉回流,减轻水肿和疼痛。

③ 下床活动时,穿医用弹力袜或用弹力绷带,使用时间因栓塞部位而异,周围型血栓形成使用1~2周,中央型血栓形成可用3~6个月。

(3) 饮食护理:宜进食低脂、高纤维食物,多饮水,保持大便通畅,避免因用力排便引起腹内压增高而影响下肢静脉回流。

(4) 缓解疼痛:采用各种非药物手段缓解疼痛,必要时遵医嘱给予镇痛药物。

(5) 用药护理:遵医嘱应用抗凝、溶栓、祛聚等药物,抗凝药物对于初次、继发于一过性危险因素者,至少服用3个月,对于初次原发者,服药6~12个月或更长时间。用药期间避免碰撞及跌倒,用软毛牙刷刷牙。

参考文献 [15][17]

【0349】下肢深静脉血栓患者突然出现胸闷、气促、呼吸困难,考虑发生了什么? 应采取哪些应急措施?

答:(1) 考虑发生了肺栓塞。

(2) 应急措施:

① 绝对卧床休息,取平卧位;避免深呼吸、咳嗽及剧烈翻动。

② 高浓度面罩给氧。

③ 立即通知医生配合抢救。

④ 监测呼吸和重要脏器的功能改变。

⑤ 遵医嘱及时、正确给予溶栓和抗凝等治疗。

参考文献 [15][29]

参考文献

[1] 白燕,刘长健,周敏.医用弹力袜穿着流程的设计和应用[J].中国实用护理杂志,2009,25(7):33.

[2] 陈波.颈椎前路手术术后吞咽困难的研究进展[J].中国脊柱脊髓杂志,2015,25(1).

［3］陈广秀,郑美诗,储钟芳.术中双下肢使用间歇充气压力泵对人工髋关节置换术患者深静脉血栓的预防效果[J],河南外科学杂志 2014,20(6):127.

［4］陈慧,马嫦梅,刘莎.延续性居家护理对脑卒中吞咽功能障碍患者生活质量的影响[J].护理实践与研究,2017,14(17):59.

［5］丁莉萍,张丹羽.90 例肺血栓栓塞患者的护理[J].中华护理杂志,2013,48(12):1128-1129.

［6］冯红妮.恰当的护理对骨科大手术下肢深静脉血栓形成的影响[J].实用临床护理学杂志,2017,2(13):64.

［7］高崇荣,卢振和.神经病理性疼痛治疗原则与策略[J].中国疼痛医学杂志,2014,20(3):129-132.

［8］郭继红.腹主动脉瘤腔内隔绝术 3 例护理体会[J].中外健康文摘,2013,(31):213-213,214.

［9］郭敏.下肢深静脉血栓形成患者使用医用弹力袜的护理[J].中国医药指南,2012,10(21):647.

［10］胡德英,田莳.血管外科护理学[M].北京:中国协和医科大学出版社,2008.

［11］滑蓉蓉,丁则昱,王春育.苏格兰学院间指南网络:脑血管病患者吞咽困难的识别与治疗临床指南[J].中国卒中杂志,2011,6(6):481-494.

［12］惠浩,等.高压氧预处理诱导缺血—再灌注损伤耐受的研究进展[J].中华神经外科疾病研究杂志,2016,15(1):92.

［13］蒋米尔,张培华,等.临床血管外科学[M].北京:科学出版社,2011.

［14］黎洪浩,曹海玲,陈建宇,等.下肢静脉曲张术后复发的原因分析(附 46 例报告)[J].中国实用外科杂志,2006,26(2):133-135.

［15］李乐之,路潜.外科护理学[M].6 版.北京:人民卫生出版社,2017.

［16］李天晓,等.2015 中国颈动脉狭窄介入诊疗指导规范[M].北京:国家卫生计生委脑卒中防治工程委员会,2015.

［17］李晓强,张福先,王深明.深静脉血栓形成的诊断和治疗指南(第三版)[J].中国血管外科杂志(电子版),2017.

［18］李志霞.人工髋关节置换术后下肢深静脉血栓的预防及护理效果[J].当代护士,2018,(2):50.

［19］梁丹,段洪超.护理干预在颅内支架术后血压控制中的应用效果[J].中国实用神经病杂志,2013,16(15):92-93.

［20］刘萍.体位护理联合抗凝对下肢静脉曲张术后凝血的改善[J].血栓与止血,2017,23(1):164-165.

［21］陆萍.导管溶栓治疗下肢深静脉血栓形成的护理[J].医药与保健,2014,(12):126-127.

［22］马玉芬.北京协和医院基本外科护理工作指南[M].人民卫生出版社,2016.

［23］倪乐凤.临床护理路径在下肢深静脉血栓导管溶栓护理中的应用[J].当代护士(中旬刊),2015,(8):38-40.

[24] 聂青和,赵西太.《世界胃肠病学组织全球指南:丙型肝炎的诊断、管理和预防(2017年更新版)》解读分析[J].临床肝胆病杂志,2017,33(11):2062-2071.

[25] 潘园园.腹主动脉瘤围手术期护理[J].心理医生,2016,22(7):192-193.

[26] 尚凯.间歇充气加压治疗预防髋关节置换术后下肢深静脉血栓形成的疗效分析[J].新乡医学院,2016,35(94):103-108.

[27] 谭志斌.臭氧对下肢动脉硬化闭塞血管成形术后缺血再灌注相关不良反应的影响[J].中国当代医药,2018,26(3):47.

[28] 王洁,黄庆红.下肢深静脉血栓形成导管溶栓的术后护理[J].实用临床医药杂志,2011,15(10):43-44.

[29] 王昆.劲动脉支架置入术并发症的循证护理[J].辽宁医学杂志,2017,31(2):45.

[30] 王晓蕾,张楠,张岚.压力梯度长袜预防老年重症患者深静脉血栓形成和体位性低血压的效果观察[J].天津护理,2016,24(4):294.

[31] 吴建英.综合护理干预预防剖官产术后下肢深静脉血栓形成的效果[J].中国农村卫生,2017,18(120):94.

[32] 尤黎明,吴瑛,等.内科护理学[M].6版.北京:人民卫生出版社,2017.

[33] 俞月婷,舒美春,林一嫦.延续性护理对脑卒中后吞咽功能障碍患者的影响[J].中国乡村医药,2016,23(8):85-86.

[34] 张波涛,宋斌.老年下肢静脉曲张性溃疡76例综合治疗的疗效[J].中国老年学杂志,2014,(22):6497-6498.

[35] 赵琴,吴立新,徐勤芳.综合护理对下肢急性缺血性疾病患者溶栓治疗效果及安全性的影响[J].中西医结合护理,2016,2(4):129.

[36] 中国医师协会心血管外科分会大血管外科专业委员会.主动脉夹层诊断与治疗规范中国专家共识[J].中华胸心血管外科杂志,2017,33(11):641-654.

[37] 中国卒中患者吞咽障碍和营养管理中国专家组.卒中患者吞咽障碍和营养管理的中国专家共识(2013版)[J].中国卒中杂志,2012,12:976.

[38] 中华护理学会肿瘤护理专业委员会.癌痛患者护理指引专家共识(2017年版)[J].中国护理管理,2017,17(12):1585-1587.

[39] 中华心血管病杂志编辑委员会.华法林临床应用中国专家共识[J].中华全科医师杂志,2013,12(10):783-787.

[40] 中华医学会麻醉学分会,中华医学会消化内镜学分会.中国消化内镜诊疗镇静/麻醉的专家共识[J].国际麻醉学与复苏杂志,2014,35(9):769-777.

[41] 中华医学会麻醉学分会.2014版中国麻醉学指南与专家共识[J].中华医学会麻醉学分会编.北京:人民卫生出版社.2014.

[42] 中华医学会麻醉学分会.成人手术后疼痛处理专家共识[J].临床麻醉学杂志,2017,33(9):911-917.

[43] 中华医学会外科分会血管外科学组.2014年慢性下肢静脉疾病诊断与治疗中国专家共识[J].中华普通外科杂志,2014,29(4):248.

[44] 中华医学会外科分会血管外科学组.下肢动脉硬化闭塞症诊治指南[J].中华医学杂

志,2015,95(24):1883-1896.

[45] 中华医学会外科学分会血管外科学组.深静脉血栓形成的诊断和治疗指南(第三版)
[J].中华普通外科杂志,2017,32(9):807-812.

[46] 中华医学会心血管病学分会,中华心血管病杂志编辑委员会.中国心血管病预防指
南[J].中华心血管病杂志,2011,39(1):3-22.

[47] 中华医学会心血管病学分会.华法林抗凝治疗的中国专家共识[J].中华内科杂志,
2013,52(1):76-82.

[48] 中华医学会心血管病学分会肺血管病学组.急性肺栓塞诊断与治疗中国专家共识
(2015)[J].中华心血管杂志,2016,44(3):197-211.

第三章　妇产科护理

第一节　妇科护理

【0350】滴虫阴道炎患者在使用甲硝唑、替硝唑治疗期间,护士应给予哪些用药指导?

答:(1)甲硝唑口服后偶见胃肠道反应,如食欲减退、恶心、呕吐,偶见头痛、皮疹、白细胞减少。一旦出现,应停药并咨询医护人员。

(2)甲硝唑用药期间及停药24小时内、替硝唑用药期间及停药72小时内禁止饮酒。

(3)甲硝唑用药期间及用药后12~24小时内不宜哺乳;替硝唑服药后3日内不宜哺乳。

参考文献 　[1][4]

【0351】根据阴道分泌物特征,护士如何初步判断阴道炎种类?

答:(1)滴虫性阴道炎,阴道典型分泌物是稀薄脓性、黄绿色、泡沫状,伴有臭味。

(2)外阴阴道假丝酵母菌病,阴道分泌物特征是白色稠厚,呈凝乳或豆腐渣样。

(3)萎缩性阴道炎,阴道分泌物稀薄,呈淡黄色,感染严重者呈血样脓性白带。

(4)细菌性阴道病阴道分泌物增多,呈灰白色,均匀一致,稀薄,伴有鱼腥臭味。

参考文献 　[1][18]

【0352】阴道炎患者会阴局部用药时,护士如何进行针对性指导?

答:(1)向患者说明用药的目的与方法,取得配合,按医嘱完成正规疗程。

(2)阴道用药时,患者洗手戴手套,用示指将药沿阴道后壁推进达阴道深部,宜在晚上睡前放置。

(3)选择合适的阴道冲洗液:滴虫性阴道炎可用0.5%醋酸,外阴阴道假丝酵母菌病可用2%~4%碳酸氢钠液;萎缩性阴道炎可用1%乳酸或0.5%醋酸。

参考文献 　[1][13]

【0353】慢性子宫颈炎患者拟接受物理治疗,护士应告知哪些注意事项?

答:(1) 治疗前常规行宫颈癌筛查。

(2) 有急性生殖器炎症者禁忌治疗。

(3) 治疗时间选择在月经干净后 3～7 日内进行。

(4) 物理治疗后每日清洗外阴 2 次,在创面尚未愈合期间(4～8 周)禁盆浴、性交和阴道冲洗。

(5) 治疗后常伴分泌物增多,在宫颈创面痂皮脱落前,阴道有大量黄水流出,在术后 1～2 周脱痂时可有少量阴道流血及排液;若出血多,需立即就诊,可局部用止血药物或压迫止血,必要时加用抗生素。

(6) 一般于两次月经干净后 3～7 日复查,观察创面及宫颈管有无狭窄;未痊愈者可择期第二次治疗。

参考文献　[1][19]

【0354】前庭大腺脓肿患者急性期的护理要点有哪些?

答:(1) 急性期卧床休息,减少活动,避免局部摩擦造成破溃。

(2) 监测体温变化,如有发热,做好发热护理;主诉疼痛者,应根据疼痛评分,提供相应的护理措施。

(3) 手术治疗者观察会阴部伤口有无红肿、渗血。

(4) 加强营养,忌食生冷、辛辣刺激性食物。

(5) 穿宽松棉质衣裤,保持外阴清洁,必要时局部热敷或坐浴,注意经期卫生。

参考文献　[1]

【0355】绝经综合征患者长期使用激素补充治疗(HRT),护士应如何指导随访?

答:(1) 告知 HRT 治疗可引起异常子宫出血,需高度重视,如有异常子宫出血及时来院就诊。

(2) HRT 用药后 1 个月、3 个月、半年、1 年复诊,便于医生了解 HRT 的疗效和副作用,并根据情况调整用药。

(3) 每年复诊 1 次,内容包括:

① 体格检查:如体重、身高、血压、乳腺及妇科检查等。

② 辅助检查:如盆腔 B 型超声、血糖、血脂及肝肾功能检查。

(4) 每 3～5 年行一次骨密度测定。

参考文献　[1][27]

【0356】排卵障碍性异常子宫出血患者口服性激素的用药指导内容有哪些?

答:(1) 按时、按量正确服用性激素,保持药物在血中的稳定水平,不得随意停服或漏服。

（2）药物减量按医嘱在血止后才能开始，每 3 日减量一次，每次减量不得超过原剂量的 1/3，直至维持量。

（3）维持量服用的时间，根据停药后发生撤退性出血时间与患者上一次行经时间相应考虑。

（4）如出现不规则阴道流血，及时就诊。

参考文献　[1][33]

【0357】何谓雌孕激素序贯法？适用于哪些患者？护士应如何做好用药指导？

答：（1）雌孕激素序贯法即人工周期，即通过模拟自然月经周期中卵巢的内分泌变化，序贯应用雌、孕激素，使子宫内膜发生相应变化，引起周期性脱落。

（2）适用于青春期及生育期内源性雌激素水平较低者。

（3）从撤药性出血第 5 日开始，生理替代全量为妊马雌酮 1.25 mg 或戊酸雌二醇 2 mg，每晚 1 次，连服 21 日，服雌激素 11 日起加用醋酸甲羟孕酮，每日 10 mg，连用 10 日。连续 3 个周期为一个疗程。若正常月经仍未建立，应重复上述序贯疗法。若患者体内有一定雌激素水平，雌激素可采用半量或 1/4 量。

参考文献　[24][33]

【0358】绝经后并发骨质疏松症妇女膳食指导的内容有哪些？

答：（1）补充足够蛋白质，多进食富含异黄酮类食物，如豆类等。

（2）适当增加含钙丰富的食物，如乳制品、海产品等；增加富含维生素 D、维生素 A、维生素 C 及含铁的食物，以利于钙吸收；少饮酒、咖啡和浓茶。

（3）宜选择低钠、高钾、高钙和非饱和脂肪酸的食物。

参考文献　[13][28]

【0359】葡萄胎清宫术患者围术期的护理要点有哪些？

答：（1）入院时评估有无子痫前期、甲状腺功能亢进及贫血等临床表现，并协助完成全身检查。

（2）术前指导患者排空膀胱，如 B 超引导下清宫时，需保持膀胱充盈。

（3）建立有效的静脉通路，备血，备好缩宫素、抢救药品及物品。

（4）术中严密观察血压、脉搏、呼吸，有无休克征象，观察有无如呼吸困难、咳嗽等羊水栓塞的表现。

（5）术后观察阴道出血及腹痛情况；每次刮宫的刮出物，必须送组织学检查；对合并子痫前期者做好相应的治疗配合及护理。

参考文献　[1][22]

【0360】葡萄胎患者定期随访的目的是什么及内容有哪些？

答：（1）随访目的：可早期发现妊娠滋养细胞肿瘤并及时处理。

（2）随访内容：

① 定期测定血 HCG：葡萄胎清宫后，每周随访一次，直至连续 3 次正常，以后每个月一次共 6 个月，然后再 2 个月一次共 6 个月，自第一次阴性后共计 1 年。

② 妇科检查，必要时做盆腔 B 型超声、胸部 X 线摄片或 CT 检查。

③ 避孕 1 年，血 HCG 成对数下降者阴性后 6 个月可以妊娠，但血 HCG 下降缓慢时需延长避孕时间；避孕方法可选用避孕套或口服避孕药，不选用宫内节育器；如再次妊娠，应早期做 B 型超声和 HCG 检查，明确是否正常妊娠，产后需随访血 HCG 至正常。

④ 注意月经是否规则，有无异常阴道流血，有无咳嗽、咯血及其他异常症状，有异常及时就诊。

参考文献　［1］［22］

【0361】绒癌常见转移部位特征性表现有哪些？

答：（1）肺转移：常见症状为咳嗽、血痰或反复咯血、胸痛及呼吸困难。常急性发作，少数情况下可因肺动脉滋养细胞瘤栓形成造成急性肺梗死，出现肺动脉高压和急性肺衰竭。当转移灶较小时也可无任何症状。

（2）阴道转移：转移灶常位于阴道前壁。局部表现紫蓝色结节，破溃后引起不规则阴道流血，甚至大出血。

（3）肝转移：预后不良，多同时伴有肺转移，表现为上腹部或肝区疼痛。若病灶穿破肝包膜，可出现腹腔内出血，导致死亡。

（4）脑转移：预后凶险，为主要死亡原因。按病情进展可分为三期：

① 瘤栓期：表现为一过性脑缺血症状，如暂时性失语、失明、突然跌倒等。

② 脑瘤期：瘤组织增生侵入脑组织形成脑瘤，表现为头痛、喷射性呕吐、偏瘫、抽搐直至昏迷。

③ 脑疝期：瘤组织增大及周围组织出血、水肿，表现为颅内压升高，脑疝形成，压迫生命中枢而死亡。

（5）其他转移：包括脾、肾、膀胱、消化道、骨转移等，症状视转移部位而异。

参考文献　［1］［22］

【0362】如何识别绒癌发生脑转移的临床征象？

答：（1）瘤栓期：表现为一过性脑缺血症状，如暂时性失语、失明、突然跌倒等。

（2）脑瘤期：瘤组织增生侵入脑组织形成脑瘤，表现为头痛、喷射样呕吐、偏瘫、抽搐直至昏迷。

（3）脑疝期：瘤组织增大及周围组织出血、水肿，表现为颅内压升高，脑疝形成，压迫生命中枢而死亡。

参考文献　［1］［12］

【0363】绒癌患者发生脑转移的护理要点有哪些?

答:(1) 指导患者尽量卧床休息,起床时应有人陪伴,以防意外损伤。

(2) 观察颅内压增高的症状,记录出入量,观察有无电解质紊乱,发现异常立即通知医师配合处理。

(3) 按医嘱给予补液、止血、吸氧、降低颅内压等治疗,严格控制补液总量和补液速度,防止颅内压升高。

(4) 预防跌倒、咬伤、吸入性肺炎、角膜炎、压疮等发生,昏迷、偏瘫者按相应的护理常规实施护理。

(5) 配合完成血 HCG 测定及腰穿等检查。

参考文献 [1][22]

【0364】葡萄胎患者发生阴道转移的护理要点有哪些?

答:(1) 指导患者卧床休息,密切观察阴道转移灶有无破溃出血,禁止做不必要的妇科检查和阴道窥器检查。

(2) 配血备用,准备各种抢救器械和物品。

(3) 若发生破溃大出血,立即通知医师并配合用长纱条填塞阴道压迫止血,继续观察阴道出血情况、生命体征,感染及休克征象。

(4) 填塞纱条于 24~48 小时内如数取出,取出时做好开放静脉通道和抢救的准备;若出血未止,可用无菌纱条重新填塞,并做好记录,给予输血、输液。

(5) 遵医嘱使用抗生素预防感染。

参考文献 [1][22]

【0365】葡萄胎患者发生肺转移的护理要点有哪些?

答:(1) 指导患者卧床休息,呼吸困难者给予半卧位并吸氧。

(2) 按医嘱给予镇静剂及化疗药物。

(3) 大量咯血时应立即取头低患侧卧位,保持呼吸道的通畅,轻击背部,排出积血,防止窒息、休克;同时迅速通知医师并配合止血、抗休克治疗。

参考文献 [1][22]

【0366】妇科恶性肿瘤患者化疗期间饮食指导的内容有哪些?

答:(1) 化疗时和化疗后两周内忌食易损伤口腔黏膜的坚果类和油炸类食品。

(2) 避免吃油腻及甜的食品,鼓励少量多餐,每次进食以不吐为度,间隔时间以下次进食不吐为准。

(3) 根据饮食习惯采取高蛋白、高维生素、易消化饮食,保证所需营养的摄取及液体的摄入。

(4) 化疗期间出现腹泻时指导进食低纤维素、高蛋白食物,避免进食对胃肠道有刺激的食物,同时补充足够的液体,维持水电解质平衡,必要时使用止泻药。

参考文献　[1][31]

【0367】侵蚀性葡萄胎患者行 EMA - CO 方案化疗后血常规示:白细胞 $3.6×10^9$ L,血小板 $76×10^9$ L,提示患者发生了骨髓抑制几度? 判断依据是什么?

答:(1)患者发生了骨髓抑制Ⅰ度。

(2)骨髓抑制分度:

WHO 抗癌药物急性及亚急性毒性反应分度标准

种　类	0 度	Ⅰ 度	Ⅱ 度	Ⅲ 度	Ⅳ 度
血红蛋白(g/L)	≥110	109～95	94～80	79～65	<65
白细胞($×10^9$/L)	≥4.0	3.9～3.0	2.9～2.0	1.9～1.0	<1.0
血小板($×10^9$/L)	≥100	99～75	74～50	49～25	<25
粒细胞($×10^9$/L)	≥2.0	1.9～1.5	1.4～1.0	0.9～0.5	<0.5

【0368】Ⅰ度、Ⅱ度骨髓抑制的护理要点有哪些?

答:(1)保持病室空气流通,开窗通风 3～4 次/日,每次 30 分钟。室温适宜,要湿式清扫。病人尽量避免到公共场所,防止感冒。避免与呼吸道感染患者同一房间,家属患呼吸道感染者谢绝探视。注意休息,适量活动。

(2)严格执行无菌操作。病室内备有快速手消毒剂,供患者及家属使用,教会患者及家属正确的洗手方法。医护人员接触患者前要认真洗手。

(3)患者应保持体表、床褥、衣裤干净、整洁。保持皮肤完好,不要抓、搔、挤、压。

(4)做好口腔护理,饭前、饭后要漱口,漱口水可选用 1%～4%碳酸氢钠或生理盐水。晨起、睡前用软毛牙刷刷牙,仔细清洁口腔,用力要轻,避免损伤口腔黏膜。每日观察口腔黏膜有无红肿、溃疡、出血、炎症和真菌感染。

(5)关注血象结果每天检查患者皮肤有无出血点及淤斑,观察患者大、小便颜色、呕吐物颜色、有无潜血,观察患者视力、意识情况及有无头痛现象。

(6)加强营养,做好饮食指导,选择高热量、高维生素、高蛋白、低脂肪的易消化食物,如鲜鱼、瘦肉、鸡蛋、蔬菜、豆浆、牛奶、水果等,忌吃辛辣和刺激性食物。

(7)预防性使用抗生素。

（8）心理护理：耐心向患者讲解药物作用、目的、效果及用药过程中可能出现的毒副反应和注意事项，使患者以良好的心态和稳定的情绪配合治疗和护理，增强战胜疾病的信心。

参考文献 ［14］［29］

【0369】化学治疗所致恶心呕吐患者的观察评估要点有哪些？

答：（1）评估影响因素：化疗药物、性别、年龄、既往有晕动症、妊娠期间严重呕吐、焦虑情绪、有化疗所致恶心呕吐的经历及急慢性胃炎等相关疾病引起的恶心呕吐。

（2）评估内容：恶心呕吐的发生、持续时间、数量、频次、程度和强度。

（3）评估时机：

① 入院时评估：对于首次住院化疗患者，筛查恶心呕吐的高危人群；再次化疗者，预期性恶心呕吐和延迟性恶心呕吐发生的可能性。

② 化疗前评估：筛查患者是否有主观恶心呕吐的感觉。

③ 化疗期间评估：发生急性恶心呕吐的可能性及持续时间、频次、程度和强度。

④ 出院时评估：延迟性恶心呕吐的发生。

参考文献 ［11］［26］

【0370】妇科恶性肿瘤化疗期间恶心呕吐的预防及护理措施有哪些？

答：（1）遵医嘱使用止吐药物，观察其疗效及副作用。

（2）选择通风良好、无异味、无其他恶心呕吐病人的环境就餐。

（3）进食清淡易消化饮食，少量多餐，采用口服补液时，少量多次以免引起恶心呕吐。

（4）鼓励患者做深呼吸，采取合适的体位；呕吐时头偏向一侧，防止窒息。呕吐后协助患者漱口，保持口腔清洁；及时清理呕吐物和更换污染衣物、被褥，开窗通风。

（5）观察生命体征、神志、尿量、皮肤黏膜弹性，呕吐严重时遵医嘱记录24小时出入量。

（6）观察有无水电解质、酸碱平衡紊乱，不能进食或有严重水电解质紊乱时，遵医嘱静脉补液。

参考文献 ［1］［26］

【0371】子宫内膜癌患者化疗后3天未排便，其原因是什么？应采取哪些护理措施？

答：（1）原因：

① 化疗前应用 5 -羟色胺（5 - HT_3）受体拮抗剂，如帕洛诺司琼等止吐剂，易导致肠道分泌及蠕动功能受损。

②　紫杉醇、铂类等化疗药物干扰胃肠功能,使大脑皮层功能受损,导致意识障碍及植物神经功能紊乱等可引起腹胀、便秘。

(2) 护理措施:

①　给予饮食指导,多吃新鲜蔬菜、水果和粗粮,鼓励多饮水,每日饮水量2 000～3 000 ml。

②　根据患者病情,指导患者下床活动,进行力所能及的日常自理活动。

③　观察病人的排便情况。必要时,给予开塞露等缓泻剂,大便嵌塞时可行油类保留灌肠,或戴手套将干固的粪便抠出。

④　养成定时排便习惯,每日按时如厕,进行腹部按摩,即每天起床前用双手在脐周进行顺时针及逆时针按摩,促进肠蠕动。

参考文献　[7][17]

【0372】WHO 抗癌药口腔急性及亚急性毒性反应的分级标准是怎样的?

答:0 级:口腔黏膜无异常。

Ⅰ级:口腔黏膜有红斑、疼痛。

Ⅱ级:口腔黏膜有红斑、溃疡,可进干食。

Ⅲ级:口腔黏膜有溃疡,仅能进流质饮食。

Ⅳ级:不能进食。

参考文献　[7][17]

【0373】患者化疗后出现口腔溃疡时如何观察和护理?

答:(1) 病情观察:

①　观察口腔黏膜的情况,有无红斑及溃疡,溃疡部位、大小及程度;口腔溃疡疼痛剧烈时,遵医嘱给予止痛剂;疼痛影响进食者,遵医嘱静脉补充营养。

②　根据口腔溃疡的部位及程度,做好溃疡创面护理,减轻疼痛,预防感染。

③　密切注意患者血象及体温的变化,以便及时发现感染征兆。

④　血小板低的患者,口腔护理时动作要轻柔,防止溃疡面出血不止。

(2) 饮食指导:少食多餐,宜高蛋白、高热量、富含维生素、温热的半流质、流质饮食;避免过热、过冷、过硬或辛辣刺激性食物,防止加重溃疡及疼痛。

(3) 卫生指导:保持口腔清洁,每次进食后用软毛牙刷刷牙并含漱有抗炎、组织修复功能的漱口液,预防感染。

(4) 健康教育:讲解口腔溃疡的预防方法,营养支持的重要性,消除焦虑情绪,树立战胜疾病的信心。

参考文献　[17]

【0374】紫杉醇首次化疗时应如何预防过敏反应?

答:(1) 观察患者有无过敏反应症状:如用药数分钟后潮红、皮疹、呼吸困难、低血压、心动过速等轻微症状可不停止药物输注；若出现呼吸窘迫、支气管痉挛、严重低血压、全身性荨麻疹为特征的严重过敏反应,应立即停药,通知并配合医生进行对症治疗。

(2) 药物输注前遵医嘱应用地塞米松、盐酸异丙嗪、西咪替丁等药物进行预处理,以预防过敏反应。

(3) 用药前床头备急救物品及药品,如盐酸肾上腺素、吸氧装置及心电监护仪等。

(4) 给药期间尤其输注开始 15 分钟内,调节速度 15～20 滴/分,医护人员床边观察 15 分钟,无不适,调节速度 60～80 滴/分,滴注时间须大于3 小时。

(5) 给药后行心电监护至少 1 小时,密切观察患者血压、心率及血氧饱和度等。

参考文献　[2]

【0375】卵巢癌术后患者经外周置入中心静脉导管(PICC)后,进行导管维护时,既不能从导管内抽到回血,也不能从导管内输注液体,考虑可能发生了什么? 应如何处理?

答:(1) 考虑为完全性 PICC 导管阻塞。

(2) 护理措施:

① 处理采用 5 000 U/ml 尿激酶三通负压再通,反复进行后能抽到回血,抽吸 2～3 ml 血液丢弃,再用 20 ml 生理盐水以脉冲的方式冲洗导管。

② 患者属于血液高凝状态,指导患者加强营养,适当补液。

③ 避免剧烈咳嗽等因素引起腹内压增高而致血液反流;尽量减少可导致胸腔内压力增加的活动。

④ 严格遵守导管维护的正确程序,包括维护的频率,冲封管液及冲封管的手法等。

⑤ 加强对带管患者的出院宣教,指导患者对静脉通道情况的自我观察,发现异常及时就诊

参考文献　[10][25]

【0376】卵巢癌患者行腹腔化疗时的护理要点有哪些?

答:(1) 协助患者勤翻身,不断变换体位,左侧、右侧、仰卧、坐位交替进行,每个体位保持 10～15 分钟。

(2) 化疗结束后,每 30 分钟巡视 1 次,密切观察化疗药物所致的不良反应。

(3) 注意观察穿刺部位敷料是否干燥,如发生渗血、渗液,应及时更换敷料。

参考文献　[7][17]

【0377】子宫内膜癌患者行静脉化疗发生了药物外渗，应如何处理？

答：(1) 立即停止输液。

(2) 外周静脉导管输注者，需保留静脉通路，并通过静脉通路尽可能将外渗药物抽吸干净。

(3) 中心静脉导管输注者，必要时拍胸片，确认渗漏原因及影响范围。

(4) 根据药物种类，使用相应的解毒剂。

(5) 抬高患肢 48 小时，根据药物性质实施必要的冷敷或热敷，防止冻伤或烫伤发生。

(6) 报告医师并详细记录外渗情况；必要时，给予 1‰普鲁卡因＋地塞米松做环形封闭。

参考文献　[7][10][17]

【0378】妇科肿瘤术后尿漏发生有什么时间特点？哪些征象提示患者发生了尿漏？

答：(1) 输尿管和膀胱等的切割和撕裂伤后症状发生较早，术后当天或 2～3 天；输尿管坏死型损伤、缺血后管壁坏死发生漏尿前，有较长潜伏期，约 7～10 天。

(2) 阴道中出现尿液，腹腔或阴道引流液量增多，伴尿量减少、腰胀痛或剧痛；尿液分流，于腹膜后形成尿性囊肿，引起剧烈腰痛、不明原因低热。

参考文献　[20]

【0379】宫颈癌根治术后患者为何需留置尿管 7～14 天？留置尿管期间应如何护理？

答：(1) 原因：因宫颈癌根治术手术范围广、创面大，涉及盆腔诸多脏器，术后可出现不同程度的膀胱逼尿肌功能性障碍，以致排尿困难，形成尿潴留，为防止发展成为顽固性尿潴留，因此术后需留置尿管 7～14 天。

(2) 护理：

① 指导患者妥善固定尿管和尿袋，平卧时尿袋不能高于腋中线，下床活动时尿袋不能高于膀胱位置，避免尿管扭曲、受压或堵塞。

② 严密观察尿液的色、质、量，及时放空尿袋，必要时记录 24 小时尿量。

③ 指导患者多饮水，保证每日饮水量在 2 000 ml 以上。

④ 留置尿管期间每日行会阴擦洗 2 次，每周更换尿袋 1～2 次。

⑤ 拔管前 3 日开始夹管，每 2 小时开放一次，定时间断放尿以训练膀胱功能。

⑥ 做好患者带管期间的健康宣教。

参考文献　[17]

【0380】宫颈癌根治术后有哪些出院指导?

答:(1) 出院后 1 个月行首次随访,治疗结束后 2 年内每 3 个月复查 1 次;3～5 年内每半年复查 1 次;第 6 年开始,每年复查 1 次。

(2) 随访内容包括:盆腔检查、阴道涂片细胞学检查和高危型 HPV 检测、胸片、血常规及子宫颈鳞状细胞癌抗原(SCCA)等。

参考文献 [1]

【0381】子宫内膜癌患者盆腔放疗的护理要点有哪些?

答:(1) 接受盆腔内放疗者,应首先灌肠并留置导尿管,以保持直肠、膀胱空虚状态,避免放射性损伤。

(2) 腔内置入放射源期间,保证患者绝对卧床,但应进行床上肢体运动,以避免长期卧床而出现并发症。

(3) 取出放射源后,鼓励病人渐进性下床活动并承担生活自理项目。

参考文献 [1][23]

【0382】子宫内膜癌患者术后如何定随访时间有哪些随访内容?

答:(1) 随访时间:术后 2～3 年内每 3 个月 1 次,3 年后每 6 个月 1 次,5 年后每年 1 次。

(2) 随访内容:详细病史(包括新的症状)、盆腔检查、阴道细胞学检查、胸部 X 线拍片、血清 CA125 检测等,必要时可做 CT 及 MRI 检查。子宫根治术后、服药或放射治疗后,患者可能出现阴道分泌物减少、性交痛等症状,及时来院就诊。

参考文献 [1][23]

【0383】患者因子宫腺肌症行全子宫切除术后 2 小时,腹腔引流量由术后回室的 100 ml 增加到 450 ml,颜色鲜红。患者可能发生了什么? 应采取哪些护理措施?

答:(1) 患者可能发生了腹腔内出血。

(2) 护理措施:

① 严密监测病人生命体征、意识,伤口敷料。

② 立即开放两路静脉通道,备血,加快输液速度,遵医嘱输血或血浆,给予止血药物,必要时做好再次手术止血准备。

③ 继续观察引流液的性状、量和颜色变化。

④ 评估有无低血容量性休克的早期表现,如患者出现烦躁、心率增快(常先于血压下降)、尿量减少;做好抢救准备。

参考文献 [6]

【0384】妇科术后出血有哪些观察要点?

答:(1)术后早期出血(术后 24 小时内)的常见原因:结扎不牢或创面结痂

脱落;血小板减少或其他凝血功能障碍。

（2）术后晚期出血(术后 5 天以后或更晚)的常见原因:感染、并发症。

（3）术后出血观察要点:

① 一般情况:精神状态、面色、皮肤色泽和温度、末梢循环。

② 生命体征:主要监测脉搏和血压,计算休克指数:休克指数＝脉搏/收缩压,休克指数＝0.5 为正常,表示血容量正常;休克指数＝1 为轻度休克,失血 20%～30%;休克指数＞1 为休克;休克指数＞1.5 为严重休克,失血 30～50%;休克指数＞2 为重度休克,失血＞50%。

③ 引流的质和量:如果引流为浓稠血性,量大于 100 ml/h,提示有活跃的腹腔内出血,通常有开腹止血或血管栓塞止血指征。如果初始引流多而后突然减少或比预料少很多,而患者生命体征又不稳定,应警惕引流管是否堵塞。

④ 尿液的量和颜色:术后尿量多保持在 100 ml/h 左右,至少 50 ml/h。如尿色深,提示液体可能不足。

⑤ 局部体征:腹部或会阴伤口有无渗血;阴道出血,会阴垫有无积血;引流口是否有大量渗液;腹围有无进行性增大等。

⑥ 配合辅助检查:

• 动态血常规:遵医嘱血常规,根据血红蛋白和血细胞比容的变化判断出血量。血红蛋白每下降 10 g/L,提示体内失血至少 200 ml;如果血小板进行性下降,则应警惕 DIC。

• 凝血功能监测:在休克早期即进行凝血功能的监测,对选择适当的容量复苏方案及液体种类有重要的临床意义。常规凝血功能监测包括血小板计数、凝血酶原时间(PT)、活化部分凝血活酶时间(APTT)、国际标准化比值(INR)和 D-二聚体。

• 必要时超声检查或腹腔穿刺。

【0385】腹腔镜术后的常见并发症有哪些?

答:(1) CO_2 气腹相关并发症,包括高碳酸血症与酸中毒、皮下气肿、气胸、心包积气体栓塞、心律不齐、下肢静脉淤血、静脉血栓、腹腔内器官缺血、体温下降等。

（2）出血。

（3）感染。

参考文献 ［6］

【0386】患者腹腔镜术后诉颈肩及肋间痛,护士应如何指导和护理?

答:(1) 解释疼痛的原因:腹腔镜术中建立气腹时残留在腹腔内的 CO_2 术毕排出不完全,导致 CO_2 聚集在膈肌下产生碳酸并刺激膈神经和颈部神经,导致术后颈肩及肋间疼痛。

（2）延长吸氧时间。

（3）患者取舒适体位。

（4）指导患者按摩肩背疼痛部位缓解症状。

参考文献 ［6］

【0387】腹腔镜全子宫切除术后的患者发生皮下气肿时，该如何处理？

答：（1）取半卧位，保持呼吸道通畅、低流量给氧、深呼吸，促进 CO_2 排出。

（2）症状轻者延长吸氧时间，CO_2 可自行吸收；症状严重者须及时报告医师，准备穿刺排气用物。

（3）监测呼吸状态和血氧饱和度，必要时做血气分析，纠正酸中毒。

参考文献 ［6］

【0388】卵巢癌伴腹水患者的护理措施有哪些？

答：（1）病情观察：观察腹水和下肢水肿的消长，准确记录出入量，测量腹围、体重，教会患者正确的测量和记录方法；进食量不足、呕吐者，或遵医嘱应用利尿药、放腹水后密切观察；监测血清电解质和酸碱度的变化，及时发现并纠正水电解质、酸碱平衡紊乱。

（2）体位：患者取平卧位，大量腹水者取半卧位。

（3）避免腹压骤增：大量腹水时，应避免使腹内压突然剧增的因素，如剧烈咳嗽、打喷嚏等，保持大便通畅，避免用力排便。

（4）饮食：限制钠和水的摄入；有腹水者应限制摄入钠盐 $500\sim800$ mg/d（氯化钠 $1.2\sim2.0$ g/d）；进水量 $1\,000$ ml/d，如有低钠血症 500 ml/d 左右。给予患者高热量、高维生素、高蛋白质、易消化饮食，严禁饮酒，适当摄入脂肪，动物脂肪不宜过多摄入。

（5）用药护理：使用利尿药时应特别注意维持水电解质和酸碱平衡，利尿速度不宜过快，每天体重减轻一般不超过 0.5 kg。

（6）放腹水的护理：

① 准备好腹腔穿刺所需用物。

② 在放腹水过程中，严密观察病人的生命体征及不良反应；术中密切观察患者有无头晕、恶心、心悸、气短、面色苍白等，一旦出现应立即停止操作，并对症处理。

③ 一次放腹水 $3\,000$ ml 左右，不宜过多，以免腹压骤降，发生虚脱，放腹水时速度宜缓慢，放腹水后用腹带包扎腹部。

参考文献 ［18］

【0389】皮下注射低分子肝素钙如何正确操作？

答：（1）注射部位的选择：首选腹部，注射时避开脐周 5 cm，两次注射点相距 2 cm 以上,规律轮换注射部位,避开硬结及瘢痕。

(2) 注射前排气:采用留置气泡注射技术。即采用 1 ml 注射器,抽吸药液时注射器内留置 0.1 ml 左右空气,注射前避免针尖附着药液,注射时针尖向下将空气弹至药液上方,再行皮下注射。依据患者自身情况,对高度紧张的患者进行腹部适当按摩,缓解其紧张情绪。

(3) 注射角度:注射时用左手拇指和食指以 5~6 cm 范围捏起皮肤成一皱褶,在皱褶顶部以 90°垂直进针,进针深度视皮下脂肪厚度而异。

(4) 注射时延长注射时间至 30 秒,可减少皮下出血发生。

(5) 注射完毕停留 3~5 秒拔针,可减少皮下出血和注射部位疼痛。

【0390】下肢淋巴水肿如何分期?

答:淋巴水肿分为 4 期:

0 期:临床或潜伏疾病状态,淋巴输送能力受损,但无明显肿胀及症状。

Ⅰ期:肿胀有凹陷,抬高患肢,肿胀减轻,无皮肤纤维化证据,为可逆性水肿。

Ⅱ期:抬高患肢肿胀不能消退,质地较硬无凹陷,为不可逆性水肿。

Ⅲ期:淋巴象皮肿,皮肤非常厚,有巨大皱褶,出现皮肤改变,如脂肪沉积、棘皮症及疣状增生。根据下肢肿胀,质地较硬无凹陷临床表现可初步判断。

【0391】妇科恶性肿瘤根治术后,护士如何指导患者预防下肢淋巴水肿?

答:(1) 提高机体抵抗力,避免过度劳累。

(2) 建议穿着弹力裤袜,避免穿过紧鞋子,勤换鞋袜。

(3) 预防及治疗足癣、丹毒、水肿、甲沟炎等疾病。

(4) 避免长久坐姿,剧烈或长时间的运动,长坐时,间断站立行走。

(5) 保持肢体皮肤清洁,使用护肤用品,防止皮肤干燥。

参考文献　[14]

【0392】宫颈锥切术后患者的出院宣教重点有哪些?

答:(1) 注意休息,术后 1 个月内禁止做下蹲动作;避免重体力劳动。

(2) 注意保暖,预防上呼吸道感染,防止咳嗽增加腹压。

(3) 多食高蛋白、高维生素、富含粗纤维食物,多食蔬果,保持大便通畅。

(4) 注意会阴部卫生,防止感染。避免性生活和盆浴 2~3 个月。

(5) 出现阴道流血呈鲜红色且量大于月经量多时,应立即去就近医疗机构治疗。

参考文献　[1]

【0393】子宫肌瘤最常见的症状是什么? 子宫肌瘤挖除术后的观察要点有哪些?

答:(1) 经量增多及经期延长是子宫肌瘤最常见的症状,因为肌瘤使宫腔及黏膜面积增大,影响子宫收缩可有经量增多及经期延长症状。

(2) 观察重点:阴道流血量、色、性状;意识、生命体征;腹腔引流量、色及性质;留置导尿管在位,尿量、色及性质。

参考文献 [1]

【0394】卵巢肿瘤合并妊娠者行剖腹卵巢肿瘤剥除术后的观察重点是哪些?

答:(1) 观察患者的腹痛:切口疼痛及宫缩痛(阵发性下腹痛/腰背痛)。

(2) 有无阴道流血及排液征象。

(3) 腹部切口有无渗血、渗液。

(4) 胃肠道功能恢复。

(5) 根据孕周监测胎儿宫内情况。

参考文献 [1]

【0395】某患者体检时发现卵巢囊肿 4.6 cm×5.5 cm,今晨大便后突发下腹痛,伴恶心、呕吐。患者可能发生哪些妇科急腹症? 典型征象有哪些?

答:(1) 可能发生:卵巢肿瘤蒂扭转、卵巢肿瘤破裂。

(2) 卵巢肿瘤蒂扭转的典型症状是体位改变后突然发生一侧下腹剧痛,常伴有恶心、呕吐甚至休克。卵巢肿瘤破裂时,下腹剧痛,常伴有恶心、呕吐,伴有腹部压痛、腹肌紧张,可有腹腔积液征。

参考文献 [1]

【0396】子宫肌瘤介入治疗术后的护理要点有哪些?

答:(1) 体位:患者取平卧位,绝对卧床休息 12~24 小时,穿刺侧肢体伸直制动 6~8 小时,嘱患者勿做增强腹压的动作(如咳嗽、打喷嚏、用力排便等),并指导家属按摩腰背及肢体,以缓解病人卧床的不适。

(2) 穿刺点的护理:穿刺部位用无菌纱布覆盖并予包扎,严密观察穿刺部位有无出血和渗血,并保持敷料清洁干燥,观察穿刺侧肢体远端皮温、感觉及足背动脉搏动情况,发现异常,及时处理。

(3) 生命体征监测:密切观察生命体征变化,发现异常及时通知医生。

(4) 预防感染:遵医嘱给予抗生素治疗,注意个人卫生,保持会阴部清洁、干燥,多饮水。注意观察导尿管通畅情况,尿液颜色、性质、量等,及时拔除尿管。

参考文献 [11]

【0397】子宫肌瘤介入治疗术后并发症的观察和护理要点有哪些?

答:(1) 发热:多在术后当日或次日发生,为肌瘤缺血坏死造成的吸收热,体温一般在 38℃,发热期间除密切观察体温外,指导患者多饮水,及时更换潮湿衣服,及时擦干汗液防止着凉。告知术后发热原因,减轻病人的思想顾虑。

（2）疼痛：术后患者均有不同程度的下腹部胀痛，持续时间不等，一般持续一周左右可自行消退。一般 24 小时内疼痛较剧烈，3 天后逐渐缓解。向患者讲述疼痛原因，指导分散注意力方法，如看书、聊天等，必要时使用镇痛剂。

（3）阴道出血：肌瘤栓塞后阴道可有少量血性排出物，黏膜下肌瘤较多见，一般不超过月经量，持续 3～5 天，长则 2 周，无需特殊处理。指导患者观察排出物的颜色、形状、气味，防止脱落坏死组织阻塞阴道，注意个人卫生，保持外阴清洁，禁止盆浴。

（4）恶心呕吐：部分患者可出现恶心呕吐等胃肠道反应，可予对症处理，保持病室安静舒适，进食清淡饮食。

【0398】子宫瘢痕处妊娠介入治疗术后的护理要点有哪些？

答：（1）心电监护，密切观察生命体征和神志的变化，平稳后每 4 小时测一次血压、脉搏，如有异常及时汇报医生。每天测量体温三次，直至正常。

（2）术后平卧，穿刺侧肢体伸直制动 6～8 小时，观察下肢末梢血液循环（皮肤温度和颜色）、足背动脉搏动及穿刺点出血情况。

（3）留置导尿管期间，保持会阴部清洁，做好会阴护理。12 小时解除加压包扎后，拔除导尿管，尽早恢复下肢活动，避免下肢静脉血栓形成。

（4）局部麻醉者术后可进普食。如特殊情况采取硬膜外麻醉者，术后需禁食 6 小时。鼓励患者多饮水，促进造影剂及化疗药物的排泄。

（5）按医嘱给予抗生素预防感染。观察化疗药物的不良反应。

（6）密切观察阴道流血及子宫收缩情况，有无血块、蜕膜、绒毛组织排出，若有活动性出血及时通知医生。

（7）复查血 HCG 及 B 超，结合临床，必要时行清宫术。

【0399】子宫瘢痕妊娠患者拟行子宫动脉栓塞术，术后观察要点有哪些？

答：（1）观察穿刺点有无出血及血肿形成。

（2）观察穿刺侧下肢体颜色、温度、足动脉搏动（"5P"征：疼痛、麻木、运动障碍、无脉、苍白）。

（3）观察体温变化，有无心慌、胸闷、呼吸困难、呕吐等症状。

（4）观察有无阴道流血、腹痛及排出物。

（5）观察臀部或会阴部皮肤有无红肿、硬结和疼痛等症状。

（6）氨甲蝶呤（MTX）用药护理：记 24 小时尿量，观察尿液的色、质、量，多饮水，饮水量＞2 000 ml/d，以及化疗药物其他毒副反应。

（7）观察造影剂的副反应：表现为过敏性休克、呼吸道阻塞、循环衰竭的症状，按青霉素过敏处理。

【0400】妇产科出血性疾病介入治疗患者术前有哪些护理要点？

答：(1) 一般情况：如年龄、职业、文化程度、月经史、婚姻生育史、既往史、个人史、家族史及药物过敏史等。

(2) 身体评估：

① 症状和体征：评估阴道流血量、性质、颜色等。产后出血病人要评估子宫收缩情况。监测生命体征：若有血压下降，心率、脉搏、呼吸增快，提示可能有活动性出血，应抢救的同时立即行手术。

② 辅助检查：常规介入手术前生化检查、妇科 B 超检查等。

(3) 心理护理：向患者及家属讲解介入治疗的方法、过程及效果，消除患者恐惧心理，积极配合手术。

(4) 术前禁食 4 小时、术前 30 分钟给予手术前用药。

(5) 告知患者术前留置尿管的目的及注意事项，取得配合。

【0401】子宫动脉栓塞术后患者腹痛的观察及护理要点有哪些？

答：腹痛一般在手术后 24 小时内比较明显，3～5 天后逐渐减轻并消失。

护理要点：

(1) 倾听患者主诉，评估疼痛的性质、程度、部位及伴随症状。

(2) 采取舒适卧位，给予心理安慰及放松疗法。

(3) 疼痛较明显时，遵医嘱使用吲哚美辛、哌替啶等止痛药，观察用药后的反应。

(4) 如果 1 周后仍然感觉剧烈疼痛，应警惕局部组织坏死发生。

参考文献 ［16］

【0402】某异位妊娠患者急诊入院，患者面色苍白，主诉下腹部疼痛伴肛门坠胀感，测血压 70/50 mmHg，脉搏 120 次/分。提示发生了什么？护士应采取哪些紧急护理措施？

答：(1) 可能发生了异位妊娠破裂、腹腔内出血。

(2) 护理措施：

① 立即给予患者休克体位，注意保暖。

② 吸氧，严密监测生命体征变化。

③ 立即开放静脉，交叉配血，做好输液、输血的准备，必要时保留导尿。

④ 积极配合医生做好急救和术前准备。

⑤ 解释病情，安慰患者和家属。

⑥ 完善抢救及护理记录。

参考文献 ［1］［15］

【0403】张某,女,31 岁,因宫颈 CINⅢ级行宫颈锥切术,术后回室 4 小时。患者出现下腹部坠胀的原因是什么? 如何护理?

答:(1) 可能的原因:尿管阻塞、纱布压迫、手术后伤口疼痛、手术部位出血。

(2) 护理:

① 尿管阻塞:检查尿管是否在位通畅,必要时更换尿管。

② 阴道填塞纱布:解释填塞纱布的必要性,做好安抚。

③ 手术伤口疼痛:心理疏导,必要时使用止痛剂。

④ 手术部位出血:生命体征的监测,观察有无阴道出血,外阴部有无肿胀。

参考文献　[1]

【0404】异位妊娠患者行甲氨蝶呤(MTX)保守治疗期间的护理要点有哪些?

答:(1) 密切观察患者的一般情况、生命体征,并重视患者的主诉,尤应注意阴道流血量与腹腔内出血量,告诉患者病情发展的指征,如出血增多、腹痛加剧、肛门坠胀感明显等,以便能及时发现病情变化,给予相应处理。

(2) 用药期间,定期复查 B 型超声和血 β-hCG 监测治疗效果。

(3) 注意患者的病情变化及药物毒副反应。

(4) 患者应卧床休息,避免腹部压力增大,避免异位妊娠破裂。卧床期间,提供相应的生活护理。摄取足够的营养物质,增强抵抗力。

参考文献　[1]

【0405】国际妇产科联盟(FIGO,2009 年)宫颈癌如何临床分期?

答:(1) Ⅰ期:癌灶局限于宫颈。

ⅠA:肉眼未见病变,仅在显微镜下可见漫润癌。

ⅠB:肉眼可见癌灶局限于宫颈,或显微镜下可见病变＞ⅠA2。

(2) Ⅱ期:癌灶已超越宫颈,但未达盆壁。癌累及阴道,但未达阴道下 1/3。

ⅡA:癌灶侵犯阴道上 2/3,无宫旁浸润。

ⅡB:有宫旁浸润,但未达盆壁。

(3) Ⅲ期:癌灶扩散盆壁和(或)累及阴道下 1/3,导致有肾盂积水或肾无功能者。

ⅢA:癌累及阴道下 1/3,但未达盆壁。

ⅢB:癌已达盆壁和(或)引起肾盂积水或无功能肾。

(4) Ⅳ期:癌播散超出真骨盆或癌浸润膀胱黏膜或直肠黏膜。

ⅣA:癌灶侵犯邻近的盆腔器官。

ⅣB:有远处转移。

参考文献　[1]

【0406】外生型宫颈癌患者如有活动性出血,如何做好术前阴道准备?

答:外生型宫颈癌又称菜花型,此型最常见。由于癌组织向外生长,质脆易出血,故术前准备时为防止大出血应禁止阴道灌洗,可行外阴擦洗。

参考文献 [1]

【0407】糖尿病合并妇科肿瘤患者围术期血糖理想控制范围如何定?

答:围术期血糖理想控制目标根据不同手术类型、不同病人、不同时间存在差异,具体如下:

手术类型	血糖控制目标	
	空腹血糖/餐前血糖(mmol/L)	餐后2小时血糖/不能进食时随机血糖(mmol/L)
择期手术	8～10;6～8(非老年、身体状况良好、无心脑血管并发症风险或单纯应激性高血糖患者)	8～12,短时间<15也可接受;8～10(非老年、身体状况良好、无心脑血管并发症风险或单纯应激性高血糖患者)
急诊手术	若术前血糖>10,应控制血糖水平,同时注意有无酸碱水、电解质紊乱;术中及术后血糖控制目标与相应类型的择期手术相同。	

参考文献 [5]

【0408】对糖尿病合并子宫肌瘤患者,如何做好围术期饮食管理?

答:(1)术前准备:为患者制订饮食计划,待其血糖稳定后再行手术。通常术前6～8小时禁食,2小时前禁水。

(2)术后管理:手术后需要禁食者,可给予静脉补液,当患者肠蠕动恢复后开始进食,在原健康饮食的基础上,根据病情适当增加蛋白质的摄入,增加10%～15%以促进切口愈合及机体恢复。

参考文献 [5]

【0409】妇科肿瘤合并糖尿病患者拟行宫颈癌根治术,平日口服降糖药控制血糖,如何进行用药指导?

答:(1)小型手术服用短效促胰岛素分泌剂口服药者:手术当日早晨停服1次,晚餐剂量遵医嘱使用。

(2)服用长效促胰岛素分泌剂口服药者:手术当天停用,次日再服。

(3)服用双胍类药者:停药,以防引发乳酸酸中毒。

(4)服用二肽基肽酶Ⅳ抑制剂者:可常规继续服用。

参考文献 [5][7]

【0410】某子宫内膜癌患者等待全子宫切除术期间,突然出现头晕、心慌、大汗淋漓,护士应如何快速评估及紧急处理?

答:(1)立即测定血糖水平,以明确诊断;无法测定血糖时暂按低血糖处理。

（2）因患者处于术前等待期,不能经口进食,应给予 50% 葡萄糖液 20～40 ml 静脉注射,或胰高血糖素 0.5～1.0 mg,肌注。

（3）每 15 分钟监测血糖 1 次,血糖仍≤3.9 mmol/L,再给予葡萄糖静脉注射,血糖仍≤3.0 mmol/L,继续给予 50% 葡萄糖 60 ml 静脉注射。

（4）低血糖已纠正者,注意低血糖诱发心脑血管疾病。

（5）低血糖未纠正者:静脉注射 5% 或 10% 的葡萄糖,或加用糖皮质激素。

参考文献 ［34］

【0411】会阴部手术患者肠道准备有哪些内容?

答:会阴部手术部位与肛门解剖位置很近,术后排便易污染手术视野,因此手术前应做好肠道准备。

（1）涉及肠道的手术病人术前 3 日进少渣饮食,并遵医嘱给肠道抗生素。每日肥皂水洗肠一次或 20% 甘露醇 250 ml 加等量水口服;术前 1 日禁食,给予静脉补液,术前日晚及术晨行清洁灌肠。

（2）若手术不涉及肠道,仅术前 1 日下午给予洗肠液洗肠。

参考文献 ［1］

【0412】根据会阴部手术方式,护士应如何指导患者术后采取正确的卧位?

答:（1）处女膜闭锁及有子宫的先天性无阴道手术:半卧位,有利于经血的流出。

（2）外阴癌根治术:平卧位,双腿外展屈膝,膝下垫软枕,以减少腹股沟及外阴部的张力,有利于伤口的愈合。

（3）行阴道前后壁修补或盆底修补术:平卧位,禁止半卧位,以降低外阴阴道张力,促进伤口的愈合。

参考文献 ［1］

【0413】外阴癌根治术后会阴部伤口护理措施有哪些?

答:（1）密切观察会阴切口的情况,观察局部皮肤的颜色、温度,湿度,有无皮肤或皮下组织坏死;注意阴道分泌物的量,性质,颜色及有无异味。

（2）每日行外阴擦洗 2 次,排便后用同法清洁外阴;保持外阴清洁、干燥,勤更换内裤及床垫。

（3）外阴包扎或阴道内纱条一般在术后 12～24 小时内取出,取出时注意核对数目。

（4）切口有炎症表现可局部行烤灯治疗,保持伤口干燥,促进血液循环,有利于伤口的愈合。

（5）切口有渗液应进行引流并保持引流通畅,观察引流物的量及性质。

参考文献 ［1］［6］

【0414】外阴癌行放疗后皮肤损伤如何分度？护理措施有哪些？

答：(1) 轻度损伤，表现为皮肤红斑，然后转化为干性脱屑，此期在保护皮肤的基础上可继续照射。

(2) 中度损伤，表现为水疱、溃烂和组织皮层丧失，此时应停止放疗，待其痊愈，注意保持皮肤清洁、干燥，避免感染，勿刺破水疱，可涂 1‰甲紫或用无菌凡士林纱布换药。

(3) 重度损伤，表现为局部皮肤溃疡，应停止照射，避免局部刺激，除保持局部清洁干燥外，用生肌散或抗生素软膏换药。

参考文献 〔1〕〔35〕

【0415】尿漏患者修补术后有哪些护理要点？

答：(1) 术后留置导尿管或耻骨上膀胱造瘘7~14日，注意避免尿管脱落，保持尿管通畅，发现阻塞及时处理，以免膀胱过度充盈影响伤口的愈合。

(2) 根据漏孔的位置决定体位，膀胱阴道瘘的漏孔在膀胱后底部者，应取俯卧位；漏孔在侧面者应健侧卧位，使漏孔居于高位。

(3) 术后每日补液不少于 3 000 ml，达到膀胱冲洗的目的。

(4) 保持外阴清洁。应积极预防咳嗽、便秘，并尽量避免下蹲等增加腹压的动作。

(5) 拔管前注意训练膀胱肌张力，拔管后协助病人每 1~2 小时排尿 1 次，然后逐步延长排尿时间。

参考文献 〔1〕

【0416】子宫脱垂患者术前有哪些准备内容？

答：(1) 术前 5 日开始进行阴道准备，Ⅰ度子宫脱垂病人应每日坐浴 2 次，一般采取 1∶5 000 的高锰酸钾或 0.02％的碘伏液；对Ⅱ、Ⅲ度子宫脱垂的病人，特别是有溃疡者，行阴道冲洗后局部涂含抗生素的软膏，并勤换内裤。

(2) 注意冲洗液的温度以 41~43℃为宜，冲洗后戴无菌手套将脱垂的子宫还纳于阴道内，让病人平卧于床上半小时。

(3) 用清洁的卫生带或"丁"字带支托下移的子宫，避免子宫与内裤摩擦。

(4) 积极治疗局部炎症，按医嘱使用抗生素及局部涂含雌激素的软膏。

参考文献 〔1〕〔8〕

【0417】如何指导压力性尿失禁患者进行盆底肌训练？

答：盆底肌肉(肛提肌)锻炼也称为 Kegel 锻炼，可增加盆底肌肉群的张力。指导病人行收缩肛门运动，用力使盆底肌肉收缩 3 秒以上后放松，每次 10~15 分钟，每日 2~3 次。

参考文献 〔1〕

【0418】对绝经过渡期妇女有哪些健康教育内容？

答：(1) 加强生活起居、锻炼与休息、卫生及心理方面的指导。

(2) 重视蛋白质、维生素、微量元素及钙剂的补充。

(3) 每 1～2 年进行 1 次妇科常见疾病及肿瘤的筛查。

(4) 若妇女出现月经失调或停经超过半年以上，可适时取出宫内节育器、进行避孕指导直至月经停止 12 个月。

(5) 必要时遵医嘱进行性激素补充治疗，以利身心健康，提高生命质量。

参考文献　[1]

【0419】不孕症患者服用促排卵药物有哪些用药指导？

答：(1) 告知此类药物的不良反应，较多见的如经间期下腹一侧疼痛、卵巢囊肿、血管收缩征兆(如潮热)，少见的如乏力、头昏、抑郁、恶心、呕吐、食欲增加、体重增加、风疹、皮疹、过敏性皮炎、复视、畏光、视力下降、多胎妊娠、自然流产、乳房不适及可逆性的脱发等。

(2) 月经周期遵医嘱正确按时服药。

(3) 出现潮热、恶心、呕吐、头痛等不良反应及时就诊。

(4) 发生妊娠后立即停药。

参考文献　[1]

【0420】如何识别不孕症患者促排卵后发生卵巢过度刺激综合征(OHSS)？

答：主要根据患者的症状和体征来判断：

(1) 轻度：症状及体征通常发生于注射 hCG 后 7～10 日，主要表现为下腹不适、腹胀或轻微腹痛，伴食欲缺乏、乏力，血雌二醇 E_2 水平≥1 500 pg/ml，卵巢直径可达 5 cm。

(2) 中度：有明显下腹胀痛、恶心、呕吐或腹泻，伴有腹围增大，体重增加≥3 kg，明显腹水，少量胸水，血 E_2 水平≥3 000 pg/ml，双侧卵巢明显增大，直径达 5～10 cm。

(3) 重度：腹胀痛加剧，病人口渴多饮但尿少，恶心、呕吐甚至无法进食，疲乏、虚弱、腹水明显增多，可因腹水而使膈肌上升或胸水致呼吸困难，不能平卧，卵巢直径≥12 cm，体重增加≥4.5 kg，严重者可出现急性肾衰竭、血栓形成及成人呼吸窘迫综合征，甚至死亡。

参考文献　[1][9]

【0421】妇科常见急腹症有哪些？

妇科常见急腹症主要包括异位妊娠、卵巢肿瘤蒂扭转、卵巢黄体破裂等。

参考文献　[24]

【0422】宫颈环扎术后有哪些护理要点？

答：(1) 向患者及家属讲解有关疾病知识，以积极配合治疗。

（2）指导患者进食新鲜蔬菜、水果，保持大便通畅，避免增加腹压。

（3）绝对卧床休息，根据医嘱给予臀高位，指导患者床上排大小便，及时满足患者生活所需。

（4）出现阴道流血、流液或宫缩时，及时汇报医生并配合处理。

（5）术后使用宫缩抑制剂时，应严密观察用药效果及不良反应。

（6）保持外阴清洁，大小便后及时清洗外阴。

（7）做好出院指导，指导其注意卧床休息，合理膳食，防止便秘，做好孕期保健，定期产检。

参考文献 ［21］

【0423】阴道灌洗的目的是什么？护理要点有哪些？

答：（1）目的：促进阴道血液循环，减少阴道分泌物，缓解局部充血，达到控制和治疗炎症的目的，使宫颈和阴道保持清洁。

（2）护理要点：

① 冲洗器灌洗筒距床沿的距离不应超过 70 cm，以免压力过大、水流过速使灌洗液或污物进入子宫腔或灌洗液与局部作用的时间不足。

② 灌洗液温度以 41～43℃ 为宜，温度不能过高或过低。温度过低，病人不舒适，温度过高则可能烫伤病人的阴道黏膜。

③ 灌洗溶液应根据不同的灌洗目的选择。滴虫性阴道炎的病人，应用酸性溶液灌洗；外阴阴道假丝酵母菌病病人，则用碱性溶液灌洗；非特异性阴道炎者，用一般消毒液或生理盐水灌洗；术前病人可选用聚维酮碘（碘伏）溶液、高锰酸钾溶液或苯扎溴铵溶液进行灌洗。

④ 灌洗头插入不宜过深，弯头应向上，灌洗过程中动作要轻柔，避免刺激后穹隆引起不适，或损伤局部组织引起出血。用阴道窥器灌洗时，应轻轻旋转阴道窥器，使灌洗液能达到阴道各部。

⑤ 产后 10 日或妇产科手术 2 周后的病人，若合并阴道分泌物混浊、有臭味、阴道伤口愈合不良、黏膜感染坏死等，可行低位阴道灌洗。冲洗器灌洗筒的高度一般不超过床沿 30 cm，避免污物进入宫腔或损伤阴道残端伤口。

⑥ 未婚妇女可用导尿管进行阴道灌洗，不能使用阴道窥器；月经期、产后或人工流产术后子宫颈口未闭或有阴道出血的病人，不宜行阴道灌洗，以防引起上行性感染；宫颈癌病人有活动性出血者，为防止大出血禁止灌洗，可行外阴擦洗。

参考文献 ［1］［30］

【0424】基础体温测定的方法是什么？其有何临床意义？

答：（1）测量方法：基础体温（basal body temperature，BBT）又称静息体

温,是指妇女经过 6～8 小时的睡眠以后,体温尚未受到运动、饮食或情绪变化影响时所测出的体温。基础体温通常是人体一昼夜中的最低体温,反映机体在静息状态下的能量代谢水平。

(2) BBT 是测定排卵的简易可行方法,不仅有助于判断有无排卵,还可了解黄体功能的情况。无排卵性异常子宫出血者,BBT 无上升改变而呈单相曲线,提示无排卵。黄体功能不足者,BBT 呈双相型,但高温相少于 11 日。子宫内膜不规则脱落者,BBT 呈双相型,但下降缓慢。

参考文献 [1][16]

【0425】人流综合征如何识别如何紧急处理?

答:人工流产综合反应是指部分受术者在术中或手术刚结束时出现恶心呕吐、心动过缓、心律不齐、血压下降、面色苍白、头晕、胸闷、大汗淋漓,甚至出现昏厥和抽搐等迷走神经兴奋症状,也称人工流产综合征(artificial abortion syndrome)。多数人在手术停止后逐渐恢复。主要与宫体及宫颈受机械性刺激导致迷走神经兴奋、冠状动脉痉挛、心脏传导功能障碍等有关,也和受术者精神紧张、不能耐受宫颈过度扩张、牵拉和过高负压有关。

紧急处理:

(1) 术前应做好受术者的心理护理,帮助其缓解紧张焦虑的情绪。

(2) 扩张宫颈时操作要轻柔,从小号宫颈扩张器开始逐渐加大号数,切忌用力过猛。

(3) 吸宫时注意掌握适当负压,进出宫颈时关闭负压,吸净宫腔后不应反复吸刮宫壁。

(4) 一旦出现心率减慢,静脉注射阿托品 0.5～1 mg,可迅速缓解症状。

参考文献 [1]

【0426】哪些症状提示性子宫输卵管造影的患者出现人流综合征? 如何预防及处理?

答:造影过程中,患者出现恶心、呕吐、头晕、气喘、大汗淋漓、血压下降心律不齐等症状,严重者还可能出现休克,提示患者可能出现人流综合征,多为造影过程中的刺激,引起患者迷走神经反射所致。

在行子宫输卵管造影过程中,术者应注意操作动作轻柔,尽可能减轻对子宫颈口和子宫的刺激强度,可遵医嘱术前肌注阿托品 0.5 mg 预防人流综合征的发生。一旦发生人流综合征,应积极给予对症治疗。

参考文献 [32]

参考文献

［1］ 安力彬,陆虹,等.妇产科护理学[M].6版.北京:人民卫生出版社,2017.

［2］ 陈湘玉,李国宏.护士安全用药手册[M].南京:东南大学出版社,2012.

［3］ 低分子肝素皮下注射方法研究现状[J].中华护理杂志.2014.49(7).

［4］ 冯锦芳.甲硝唑和替硝唑不同给药途径治疗滴虫性阴道炎的疗效观察[J].临床医学研究与实践,2016(1):39.

［5］ 高血糖患者围手术期血糖护理工作指引[J].中华护理杂志,2017(7):794-798.

［6］ 李乐之,路潜.外科护理学[M].6版.北京:人民卫生出版社,2017.

［7］ 刘志群,唐晓辉,罗姝.妇科肿瘤合并糖尿病的围术期护理及体会[J].糖尿病新世界,2018,21(01):110-111.

［8］ 闵庆艳,等.盆底重建联合全子宫切除术治疗重度子宫脱垂患者的护理效果观察[J].临床护理杂志,2017(1).

［9］ 牛志宏.2016年美国生殖医学协会《中重度卵巢过度刺激综合征的预防和治疗的临床指南》解读[J].诊断学理论与实践,2017(03):26-29.

［10］ 彭娜.2016年INS输液治疗实践标准:血管通路装置的选择和置入[J].现代医药卫生,2017,33(9):1285-1287.

［11］ 唐卫珍.综合性护理干预对子宫肌瘤介入治疗术后并发症的影响[J].实用临床护理学电子杂志,2018(47).

［12］ 佟艳霞,陶金双,刘寅,等.1例绒癌脑转移患者产褥期化疗的护理[J].护理实践与研究,2016,13(13).

［13］ 王庆华,栾红艳.护理干预在老年性阴道炎护理中的应用效果观察[J].中国继续医学教育,2015,2(25):250-251.

［14］ 王霞,蔡慧媛,丁焱.等.妇科恶性肿瘤患者术后下肢淋巴水肿评估方法的研究进展[J].中华护理杂志,2017,52(3):312.

［15］ 王玉东.2016年英国皇家妇产科医师学会及早期妊娠学会《异位妊娠的诊断和管理》指南解读[J].中国实用妇科与产科杂志,2017(09):40-43.

［16］ 王玉琼,等.妇科护理手册[M].北京:科学出版社,2011.

［17］ 闻曲,等.新编肿瘤护理学[M].北京:人民卫生出版社,2011.

［18］ 吴兰梅.妇科常见阴道炎临床诊断及治疗效果分析[J].医学信息,2014(34):364.

［19］ 吴美玲.慢性子宫颈炎及盆腔炎的临床护理分析[J].世界最新医学信息文摘,2017(80):205.

［20］ 吴鸣.协和妇科肿瘤手册[M].北京:人民卫生出版社,2012.

［21］ 夏恩兰.ACOG宫颈环扎术治疗宫颈机能不全指南[J].国际妇产科学杂志,2016,43(6):652-656.

［22］ 向阳.妊娠滋养细胞疾病诊断与治疗指南(第四版)[J].中国实用妇科与产科杂志,2018,34(9):994-1001.

[23] 谢玲玲,林荣春,林仲秋.《2018 NCCN 子宫肿瘤临床实践指南》解读[J]. 中国实用妇科与产科杂志,2017(11):67-73.

[24] 谢幸,苟文丽.妇产科学.8 版[M].北京:人民卫生出版社,2013.

[25] 徐波,耿翠芝,等.肿瘤治疗血管通道安全指南[M].北京:北京协和医科大学出版社,2015.

[26] 徐波.化学治疗所致恶心呕吐的护理指导[M].北京:人民卫生出版社,2015.

[27] 杨亚琴. 激素治疗绝经综合征的疗效观察[J]. 实用妇科内分泌杂志(电子版),2016(12):143-144.

[28] 尤黎明,吴瑛,等.内科护理学[M].6 版.北京:人民卫生出版社,2017.

[29] 袁玲,陈湘玉.肿瘤内科护理手册[M].南京:江苏科学技术出版社,2008.

[30] 赵丽芹. 标准化护理程序在妇产科住院患者阴道灌洗护理中的应用[J]. 护理实践与研究,2016,13(18).

[31] 中华医学会肠外肠内营养学分会.肿瘤患者营养支持指南[J]. 中华外科杂志,2017,55(11):801.

[32] 中华医学会放射学分会介入专委会妇儿介入学组.子宫输卵管造影中国专家共识[J],中华介入放射学电子杂志,2018,6(3):185-187.

[33] 中华医学会妇产科学分会绝经学组. 绝经管理与绝经激素治疗中国指南(2018)[J].中华妇产科杂志,2018,53(11):729.

[34] 中华医学会糖尿病学分会. 中国 2 型糖尿病防治指南(2017 年版)[J].中华糖尿病杂志,2018,10(1):4-67.

[35] 中国抗癌协会妇科肿瘤专业委员会. 外阴癌诊断与治疗指南(第四版)[J]. 中国实用妇科与产科杂志,2018,11(34):1230.

第二节　产科护理

【0427】计划妊娠夫妇的健康指导包括哪些内容?

答:(1) 有准备、有计划地妊娠,尽量避免高龄妊娠。

(2) 合理营养,控制体质量增加。

(3) 补充叶酸 $0.4\sim0.8$ mg/d,或含叶酸的复合维生素。既往生育过神经管缺陷儿(NTD)的孕妇,则需每天补充叶酸 4 mg。

(4) 有遗传病、慢性疾病和传染病而准备妊娠的妇女,应予以评估并指导。

(5) 合理用药,避免使用可能影响胎儿正常发育的药物。

(6) 避免接触生活及职业环境中的有毒有害物质,避免密切接触宠物。

(7) 改变不良的生活习惯(如吸烟、酗酒、吸毒等)及生活方式;避免高强度的工作、高噪音环境和家庭暴力。

(8) 保持心理健康,解除精神压力,预防孕期及产后心理问题的发生。

(9) 合理选择运动方式。

参考文献 [36]

【0428】产前检查的次数与孕周的关系是怎样的?

答:根据目前我国孕期保健的现状和产前检查项目的需要,产前检查孕周分别为:妊娠 6～13^{+6} 周,14～19^{+6} 周,20～24 周,25～28 周,29～32 周,33～36 周,37～41 周。共 7～11 次。有高危因素者,酌情增加次数。

参考文献 [36]

【0429】我国孕期保健指南中建议补铁的指征是什么?

答:根据我国的孕期保健指南,提倡在补铁之前应当对孕妇体内的铁状态进行评估,当血红蛋白<105 g/L,血清铁蛋白<12 μg/L 时,补充元素铁 60～100 mg/d。

需要注意的是,补充铁剂的前提是排除存在地中海贫血、疟疾或寄生虫等疾病。

参考文献 [25]

【0430】孕期缺铁性贫血如何饮食指导?

答:(1) 建议孕妇摄取铁丰富的食物:如红色肉类、鱼类及禽类等。

(2) 告知可促进铁吸收的食物:含维生素 C 高的食物,如水果、土豆、绿叶蔬菜、菜花、胡萝卜和白菜等。

(3) 告知抑制铁吸收的食物:牛奶及奶制品、谷物麸皮、高精面粉、豆类、坚果、茶、咖啡、可可等。

参考文献 [39]

【0431】如何指导孕妇口服铁剂?

答:(1) 补充元素铁≥200 mg/d 时容易出现恶心和上腹部不适等胃肠道症状,选择较低铁含量制剂可减轻胃肠道症状。

(2) 为了避免食物抑制铁的吸收,建议进食前 1 小时口服铁剂,与维生素 C 共同服用,以增加吸收率。

(3) 口服铁剂避免与其他药物同时服用。

(4) 服用铁剂后,由于铁与肠内硫化氢作用而形成黑色便,应予以解释。

(5) 治疗 2 周后复查血红蛋白评估疗效,治疗至血红蛋白恢复正常后,应继续口服铁剂 3～6 个月或至产后 3 个月巩固疗效。

参考文献 [39]

【0432】按照 BMI 分层对孕妇进行体重管理的指导内容有哪些?

答:当在孕妇第 1 次产检时确定 BMI,提供个体化的孕期增重、饮食和运动指导。如孕妇孕前 BMI＜18.5,孕期增重范围宜为 12.5～18 kg;BMI 为 18.5～24.9,孕期增重范围宜为 11.5～16 kg;BMI 为 25.0～29.9,孕期增重范围宜为 7～11.5 kg;BMI≥30,孕期增重范围宜为 5～9 kg。

参考文献　[25]

【0433】妊娠早期孕妇出现恶心、呕吐,如何进行健康教育指导?

答:(1) 避免空腹,少量多餐,清淡食物。

(2) 起床时宜缓慢,避免突然起身。

(3) 给予精神鼓励和支持,减少心理的困扰和忧虑。

(4) 若妊娠 12 周以后仍继续呕吐甚至影响孕妇营养时,应考虑妊娠剧吐的可能,须住院治疗,纠正水、电解质紊乱。

参考文献　[28]

【0434】妊娠晚期孕妇发生双下肢水肿,应如何进行健康教育指导?

答:(1) 孕妇在妊娠晚期易发生下肢水肿,经休息后可消退,属正常。

(2) 若下肢出现凹陷性水肿或经休息后不消退者,应及时诊治,警惕妊娠期高血压疾病。

(3) 指导左侧卧位(解除右旋增大的子宫对下腔静脉的压迫),下肢稍垫高,避免长时间站或坐,以免加重水肿的发生。

(4) 适当限制盐的摄入,但不必限制水分。

参考文献　[28]

【0435】宫缩应激试验(CST)/缩宫素激惹试验(OCT)图形如何识别?

答:(1) Ⅰ类:胎心率基线:110～160 次/分;基线变异为中度变异;没有晚期减速或变异减速;存在或缺乏早期减速、加速。

(2) Ⅱ类:除了Ⅰ类和Ⅲ类胎心监护的其他情况,均划为Ⅱ类。

(3) Ⅲ类:

① 基线变异缺失伴以下任一项:反复性晚期减速/反复性变异减速/胎儿心动过缓。

② 正弦波形。

参考文献　[23]

【0436】胎盘剥离有哪些征象?

答:(1) 子宫底变硬呈球形,胎盘剥离后降至子宫下段,下段被扩张,子宫体呈狭长形被推向上,宫底升高达脐上。

(2) 剥离的胎盘降至子宫下段,阴道口外露的一段脐带自行延长。

(3) 阴道少量流血。

(4) 用手掌尺侧在产妇出联合上方轻压子宫下段时,宫体上升而外露的脐带不再回缩。

【0437】分娩镇痛有哪些方法?

答:分娩镇痛遵循自愿、安全的原则,以达到最大程度地降低产妇产痛,最小程度地影响母婴结局的目的。包括非药物分娩镇痛法和药物分娩镇痛法。

(1) 非药物分娩镇痛:包括拉玛泽呼吸法、自由体位活动、经皮神经电刺激、心理支持、热疗和冷疗、触摸和按摩、催眠术等。

(2) 药物分娩镇痛:包括椎管内分娩镇痛(连续硬膜外镇痛、腰-硬联合镇痛)、静脉分娩镇痛,首选椎管内分娩镇痛。

【0438】产妇在产褥期早期体温有何变化?

答:(1) 产后的体温多数在正常范围。体温可在产后最初 24 小时内略升高,一般不超过 38℃,可能与产程延长致过度疲劳有关。

(2) 产后 3~4 日出现乳房血管、淋巴管极度充盈,乳房胀大,伴 37.8~39℃的发热,称为泌乳热,一般持续 4~16 小时体温即下降,不属病态。

(3) 需排除其他原因尤其是感染引起的发热。

参考文献 ［28］

【0439】子宫复旧变化及观察要点有哪些?

答:(1) 子宫复旧情况:胎盘娩出后,子宫圆而硬,宫底在脐下一指。产后第一日略上升至脐平,以后每日下降 1~2 cm,至产后 10 日子宫降入骨盆腔内。

(2) 每日在同一时间评估产妇的子宫底高度。

(3) 评估前,嘱产妇排尿后平卧,双膝稍屈曲,腹部放松。剖宫产术后产妇应解开腹带,注意保暖。

(4) 先按摩子宫使其收缩,再测耻骨联合上缘至子宫底的距离。

(5) 正常子宫圆而硬,位于腹部中央。子宫质软,要考虑是否产后宫缩乏力;子宫偏向一侧,考虑是否膀胱充盈。子宫不能如期复原,常提示异常。

(6) 了解是否有宫缩痛及程度。

参考文献 ［28］

【0440】产后 2 小时的观察护理要点有哪些?

答:(1) 子宫收缩情况:产后 2 小时密切观察并记录宫缩、阴道出血、血压、脉搏及膀胱充盈情况,发现异常及时报告医生,并做好治疗及抢救准备。

(2) 会阴护理:观察会阴有无血肿,保持会阴清洁,会阴冷敷垫局部冷敷,减轻会阴水肿和疼痛。

(3) 新生儿护理:注意新生儿保暖,观察新生儿体温、皮肤颜色、呼吸、心率,检查脐部有无渗血。

(4) 健康教育:对母乳喂养、子宫复旧、阴道出血、排便排尿、会阴伤口护理、产后休息与活动、饮食、个人卫生、盆底运动等进行健康指导。

参考文献 ［28］

【0441】产后恶露有哪些特点？

答：(1) 血性恶露：产后 3 天内，红色，大量血液、坏死蜕膜及少量胎膜。

(2) 浆液性恶露：产后 4～14 天内，淡红色，较多坏死蜕膜组织、宫腔渗出液、宫颈黏液、少量红细胞、白细胞和细菌。

(3) 白色恶露：产后 14 天，白色，大量白细胞、坏死蜕膜组织、表皮细胞及细菌。

参考文献　[28]

【0442】会阴伤口异常的护理要点有哪些？

答：(1) 会阴或会阴伤口水肿者遵医嘱用 50% 硫酸镁湿热敷，产后 24 小时后红外线照射外阴。

(2) 会阴伤口有硬结者可用大黄、芒硝外敷或用 95% 乙醇湿热敷。

(3) 会阴伤口外缝线于产后 3～5 日拆线。有伤口感染者，应提前拆线引流，并定时换药。

(4) 会阴切口疼痛剧烈或产妇有肛门坠胀感，及时报告医生，以排除阴道壁及会阴部血肿。会阴部小血肿者，注意观察变化趋势，遵医嘱 24 小时后可湿热敷或远红外线灯照射；大的血肿应配合医师切开处理。

参考文献　[14][28]

【0443】产妇急诊入院，主诉胸闷、恶心、四肢无力，测体温 40.5℃，考虑产褥中暑。护士应采取哪些急救措施，并给予怎样的健康宣教？

答：(1) 急救护理

① 迅速降温：立即移至阴凉通风处，解开衣服，给予物理降温，遵医嘱予药物降温。

② 对症处理：仅有先兆表现清醒者，予清凉含盐饮料；已有循环衰竭者，尽快输液扩容；痉挛者，遵医嘱缓慢静推 10% 的葡萄糖酸钙 10～20 ml。

③ 支持疗法：保持呼吸道通畅、吸氧；纠正水、电解质紊乱。

④ 病情观察：a. 观察有无口渴无力、多汗、皮肤湿冷、心悸胸闷等；b. 降温过程中密切观察血压、心率、尿量，末梢循环情况。

(2) 健康教育：指导科学坐月子，保持室温 22～24℃，每日通风 2 次，每次 30～60 分钟。

参考文献　[23]

【0444】正常新生儿皮肤评估有哪些内容？

答：(1) 皮肤颜色，有无发绀或黄疸，其范围、程度、持续时间。

(2) 皮损情况：是否有皮疹，如红斑、丘疹、水疱、脓疱、风团结节、肿物等，有无出血点或皮肤损伤，如糜烂、溃疡等。

(3) 皮肤弹性、厚度、完整性、是否湿润，有无干燥、脱皮等。

（4）黏膜情况：有无充血、分泌物、色素异常等。

（5）皱褶部位：有无皮肤异常。

（6）脐部情况：脐带有无脱落、红肿、出血、分泌物、赘生物。

（7）臀部情况：有无红臀、皮损等。

【0445】正常新生儿日常皮肤护理要点有哪些?

答：（1）正常新生儿出生后第二天开始沐浴，可选择每日或隔天沐浴。

（2）沐浴剂：选择温和的沐浴剂，清水沐浴仅能清除皮肤上约65%的油脂和污垢。

（3）润肤要点：在湿润的皮肤上涂抹润肤剂效果更好，沐浴后即刻润肤，涂抹于脸部和身体，5分钟内涂抹完成。12小时一次或按需润肤。动作轻柔，避免用力摩擦。

【0446】高胆红素血症患儿光疗的观察及护理有哪些?

答：（1）光疗时采用的光波波长最易对视网膜黄斑造成伤害，且长时间强光疗可能增加男婴外生殖器鳞癌的风险。因此光疗时应用遮光眼罩遮住双眼，对于男婴，用尿布遮盖会阴部，尽量暴露其他部位的皮肤。

（2）光疗过程中不显性失水增加，应注意补充液体，观察尿量。监测患儿体温，避免体温过高。

（3）光疗时可出现腹泻、皮疹等不良反应，依据其程度决定是否暂停光疗。轻者暂停光疗后可自行缓解。

（4）光疗过程中密切监测胆红素水平的变化，一般6~12小时监测一次。对于溶血症或血清总胆红素值接近换血水平的患儿需在光疗开始后4~6小时内监测。当光疗结束后12~18小时应监测血清总胆红素值水平，以防反跳。

参考文献 [33]

【0447】如何识别先兆流产、难免流产、不全流产、完全流产?

答：（1）先兆流产：妊娠28周之前出现少量阴道流血，常为暗红色或血性白带，无妊娠物排出，随后出现阵发性下腹痛或腰背痛。

（2）难免流产：流产不可避免。在先兆流产的基础上，阴道流血量增多，阵发性下腹痛加剧，或出现阴道流液（胎膜破裂）。

（3）不全流产：难免流产继续发展，部分妊娠物排出宫腔，还有部分残留于宫腔内或嵌顿于宫颈口处，或胎儿排出后，胎盘滞留宫腔或嵌顿于宫颈口，影响子宫收缩导致大出血，甚至发生休克。

（4）完全流产：妊娠物已全部排出，阴道流血逐渐停止，腹痛逐渐消失。

参考文献 [23]

【0448】盐酸利托君有何作用？如何正确用药？用药观察要点有哪些？

（1）作用：激动子宫平滑肌 β 受体，从而抑制宫缩。

（2）正确用药：盐酸利托君起始剂量 50～100 μg/min 静脉点滴，每 10 分钟可增加剂量 50 μg/min，至宫缩停止，最大剂量不超过 350 μg/min，待宫缩抑制后持续滴注 12 小时，停止静脉滴注前 30 分钟改为口服 10 mg，最初 24 小时口服剂量为每 2 小时 1 片（10 mg），此后每 4～6 小时 1～2 片（10～20 mg），每日总剂量不超过 12 片（120 mg）。

（3）用药观察：使用过程中应密切观察主诉、心率、血压、宫缩情况，如心率大于 120 次/分，应减滴速；如心率大于 140 次/分，应停药。如诉心前区疼痛则停止使用并行心电监护。长期用药者应监测血钾、血糖、肝功能和超声心电图。

参考文献　［23］

【0449】诊断妊娠期高血压，血压监测要点是什么？

答：（1）血压的测量：测量血压前被测者至少安静休息 5 分钟。测量取坐位或卧位。注意肢体放松，袖带大小合适。通常测量右上肢血压，袖带应与心脏处于同一水平。

（2）对首次发现血压升高的孕妇，应间隔 4 小时或以上复测血压，如 2 次测量均为收缩压≥140 mmHg 和（或）舒张压≥90 mmHg，诊断为高血压。

（3）对严重高血压孕妇收缩压≥160 mmHg 和（或）舒张压≥110 mmHg 时，间隔数分钟重复测定后即可以诊断。

参考文献　［16］

【0450】妊娠期高血压孕妇降压治疗过程中，如何设定目标血压？护士需严密观察的内容有哪些？

答：（1）目标血压：孕妇未并发器官功能损伤，收缩压应控制在 130～155 mmHg 为宜，舒张压应控制在 80～105 mmHg；孕妇并发器官功能损伤，则收缩压应控制在 130～139 mmHg，舒张压应控制在 80～89 mmHg。

（2）观察内容：

① 降压过程力求血压下降平稳，且血压不可低于 130/80 mmHg，以保证子宫-胎盘血流灌注，不可波动过大。

② 在出现严重高血压，或发生器官损害如急性左心室功能衰竭时，需要紧急降压到目标血压范围，以平均动脉压（MAP）的 10%～25% 为宜，24～48 小时达到稳定，注意降压幅度不能太大。

参考文献　［16］

【0451】重度子痫前期有哪些临床症状和体征？

答：（1）血压持续升高：收缩压≥160 mmHg 和（或）舒张压≥110 mmHg。

（2）尿蛋白≥5.0 g/24 小时或随机尿蛋白≥（＋＋＋）。

（3）持续性头痛、视觉障碍或其他脑神经症状。

（4）持续性上腹部疼痛，肝包膜下血肿或肝破裂表现。

（5）肝功能异常：血丙氨酸转氨酶（ALT）或天冬氨酸转氨酶（AST）水平升高。

（6）肾功能受损：少尿（24 小时尿量＜400 ml，或每小时尿量＜17 ml）或血肌酐＞106 μmol/L。

（7）低蛋白血症伴胸腔积液或腹腔积液。

（8）血液系统异常：血小板计数呈持续性下降并低于 100×10^9 L：血管内溶血、贫血、黄疸或血乳酸脱氢酶（LDH）水平升高。

（9）心力衰竭、肺水肿。

（10）胎儿生长受限或羊水过少。

参考文献 ［5］［23］

【0452】如何识别和判断子痫？应采取哪些急救处理措施？

答：（1）子痫的临床表现：眼球固定，瞳孔散大，头扭向一侧，牙关紧闭，继而口角及面肌肉颤动，数秒后全身及四肢肌肉强直（背侧强于腹侧），双手紧握，双臂伸直，发生强烈抽动。抽搐时呼吸暂停，面色青紫。持续 1 分钟左右，抽搐强度减弱，全身肌肉松弛，随即深长吸气而恢复呼吸。抽搐期间神志丧失。

（2）急救处理：

① 专人护理，去枕平卧，头偏向一侧，保持呼吸道通畅，防舌后坠及咬伤，予吸氧，必要时吸痰。

② 密切观察神志、生命体征，血氧饱和度，开放静脉通道，遵医嘱用药。

③ 避免声光刺激，治疗护理相对集中，拉起床栏，必要时使用约束带。

④ 严密观察产程，监测胎心，做好母婴抢救准备，遵医嘱予术前准备。

⑤ 遵医嘱保留尿管、记出入量，完善记录，做好交接班。

参考文献 ［28］

【0453】硫酸镁治疗子痫的作用机制是什么？用药过程中有哪些注意事项？

答：（1）作用机制：

① 镁离子抑制运动神经末梢释放乙酰胆碱，阻断神经肌肉接头间的信息传导，使骨骼肌松弛。

② 刺激血管内皮细胞合成前列环素，抑制内皮素合成，降低机体对血管紧张素Ⅱ的反应，从而缓解血管痉挛状态。

③ 通过阻断谷氨酸通道阻止钙离子内流,解除血管痉挛、减少血管内皮损伤。

④ 可提高孕妇和胎儿血红蛋白的亲和力,改善氧代谢。

(2) 用药注意事项:用药期间需监测血清镁离子浓度。血清镁离子有效治疗浓度为 1.8~3.0 mmol/L,超过 3.5 mmol/L 即可出现中毒症状。达到 5 mmol/L 可出现膝腱反射消失,超过 5 mmol/L 则呼吸受抑制,超过 6 mmol/L 则呼吸麻痹停止。使用硫酸镁的必备条件:① 膝腱反射存在;② 呼吸≥16 次/分;③ 尿量≥25 ml/h(即≥600 ml/d);④ 备有 10% 葡萄糖酸钙。镁离子中毒时停用硫酸镁并缓慢(5~10 分钟)静脉推注 10% 葡萄糖酸钙 10 ml。

参考文献　[7][16]

【0454】硫酸镁是治疗子痫前期和子痫的首选解痉药物,其用药途径和方法有哪些?

答:硫酸镁可采用肌内注射或静脉用药。

(1) 肌内注射:25% 硫酸镁溶液 20 ml(5 g),臀部深部肌内注射,每日 1~2 次。但局部刺激性强,注射时应使用长针头行深部肌内注射,也可加利多卡因于硫酸镁溶液中,以缓解疼痛刺激,注射后用无菌棉球或创可贴覆盖针孔,防止注射部位感染,必要时可行局部按揉或热敷,促进肌肉组织对药物的吸收。

(2) 静脉给药:25% 硫酸镁溶液 20 ml+10% 葡萄糖 20 ml,静脉注射,5~10 分钟内推注;或 25% 硫酸镁溶液 20 ml+5% 葡萄糖 200 ml,静脉注射(1~2 g/h),1 日 4 次。

参考文献　[12][28]

【0455】妊娠期高血压疾病产后的护理要点有哪些?

答:(1) 重度子痫前期患者,产后应继续使用硫酸镁 24~48 小时预防产后子痫;注意产后迟发型子痫前期及子痫(发生在产后 48 小时后的子痫前期及子痫)的发生。

(2) 子痫前期患者产后 3~6 日是产褥期血压高峰期,每日监测血压及蛋白尿。如血压≥150/100 mmHg 应继续给予降压治疗。哺乳期可继续应用产前使用的降压药物,禁用血管紧张素受体 Ⅱ 拮抗剂和血管紧张素转换酶抑制剂(卡托普利、依那普利除外)。

(3) 产后血压持续升高要注意评估和排查孕妇其他系统疾病的存在。

(4) 注意监测和记录产后出血量。

参考文献　[16]

【0456】对妊娠期高血压孕妇的健康指导有哪些?

答:(1)加强孕期教育:护士应重视孕期健康教育工作,使孕妇及家属了解妊娠期高血压疾病知识及其对母儿的危害。

(2)休息:指导孕妇左侧卧位休息。

(3)饮食指导:指导孕妇合理饮食,减少过量脂肪和盐的摄入,增加蛋白质、维生素以及富含铁、钙、锌的食物,对预防妊娠期高血压疾病有一定作用。可从妊娠 20 周开始,每天补充钙剂 1～2 g,可降低妊娠期高血压疾病的发生。控制食盐摄入(<6 g/d)、戒烟等。

(4)鼓励超重孕妇控制体质量:BMI 控制在 18.5～25.0 kg/m²,腹围小于 80 cm,以减小再次妊娠时的发病风险,并利于长期健康。

(5)加强筛查,进行包括尿液分析、血肌酐、血糖、血脂及心电图在内的检查。

参考文献 [28]

【0457】护士如何识别 HELLP 综合征?

答:HELLP 综合征是妊娠期高血压疾病的严重并发症,以溶血、肝酶升高及血小板减少为本病特点。

(1)实验室检查:① 血管内溶血,Hb 60～90 g/L,血清总胆红素低于 20.5 μmol/L,以非结合胆红素升高为主。② 肝酶升高,ALT、AST、LDH 均升高,尤其是 LDH 升高更早。③ 血小板减少,低于 100×10^9 L。血小板计数和血 LDH 值与 HELLP 综合征严重程度关系密切。

(2)LDH 升高和血清结合珠蛋白降低是诊断综合征的敏感指标,常在血清未结合胆红素升高和血红蛋白降低前出现。

参考文献 [23]

【0458】妊娠期肝内胆汁淤积孕妇的护理评估要点和健康教育内容有哪些?

答:(1)评估要点:

① 瘙痒:是首先出现的症状,瘙痒呈持续性,白昼轻,夜间加剧,一般先从手掌和脚掌开始,逐渐向肢体近端延伸甚至可发展到面部,但极少侵及黏膜。大多数病人在分娩后数小时或数日内迅速消失,少数在一周或以上消失。

② 黄疸:有无黄疸及程度,观察有无尿色变黄、粪便颜色变浅等胆道阻塞现象。

③ 胃肠道反应:有无恶心、呕吐、食欲不振、腹痛、腹泻、轻微脂肪痢等症状。

④ 睡眠形态:瘙痒严重者可引起夜间失眠。

⑤ 胎儿宫内情况:胎动、胎心的监测及变化,破膜者密切观察羊水颜色和

性状。尽早发现胎儿宫内窘迫的早期表现。

⑥ 辅助检查:了解血清总胆酸及肝功能的动态变化、B 超、脐动脉血流分析等相关结果。

⑦ 认知度:了解孕妇对疾病的认知度及心理状况。

（2）健康知识宣教:

① 指导孕妇进低脂、易于消化饮食。

② 注意休息,左侧卧位为主,以增加胎盘供血。

③ 保持皮肤清洁,修剪指甲,勿抓挠皮肤。

④ 认真计数胎动,当胎动减少、消失或胎动频繁、无间歇的躁动时立即汇报或就诊。

⑤ 出院的孕妇告知适当缩短产前检查间隔,重点监测血总胆汁酸水平和肝功能,出现异常立即就诊。

参考文献　[28][35]

【0459】哪些征象提示发生了急性胎儿窘迫? 一旦发生急性胎儿窘迫,应采取哪些紧急措施?

答:（1）急性胎儿窘迫主要表现为:

① 胎动异常:是胎儿窘迫的最早期征象。早期表现为胎动过频,如缺氧未纠正则胎动转弱且次数减少,进而消失。

② 胎心异常:胎心率>160 次/分或<110 次/分,出现晚期减速、变异减速或（和）基线缺乏变异。

③ 羊水胎粪污染:胎儿缺氧,引起迷走神经兴奋,肛门括约肌松弛,使胎粪排入羊水中,羊水呈绿色（Ⅰ°）、黄绿色（Ⅱ°）,进而呈混浊的棕黄色（Ⅲ°）。

（2）一旦出现急性胎儿窘迫,应采取以下紧急措施:

① 使用缩宫素引产者,立即停用,报告医生。

② 取左侧卧位,改善子宫—胎盘循环,增加胎儿血氧分压。

③ 通过面罩或鼻导管给氧,提高胎儿血氧饱和度。

④ 病情观察:密切观察胎心、胎动、产程进展,做好急诊剖宫产及新生儿复苏准备。

⑤ 分娩期护理:宫口开全,胎先露部已达坐骨棘平面以下 3 cm 者,应尽快阴道助娩;宫口未开全,胎儿窘迫情况不严重,予吸氧、左侧卧位、观察 10 分钟,胎心率转为正常可继续观察。经上诉处理无效者,应立即剖宫产。

参考文献　[28]

【0460】新生儿 Apgar 评分法及临床意义是什么? 临床如何判断病情恶化顺序和复苏有效顺序?

答:（1）新生儿 Apgar 评分法:

体　征	0 分	1 分	2 分
每分钟心率	0	<100 次/分	≥100 次/分
呼吸	0	浅慢,不规则	佳,哭声响
肌张力	松弛	四肢稍屈曲	四肢屈曲,活动好
喉反射	无反射	有些动作	咳嗽、恶心
皮肤颜色	全身苍白	身体红,四肢青紫	全身粉红

临床意义:Apgar 评分用于判断有无新生儿窒息及窒息的严重程度。若评分为 8～10 分,属于正常新生儿;4～7 分属轻度窒息,又称青紫窒息,需清理呼吸道、人工呼吸、吸氧、用药等措施才能恢复;0～3 分属重度窒息,又称苍白窒息,缺氧严重需紧急抢救,在直视下行喉镜气管内插管并给氧。对缺氧严重的新生儿,应在出生后 5 分钟、10 分钟时再次评分,直至连续两次评分均≥8 分。

(2) 新生儿 Apgar 评分,呼吸为基础,皮肤颜色最灵敏,心率是最终的指标。

① 临床恶化顺序:皮肤颜色→呼吸→肌张力→反射→心率。

② 复苏有效顺序:心率→反射→皮肤颜色→呼吸→肌张力。

参考文献　[28]

【0461】在 ABCD 复苏原则下,新生儿复苏分为哪几个步骤?

答:在 ABCD 复苏原则下,新生儿复苏可分为 4 个步骤:

(1) 快速评估(或有无活力评估)和初步复苏。

(2) 正压通气和脉搏血氧饱和度监测。

(3) 气管插管正压通气和胸外按压。

(4) 药物和/或扩容。

【0462】新生儿初步复苏的步骤是什么?

答:(1) 保暖:产房温度设置为 25～28 ℃。提前预热辐射保暖台,足月儿辐射保暖台温度设置为 32～34 ℃,或腹部体表温度 36.5 ℃;早产儿根据其中性温度设置。

(2) 体位:置新生儿头轻度仰伸位(鼻吸气位)。应限制吸管的深度和吸引时间(<10 s),吸引器负压不超过 100 mmHg(1 mmHg＝0.133 kPa)。

(3) 吸引:必要时(分泌物量多或有气道梗阻)用吸球或吸管(12F 或 14F)先口咽后鼻清理分泌物。

(4) 擦干和刺激:快速彻底擦干头部、躯干和四肢,拿掉湿毛巾。彻底擦干即是对新生儿的刺激,以诱发自主呼吸。

【0463】新生儿复苏时氧浓度如何选择？

答:(1) 足月儿:使用空气(氧浓度为21%)复苏。

(2) 早产儿:使用21%～40%浓度的氧进行复苏。

(3) 正压通气配合心脏按压:给予100%浓度的氧气。

(4) 自动充气式气囊复苏:① 不连接氧源,氧浓度21%(空气);② 连接氧源,不加储氧器,可得到约40%的氧浓度;③ 连接氧源,加储氧器得100%(袋状)、90%(管状)浓度的氧。

参考文献 〔29〕

【0464】新生儿复苏如何进行胸外按压？

答:(1) 胸外按压时体位:胸外按压时新生儿仍需保持头部轻度仰伸"鼻吸位"。操作者可位于新生儿一侧,站在能接触到新生儿胸部并能正确摆放手的位置,不干扰另一位复苏者的正压通气即可。

(2) 按压部位:新生儿心脏位于胸骨下1/3与脊柱之间的胸腔内,所以按压部位在胸骨下1/3处,即两乳头连线下方,避开剑突。

(3) 按压深度:按压时垂直向下用力,快速使胸骨下陷,深度为前后胸直径的1/3。

(4) 按压手法:有拇指法和双指法两种。

(5) 按压频率:按压与放松应有节奏地交替进行,下压的时间短于放松的时间。按压必须和通气配合进行,每按压3次,正压通气1次。4个动作为一个周期,耗时2秒,故1分钟要做30个周期,共有120个动作,其中90次胸外按压,30次正压通气。胸外按压与正压通气的比例为3:1。

参考文献 〔29〕

【0465】如何判断通气是否有效？

答:(1) 开始正压通气时即刻连接脉搏血氧饱和度仪,并观察胸廓是否起伏。有效的正压通气表现为胸廓起伏良好,心率迅速增快。

(2) 如达不到有效通气,需矫正通气步骤,包括:

① 检查面罩和面部之间是否密闭。

② 再次通畅气道(可调整头位为鼻吸气位,清除分泌物,使新生儿的口张开)。

③ 增加气道压力。

④ 矫正通气后如心率<100次/分,可进行气管插管或使用喉罩气道。

【0466】新生儿复苏气囊面罩正压通气的指征有哪些？

答:(1) 呼吸暂停或喘息样呼吸;心率<100次/分。

(2) 对有以上指征者,要求在"黄金一分钟"内实施有效的正压通气。

(3) 如果新生儿有呼吸,心率>100次/分,但有呼吸困难或持续发绀,可常压给氧或给予持续气道正压通气,特别是早产儿。

参考文献　[28]

【0467】早产儿延迟断脐的意义是什么?

答:(1) 提高血红蛋白、红细胞压积、血清铁水平,降低贫血的发生。

(2) 改善心血管功能,提高血容量和血压。

(3) 改善脑、肺、肠等各器官和组织的功能,降低脑室内出血、坏死性小肠结肠炎等并发症的发生。

(4) 改善神经系统发育。

参考文献　[3]

【0468】依据早期基本保健技术的临床建议,新生儿生后 1 分钟内的保健措施有哪些?

答:(1) 新生儿娩出后,助产人员报告新生儿出生时间(时、分、秒)和性别。

(2) 立即将新生儿置于母亲腹部已经铺好的干毛巾上,在 5 秒内开始彻底擦干新生儿,在 20～30 秒内完成擦干动作。擦干顺序为眼睛、面部、头、躯干、四肢及背部。擦干的过程中快速评估新生儿的呼吸状况。

(3) 彻底擦干、刺激后,若新生儿有呼吸或哭声,撤除湿毛巾,将新生儿置于俯卧位(腹部向下,头偏向一侧)与母亲开始皮肤接触。取另一清洁已预热的干毛巾遮盖新生儿身体,给新生儿戴上小帽子。

(4) 彻底擦干、刺激后,若新生儿出现喘息或不能呼吸,应立即寻求其他人员帮助。脱掉第一副手套,用无菌止血钳夹住并剪断脐带,迅速移至预热的复苏区开始复苏,务必在 1 分钟内建立有效通气。

(5) 生后 1 分钟内不建议常规进行口鼻吸引,除非有胎粪污染且新生儿无活力时才进行气管内插管吸引胎粪。

【0469】如何识别前置胎盘与胎盘早剥?

答:

	胎盘早剥	前置胎盘
病史	伴妊娠高血压疾病、原发性高血压、外伤等	多次人流、分娩史
腹痛	突发剧烈腹痛	一般无腹痛
出血	隐性或阵发性出血,贫血程度与外出血不符	反复出血,贫血程度与阴道流血一致
子宫	硬如板样、压痛,子宫较孕周大,宫底不断上升	子宫软、压痛,子宫与孕周相符

续表

	胎盘早剥	前置胎盘
胎儿	胎儿窘迫或死亡	一般无胎儿窘迫
胎盘	母体面有血凝块及压迹	母体面有血凝块及压迹,胎膜破口距胎盘边缘＜7 cm
B超	胎盘后有血肿,位置异常	胎盘位于子宫下段或覆盖子宫颈口
实验室检查	血红蛋白进行性下降、血小板减少、凝血酶原时间延长、血纤维蛋白原下降	血红蛋白正常或下降

参考文献　［28］

【0470】胎盘早剥孕妇并伴随休克征象,应采取哪些急救措施?

答:配合医生,纠正休克的同时尽快结束妊娠。急救措施:

(1) 纠正休克:采取休克体位,氧气吸入,保暖,建立静脉通道,积极备血、输血、补液,维持血液循环系统的稳定,遵医嘱使用血管活性药物。有 DIC 表现者要尽早纠正凝血功能障碍。

(2) 病情观察:监测生命体征、记录尿量、监测胎儿宫内情况。

(3) 启动紧急剖宫产流程:开通绿色通道,通知手术室、麻醉师做好手术、气管插管的准备;通知儿科医生做好抢救新生儿的准备。

参考文献　［18］［28］

【0471】何谓凶险性前置胎盘? 如何做好孕妇剖宫产术前评估及准备?

答:(1) 凶险性前置胎盘指既往有剖宫产史,此次妊娠为前置胎盘,且胎盘附着于原子宫瘢痕部位者,常伴有胎盘植入,根据胎盘绒毛侵入子宫肌层的深度将其分为粘连性胎盘、植入性胎盘、穿透性胎盘。

(2) 术前评估及准备:

① 胎盘附着情况:包括胎盘附着位置,是部分还是完全覆盖宫颈内口,有无胎盘粘连、植入子宫肌层、穿透子宫植入肠道或膀胱等情况。

② 孕周、胎方位、胎儿的发育情况。

③ 一般身体情况:生命体征、血常规、血凝、肝肾功能等相关检查,有无其他并发症、合并症。

④ 术前常规准备:备皮、皮试,做好术中用抗生素的准备、术前 6 小时禁食,4 小时禁饮。开放足够的静脉通路,最好采用 16G 的留置针进行穿刺。

⑤ 配血:保证足够的同型血源。

⑥ 应急团队的建立:通知麻醉科、手术室、ICU、介入科、新生儿科、泌尿外科、血库等相关科室做好相应的准备,积极配合。

⑦ 心理护理:给予术前心理疏导和情感支持,缓解其紧张、焦虑的情绪。

参考文献 ［40］

【0472】急性羊水过多的观察和护理要点有哪些?

答:(1) 一般护理:指导孕妇摄取低钠饮食,多食蔬菜和水果,防止便秘;减少增加腹压的活动;吸氧 2 次/日,30 分钟/次。

(2) 病情观察:严密观察胎心、胎动、宫缩及羊水量的变化。若胎心、胎动出现异常、宫缩频繁,出现呼吸困难、不能平卧、甚至出现发绀,应立即通知医生给予相应处理。观察有无下肢及外阴部水肿、静脉曲张。

(3) 增加舒适度:尽量卧床休息,采取半坐卧位、抬高下肢;加强巡视,及时发现孕妇需求,做好生活护理。

(4) 配合治疗:在 B 超监测下,配合医生行经腹羊膜腔穿刺放羊水降低宫腔内压,严格无菌操作,速度不宜过快,每小时约 500 ml,一次不超过 1 500 ml。密切观察血压、心率、呼吸变化,监测胎心。

(5) 产后护理:产后腹部加压沙袋,密切观察子宫收缩及阴道流血情况,防止产后出血。

参考文献 ［28］

【0473】阴道检查行人工破膜术,胎心骤降,手触及条索状物。考虑可能发生了什么? 如何紧急处理?

答:考虑可能发生了脐带脱垂。破膜后发现脐带脱垂时,应争分夺秒进行抢救。据宫口扩张程度及胎儿情况进行紧急处理。

(1) 宫口开全、胎心存在,应在数分钟内娩出胎儿。

(2) 宫口尚未开大,估计短期内胎儿不能娩出者,紧急剖宫产。在准备手术时,医护人员必须抬高产妇的臀部,以防脐带进一步脱出。阴道检查者的手应在阴道内将胎儿先露部上推,并分开手指置于先露与盆壁之间,使脐带由指缝通过而避免受压,根据触摸脐带搏动监测胎儿情况以指导抢救,直至胎儿娩出为止。

(3) 脐带已脱出阴道外或仍在阴道内,而宫口仅部分扩张胎心音尚好者,可勿作干扰,应在严密监护下迅速采取剖宫产术。如脐带搏动缓慢或停止,说明脐带受压,血运有受阻情况,除取臀高位外,应立即行脐带还纳术。

(4) 脐带还纳术:若宫颈未完全扩张,胎心好,无剖宫产条件或产妇及家属不同意行剖宫产者,配合医生消毒脐带后行脐带还纳术。

【0474】急性临床绒毛膜羊膜炎如何识别?

答:急性临床绒毛膜羊膜炎的主要表现为:孕妇体温升高(体温≥37.8 ℃)、脉搏增快(≥100 次/分)、胎心率增快(≥160 次/分)、宫底有压痛、阴道分泌物异味、外周血白细胞计数升高(≥15×10⁹/L 或核左移)。孕妇体温升高的同时伴有上述 2 个或 2 个以上的症状或体征可以诊断。

　　参考文献 [18]

【0475】妊娠合并心脏病患者轻微活动后感心悸、呼吸困难。该患者的心功能属于几级? 心功能评估的依据是什么?

答:(1) 该患者心功能三级。

(2) 纽约心脏病协会(NYHA)依据患者生活能力状况,将心脏病孕妇心功能分为 4 级:

① Ⅰ级:一般体力活动不受限制。

② Ⅱ级:一般体力活动轻度受限制,活动后心悸、轻度气短,休息时无症状。

③ Ⅲ级:一般体力活动明显受限制,休息时无不适,轻微日常工作即感不适、心悸、呼吸困难,或既往有心力衰竭史者。

④ Ⅳ级:一般体力活动严重受限制,不能进行任何体力活动,休息时有心悸、呼吸困难等心力衰竭表现。

　　参考文献 [23]

【0476】护士如何通过 6 分钟步行试验评估患者心功能?

答:要求患者在平直走廊里尽可能快地行走,测定其 6 分钟步行距离,以此为依据将心力衰竭划分为轻、中、重 3 个等级:

(1) 轻度心力衰竭:>450 m。

(2) 中度心力衰竭:150~450 m。

(3) 重度心力衰竭:<150 m。

【0477】妊娠合并心脏病患者在妊娠过程中的哪些阶段心脏负担较重? 易出现哪些并发症?

答:(1) 妊娠 32~34 周、分娩期、产后三天是心脏负担较重的时期。

(2) 应注意预防患者出现心力衰竭、亚急性感染性心内膜炎、缺氧和发绀、静脉栓塞和肺栓塞。

　　参考文献 [23]

【0478】妊娠合并心脏病患者早期心力衰竭如何识别?

答:(1) 轻微活动后即出现胸闷、心悸、气短。

(2) 休息时,心率超过 110 次/分,呼吸超过 20 次/分。

(3) 夜间常因胸闷而坐起呼吸。

(4) 肺底出现少量持续性湿性啰音,咳嗽后不消失。

　　参考文献 [23] [34]

【0479】简述急性心力衰竭的识别。

答:急性心力衰竭的临床表现是肺淤血、体循环淤血以及组织器官低灌注为特征的各种症状、体征:

（1）肺循环淤血表现：端坐呼吸、夜间阵发性呼吸困难、咳嗽并咯（粉红色）泡沫痰，肺部湿啰音伴或不伴哮鸣音。

（2）体循环淤血表现：颈静脉充盈、外周水肿（双侧）、肝淤血（肿大伴压痛）、肝颈静脉回流征、胃肠淤血（腹胀、纳差）、腹腔积液。

（3）低灌注表现：低血压（收缩压＜90 mmHg）、四肢皮肤湿冷、少尿[尿量＜0.5 ml/(kg·h)]、意识模糊、头晕。

（4）心源性休克：没有低血容量存在的情况下，收缩压＜90 mmHg、平均动脉压＜65 mmHg，持续 30 分钟以上，或需要血管活性要维持收缩压＞90 mmHg，出现以上低灌注表现。

（5）呼吸衰竭：在静息状态吸空气时，动脉血氧分压＜60 mmHg，伴或不伴动脉血二氧化碳分压＞50 mmHg。

参考文献　[28][34]

【0480】简述急性心力衰竭患者用药护理。

答：（1）及时为患者建立有效静脉通道，静脉给予利尿剂。密切监测患者尿量，以评价利尿剂疗效（开始 2 小时尿量＞100 ml/h）；监测患者症状、肾功能和电解质，警惕发生低血钾等不良反应。

（2）收缩压＞90 mmHg 的急性肺水肿患者，考虑静脉给予血管扩张药物，以加速改善充血症状，建议采用静脉泵入方式；定时监测血压，维持收缩压在 90～100 mmHg。

（3）血容量充足但血压仍低和（或）有低灌注症状/体征患者，可短期静脉给予正性肌力药或血管收缩剂，一般从小剂量起始，逐渐增加剂量，建议采用静脉泵入方式；使用正性肌力药或血管收缩剂期间，应持续监测患者血压、心律、心率。

（4）急性心力衰竭患者，若使用阿片类药物，应监测呼吸困难及焦虑缓解状况，警惕呼吸抑制、意识改变的发生；呼吸衰竭、昏迷、严重休克者禁用。

（5）提供安全舒适的环境，及时解答患者及家属的疑问，给予心理支持。

参考文献　[8]

【0481】急性心力衰竭患者的最佳体位是什么？

答：（1）出现突发性呼吸困难时，应协助患者采取被迫端坐位。

（2）出现意识丧失、大动脉搏动不明显甚至消失时，应立即给予患者复苏体位（成人去枕平卧位；孕妇子宫位于脐部及以上者，予持续人工子宫左侧移位；对于子宫位置难以确定者，如病理性肥胖，尝试将子宫左侧移位），做好心肺复苏抢救准备。

（3）病情相对平稳时，推荐急性心力衰竭患者采取自感舒适的体位（如半卧位或平卧位）。

参考文献　[24]

【0482】急性心力衰竭早期预警评分系统有哪些指标？如何评估？

答：(1) 急性心力衰竭早期预警评分系统有氧饱和度、每小时尿量、心率、情绪状态、呼吸频率 5 个指标,可预测 2～6 小时内高危患者急性心力衰竭的发作。

(2) 每小时评价一次,0～1 分为低危,2～3 分为中危,4～5 分为高危,6～10 分为极高危。具体评分方法见下表。

表 7　急性心力衰竭早期预警评分系统

指标	范围	计分
氧饱和度(SpO_2)	99—100	0
	95—98	1
	≤94	2
每小时尿量(ml/h)	>50	0
	30～50	1
	<30	2
心率(次/分)	<90	0
	90～140	1
	<140	2
情绪状态	0	0
	-/--	1
	+	2
呼吸频率(次/分)	<20	0
	20—30	1
	<30	2

注:患者若未予以导尿,则其每小时尿量可用两次排尿的平均值计算。情绪状态,0 表示正常或药物镇静状态,-表示抑郁,冷漠,反应迟钝,嗜睡。--表示昏睡,昏迷。+表示烦躁不安,兴奋,激动或过度应激。以及谵妄。

参考文献　[24]

【0483】肾上腺素弹丸式给药的方法是怎样的？

答:每 3～5 分钟注射 1 mg。每次给药后外周注射 20 ml 冲管的静脉液体,并抬高肢体至心脏水平位置以上保持 10～20 秒。

【0484】孕妇心脏骤停抢救时有什么体位要求？

答:《妊娠期心脏骤停与复苏指南》主张在进行胸外按压时不对孕产妇进行倾斜处理,而是持续手动让子宫离开中线位置,向左侧移位(LUD),可使下腔静脉血液回流到心脏,达到心输出量最优化。救助者应在患者左侧,轻拉使之左侧卧位,且必须是向左和向上推动为最佳,向下的力道可能使下腔静脉受压情况恶化。如果无法从左侧入手,可从患者右侧向上轻推,使之左侧卧位。

参考文献　［15］

【0485】孕妇心脏骤停的关键处理技术有哪些?

答:(1) 基础生命支持。

(2) 胸外按压。

(3) 持续子宫左侧移位。

(4) 心脏除颤。

(5) 保持呼吸道通畅。

(6) 建立静脉通路。

(7) 药物治疗。

(8) 分娩:围死亡期剖宫产。

参考文献　［15］

【0486】产妇发生心跳骤停时为什么要在 5 分钟内取出胎儿? 即刻剖宫产的指征和流程有哪些?

答:(1) 当产妇发生心跳骤停时,大脑耐受缺氧只有 5 分钟的时间,而在 5 分钟内将胎儿尽快取出,胎儿的存活率较高;同时可解除增大的子宫对下腔静脉的压迫,增加回心血量和心输出量,降低耗氧量,大大改善产妇肺功能,促使产妇分娩后出现自主循环恢复或血液动力学的改善。

(2) 即刻剖宫产的指征:产妇心跳骤停、子宫破裂大出血、严重胎儿宫内窘迫、脐带脱垂、羊水栓塞、其他短时间内危及母婴安全的情况。

(3) 即刻剖宫产流程:产妇出现异常情况→助产士发出求救信号→产科医生决定终止阴道试产→助产士发出警示通知转运产妇(转运途中保持子宫左倾位、吸氧)→手术室护士快速清点重要物品→麻醉医生快速了解产妇状况,做麻醉前准备,实施麻醉→产科医生洗手、消毒铺巾、准备手术→麻醉护士给抗酸药、准备麻醉药品、协助全麻诱导→助产士堵脱垂的脐带或上推胎头,管理好静脉通道、协助抢救婴儿→儿科医生做好相关准备,抢救婴儿。

参考文献　［15］

【0487】妊娠合并心脏病产妇分娩期助产的要点有哪些

答:(1) 第一产程:

① 注意足够摄入量,保证必要的休息,适当使用镇静剂如哌替啶、非那根等;精神鼓励和安慰,消除紧张心理。

② 密切注意血压、脉搏、呼吸、心率。一旦发现心力衰竭征象,应取半卧位,高浓度面罩吸氧,并给西地兰 0.2～0.4 mg,加入 25% 葡萄糖液 20 ml 中

缓慢静注。

③ 用抗生素预防感染。

（2）第二产程：避免产妇用力屏气用腹压，应行会阴切开、胎头吸引或产钳助产术，尽可能缩短第二产程。

（3）第三产程：胎儿娩出后，产妇腹部放置沙袋，以防腹压骤降而诱发心力衰竭。要预防产后出血。可肌注或子宫内部注射缩宫素 10～20U，禁用麦角新碱。产后出血过多者，应适当输血输液，但需注意输液速度。

参考文献　[8]

【0488】如何对妊娠合并心脏病产妇进行产后健康指导？

答：（1）监测心功能状态：产后 72 小时严密观察生命体征，正确识别早期心力衰竭症状，保证充分休息。必要时给予镇静剂。心功能允许的情况下，鼓励早期下床，适度活动。

（2）哺乳：心功能Ⅰ～Ⅱ级者可母乳喂养。心功能Ⅲ级或以上者，应及时回乳，指导人工喂养。

（3）饮食：指导清淡饮食，防止便秘。

（4）用药：遵医嘱预防性使用抗生素，观察不良反应。

（5）出院指导：原发心脏病患者心脏科随访治疗。采取适宜的避孕措施。

参考文献　[28]

【0489】葡萄糖耐量试验（OGTT）方法及妊娠期糖尿病（GDM）诊断标准是什么？

答：（1）试验方法：在妊娠 24～28 周及以后首次就诊时，对所有尚未被诊断为孕前糖尿病（PGDM）或妊娠期糖尿病（GDM）的孕妇，进行 75 g OGTT 检测。

OGTT 前 1 日晚餐后禁食至少 8 小时至次日晨（最迟不超过上午 9 时）OGTT 试验前三天正常体力活动，正常饮食，即每日进食碳水化合物不少于 150 g，检查期间静坐、戒烟。检查时，5 分钟内口服含 75 g 葡萄糖的液体 300 ml，分别抽取服糖前、服糖后 1 小时、2 小时的静脉血（从开始饮用葡萄糖水计算时间），测定血浆葡萄糖水平。

（2）75 g OGTT 的诊断标准：空腹及服糖后 1、2 小时的血糖值分别为 5.1 mmol/L、10.0 mmol/L、8.5 mmol/L，任何一点血糖值达到或超过上述标准即诊断为 GDM。

参考文献　[2][28]

【0490】妊娠期血糖控制范围是多少？

答：（1）GDM：餐前及餐后 2 小时血糖值分别控制在≤5.3 mmol/L、≤6.7 mmol/L，特殊情况下可测餐后 1 小时血糖≤7.8 mmol/L，夜间血糖不低于 3.3 mmol/L,妊娠期糖化血红蛋白(HbAlc)<5.5%。

(2) PGDM:妊娠早期血糖控制勿过于严格,避免低血糖,妊娠期餐前、夜间及空腹血糖(FPG)宜控制在 3.3~5.6 mmol/L,餐后峰值血糖 5.6~7.1 mmol/L,HbAlc<6.0%。

(3) 无论 GDM 或 PGDM,经过饮食和运动管理,血糖达不到上述标准时,应及时加用胰岛素进一步控制血糖。

参考文献 [19][28]

【0491】如何指导孕妇进行自我血糖监测?

答:(1) 新确诊的高血糖孕妇,血糖控制不良或不稳定者以及妊娠期应用胰岛素治疗者,应每日监测血糖 7 次,包括三餐前、三餐后 2 小时和夜间血糖。

(2) 血糖控制稳定者,每周应至少行血糖轮廓试验 1 次,根据血糖监测结果及时调整胰岛素用量。

(3) 不需要胰岛素治疗的 GDM 孕妇,在随诊时建议每周至少监测 1 次全天血糖,包括末稍空腹血糖及三餐后 2 小时末梢血糖,共 4 次。

参考文献 [2][28]

【0492】妊娠期糖尿病孕妇推荐营养素的摄入量是多少?

答:(1) 每日摄入总能量:应根据不同妊娠前体质量和妊娠期的体质量增长速度而定。虽然需要控制糖尿病孕妇每日摄入的总能量,妊娠早期应保证不低于 1 500 kcal/d,妊娠晚期不低于 1 800 kcal/d。

(2) 碳水化合物:推荐碳水化合物摄入量占总能量的 50%~60% 为宜,每日碳水化合物不低于 150 g。

(3) 蛋白质:推荐蛋白质摄入量占总能量的 15%~20% 为宜。

(4) 脂肪:推荐脂肪摄入量占总能量的 25%~30% 为宜。饱和脂肪酸摄入量不应超过总摄入能量的 7%,而单不饱和脂肪酸应占脂肪供能的 1/3 以上。

(5) 膳食纤维:推荐每日摄入量 25~30 g。

(6) 维生素及矿物质:建议妊娠期有计划地增加富含维生素 B_6、钙、钾、铁、锌、铜的食物的摄入。

参考文献 [2][28]

【0493】妊娠期糖尿病孕妇健康史的评估内容有哪些?

答:(1) 评估有无糖尿病史、家族史,有无复杂性外阴阴道假丝酵母菌病。

(2) 不良孕产史:不明原因反复流产、死胎、巨大儿、分娩足月新生儿呼吸窘迫综合征、胎儿畸形。

(3) 本次妊娠经过、目前用药情况。

(4) 有无胎儿偏大或羊水过多等潜在高危因素。

（5）有无肾脏、心血管系统及视网膜等合并症的症状及体征。

参考文献 [20]

【0494】妊娠期糖尿病孕妇围术期的护理要点有哪些？

答：（1）手术前1日停止应用晚餐前精蛋白锌胰岛素,手术日停止皮下注射所有胰岛素,一般在早晨监测血糖及尿酮体。

（2）根据其空腹血糖水平及每日胰岛素用量,改为小剂量胰岛素持续静脉滴注。

（3）一般按3～4 g葡萄糖加1U胰岛素比例配制葡萄糖注射液,并按每小时静脉输入2～3 U胰岛素速度持续静脉滴注,每1～2小时测血糖1次,尽量使术中血糖控制在6.6～10.0 mmo/L。

（4）术后每2～4小时测1次血糖,直到饮食恢复。

参考文献 [20][28]

【0495】妊娠期糖尿病产妇使用胰岛素治疗者,临产后如何管理血糖？

答：（1）临产后仍采用糖尿病饮食。

（2）产程中停用所有皮下注射胰岛素,每1～2小时监测1次血糖,根据血糖值维持小剂量胰岛素静脉滴注。

（3）孕前患糖尿病者静脉输注0.9%氯化钠注射液加胰岛素,根据产程中测得的血糖值调整静脉输液速度。

（4）血糖低于3.9 mmol/L者,以100～150 ml/h的速度滴注5%葡萄糖/乳酸林格液,以维持血糖水平在5.6 mmol/L(100 mg/dl)以下;血糖高于5.6 mmol/L者,采用5%葡萄糖液加短效胰岛素,静滴胰岛素1.25 U/h;血糖为7.8～10.0 mmol/L者,静滴胰岛素1.5 U/h;血糖高于10.0 mmol/L者,静滴胰岛素2 U/h。

参考文献 [20][28]

【0496】孕产妇低血糖如何识别？怀疑发生低血糖时如何处理？

答：（1）低血糖表现:非糖尿病患者及妊娠期糖尿病者血糖≤2.8 mmol/L;接受药物治疗的糖尿病患者血糖≤3.9 mmol/L;交感神经兴奋:心悸、焦虑、出汗、饥饿感;中枢神经症状:神志改变、认知障碍、抽搐、昏迷。

（2）处理

① 立即测定血糖水平,以明确诊断,无法测定血糖时暂按低血糖处理。

② 意识清楚者口服15～20 g糖类食品(葡萄糖为佳);意识障碍者给予50%葡萄糖液20～40 ml静脉注射,或胰高血糖素0.5～1.0 mg肌注。

③ 每15分钟监测血糖一次:血糖仍≤3.9 mmol/L,再给予葡萄糖口服或静脉注射;血糖在3.9 mmol/L以上,但距离下一次就餐时间在1小时以上,给予含淀粉或蛋白质食物;血糖仍≤3.0 mmol/L,继续给予50%葡萄糖

液 60 ml 静脉注射。

④ 了解低血糖发生原因,实施健康宣教,监测血糖。

参考文献 [20][28]

【0497】妊娠期糖尿病孕妇运动治疗的健康教育内容有哪些?

答:(1) 选择低至中等强度的有氧运动(又称耐力运动),步行是常用的简单有氧运动。

(2) 运动的时间:可自 10 分钟开始,逐步延长至 30 分钟,其中可穿插必要的间歇,建议餐后运动。

(3) 运动的频率:3~4 次/周。

(4) 运动治疗的注意事项

① 运动前排除禁忌证:心脏疾患及大血管和微血管的并发症、多胎妊娠、宫颈功能不全、先兆早产或流产、胎儿生长受限、前置胎盘、妊娠期高血压疾病等。

② 防止低血糖反应和延迟性低血糖:进食 30 分钟后再运动,每次运动时间控制在 30~40 分钟,运动后休息 30 分钟。血糖水平低于 3.3 mmol/L 或高于 13.9 mmol/L 者,停止运动。运动时应随身携带饼干或糖果,有低血糖征兆时及时食用。

③ 运动期间出现以下情况应及时就医:腹痛、阴道流血或流水、憋气、头晕眼花、严重头痛、胸痛、肌无力等。

④ 避免清晨空腹未注射胰岛素之前进行运动。

【0498】如何储存胰岛素?

答:(1) 未开封的胰岛素应在冰箱的冷藏室内(温度在 2~8℃)储存,不可放在冷冻室内。如果没有冰箱,则应放在阴凉处且不宜长时间储存。

(2) 已启用的胰岛素放在室温(<25℃)条件下,储存时间 28 天。

(3) 未开启的笔芯储存在 2~8℃环境下(冰箱内)。开启后装入胰岛素笔内的笔芯在室温下(<25℃)可保存 1 个月。胰岛素笔芯不能冰冻,胰岛素笔也不能暴露在阳光下。

(4) 外出携带时避免阳光直射,避免用干冰,避免长时间震荡;需准备备用的胰岛素;室外温度过高或过低,外出时建议使用保温袋。

(5) 乘坐飞机时应随身携带,不要托运。

【0499】妊娠合并糖尿病新生儿的护理要点有哪些?

答:(1) 监测血糖:新生儿出生后易发生低血糖,严密监测其血糖变化可及时发现低血糖。新生儿出生后 30 分钟内行末梢血糖检测。

(2) 无论体重大小,均按高危儿处理,注意保暖和吸氧等。

(3) 早开奶:鼓励按需喂哺、母乳喂养,根据血糖情况滴服葡萄糖,必要时以 10%葡萄糖液缓慢静脉滴注。

（4）密切观察,注意预防低血钙、高胆红素血症、新生儿呼吸窘迫综合征等并发症的发生。

参考文献　[28]

【0500】新生儿发生低血糖的高危因素有哪些?

答:(1) 低体重儿。

（2） 双胎体重较轻者。

（3） 体重不足 2 500 g 的婴儿。

（4） 体重过重儿。

（5） 母亲糖尿病的婴儿。

（6） 其他潜在性疾病:新生儿窒息、胎儿水肿、红细胞过多症、贝克威思-威德曼综合征等。

（7） 其他窘迫:如低体温、呼吸窘迫、败血症等。

参考文献　[22]

【0501】如何识别新生儿低血糖征象?

答:(1) 新生儿低血糖一般指:足月儿出生 3 天内全血血糖低于 1.67 mmol/L,3 天后低于 2.2 mmol/L;低体重儿出生 3 天内全血血糖低于 1.1 mmol/L,1 周后低于 2.2 mmol/L。目前认为凡全血血糖低于 2.2 mmol/L 都诊断为新生儿低血糖。

（2） 新生儿低血糖的临床表现:① 烦躁不安、颤抖;② 拥抱反射特别明显;③ 尖声哭泣;④ 抽筋或肌跳跃反射;⑤ 嗜睡、低张力、昏迷;⑥ 发绀、呼吸暂停或急促;⑦ 体温过低或不稳定;⑧ 心跳、血压不稳;⑨ 吸吮不佳或拒绝进食。

参考文献　[4]

【0502】新生儿低血糖有哪些预防措施?

答:(1) 早开奶,按需喂养。

（2） 做好保暖措施。

（3） 识别危险因素及早期表现,包括易激惹、呼吸窘迫、体温降低、喂养困难等,也可能无任何表现。

（4） 新生儿出生后应尽早完成首次母乳喂养,喂养困难者需检测血糖,糖尿病母亲婴儿、巨大儿、大于胎龄儿、小于胎龄儿、晚期早产儿生后需常规监测血糖。至少连续 3 次以上血糖正常再停止监测。

参考文献　[4][22]

【0503】妊娠合并糖尿病产妇出院需做哪些针对性的随访指导?

答:(1) 讲解产后随访的意义,指导其改变生活方式、合理饮食及适当运动,鼓励母乳喂养。

（2） 定期接受产科和内科复查,在产后 6～12 周进行随访,行 OGTT,建议进行身高、体质量、体质指数、腰围及臀围的测定,同时了解产后血糖的恢复情况。

（3）有条件者,建议至少每3年检测一次血脂及胰岛素水平。

（4）指导其对子代进行健康生活方式,建议可进行身长、体质量、头围、腹围的测定,必要时检测血压及血糖。

参考文献 [28]

【0504】如何识别甲亢危象? 抢救措施有哪些?

答:（1）甲状腺危象多发生于手术、妊娠、分娩、感染及各种应激情况下,孕产妇死亡率较高。主要表现为高热,39℃以上,脉率大于140次/分,脉压增大,烦躁,大汗淋漓,恶心,厌食,呕吐,腹泻,大量失水引起虚脱、休克甚至昏迷,有时伴心力衰竭或肺水肿,偶有黄疸,外周血白细胞升高,血清三碘甲状原氨酸（T_3）、甲状腺素（T_4）常增高。

（2）抢救措施:

① 加大抗甲状腺药物剂量,PTU 每日 900～1 200 mg,一旦症状缓解应减量。

② 普萘洛安 60～120 mg,口服每 6 小时一次,至心率低于 90 次/分,剂量可减半。有支气管痉挛史者,忌用普萘洛安,可用美托洛尔替代。

③ 抑制甲状腺激素向血中释放,常用复方碘溶液 3 ml 口服,以后改为 2 ml 口服,每 6 小时一次。

④ 糖皮质激素:地塞米松 10～30 mg 静脉滴注,可阻止 T_4 向 T_3 转化。

⑤ 降温:高热者,给扑热息痛栓剂(阿司匹林可将甲状腺素从 TMG 中替换出来,故忌用)。

⑥ 对症支持治疗:抗生素及其他支持治疗包括补液,纠正水、电解质、酸碱平衡失衡,补充营养、维生素,吸氧。

⑦ 病情稳定后 2～4 小时结束分娩或行剖宫产,产后或术后均必须应用大量广谱抗生素。

参考文献 [6]

【0505】HBsAg 阳性母亲的新生儿免疫接种的要求有哪些?

答:（1）针对 HBsAg 阳性母亲所生新生儿进行主动和被动免疫:对出生后 24 小时内尽早(最好在出生后 12 小时)注射乙肝免疫球蛋白,剂量应≥100 U,同时在不同部位接种 10μg 重组酵母乙肝疫苗;在出生 1 个月和 6 个月时再分别接种第 2 和第 3 针乙肝疫苗,可显著提高阻断母婴传播的效果。

（2）接种部位:乙肝疫苗在新生儿右上臂三角肌行肌内注射。乙肝免疫球蛋白在新生儿臀前部外侧肌行肌内注射。

参考文献 [11]

【0506】乙型肝炎病毒的母婴传播途径有哪些？

答:(1) 垂直传播:HBV 通过胎盘引起宫内传播。

(2) 产时传播:母婴传播的主要途径,占 40%～60%。胎儿通过产道接触母血、羊水、阴道分泌物或子宫收缩使胎盘绒毛破裂,母血进入胎儿血液循环,导致新生儿感染。

(3) 产后传播:可能与新生儿密切接触母亲的唾液和乳汁有关。近年来有证据显示,新生儿经主、被动免疫后,母乳喂养是安全的。

参考文献　［28］

【0507】妊娠期阑尾位置如何变化？

答:妊娠初期,阑尾的位置与非孕期相似,阑尾的根部在右髂前上棘至脐连线中外 1/3 处(麦氏点)。随妊娠周数增加,子宫增大,盲肠与阑尾的位置会向上、向外、向后移位。妊娠 12 周末位于髂棘下 2 横指,妊娠满 20 周达髂棘水平,满 32 周上升至髂棘上 2 横指,足月可达胆囊区。产后 14 日恢复到非孕时位置。

参考文献　［28］

【0508】如何鉴别协调性宫缩乏力和不协调性宫缩乏力？

答:(1) 协调性宫缩乏力的特点有:宫缩具有正常的节律性、对称性和极性,但收缩力弱,低于 15 mmHg,持续时间短,间歇期长且不规律,宫缩少于 2 次/10 分钟;宫缩高峰时,宫体隆起不明显,用手指压宫底部肌壁仍可出现凹陷。

(2) 不协调性宫缩乏力的特点:子宫收缩的极性倒置,节律不协调,宫缩时宫底部不强,而是子宫下段强,宫缩间歇期子宫壁也不能完全放松,宫口不能如期扩张,胎先露不能如期下降。

参考文献　［23］

【0509】缩宫素用于催、引产的配置浓度是多少？护理要点有哪些？

答:缩宫素催、引产用于产程延长且协调性宫缩乏力、胎心良好、胎位正常、头盆相称者。

(1) 配置浓度:以最小浓度获得最佳宫缩。一般将缩宫素 2.5 U 加入 0.9% 生理盐水 500 ml 内,使每滴液含缩宫素 0.33 mU。

(2) 护理要点

① 告知产妇缩宫素引产、催产的作用,指导产妇和家属不可自行调节输液速度。

② 必须专人守护,从小剂量开始循序增量,以 4～5 滴/分(1～2 mU/min)开始,根据宫缩强弱进行调整,调整间隔为 15～30 分钟,每次增加 1～2 mU/min 为宜,最大剂量通常不超过 60 滴/分(20 mU/min)。

③ 维持宫缩时宫腔压力达 50～60 mmHg,宫缩间隔 2～3 分钟,持续 40～60 秒。若 10 分钟内宫缩≥5 次、宫缩持续 1 分钟以上或胎心率异常,应

立即停滴,并配合医生进行对症处理。

④ 每隔15分钟观察记录宫缩、胎心、血压脉搏及产程进展。如出现血压升高,应减慢滴注速度;如出现尿少,应警惕水中毒的发生;如胎膜破裂,立即停滴催产素,观察羊水性状、胎心、宫缩。

参考文献 [23][28]

【0510】晚期妊娠行欣普贝生引产,需对孕妇进行哪些用药指导?

答:用药期间,教导产妇在出现下列情况时及时告知护士或医生:

(1) 出现规律宫缩(每5分钟1次或更频繁)。

(2) 因明显宫缩感到不适、恶心、呕吐等。

(3) 阴道出血或羊水流出。

(4) 欣普贝生脱出或位置下降(可根据阴道外部的终止带长度判断)。

(5) 有排便感。

【0511】欣普贝生放置后的观察和监测要点有哪些?

答:(1) 告知患者置药后30分钟内应卧床,30分钟后若无脱落则可活动。

(2) 每2～4小时监测并记录(胎膜早破产妇放置后为每小时)生命体征、自觉症状、宫缩(有无、频率、持续时间和强度);胎心(胎心率);不良反应(恶心、呕吐、腹泻、发热)。

(3) 遵医嘱于放置后4、8、12、16、20和24小时行胎心听诊和CTG分析,在此期间一旦出现宫缩,即行胎心电子监护。一旦发现胎心异常,宫缩过频、过强,通知医生,必要时取出药物。

(4) 一旦出现不规律宫缩,每2小时评估一次宫颈条件,如宫颈软硬度,宫颈管消失及宫口开大情况。

【0512】如何进行 Bishop 宫颈成熟度评分? 有何意义?

答:(1) 评分标准:

指　标	分　数			
	0	1	2	3
宫口开大(cm)	0	1～2	3～4	≥5
宫颈管消退%(未消退为3 cm)	0～30	40～50	60～70	≥80
先露位置(坐骨棘水平=0)	−3	−2	−1～0	+1～+2
宫颈硬度	硬	中	软	
宫口位置	后	中	前	

（2）意义：利用 Bishop 宫颈成熟度评分法判断引产和加强宫缩的成功率。该评分满分为 13 分。若产妇得分≤3 分，人工破膜多失败，应该用其他方法；评分在 4～6 分，成功率约为 50％；评分在 7～9 分，成功率约为 80％；评分≥10，引产成功。

参考文献　[28]

【0513】何谓肩难产？发生肩难产如何紧急处理？

答：（1）肩难产：胎头娩出后，胎儿前肩被嵌顿在母体的耻骨联合上方，用常规助产方法不能娩出胎儿双肩。

（2）处理方法：

① 请求援助：立即召集有经验的产科医生、麻醉医师、助产士和儿科医师到场援助。

② 会阴切开：进行会阴评估，必要时行会阴切开或加大切口，以增加阴道内操作空间；若经产妇会阴软组织较松，也可直接进一步处理。

③ 一线手法：包括屈大腿法（McRoberts 法）和耻骨上加压法，经过这两种方法，超过 50％的肩难产得以成功解决。

④ 二线手法：包括旋肩法（Woods 法、Rubin 法）、牵后肩娩后肩法和四肢着地法（Gasbin 法）。

⑤ 三线手法：如果经过上述各种处理，肩难产仍未解除，可谨慎采用此类方法，因为对产妇和胎儿损伤较大，进行此类处理时需严格掌握适应证。包括胎头复位法（Zavanelli 法）、耻骨联合切开和断锁骨法。

参考文献　[23]

【0514】双胎妊娠孕妇在分娩期可能出现哪些异常情况？ 分娩期助产的要点有哪些？

答：（1）双胎妊娠孕妇于分娩期可能出现的异常有：

① 因宫缩乏力使产程延长。

② 胎儿较小易伴发胎位异常。

③ 第一个胎儿娩出使宫腔容积减少易发生胎盘早剥。

④ 出现双胎胎头交锁及双头碰撞等。

（2）分娩期助产要点：

① 产妇应有良好体力，应保证产妇足够的摄入量及睡眠。

② 严密观察胎心、宫缩及产程进展。

③ 第二产程必要时行会阴切开术，减轻胎头受压。

④ 第一胎儿娩出后，胎盘侧脐带必须立即夹紧，以防第二胎儿失血。

⑤ 助手应在腹部固定第二胎儿为纵产式，并密切观察胎心、宫缩及阴道流血情况，及时阴道检查了解胎位及排除脐带脱垂，及早发现胎盘早剥。

⑥ 检查第二个胎儿若无异常可等待 20 分钟,若等待 15 分钟仍无宫缩,可行人工破膜并静脉滴注缩宫素。

⑦ 若发现脐带脱垂、胎盘早剥,立即用产钳助产或臀牵引,迅速娩出胎儿,必要时第二胎儿采用剖宫产终止妊娠。

⑧ 第二胎儿娩出后立即使用缩宫素预防产后出血,腹部加压沙袋预防心力衰竭。

参考文献 [23]

【0515】参照新产程标准,如何判断活跃期停滞?

答:新产程以宫口扩张 6 cm 作为活跃期的标志。

活跃期停滞的诊断标准:当破膜且宫口扩张≥6 cm 后,如宫缩正常,而宫口停止扩张≥4 小时可诊断活跃期停滞;如宫缩欠佳,宫口停止扩张≥6 小时可诊断活跃期停滞。活跃期停滞可作为剖宫产的指征。

参考文献 [17]

【0516】如何评估会阴撕裂伤的程度?

答:(1) Ⅰ度裂伤为会阴部皮肤和(或)阴道黏膜损伤。

(2) Ⅱ度裂伤为伴有会阴部肌肉损伤、但无肛门括约肌损伤。

(3) Ⅲ度裂伤为累及肛门括约肌复合体,又分为 3 个亚型:Ⅲa:肛门外括约肌(EAS)裂伤厚度≤50%,Ⅲb:EAS 裂伤厚度≥50%,Ⅲc:EAS 和肛门内括约肌(IAS)均受损。

(4) Ⅳ度裂伤:内外括约肌及肛门直肠黏膜均发生损伤。

【0517】软产道损伤的缝合要点有哪些?

答:(1) 按解剖层次缝合,彻底止血。

(2) 宫颈裂伤<1 cm 且无活动性出血者,通常无需缝合。若裂伤>1 cm 且有活动性出血,应立即予以缝合。

(3) 缝合时第一针需超过裂口顶端 0.5 cm,避免止血不彻底造成继续出血。

(4) 缝合阴道及会阴裂伤时,对齐解剖层次,逐层缝合,第一针均需超过裂伤顶端,不留死腔,同时注意避免缝线穿透直肠粘膜。

(5) 软产道血肿应切开血肿、清除积血、彻底止血、缝合,必要时可放置橡皮引流条。

【0518】产科肛门括约肌裂伤的高危因素有哪些?

答:产科肛门括约肌裂伤的高危因素:① 器械助产:产钳助产、胎吸助产;② 正中切开;③ 胎儿出生体重超过 4 000 g;④ 亚洲人种、初产妇;⑤ 引产;⑥ 加强宫缩措施;⑦ 硬膜外麻醉;⑧ 持续性枕后位;⑨ 第二产程延长等。

【0519】产科肛门括约肌裂伤患者产后的护理要点有哪些?

答:(1) 镇痛:包括局部处理和全身用药。局部处理包括冰敷、止痛喷雾或者外用药膏、直肠栓剂;全身用药包括口服非甾体类药物和阿片类药物,同时配伍口服通便药,以缓解这两种药物带来的便秘副作用。

(2) 避免便秘:推荐口服通便药(乳果糖)。

(3) 评估尿潴留。

(4) 评估伤口愈合情况,积极预防尿失禁和大便失禁的发生。应详细询问症状,如果出现症状进行进一步治疗。

【0520】产后出血有哪些原因?如何鉴别?

答:(1) 原因:子宫收缩乏力、胎盘因素、软产道裂伤、凝血功能障碍。

(2) 鉴别:

① 子宫收缩乏力:常表现为胎盘娩出后阴道大量出血,色暗红,子宫软,轮廓不清。

② 胎盘因素:多在胎儿娩出数分钟后出现大量阴道流血,色暗红。

③ 软产道裂伤:多表现为胎儿娩出后立即出现阴道流血,色鲜红。隐匿性软产道损伤时,常伴阴道疼痛或肛门坠胀感,而阴道流血不多。

④ 凝血功能障碍:胎儿娩出后阴道流血呈持续性,且血液不凝。

参考文献 [28]

【0521】如何正确评估产后出血量?

答:(1) 称重法。

(2) 容积法。

(3) 面积法。

(4) 休克指数法:休克指数=心率/收缩压(mmHg),休克指数与估计出血量见下表。

休克指数于估计出血量表

休克指数	估计出血量(ml)	占总血容量的百分比(%)
<0.9	<500	<20
1.0	1 000	20
1.5	1 500	30
2.0	≥2 500	≥50

(5) 血红蛋白含量测定,血红蛋白每下降 10 g/L,出血量为 400~500 ml。

(6) 监测生命体征、尿量和精神状态。

参考文献 [28]

【0522】产后 2 小时内出血量≥400 ml 且出血尚未控制,如何急救处理?

答:迅速启动产后出血一级急救方案:① 求助和沟通;② 建立两条可靠的静脉通道;③ 吸氧;④ 监测生命体征,监测尿量;⑤ 检查血常规、凝血功能、交叉配血;⑥ 积极寻找原因并处理。

参考文献 〔37〕

【0523】缩宫素在预防及治疗产后出血中如何应用?

答:(1) 预防产后出血:头位胎儿前肩娩出后、胎位异常胎儿全身娩出后、多胎妊娠最后一个胎儿娩出后,予缩宫素 10 U 加入 500 ml 液体中以 100～150 ml/h 静脉滴注或缩宫素 10 U 肌内注射。

(2) 治疗产后出血:缩宫素 10 U 肌内注射或子宫肌层或子宫颈注射,以后 10～20 U 加入 500 ml 晶体液中静脉滴注。给药速度根据患者的反应调整,常规速度 250 ml/h,约 80 mU/min。因缩宫素有受体饱和现象,无限制加大用量反而效果不佳,并可出现副作用,故 24 小时总量用控制在 60 U 内。

参考文献 〔37〕

【0524】产后出血的复苏原则有哪些?

答:(1) 止血复苏:强调在大量输注红细胞时,早期、积极的输注血浆及血小板以纠正凝血功能异常(无需等待凝血功能检查结果)。

(2) 限制早期输入过多的液体来扩容(晶体液不超过 2 000 ml,胶体液不超过 1500 ml),允许在控制性低压的条件下进行复苏。过早输入大量的液体容易导致血液中凝血因子及血小板的浓度降低而发生"稀释性凝血功能障碍",甚至发生 DIC 及难以控制的出血;过量的晶体液往往积聚于第 3 间隙中,可能造成脑、心、肺的水肿及腹腔间隔室综合征等并发症。

(3) 按照国内外常用的推荐方案,建议红细胞:血浆:血小板以 1:1:1 的比例(如 10 U 红细胞悬液＋1 000 ml 新鲜冰冻血浆＋IU 机采血小板)输注。如果条件允许,还可以考虑及早应用重组人活性凝血因子Ⅶ。

【0525】按摩子宫有哪些方法?

答:(1) 腹壁单手按摩宫底:是最常用的方法。助产者一手置于产妇腹部(拇指在子宫前壁,其余四指在子宫后壁),触摸子宫底部,均匀而有节律地按摩子宫,促使子宫收缩。

(2) 腹壁双手按摩子宫:助产者一手在产妇耻骨联合上缘按压下腹中部,将子宫向上托起,另一手握住宫体,使其高出盆腔,在子宫底部有节律地按摩,同时间断用力挤压子宫,使积存在子宫腔内的血块及时排出。

(3) 腹壁-阴道双手按摩子宫:助产者一手戴无菌手套伸入阴道,握拳置于阴道前穹窿顶住子宫前壁,另一手在腹部按压子宫后壁使宫体前屈,两手相对紧压子宫,均匀有节律地进行按摩。此法不仅可刺激子宫收缩,还可压迫子宫内血窦,减少出血。

参考文献　[28]

【0526】宫腔填塞术后的观察要点有哪些?

答:(1) 宫腔填塞期间,观察生命体征,阴道流血量及性状,做好宫底高度标记及对比,宫底高度的判断以产妇手指宽度为标准。

(2) 宫腔放置 Bakri 球囊后取平卧位,严禁按压宫底,防止球囊移位、脱出。放置期间观察引流液的量、颜色、性状。

(3) 宫腔纱条或球囊放置 24 小时左右取出,取出前开放静脉通路,予缩宫素静脉滴注,取出后 30 分钟密切观察宫缩及阴道流血情况并记录,必要时遵医嘱做好备血、输血准备。

参考文献　[37]

【0527】如何早期识别 VBAC 孕产妇子宫破裂的征象?

答:(1) 胎心监护异常,特别是出现胎儿心动过缓、变异减速或晚期减速等。

(2) 严重的腹痛,尤其在宫缩间歇期持续存在的腹痛。

(3) 子宫瘢痕部位的压痛和反跳痛。

(4) 孕妇心动过速、低血压、昏厥或休克。

(5) 产程中胎先露位置升高。

(6) 先前存在的有效宫缩突然停止。

(7) 血尿。

(8) 产前或产后阴道异常出血。

(9) 腹部轮廓改变,在以往的位置不能探及胎心。

参考文献　[38]

【0528】瘢痕子宫产妇阴道试产过程中的观察和护理要点有哪些?

答:(1) 在宫缩开始后就应给予胎心监护。

(2) 严密监测宫缩,了解宫缩的强度和持续时间。

(3) 产妇活动时动作轻柔,不要过度弯腰或增加腹压。

(4) 不规则宫缩影响到产妇休息和睡眠时,应重新评估头盆关系和宫颈情况。

(5) 临产后再次评估,发现异常应增加检查次数,注意观察产妇的症状和体征。

(6) 产程中高度重视胎心变化:低危产妇可以间断听诊,高危产妇必须持续胎心监护。

(7) 掌握子宫破裂的症状。

(8) 评估产程进展情况,产程进展缓慢者,应放宽剖宫产指征。

（9）不建议常规使用缩宫素，在宫口停止扩张时建议人工破膜作为首选措施。

（10）发现羊水污染或血性羊水需立即查明原因。

（11）尽量缩短第二产程：避免瘢痕及其周围组织承受更大的压力。

（12）产妇可采取自由体位分娩，应尽量减少蹲位等强力增加腹压的体位。

（13）没有证据支持需要放开会阴切开指征。

（14）不必要常规的宫腔探查和瘢痕探查，除非有探查的指征。

（15）产后仍需要严密地监测生命特征。

【0529】如何做好剖宫产后阴道分娩（VBAC）产后管理？

答：产后管理是保障 VBAC 成功的重要环节，不可忽视。

（1）生命体征：VBAC 后应持续监测产妇生命体征 2 小时，若发生产妇烦躁、心率增快、血压下降等情况，应除外子宫破裂的可能。

（2）子宫收缩及阴道流血情况：密切观察宫缩及出血情况，直至产后 2 小时。若出现子宫轮廓不清、阴道流血较多、明显下腹部压痛等，应警惕子宫破裂，必要时进行阴道检查或盆腔超声检查。

（3）血红蛋白及红细胞压积：产后监测血红蛋白、红细胞压积变化情况，判断有无活动性出血。

参考文献 ［38］

【0530】如何识别羊水栓塞？

答：羊水栓塞是指羊水突然进入母体血液循环引起的急性肺栓塞、过敏性休克、弥散性血管内凝血（DIC）、多器官功能衰竭或猝死等一系列严重症状的综合征。

典型临床特征：

（1）血压骤然下降或心脏骤停。

（2）急性缺氧如呼吸困难、发绀或呼吸停止。

（3）凝血机制障碍，或无法解释的严重出血。

参考文献 ［23］

【0531】如何识别产褥感染与产褥病率？

答：（1）产褥感染是指分娩及产褥期内生殖道受病原体侵袭引起的局部和全身感染。产褥病率是指分娩 24 小时以后的 10 日内，每日测量体温 4 次，间隔时间 4 小时，有两次体温≥38℃（口表）。

（2）产褥病率的常见原因是产褥感染，也可以由生殖道以外感染所致（如泌尿系感染、上呼吸道感染、急性乳腺炎、血栓静脉炎等）。

参考文献 ［28］

【0532】子宫肌炎与子宫内膜炎如何识别?

答:(1) 产妇出现子宫内膜充血、坏死,阴道内大量脓性分泌物,伴有臭味,考虑子宫内膜炎。

(2) 出现腹痛,恶露量多、呈脓性,子宫压痛明显,子宫复旧不良,伴高热、寒战、头痛、心率增快、白细胞增多等全身感染症状,考虑子宫肌炎。

参考文献　[28]

【0533】产后发生下肢静脉血栓,使用低分子肝素钙治疗的皮下注射方法有哪些注意事项?

答:(1) 注射部位的选择:腹部,以脐部为中心,脐周上下 5 cm、左右 10 cm 范围内做“十”字,将腹部分成四个象限,有规律地轮换注射部位,使每个象限注射时间间隔 48 小时,注射间距大于 2 cm。

(2) 排气方法:采用 1 ml 注射器吸完药液后再抽入 0.05 ml 空气,将空气弹至活塞端部。

(3) 进针方法:75%酒精消毒皮肤两次,左手食指、拇指以 5~6 cm 距离,捏起注射部位皮肤及皮下组织成一皮褶,使皮褶高度大于 1.2 cm,右手持笔式持针,在皮褶顶部垂直进针,深度 0.8~1.2 cm,右手中指、无名指固定注射器,拇指和食指回抽针拴,无回血后用拇指推动针拴,将药液缓慢注入。

(4) 注射过程中:推注时间 10 秒后再停留 10 秒,左手始终捏住皮褶。直至注射完毕拔针后 2 分钟。

(5) 拔针后处理:压迫止血法时间为 10 分钟;提捏止血法在拔针后继续提捏皮褶 2 分钟。

参考文献　[9]

【0534】对于产前应用低分子量肝素(LMWH)预防血栓的孕妇,如何进行用药管理?

答:对于产前使用 LMWH 的女性,若发生阴道出血或一旦临产,应建议立即停药,且在入院后评估血栓形成的风险。对择期剖宫产的孕妇,应在手术前一天注射 1 次预防剂量 LMWH,手术当天不再用药。

参考文献　[9]

【0535】低分子量肝素(LMWH)使用过程中,如出现血小板减少,应如何处理?

答:遵医嘱停药,如有中毒现象,需使用鱼精蛋白对抗,以<5 mg/min 的速度缓慢推注。如发生血小板减少合并血栓形成,采用其他抗凝药物治疗。

参考文献　[9]

【0536】产后抑郁如何识别?

答:(1) 情绪改变:心情压抑、情绪淡漠,甚至焦虑、恐惧、易怒,夜间加重。

（2）自我评价降低：自暴自弃、自罪感，对身边的人充满敌意，与家庭成员关系不协调。

（3）创新性思维受损，主动性降低。

（4）对生活缺乏信心，觉得生活无意义，出现厌食、睡眠障碍、易疲倦、性欲减退。严重者出现绝望、自杀或杀婴倾向，有时限入错乱或昏迷状态。

参考文献 [28]

【0537】梅毒孕妇有哪些临床表现？

答：不同期别的梅毒病人临床表现不同：一期梅毒主要表现为硬下疳及硬化性淋巴结炎；二期梅毒主要表现为皮肤梅毒疹；三期梅毒主要表现为永久性皮肤黏膜损害，预后有瘢痕。故早期主要表现为皮肤黏膜损害，晚期侵犯心血管，神经系统等重要脏器，产生各种严重症状和体征，造成劳动力丧失甚至死亡。

参考文献 [28]

【0538】产后初次母婴肌肤接触时，护士应给予怎样的指导？

答：（1）提供一个安稳的环境。

（2）帮助产妇找到一个舒适的姿势。

（3）明确指出婴儿正向的行为如清醒、寻乳等动作，让产妇看见并知道。

（4）建立产妇母乳喂养的信心。

（5）避免强迫婴儿靠近乳房，或者推挤乳房到婴儿嘴内。

参考文献 [22]

【0539】婴儿正确含接姿势的要点有哪些？

答：（1）嘴张得很大，下唇向外翻。

（2）舌头呈勺状环绕乳晕。

（3）面颊鼓起呈圆形。

（4）婴儿口腔上方可见更多的乳晕。

（5）慢而深的吸吮，有时突然暂停。

（6）能看到或听到吞咽。

参考文献 [21]

【0540】护士观察产妇母乳喂养过程中，需要评估的内容有哪些？

答：（1）产妇的姿势。

（2）婴儿的姿势以及在乳房上的行为。

（3）婴儿的含接。

（4）婴儿的吸吮节奏—喂养模式、营养性吸吮和非营养性吸吮、睡眠。

（5）哺乳结束后乳头的形状和颜色。

参考文献 [1][31]

【0541】当产妇出现哪些情况时,健康足月婴儿可能需要补充喂养?

答:(1) 产妇泌乳活跃期延迟(3～5 天,或者更晚)并且婴儿摄入不充足。

(2) 产妇原发性乳腺不足和异常的乳房形状如患有波兰氏症候群,孕期乳房增大不足或者泌乳活跃的指征很少。

(3) 产妇乳房手术导致乳汁产量不足。

(4) 产妇因使用某些药物(例如化疗药等),短时间母乳喂养中断。

(5) 产妇经过干预,无法忍受哺乳时的疼痛。

参考文献　[1][21]

【0542】产妇发生乳头疼痛时,护士该从哪些方面找原因?

答:(1) 检查婴儿含接姿势:观察婴儿吸吮,找出含接不良的征象。

(2) 检查乳房:是否有肿胀、乳头皲裂、念珠菌感染。

(3) 检查婴儿有无鹅口疮,以及舌系带情况。

参考文献　[21]

【0543】哺乳期预防乳头疼痛和皲裂的健康指导内容有哪些?

答:(1) 指导产妇掌握正确的喂哺姿势和新生儿含接姿势。

(2) 不要用肥皂、乙醇等刺激性物质擦洗乳头。

(3) 哺乳结束后挤出母乳涂在乳头上。

(4) 使用羊脂膏,哺乳后涂抹到乳头。

参考文献　[21]

【0544】护士如何指导乳头凹陷或扁平的产妇进行母乳喂养?

答:(1) 建立产妇母乳喂养信心。

(2) 向产妇说明婴儿吸吮乳房而非乳头。

(3) 足够的肌肤接触。

(4) 调整婴儿的姿势。

(5) 帮助产妇以不同的姿势抱婴儿。

(6) 喂奶前让乳头更突出。

参考文献　[22]

【0545】临床上哪些婴儿被称为"爱睡的婴儿"? 婴儿爱睡觉的原因有哪些? 护士给予相应的处理和指导有哪些?

答:(1) 爱睡的婴儿的定义:婴儿会睡很长时间或者哺乳一下就睡着了。正常婴儿吃奶时会在一阵吸吮后有暂停动作,但是爱睡的婴儿可能会暂停较长的时间。

(2) 婴儿爱睡觉的原因:① 生产过程的压力及母亲使用的药物;② 过早就固定喂养时间,错过婴儿本能想吃的时间;③ 吸吮不协调,吸吮和吞咽耗费很多体力,需要更多的休息;④ 新生儿黄疸;⑤ 过早添加配方奶;⑥ 婴儿包得太暖和或穿太多。

（3）处理及指导：① 指导产妇识别婴儿饥饿的早期信号；② 提供安静、温度适宜的环境；③ 提供适当的刺激：将包被打开，脱掉婴儿的衣服，皮肤接触，刺激婴儿手掌抓握的反射，轻柔按摩婴儿腹部及背部；④ 喂哺时，指导产妇同时挤压乳房，刺激乳汁的分泌及维持婴儿吸吮。

参考文献 ［22］

【0546】晚期早产儿进行母乳喂养时，护士需重点评估与护理的内容有哪些？

答：晚期早产儿的定义：妊娠 34 周至 36^{+6} 周出生的婴儿。

（1）确定婴儿得到足够的乳汁。

（2）建立产妇的乳汁量：协助产妇直接哺乳外，指导产妇额外以手挤奶，促进乳汁分量。

（3）指导正确含接：采用"三重式喂养"，先直接哺乳一段时间，再补充挤出的母乳配方奶，最后再挤奶。

（4）出院后密切追踪。

参考文献 ［22］［31］

【0547】慢性肾脏病患者妊娠期降压治疗的目标是什么？

答：注意谨慎维持妊娠期血压（130～140）/（80～90）mmHg，注意血压平稳下降，加压幅度不能太大，以平均动脉压（MAP）的 10%～25% 为宜，争取 24～48 小时达到稳定，避免过度降压导致胎盘灌注不足而影响胎儿生长发育。

参考文献 ［13］

【0548】妊娠早期孕吐严重者，如何给予饮食指导？

答：原则上孕吐严重者，可少量多餐，保证摄入含必要量碳水化合物的食物。

（1）对于早孕反应明显者不必过分强调平衡膳食，指导孕妇保持愉快稳定的情绪，注意食物的色、香、味的合理调配，有助于缓解和减轻症状。早孕反应明显时，也无需强迫进食，可根据个人的饮食嗜好和口味选用容易消化的食物，少量多餐。

（2）孕期碳水化合物的保障：孕吐严重影响进食时，为保证胎儿脑组织对葡萄糖的需要，预防酮症酸中毒对胎儿的危害，孕妇每天必需摄取至少 130 g 碳水化合物。

参考文献 ［26］

【0549】早期建立母乳喂养的策略主要包括哪些？

答：（1）新生儿娩出后宜尽早吸吮（<30 分钟）。

（2）新生儿生后尽早（＜1小时）与母亲进行肌肤接触。

（3）生后母婴同室。

参考文献 ［31］

【0550】母乳喂养期间如何预防乳房充血肿胀及乳腺炎？

答：（1）指导乳母掌握正确的母乳喂养方法可预防乳房充血肿胀；

（2）乳母患乳腺炎时应及时寻求乳腺外科医生的专科治疗，采取排空乳房、休息、镇痛等对症支持措施，必要时用抗生素治疗；严重时需暂停乳房喂养，但应排空乳房。

参考文献 ［31］

参考文献

［1］ ABM.乳中的持续性疼痛[S].// ABM.母乳喂养医学会（ABM)临床指南2016修订版.ABM,2016.

［2］ ACOG.妊娠期糖尿病临床实践指南2017[S].ACOG,2017.

［3］ J NPLD‐GHI.Delayed Umbilical Cord Clamping After Birth[J].Pediatrics.2017, 39(6)：e20170957.

［4］ 崔焱,仰曙芬.儿科护理学[M].6版.北京：人民卫生出版社,2017.

［5］ 崔钰艳.预防性护理在重度子病前期孕产妇中的应用[J].护理实践与研究,2018, 15(18).

［6］ 丁榕,范建霞.美国甲状腺学会《2017年妊娠及产后甲状腺疾病诊治指南》解读[J]. 中华围产医学杂志,2017,20(3).

［7］ 龚晓明,等主译.威廉姆斯产科学手册[M].22版.北京：人民卫生出版社,2008.

［8］ 李庆印,李峥,康晓凤.成人急性心力衰竭护理实践指南[J].中国护理管理,2016, 16(9)：1179‐1188.

［9］ 刘真,孙瑜.妊娠期及产褥期静脉血栓栓塞疾病诊治：2015英国皇家妇产科医师学会指南解读[J].中华围产医学杂志,2017,20(12)：841‐845.

［10］ 骆庆峰.气管内插管湿化方法的进展[J]中华现代护理杂志,2014,20(13)：1609.

［11］ 慢性乙型肝炎防治指南（2015年版)[J].中华实验和临床感染病杂志（电子版）, 2015,19(5)：1‐18.

［12］ 美国妇产科医师协会第652号委员会意见：硫酸镁在产科的应用[J].协和医学杂志,2016,7(b12)：64‐64.

［13］ 南京总医院,国家肾脏疾病临床医学研究中心.慢性肾脏病患者妊娠管理指南[J],中华医学杂志,2017,97(46)：3604‐3611.

［14］ 彭慧玲,刘艳玲,谭海红.产妇会阴伤口感染危险因素调查分析与防护[J].护理实践与研究,2017(1).

［15］ 任洪梁,席宏杰.2015年美国心脏病协会《妊娠期心脏骤停与复苏指南》解读[J].国

际妇产科学杂志,2017,44(3):347-349.

[16] 妊娠期高血压疾病学组妊娠期高血压疾病诊治指南(2015)[J].中华妇产科杂志,2015,50(10):721-728.

[17] 时春艳,李博雅.新产程标准及处理的专家共识(2014)[J].中华妇产科杂志,2014(7):486-486.

[18] 时春艳,漆洪波,杨慧霞.胎膜早破的诊断与处理指南(2015)[J].中华妇产科杂志,2015,50(1):161-167.

[19] 唐维新,郑必先,李少冬,等.实用临床护理三基——理论篇.南京:东南大学出版社,2005.

[20] 王昊,漆洪波.美国妇产科医师学会"妊娠期糖尿病指南(2017)"要点解读[J].中国实用妇科与产科杂志,2018,34(1):62-66.

[21] 王立新.母乳喂养指导手册.北京:北京科学技术出版社,2012.

[22] 王淑芳.母乳哺育-理论与实务[M].台湾母乳哺育联合学会,2012.

[23] 谢幸,荀文丽.妇产科学[M].8版.北京:人民卫生出版社,2017.

[24] 徐杰丰,张茂.美国心脏学会关于孕妇心脏骤停的科学声明[J].中华急诊医学杂志,2017,26(02):147-148.

[25] 袁雨,漆洪波.结合中国实践谈WHO2016年孕期保健指南[J].中国实用妇科与产科杂志,2017,33(6):567-571.

[26] 曾果.中国营养学会"孕期妇女膳食指南(2016)"解读[J].实用妇产科杂志,2018,34(4):265-267.

[27] 赵佛容,邓立梅,王鸣,等.口腔护理学[M].3版.上海:复旦大学出版社,2017.

[28] 郑修霞,安力彬,陆虹.妇产科护理学[M].6版.北京:人民卫生出版社,2017.

[29] 中国新生儿复苏项目专家组.中国新生儿复苏指南(2016年北京修订)[J].中华围产医学杂志,2016,19(7):481-486.

[30] 中国医师协会急诊医师分会,中国心胸血管麻醉学会,急救与复苏分会.中国急性心力衰竭急诊临床实践指南(2017)[J].中华急诊医学杂志,2017,12(26):1374-1357.

[31] 中华医学会儿科学分会儿童保健学组,中华医学会围产医学分会,中国营养学会妇幼营养分会,等.母乳喂养促进策略指南[J].中华儿科杂志,2018,56(4):261-266.

[32] 中华医学会儿科学分会儿童保健学组.母乳喂养促进策略指南(2018版)[J].临床医学研究与实践,2018,3(13):207.

[33] 中华医学会儿科学分会新生儿学组,《中华儿科杂志》编辑委员会.新生儿高胆红素血症诊断和治疗专家共识[J].中华儿科杂志,2014,52(10):745-748.

[34] 中华医学会妇产科学分会产科学组.妊娠合并心脏病的诊治专家共识(2016)[J].中华妇产科杂志,2016,51(6):401-409.

[35] 中华医学会妇产科学分会产科学组.妊娠期肝内胆汁淤积症诊疗指南(2015)[J].中华妇产科杂志,2015,31(7):481-485.

[36] 中华医学会妇产科学分会产科学组.孕前和孕期保健指南(2018)[J].中华妇产科杂志,2018(1):7-13.

［37］中华医学会妇产科学分会产科学组.产后出血预防与处理指南［J］.中华妇产科杂志，
　　　2014,49(9):641-646.

［38］中华医学会妇产科学分会产科学组.剖宫产术后再次妊娠阴道分娩管理的专家共识
　　　(2016)［J］.中华妇产科杂志,2016,51(8):561-564.

［39］中华医学会围产医学分会.妊娠期铁缺乏和缺铁性贫血诊治指南［J］.中华围产医
　　　学杂志,2014,17(07):451-454.

［40］周玲,甘秀妮.24例凶险性前置胎盘产妇剖宫产术的护理配合全科护理.全科医学,
　　　2015,10(13):2819

第四章　儿科护理

第一节　新生儿疾病护理

【0551】新生儿 STABLE 转运模式包括哪些内容?

答:(1) S——Sugar(血糖):转运时维持患儿血糖在 2.5～7.0 mmol/L。

(2) T——Temperter(体温):为避免寒冷刺激引起低血糖和严重的呼吸窘迫,在转运时需确保患儿体温维持在 36.5～37.5℃。

(3) A——Airway(呼吸道通畅):清除呼吸道分泌物,保持呼吸道通畅,必要时协助医生气管插管,确保有效通气。

(4) B——Blood pressure(血压):维持患儿血压稳定,必要时遵医嘱合理使用药物。

(5) L——Lab(实验室检查):确保患儿各项实验室指标处于正常范围,根据检验结果遵医嘱对症处理。

(6) E——Emotional(情感支持):及时与家长沟通患儿病情,并给予情感支持。

参考文献 　[11]

【0552】新生儿疼痛评估工具有哪些?

答:目前国内外常用的新生儿疼痛评估工具有:新生儿面部编码系统(NFCS),新生儿急性疼痛评分表,早产儿疼痛量表(PIPP),新生儿疼痛和镇静量表,婴儿疼痛行为量表。

参考文献 　[4]

【0553】简述俯卧位在新生儿呼吸管理中的作用,常见的俯卧位有哪几种类型?

答:(1) 优点:俯卧位能减少呼吸暂停的发生,提高足月新生儿和因慢性肺疾病需机械通气治疗的超低出生体重儿的动脉血氧分压,提高患儿的潮气量、动态肺顺应性和呼吸功,降低呼吸频率和气道阻力,改善患儿睡眠,增进安全感。

(2) 俯卧位类型:水平俯卧位,头部抬高 15°俯卧位,三阶梯俯卧位,半俯卧位。

参考文献 　[14]

【0554】脐静脉置管的适应证有哪些？及根据患儿体重插管长度的计算方法是什么？

答：(1) 置管适用于：

① 新生儿复苏或危重症新生儿的抢救。

② 超低出生体重儿长时间静脉营养以及药物的输注。

③ 新生儿换血、输血。

④ 严重休克患儿监测中心静脉压。

⑤ 外周静脉通路难于建立或维持。

(2) 置管长度的计算方法：

① 置管长度(cm)＝(体重×3+9)/2+1(cm)。

② 置管长度(cm)＝1.5×体重+5.5(cm)。

计算出的长度还应加上脐带根部的长度。

参考文献　[6]

【0555】如何鉴别新生儿周期性呼吸和呼吸暂停？

答：周期性呼吸指呼吸暂停(5～10 秒)和通气(10～15 秒)交替出现的呼吸。

呼吸暂停指呼吸停止 20 秒以上，伴心动过缓(<100 次/分)、发绀或肌张力低下等其他生理变化。

参考文献　[13]

【0556】新生儿呼吸窘迫综合征(NRDS)的典型临床表现有哪些？

答：NRDS 好发于早产儿，常发生于生后 4～6 小时内，出现逐渐加重的呼吸困难，呼吸频率逐渐增快(>60 次/分)。患儿常表现出吸气性三凹征，呼吸性呻吟。

参考文献　[3]

【0557】新生儿胎粪吸入综合征(MAS)机械通气过程中如何进行气道护理？

答：机械通气过程中的气道护理需两人配合进行，操作前后需提高氧浓度 10%～15%，予患儿吸入 1～2 分钟，并观察患儿面色及血氧饱和度。操作前妥善固定各管道连接，翻身时动作轻柔，保持头、颈和肩在一条直线，吸痰前先用软面罩叩背 2～5 分钟，叩背时需固定患儿头颈部，以减少头部晃动(早产儿尽量避免叩背，以防止颅内出血等发生)，吸痰时为提高加患儿对吸痰的耐受性，可采用密闭式吸痰法，按照"由浅至深，先口后鼻"的原则，时间不超过 15 秒/次，吸引负压不应超过 100 mmHg。

参考文献　[16]

【0558】新生儿肺炎患者的胸部物理治疗有哪些?

答:包括体位引流,胸部叩击/震动。体位引流:适用于呼吸道分泌物多及肺不张的患儿,每2小时更换体位一次。其中,俯卧位更有利于肺扩张及分泌物的引流。胸部叩击:是利用无创性叩击器,由下而上,由肺部边缘向肺门方向反复击拍。但对于体重低于1 000 g、心力衰竭、颅内出血等不能耐受者不宜进行。

参考文献 [1]

【0559】新生儿肺炎患者保持呼吸道通畅的护理措施有哪些?

答:(1) 予患儿采取侧卧位,头偏向一侧。

(2) 按需清理呼吸道分泌物,动作轻柔,以免损伤呼吸道黏膜。

(3) 必要时予胸部叩击/震动,促进痰液排出,叩击应在喂养或吸痰前30～45分钟,持续时间不超过10分钟。如患儿出现呼吸困难、发绀等,应停止叩击,予对症处理。

参考文献 [8]

【0560】如何早期识别新生儿气胸?

答:(1) 患儿在自主呼吸、尤其是机械通气的状态下,突然临床情况恶化,表现为呼吸加快伴呻吟、面色苍白或发绀,患侧胸廓抬高而使两侧胸廓不对称,呼吸暂停和心动过缓的发作增加,患侧呼吸音降低,大量积气可致血压下降、心率下降等。

(2) 有条件时,可采用光线强度较大的光纤冷光源或光线较强的细小手电筒直接接触患儿胸壁进行探查,检查时保持室内光线较暗,阳性体征表现为有大量气胸侧胸腔透亮度较高。

【0561】新生儿支气管肺发育不良(BPD)的合理氧疗措施有哪些?

答:避免过多高浓度氧可减少BPD的发生危险,应尽可能给予低流量氧气吸入,维持早产儿血氧饱和度在88％～93％即可。采取低流量间断吸氧法,过渡到停止吸氧,以避免患儿对氧依赖。

【0562】导致新生儿生后低氧血症的原因有哪些?

答:(1) 重度贫血:出血,新生儿溶血症。

(2) 休克:肾上腺出血、脑室内出血等。

(3) 中枢性呼吸功能低下:呼吸障碍由脑缺陷、麻醉或损伤(如颅内出血、HIE等)所致。

(4) 氧合不足:重症青紫型先心或各种肺部疾病(如肺炎、RDS、肺出血等)。

【0563】新生儿氧疗中的监测指标和护理措施有哪些?

答:氧疗中需监测:血氧分压、血二氧化碳分压、血氧饱和度或经皮氧饱和度、吸入氧浓度。

护理措施：

（1）严重呼吸窘迫的患儿应暂停喂养，建议使用静脉营养。

（2）持续监测吸入氧浓度。

（3）合理调节吸入氧气的温湿度。

（4）氧疗时注意翻身、叩背、吸痰，确保呼吸道通畅。

（5）严格执行消毒规范。

（6）注意用氧安全。

【0564】肺表面活性物质（PS）用药后的护理要点有哪些？

答：（1）PS 使用后 6 小时内勿翻身、叩背和吸痰，除非有明显的呼吸道阻塞症状；严密观察患儿病情、有无并发症的发生。

（2）正确实施保暖措施，维持患儿体温 36.5～37.5℃，改善缺氧，纠正酸中毒，维持患儿内环境的稳定。

（3）严密观察病情，监测肺功能，及时调整呼吸机参数，警惕肺出血、颅内出血的发生。

【0565】开始新生儿窒息复苏时氧浓度如何选择？

答：（1）足月儿使用空气（氧浓度为 21%）复苏。

（2）早产儿使用浓度 21%～40% 的氧进行复苏。

（3）正压通气配合心脏按压时给予浓度 100% 的氧气。

（4）自动充气式气囊复苏有四种浓度：不连接氧源，氧浓度 21%（空气）；连接氧源，不加储氧器，可得到约 40% 的氧浓度；连接氧源，加储氧器得 100%（袋状）、90%（管状）浓度的氧。

【0566】如何为咽下综合征的患儿进行洗胃护理？

答：（1）洗胃液的温度以 37～38℃ 为宜。

（2）洗胃时予左侧卧位，洗胃后予右侧卧。

（3）洗胃时液体量每次 10～15 ml，抽吸液体时动作轻柔。

【0567】预防新生儿胃食道反流常用的体位有哪些？

答：（1）左侧半卧位：头胸部抬高 20°～45°，身体偏向左侧。

（2）俯卧倾斜位：头高脚低 30°，使患儿俯卧头面向一侧，双臂置于身体两侧，轻度屈膝，每次 30～60 分钟，须专人守护。

（3）双角度体位：患儿头部高枕于母亲左臂上，面向母亲，使患儿的身体长轴与水平面的角度及患儿左前斜位的角度均为 45°～60°。喂奶后保持 30～60 分钟。

【0568】早产儿喂养不耐受的表现有哪些？

答：胃潴留、腹胀、呕吐是早产儿喂养不耐受的常见表现。

凡具备下述任一项或多项者可诊断为喂养不耐受:早产儿呕吐次数每日≥3次;早产儿连续3天奶量不增反减;早产儿胃内24小时的潴留量超出其喂养总量的1/4,或者胃内潴留量超过上次喂养量的1/3;早产儿出现腹胀的临床症状,表现为:其腹围24小时之内增加1.5 cm且出现肠型临床症状;早产儿的胃内出现黑褐色状类物质,并且大便隐血试验呈阳性;第二周末,早产儿的1次喂奶量≤8 ml/kg。

【0569】早产儿喂养不耐受的护理对策是什么?

答:(1)体位:喂养后采取右侧卧位或俯卧位,抬高床头30°~40°,促进胃排空,改善肠道功能。

(2)刺激排便:必要时予开塞露通便,反射性地增加胃肠蠕动,有利于胃排空。

(3)腹部按摩:喂奶后30分钟,于早产儿腹部顺时针方向环形缓慢按摩,3~4次,约5~10分钟,可促进食物的消化吸收,减轻腹胀。

(4)密切观察病情变化,并且根据胃潴留量及性状,调整喂养量及喂养方式。

【0570】新生儿全肠外营养规范化的配置方案是什么?

答:(1)电解质溶液、水溶性维生素、微量元素制剂先后加入葡萄糖或氨基酸溶液。

(2)将脂溶性维生素注入脂肪乳剂。

(3)充分混合葡萄糖和氨基酸溶液后,再与经步骤②所配制的脂肪乳剂混合。

(4)轻轻摇动混合液,排气后封闭。

(5)营养液应避光保存于2~8℃下。

【0571】早产儿经口喂养的评估有哪些量表?技能训练有哪些?

答:常见评估量表有:新生儿口腔运动量表、LATCH量表、早产儿母乳喂养行为评估量表、早期喂养能力评估量表,以及早产儿准备经口喂养评估量表。

训练技能有:非营养性吸吮(NNS)、早期肠内营养、喂养前口腔刺激、喂养中口腔支持。

【0572】新生儿管饲喂养时,预防反流误吸的护理对策有哪些?

答:(1)喂养时、喂养后均采取30°侧卧斜坡卧位,防止反流。

(2)鼻胃管置入深度不宜过浅,每次喂奶前回抽胃潴留量。

(3)每次管饲时,注入速度宜慢。

(4)吸痰时动作应轻柔,应在喂奶前吸引,减少刺激。

(5)管饲过程中若出现面色发绀、呛咳或呼吸困难、心率和氧饱和度下降等,立即停止,取右侧卧位,抽吸胃内容物,必要时给予吸氧等措施。

【0573】新生儿病理性黄疸的特点有哪些?

答:(1) 黄疸在 24 小时内出现。

(2) 黄疸程度重,血清胆红素>205.2~256.5 μmol/L(12~15 mg/dl),或每日上升超过 85 μmol/L(5 mg/dl)。

(3) 黄疸持续时间长(足月儿超过 2 周,早产儿超过 4 周)。

(4) 黄疸退而复现。

(5) 血清结合胆红素>34 μmol/L(2 mg/dl)。

【0574】核黄疸各期的临床表现有哪些?

答:根据核黄疸的表现可临床可分为四期。

(1) 警告期:肌张力低下、嗜睡、吸吮反射减弱或消失,持续 12~24 小时。

(2) 痉挛期:出现痉挛或迟缓、角弓反张、发热等,严重者因呼吸衰竭而死亡。此期维持 12~24 小时,早产儿或低出生体重儿发生核黄疸时常缺乏典型的痉挛症状。

(3) 恢复期:存活病例在约 2 周内上述症状逐渐消退。

(4) 后遗症期:出现黄疸四联征(手足徐动症、眼球运动障碍、听力障碍和牙釉质发育不全),此外尚有智力低下、癫痫、运动发育障碍等。

【0575】如何监测与评估新生儿黄疸?

答:(1) 每 4~6 小时监测经皮胆红素或血清胆红素,判断其发展速度。

(2) 观察大小便排出情况,注意量、性质、次数及颜色。

(3) 观察核黄疸的早期表现,如纳差、嗜睡、呕吐、声音低下、拥抱反射低、肌张力强直、手足不完全弯曲,晚期可出现角弓反张、颈后倾。

(4) 增高的游离胆红素通过血脑屏障,弥散入脑组织致脑细胞受损,导致胆红素脑病,新生儿并发胆红素脑病会出现呼吸暂停、癫痫、昏迷甚至死亡。

(5) 观察有无出血倾向,若出现瘀斑、出血点或紫癜,应考虑宫内感染或败血症的可能。

【0576】换血常见的护理问题有哪些?

答:(1) 感染:未严格无菌操作,环境污染易导致术后败血症。

(2) 动脉置管脱出:导管固定不牢,患儿躁动,易使导管脱出。

(3) 患儿四肢抖动、抽搐:常因低血糖、低血钙、血钾异常引起。

(4) 心血管功能异常:出入量不同步,输入低温的库血和库血中钾含量过高。

【0577】新生儿贫血患儿何种情况下可予以输血疗法? 如何计算输血量?

答:(1) 适应证:

① 出生后 24 小时内,静脉 Hb<130 g/L。

② 急性失血大于等于 10% 总血容量。

③ 静脉采血大于等于 5%～10% 血容量。

④ 有肺部疾病或先天性心脏病。

⑤ 出现贫血相关症状,如气急、呼吸困难、呼吸暂停、心动过缓或过速、进食困难等。

(2) 输血量计算方法:所需全血量(ml)=体重(kg)×需要提高的血红蛋白值(g/L)×6。

【0578】如何进行低血糖患儿血糖监测?

答:生后 1 小时进行床旁监测,如母亲确诊为胰岛素依赖型糖尿病或者患儿为 SGA/LGA,床旁血糖仪监测如下:

(1) 最少每 1 小时测量一次。

(2) 如果连续 3 次每小时测血糖＞2.2 mmol/L,可改为每 2 小时测量。

(3) 如果连续 3 次每 2 小时测血糖＞2.2 mmol/L,可改为每 3～6 小时和必要时测量直到第一个 24 小时结束。

如果母亲的妊娠合并糖尿病经饮食控制,床旁血糖仪监测如下:

(1) 每 2 小时测量。

(2) 如果连续 4 次每 2 小时测血糖＞2.2 mmol/L,可改为每 4 小时和必要时测量直到第一个 24 小时结束。

(3) 遵医嘱测量血清葡萄糖(送检实验室)。

【0579】新生儿亚低温治疗时,体温应控制在什么范围?

答:选择性头部亚低温治疗时使鼻咽部温度维持在 33.5～34℃(目标温度),可接受温度为 33～34.5℃,同时直肠温度维持在 33.5～35℃。全身亚低温治疗时使直肠温度维持在 33.5～34℃(目标温度),可接受温度 33～34.5℃。

【0580】新生儿亚低温治疗时如何正确放置温度探头?

答:(1) 直肠温度探头:插入直肠 5 cm 左右,并固定在大腿一侧。

(2) 鼻咽部温度探头:长度相当于鼻孔至耳垂的距离,并蝶形固定。

(3) 食道温度探头:长度相当于鼻孔至耳垂,然后向下至剑突的距离再减去 4 cm,蝶形固定。

(4) 放置皮肤温度探头于腹部,监测皮肤温度。

(5) 温度探头放置后应标记位置,作为操作后无滑脱的检验指示。

【0581】先天性肥厚性幽门狭窄患儿术前病情观察要点有哪些?

答:(1) 观察呕吐的时间、次数及表现,如:是否呈喷射状,进行性加重等;观察呕吐物性状及特点,注意有无饥饿性粪便。

(2) 胃肠减压患儿,观察并记录引流液的色、量及性状。

(3) 观察腹部体征,有无上腹部胃蠕动波及橄榄样肿块、腹痛、腹胀等表现。

（4）观察有无脱水、电解质紊乱及酸碱失衡表现，如：眼眶及囟门凹陷、尿量减少、呼吸浅慢等改变。

（5）观察患儿摄入量是否充足，监测体重，注意有无黄疸表现。

参考文献　［12］

【0582】新生儿坏死性小肠结肠炎患儿肠外营养支持策略是什么？

答：（1）一旦确诊立即予肠道休息，给予全静脉营养支持，建议予以含有各种维生素和微量元素的全合一营养液混合输注。

（2）根据日龄及失水量合理安排每日液量。

（3）热量每日 $50\sim100$ kcal/kg（$209.2\sim418.4$ kJ/kg）：足月儿 $70\sim90$ kcal/（kg·d），早产儿 $80\sim100$ kcal/（kg·d）；直至腹胀消失，大便隐血试验阴性后转为肠内营养。

参考文献　［7］

【0583】新生儿坏死性小肠结肠炎患儿术后喂养护理要点是什么？

答：（1）患儿肛门排气，肠蠕动恢复，大便隐血转阴，可逐渐恢复喂养。

（2）喂养从水开始，开始只喂开水或 5%葡萄糖水，2～3 次后如无呕吐或腹胀，再喂乳汁。

（3）牛乳从 1:1 浓度开始，初为 3～5 ml，以后每次递增 2 ml，直至患儿适应后增加浓度及奶量。

（4）在调整饮食期间继续观察腹胀及大便情况，发现异常立即汇报医生。

参考文献　［5］

【0584】先天性腹裂患儿强行关腹后可能发生什么后果？有哪些护理对策？

答：（1）强行关腹可致腹内压急骤增高，导致回纳肠管血供障碍，进而出现呼吸障碍、肾缺血等并发症。

（2）妥善处理外露肠管，可用温润的生理盐水湿纱布包裹覆盖，防止水分蒸发后肠管干燥、污染和机械损伤。

（3）保暖复温，置患儿于 30℃红外线辐射台，逐渐升温并维持在 30～32℃，使患儿肛温维持在 36.5～37.5 ℃。

（4）体位：体型较小者取仰卧位，较大者予侧卧位，避免肠系膜血管牵拉。

（5）维持呼吸道通畅，给氧，监测生命体征。

（6）禁食、胃肠减压，迅速建立静脉通路，改善微循环。

（7）观察每小时尿量。

参考文献　［2］

【0585】先天性胆道闭锁患儿出院指导要点是什么？

答：（1）患儿注意保暖，避免去人多的公共场所，预防感染，观察体温变化及异常征象,如:精神萎靡、食欲缺乏等,及时就诊。

（2）提倡母乳喂养,4～6个月起可添加辅食,注意营养均衡。

（3）进食宜少量多餐,进食时抱起患儿,轻拍背部,排出胃内气体,预防因呕吐导致窒息,取左侧卧位,预防食物反流引起上行性胆管炎。

（4）指导按时服药,多晒太阳,适当补充钙剂。

（5）注意观察皮肤、巩膜、大便情况,注意有无高热、烦躁不安、不明原因哭闹,皮肤、巩膜有无黄疸加深,大便颜色表浅或陶土色等及时就诊。

参考文献 ［17］

【0586】新生儿肠造口的适应证及护理要点有哪些?

答:新生儿肠造口术常见适应证:先天性肛门直肠畸形、先天性巨结肠、坏死性小肠结肠炎、胎粪性腹膜炎等。

护理要点包括:

（1）造口后应注意观察造口肠管,是否为红色、湿润、有光泽、柔软,突出于皮肤表面;接触或摩擦后有无出血。

（2）术后早期观察造口肿胀情况,术后6～8周,肿胀是否消失,造口有无逐渐变小并改变形状。

（3）造口底盘开口应大于造口黏膜直径1～2mm。过大则粪便易刺激皮肤引起皮炎;过小则底盘边缘与造口黏膜摩擦,将会导致患儿不适至黏膜出血,甚至引起造口缺血坏死回流障碍导致水肿。

（4）粘贴造口袋后,需用手掌空心按压底盘10分钟。

（5）造口袋有1/3～1/2满时要及时排放,更换造口袋的次数视粪便性质而定,黏稠的大便可以3天更换一次,水分多时2天更换一次造口袋,渗漏随时更换。

参考文献 ［4］

【0587】小儿造口后最常见并发症是什么? 其可能的原因有哪些?

答:造口周围皮炎是最常见的造口皮肤并发症。

造口周围皮炎发生的原因可能有:

（1）造口袋底盘开口过大使造口周围皮肤失去保护,长期与排泄物接触,皮肤因而受损。

（2）用品更换太快、太密或不小心撕离。

（3）用品的不正确使用或造口部位欠佳,导致用品的粘贴出现皱褶,排泄物由造口流出而刺激皮肤。

（4）对该用品有过敏反应;某些食物和药物导致出现过敏性红疹。

参考文献 ［15］

【0588】新生儿胃扭转体位的管理方案是什么?

答:新生儿胃扭转多属于慢性不完全性胃扭转,应采用体位疗法。喂奶前尽量防止患儿哭闹,以免吞入空气,喂奶时将患儿上半身抬高并向右侧卧,喂奶后不要搬动,保持原位,拍背将胃内积气排出,新生儿胃扭转有自愈的可能,一般在4～6个月症状可逐渐消失,胃扭转可自行复位。

参考文献 〔7〕

【0589】小儿十二指肠吻合术后经口喂养时机如何选择?

答:小儿十二指肠吻合术后开始经口喂养的时间主要取决于胃肠减压管引流量的减少情况,可能数天或1～2周甚至更长,如胃肠减压引流量减少,即可拔除空肠营养管,开始经口喂养。

参考文献 〔10〕

【0590】新生儿先天性巨结肠术后出现吻合口漏,其可能的原因有哪些?

答:新生儿先天性巨结肠术后吻合口漏是根治术后早期最严重的并发症,其发生的原因可能有:

(1) 吻合口肠管血供不良、盆腔感染、下拖肠段有张力、吻合口肠壁间夹杂脂肪垂及大量疏松结缔组织,导致愈合不良吻合口裂开。

(2) 手术中缝合不当、遗漏也可导致愈合不良。

参考文献 〔9〕

参考文献

〔1〕 AAP. Prevention and management of Procedural Pain in the Neonate: An Update[J]. Pediatrics,2016,137(2):e20154271.

〔2〕 蔡威,孙宁,魏光辉,等.小儿外科学[M].5版.北京:北京:人民卫生出版社,2014.

〔3〕 陈咏鸽.早产儿喂养不耐受的临床分析[J].齐齐哈尔医学院学报,2015,(29):4424-4425.

〔4〕 崔焱,仰曙芬,张玉侠,等.儿科护理学[M].6版.北京:人民卫生出版社,2017.

〔5〕 丁淑贞,倪雪莲,马丽梅,等.儿科临床护理[M].北京:中国协和医科大学出版社,2016.

〔6〕 邵肖梅,叶鸿瑁,丘小汕.实用新生儿学[M].4版.北京:人民卫生出版社,2011.

〔7〕 王莉莉,孔德凤,朱学梅,等.实用小儿外科护理[M].天津:天津科学技术出版社,2011.

〔8〕 卫生部新生儿疾病重点实验室,复旦大学附属儿科医院.亚低温治疗新生儿缺血缺氧性脑病方案(2011)[J].中国循证儿科杂志,2011,6(5):337-339.

〔9〕 肖现民.临床小儿外科学新进展、新理论、新技术[M].上海:复旦大学出版社,2006.

〔10〕 张玉侠.儿科护理规范与实践指南[M].上海:复旦大学出版社,2011.

[11] 张玉侠.实用新生儿护理学[M].北京:人民卫生出版社,2015.

[12] 郑珊,陈永卫,冯杰雄,等.实用新生儿外科学[M].北京:人民卫生出版社,2013.

[13] 中国新生儿复苏项目专家组.中国新生儿复苏指南(2016年北京修订)[J].中华围产医学杂志,2016,19(7):481-486.

[14] 中国医师协会新生儿科医师分会,孔祥永,封志纯,等.新生儿转运工作指南(2017版)[J].发育医学电子杂志,2017,5(4):193-97.

[15] 中华医学会肠外肠内营养学分会儿科协作组.中国儿科肠内肠外营养支持临床应用指南[J].中华儿科杂志,2010,48(6).

[16] 中华医学会肠外肠内营养学分会儿科学组,中华医学会儿科学分会新生儿学组,中华医学会小儿外科学分会新生儿外科学组,等.中国新生儿营养支持临床应用指南[J].中华小儿外科杂志,2013,34(10):782-787.

[17] 中华医学会小儿外科学分会新生儿学组.新生儿坏死性小肠结肠炎小肠造瘘术后临床治疗专家共识[J].中华小儿外科杂志,2016,37(8).

第二节　消化系统疾病护理

【0591】如何识别患儿呕吐的类型?

答:(1)溢乳:一般见于小婴儿。因婴儿胃呈水平位,当开始行走后渐变为垂直位。贲门和胃底部肌张力低,幽门括约肌发育较好,吃奶后从口角溢出少量乳汁,吐奶后没有不适感。

(2)普通呕吐:呕吐前常有恶心,以后吐一口或连吐几口,吐出较多胃内容物。多见于饮食不当引起的消化不良,胃肠道感染或全身感染引起的症状性呕吐。

(3)反复呕吐:多见于小儿胃食管反流症。学龄前或学龄儿童多见于再发性呕吐。

(4)喷射状呕吐:呕吐前多无恶心,大量胃内容物急剧经口腔或同时自鼻孔喷出。多见于颅内压增高、小婴儿吞入大量空气、胃扭转、幽门梗阻。

参考文献　[4]

【0592】如何识别患儿的血便?

答:大便呈黏液状,带脓血,有腥臭味,多见于侵袭性细菌性肠炎;血水便多见于出血性大肠埃希菌肠炎;突然大量便血,多为暗红色全血便,伴或不伴有腹痛,多见于梅克尔憩室;红果酱样大便多见于肠套叠;无痛性慢性血便,一般多在排便终了,粪便表面有一条状血痕,呈鲜红色,不与粪便混合,量较少,多见于小儿结肠或直肠息肉;排便时肛门疼痛和便血,多见于肛裂。

参考文献　[6]

【0593】为什么小儿腹泻时易发生脱水？如何评估患儿是否存在脱水情况？

答：(1) 易发生脱水的原因：

① 儿童生长发育快、活动量大、新陈代谢旺盛，水的需求量大，如婴儿每日水的生理需要量大致占其细胞外液总量的 1/2，而成人只占 1/7。

② 儿童体表面积相对较大，呼吸频率较快，非显性失水相对较多。

③ 体液调节功能差。

(2) 主要从以下几个方面进行评估：

① 前囟、眼窝凹陷。

② 皮肤弹性差（捏起皮肤再松开，皮肤展平时间延长）。

③ 血液循环不足，组织灌注不良，可表现有脉搏增快、减弱、血压下降、尿量减少、肢端凉、烦躁、精神萎靡或嗜睡。

④ 口腔黏膜干燥、眼泪减少。

参考文献　[8]

【0594】如何识别腹泻患儿发生了代谢性酸中毒？

答：主要根据代谢性酸中毒的临床表现来识别。

(1) 酸中毒轻症可无特异的临床症状。

(2) 酸中毒较重时，可表现为：① 呼吸加深、加快、呼气有酮味；② 口唇呈樱桃红色；③ 频繁的呕吐；④ 精神萎靡、嗜睡或烦躁不安等。

新生儿及小婴儿则表现为面色苍白、拒食、精神萎靡等，而呼吸改变并不典型。

参考文献　[12]

【0595】如腹泻患儿发生了吃奶无力、腹胀，可能发生了什么并发症？该并发症除上述症状外还有什么表现？

答：(1) 可能发生了低钾血症。

(2) 低钾血症除上述症状外，还可表现为：

① 神经肌肉生理功能障碍

骨骼肌：轻症表现为四肢无力，腱反射减弱或消失，进一步可累及躯干，引起呼吸肌瘫痪而危及生命。

平滑肌：可见腹胀、便秘、肠鸣音减弱或消失，严重者可出现肠麻痹；小婴儿可出现不哭或哭声低下，吃奶无力。

心肌：心肌收缩力减弱，心音低钝，可致低血压。

② 心电图改变及心律紊乱：心电图显示 S - T 段下降、T 波低平、Q - T 间期延长、出现 u 波、室上性或室性心动过速、室颤，亦可发生心动过缓和房室传导阻滞、阿 - 斯综合征等。

③ 肾脏损害:低血钾使肾脏浓缩功能下降,出现多尿、夜尿、口渴、多饮等;肾小管泌 H^+ 和回吸收 HCO_3^- 增加,氯的回吸收减少,发生低钾、低氯性碱中毒时伴反常性酸性尿。

参考文献 [17]

【0596】腹泻患儿的病情观察要点有哪些?

答:(1) 监测生命体征:体温、脉搏、呼吸、血压。体温过高的患儿遵医嘱给予物理或药物降温,鼓励患儿多饮水、及时擦干汗液、更换潮湿的衣物,做好口腔和皮肤护理。

(2) 注意大便的变化:观察并记录大便次数、颜色、气味、性状、量,做好动态比较,为输液方案和治疗提供可靠依据。

(3) 观察有无脱水及其程度,动态的观察经过补液后脱水症状是否得到改善。

(4) 观察有无代谢性酸中毒的表现,如发现及时报告医生。注意酸中毒纠正后,有无出现低钙惊厥。补充碱性液体时勿漏出血管外,以免引起局部组织坏死。

(5) 观察有无低钾血症的表现,常发生于输液后脱水纠正时,如提示低钾血症,遵医嘱及时补充钾盐。

参考文献 [13]

【0597】如何识别重型腹泻? 对于重型腹泻患儿如何补液?

答:(1) 重型腹泻多由肠道内感染引起,常急性起病;也可由轻型逐渐加重而致。除有较重的胃肠道症状外,还有明显的脱水、电解质紊乱及全身中毒症状,如发热、烦躁或萎靡、嗜睡,甚至昏迷、休克。

(2) 重型腹泻患儿的补液:遵医嘱立即静脉输入等渗含钠 2:1 溶液或生理盐水 20 ml/kg,在 0.5~1 小时内快速输注,总量不超过 300 ml,其余累积损失量常在 8~12 小时内完成,约每小时 8~10 ml/kg。在循环改善出现排尿后应及时补钾。

参考文献 [16]

【0598】判断腹泻患儿补液量是否恰当的参考指标是什么? 如何判断腹泻患儿补液量是否恰当?

答:(1) 如果患儿的肾功能正常,尿量可作为观察补液量是否恰当的参考。

(2) 婴儿每小时维持在 2~2.5 ml/kg;幼儿 1.5~2 ml/kg;儿童 1~1.5 ml/kg 左右为补液适宜。尿量过多,说明输液过多。

参考文献 [5]

【0599】口服补液的适应证是什么？口服补液(ORS)的注意事项有哪些？

答：(1)适应证：ORS用于腹泻时预防脱水及纠正轻、中度脱水而无明显周围循环障碍者。

(2)注意事项：

① 标准ORS张力为2/3张,对预防脱水张力过高,有时容易出现高钠血症,WHO推荐使用低渗口服补液盐(RO-ORS)溶液,张力为1/2张。

② 在纠正累计损失量最初4小时RO-ORS液的用量(ml)为75 ml×体重(kg),4小时后评估脱水症状,如脱水已纠正,每腹泻一次口服RO-ORS 50～100 ml；如仍然有脱水,则再给一份RO-ORS液的量[75 ml×体重(kg)]。

③ 有明显腹胀、休克、心肾功能不全或其他严重并发症者及新生儿,不宜口服补液。

参考文献 ［14］

【0600】如何对腹泻患儿进行静脉补液？

答：静脉补液适用于中、重度脱水或吐泻严重或腹胀的患儿。

(1)首先建立静脉通路(必要时建立中心静脉通路),严格控制输液速度,有条件者最好使用输液泵,以便更精确地控制输液速度。

(2)补液时遵循"三定"：定量、定性、定速,采取先盐后糖、先浓后淡、先快后慢、见尿补钾的原则,补钾的浓度应小于0.3％,每日补钾总量静脉点滴时间不应少于6～8小时,严禁静脉推注。

(3)补液中密切观察病情变化：警惕心力衰竭和肺水肿的发生；注意有否输液反应；观察脱水是否改善及尿量情况,比较输液前后的变化,判断输液效果；观察酸中毒低钾血症的表现。

(4)记录24小时出入量。

参考文献 ［7］

【0601】如何对腹泻的患儿进行饮食指导？

答：(1)腹泻的患儿多有营养障碍,继续饮食是必要的治疗措施,不主张禁食。

(2)母乳喂养者可继续哺乳,减少哺乳次数,缩短每次哺乳时间,暂停换乳期食物添加。

(3)人工喂养者应调整饮食,6个月以下婴儿,用牛奶或配方奶,加等量米汤或水稀释,由少量逐渐增加,直至恢复到正常饮食。或用酸奶,也可用奶谷类混合物,每天喂养6次,以保证足够的热量。6个月以上的幼儿可用已习惯的日常饮食,选用稠粥面条,并可以加熟植物油、蔬菜、肉末或鱼末等,但需由少到多。

(4)有严重呕吐者可暂时禁食4～6小时(不禁水),待好转后继续饮食,由少到多,由稀到稠。

(5)病毒性肠炎多有双糖酶缺乏,不宜用蔗糖,并暂停乳类喂养,改用去乳糖奶粉或去乳糖豆奶粉等。

【0602】腹泻患儿脱水、酸中毒纠正后应警惕出现什么症状?可能的原因是什么?

答:(1)应警惕低血钾、低血钙的发生。

(2)由于腹泻患儿进食少,吸收不良;从粪便和呕吐物中丢失钾;肾脏排钾过多,由于代谢性酸中毒所致的钾从细胞内释放,随即大量的由肾脏排出;但是脱水、酸中毒时由于血液浓缩,使两种离子的血液浓度相对保持正常,随着脱水、酸中毒被纠正,游离的钙、镁浓度降低,导致低钙、低镁血症。临床多见低钙,低镁少见。

【0603】新生儿和婴幼儿胃食管反流的病情特点是什么?

答:溢奶或呕吐是婴儿胃食管反流病最突出的表现。约85%的患儿于生后第1周即出现呕吐,而约10%的患儿于生后6周内出现呕吐。呕吐程度轻重不一,多数发生在进食后,有时在夜间或空腹时,可表现为溢乳、反刍或吐泡沫,严重者呈喷射状。呕吐物为胃内容物,有时含少量胆汁。消化道外的症状相对较少,常合并因食管炎导致的喂养困难而摄食不足、营养不良和生长发育停滞。

【0604】如何对胃食管反流患儿进行应体位管理?

答:(1)新生儿和小婴儿以前倾俯卧位为最佳,将床头抬高30°,但为防止婴儿猝死综合征的发生,睡眠时宜采取仰卧位及左侧卧位。

(2)年长儿在清醒状态下以直立位和坐位为最佳,睡眠时宜采取左侧卧位,将床头抬高20～30 cm,以促进胃排空。

(3)病情严重者须平卧位,餐后将头抬高30°,头偏向一侧,防止误吸。为减少反流频率及反流物误吸,有研究显示左侧卧位能够显著降低短暂性的下食管括约肌松弛次数的发生,而右侧卧位增加松弛次数和液体反流。

【0605】如何对胃食管反流患儿进行饮食指导?

答:少量多餐,母乳喂养儿增加哺乳次数,人工喂养儿以稠厚的婴儿饮食(反流婴儿专用乳制品或在牛奶中加入糕干粉、米粉或进食谷类食品)。严重反流以及生长发育迟缓者可管饲喂养,能减少呕吐和起到持续缓冲胃酸的作用。年长儿以高蛋白低脂肪饮食为主,睡前2小时不予进食,避免过饱或睡前进食、减肥及控制体重,避免生硬、油腻、辛辣、酸性等刺激性食物。

【0606】如何对胃食管反流患儿进行用药指导?

答:按医嘱给药并观察药物疗效和副作用,注意用法剂量,不能吞服时应将药片研碎;抑酸剂如兰索拉唑早餐前 30 分钟顿服,西米替丁于饭前 15～30 分钟及睡前服用。胃肠促动力药如多潘立酮饭前 15～30 分钟服用,服用西沙必利时,不能同时饮用橘子汁,同时加强观察心率和心律的变化,出现心率加快或心律不齐时应及时联系医生进行处理。

【0607】如何识别小儿上消化道异物?

答:患儿吞入异物可表现为异物阻塞感、恶心、呕吐、疼痛、吞咽困难等,不能主诉的儿童表现为拒食、流涎与易激惹等,有食管黏膜裂伤时可吐出血水。

【0608】什么情况下的上消化道异物患儿须急诊内镜取异物?

答:(1) 易损伤黏膜、血管而导致穿孔等并发症的尖锐异物。

(2) 腐蚀性异物。

(3) 多个磁性异物或磁性异物合并金属。

(4) 食管内异物滞留,时间≥24 小时。

(5) 食管内异物出现气促、呼吸窘迫等气管严重受压合并梗阻表现。

(6) 食管内异物出现吞咽困难、流涎等食管完全梗阻表现。

(7) 胃内或十二指肠内异物出现胃肠道梗阻、损伤表现。

【0609】什么情况下的上消化道异物应在 24 小时内尽早安排内镜诊疗?

答:(1) 直径≥2.5 cm 的异物。

(2) 长度≥6 cm 的异物。

(3) 单个磁性异物。

(4) 自然排出失败的异物。

(5) 未达到急诊内镜指征的食管异物。

(6) 出现临床表现但未达到急诊内镜指征的胃内或十二指肠内异物。

【0610】牛奶蛋白过敏的诊断实验有哪些?

答:皮肤点刺试验和口服牛奶激发试验。口服牛奶激发试验包含开放激发试验和双盲安慰剂对照激发试验,后者是确诊牛奶蛋白过敏的金标准。由于婴幼儿多表现为客观临床症状,基本不受心理因素的影响,故可用开放激发试验确诊。

【0611】牛奶蛋白过敏患儿口服牛奶激发试验的实施步骤是什么?

答:试验前首先准备好急救设备和药品。激发试验的初始量以不能引起症状的小剂量开始,通常将 1 滴牛奶滴在嘴唇;激发量逐渐增加为 0.5、1、3、10、30、50、100、200 ml。每次增量间隔时间应根据病史或怀疑的过敏类型来确定,一般为 20～30 分钟。激发过程中监测并记录相关症状,当激发试验诱发出症状,即可确诊牛奶过敏。若未能诱发出症状,应指导家长离院后继续观察儿童表现至少 72 小时,并仔细记录症状,以免漏诊迟发型的牛奶蛋白过敏。

【0612】 如何做好人乳喂养的牛奶蛋白过敏患儿的饮食管理？

答：继续人乳喂养，母亲需回避牛奶及其制品至少 2 周；部分过敏性结肠炎儿童母亲需回避 4 周。若母亲回避牛奶及其制品后患儿症状明显改善，母亲可加入牛奶，如症状未出现，则可恢复正常饮食；如症状再现，则母亲在哺乳期间均应进行饮食回避，并在断离母乳后给予深度水解蛋白配方或氨基酸配方替代。因牛奶是钙剂的主要来源，母亲在饮食回避期间应注意钙剂的补充。对于严重的牛奶蛋白过敏患儿，母亲饮食回避无效时，可直接考虑深度水解蛋白配方或氨基酸配方替代。

【0613】 如何做好配方奶喂养的牛奶蛋白过敏患儿的饮食管理？

答：(1) 2 岁及 2 岁以下的牛奶蛋白过敏的患儿应完全回避含有牛奶蛋白成分的食物及配方，并以低过敏原性配方替代。

① 深度水解配方：适用于大多数牛奶蛋白过敏的患儿。不到 10% 的牛奶蛋白过敏的患儿不能耐受深度水解配方，在最初使用时，应注意有无不良反应。

② 氨基酸配方：牛奶蛋白合并多种食物过敏、非 IgE 介导的胃肠道疾病、生长发育障碍、严重牛奶蛋白过敏、不能耐受深度水解配方者推荐使用氨基酸配方。

③ 大豆蛋白配方：由于大豆与牛奶间存在交叉过敏反应且营养成分不足，一般不建议选用大豆配方进行治疗，经济困难且无大豆蛋白过敏的 6 月龄以上患儿可选用大豆蛋白配方；但对于有肠绞痛症状者不推荐使用。

(2) 2 岁以上的牛奶蛋白过敏患儿可进行无奶饮食。

【0614】 如何预防牛奶蛋白过敏？

答：(1) 不推荐限制母亲妊娠期及哺乳期的饮食。

(2) 建议对于特应性疾病高危患儿纯母乳喂养至少 4 个月。

(3) 对不能纯母乳喂养的高危儿，部分水解配方可预防或推迟婴幼儿早期特应性皮炎和牛奶蛋白过敏的发生，但与人乳相比在预防牛奶蛋白过敏方面不具优势。

(4) 添加益生菌虽可减少近期湿疹的发生，但不能有效预防其他过敏性疾病及食物过敏。

【0615】 如何识别乳糖不耐受？对于乳糖不耐受的患儿如何喂养？

答：(1) 乳糖不耐受是指由于小肠尤其是空肠黏膜表面绒毛的顶端乳糖酶原发性或继发性乳糖酶缺乏，不能完成消化分解母乳或牛乳中的乳糖所引起的非感染性腹泻。临床表现为腹泻，稀水便、泡沫状稀便，带酸臭味，婴儿可以伴有非规律性哭闹，排气后缓解，也可有呕吐、腹胀、肠鸣音亢进，甚至引起较严重的脱水和酸中毒。停止哺乳类后症状减轻，不伴有发热。大便常规检查阴性、还原糖＞2＋,pH 值＜5.5,提示乳糖不耐受。

（2）对于母乳喂养的患儿,适量减少母乳喂养,配合米汤、面糊;对于人工喂养的患儿,选取无乳糖奶粉配合米汤、面糊喂养,有助于腹泻患儿的康复。

【0616】肝豆状核变性的特有体征是什么？ 主要的实验室检查项目有哪些？

答:（1）肝豆状核变性特征性的表现是角膜 K－F 环,常随神经系统症状出现。

（2）主要的实验室检查项目包括:血清铜烂蛋白的测定（降低）,24 小时尿铜排出量的测定（增高）,血清铜氧化酶的活性（降低）。角膜 K－F 环早期需在眼科裂隙灯下检查,以后肉眼能看到。

【0617】如何指导肝豆状核变性患儿的饮食？

答:肝豆状核变性的患儿需要避免食用含铜高的食物,如肝、贝壳类、蘑菇、蚕豆、豌豆、豌豆、玉米和巧克力等。每天的铜摄入量应限制在 1 mg 以下;进食高蛋白、高热量、低脂肪饮食,以满足生长发育的需求;进食含铁高的食物,以防止和纠正缺铁性贫血;适当进食奶制品,以补充钙剂。

【0618】急性肠套叠患儿出现血便,分析其可能的原因是什么？

答:肠套叠时,肠系膜被嵌入在肠壁间,发生血液循环障碍而引起黏膜渗血、水肿与肠黏液混合在一起而形成暗紫色胶冻样液体 。

参考文献 ［11］

【0619】如何做好急性肠梗阻患儿术后的饮食管理？

答:（1）术后予禁食、胃肠减压、给予胃肠外营养。

（2）评估患儿肛门排气排便、肠鸣音恢复、腹部不胀,予拔除胃管后,可遵医嘱开始进水—流质—软食,进食后观察有无腹胀、呕吐、腹痛等不适;禁生、冷、硬、易胀气的食物。

（3）指导患儿合理膳食,养成良好的饮食习惯,进食易消化少刺激含纤维高的饮食,少量多餐,婴幼儿先暂缓添加辅食。

参考文献 ［2］

【0620】急性肠套叠患儿行空气灌肠后,如何判断是否复位成功？

答:（1）空气灌肠复位成功的指征包括:灌肠复位后腹部肿块消失,拔管后有大量臭气及粪便排出,腹胀缓解,患儿哭闹停止,安静入睡,口服活性炭0.5～1 g,6～8 小时后随大便排出。

（2）观察患儿有无复位前表现再现,如再次腹痛、哭闹时双膝屈向胸部、呕吐、果冻样便等,则提示复发可能。

（3）空气灌肠后患儿如出现烦躁不安、精神萎靡、嗜睡、腹胀、呕吐、呼吸困难、面色苍白并伴有腹膜炎体征,提示迟发性肠坏死、肠穿孔可能,应做好剖腹探查手术准备。

参考文献 ［3］

【0621】如何做好急性肠套叠患儿术后切口管理？

答：(1)肠切除肠吻合术后，术后予腹带包扎，注意切口有无开裂征象。

(2)保持敷料清洁干燥，观察有无渗血、渗液及感染征象。

(3)保持患儿安静，哭闹不安不能安抚者，可遵医嘱给予镇静。

(4)出院后保持切口清洁，术后1周内避免剧烈活动，免体育活动1～2个月。

参考文献 ［4］

【0622】如何早期发现肠梗阻患儿的急性绞窄征象？

答：(1)患儿有明显脱水、烦躁、口渴、面色苍白、口周发绀、脉搏加快等表现。

(2)阵发性哭闹或阵发性剧烈腹痛，呈进行性加重。

(3)持续性呕吐，呕吐物为粪汁样或血性液，排便排气停止，肠鸣音亢进或消失，伴有全身中毒症状。

(4)有局限性腹胀，腹部可见肠型、肌紧张、压痛等表现。

参考文献 ［10］

【0623】先天性巨结肠患儿术前清洁回流灌肠的要点是什么？

答：(1)灌肠前应了解结肠病变的高低及痉挛段的长短，以选择肛管插入的深度。

(2)选择质地、型号适宜的肛管，肛管头端要光滑柔软。

(3)灌肠液应用38～41℃等渗盐水，忌用清水，灌肠总量按100 ml/(kg·次)计算。

(4)灌肠时先做肛门按摩及指诊，诱导排气排便，以轻柔手法，按肠管方向轻轻旋转插入肛管，随时调整方向和体位。

(5)灌肠每日1次，肛管插入深度要超过狭窄段肠管，达到扩张肠段。

(6)灌肠过程中应不断调整肛管的深度和位置，灌肠速度应缓慢，同时做腹部按摩，重复灌洗，要求排出量与灌入量基本相等。

(7)粪便干结灌洗困难时，可先使用50%硫酸镁保留灌肠，结肠灌洗完毕后，可用0.5%甲硝唑溶液2 ml/kg、益生菌等保留灌肠。

(8)灌肠时注意观察患儿面色、反应、腹部体征及灌肠液排出情况，注意保暖。

(9)评价患儿灌肠是否有效：如腹胀明显减轻、食欲增加、全身营养得到改善。

参考文献 ［18］

【0624】如何做好先天性巨结肠患儿术后的切口护理？

答：(1) 术后取仰卧截石位局部暴露，肛周污染粪液时，以 0.9％氯化钠溶液浸湿棉球或棉签后拭净；量多时，予冲洗后干软敷料吸干，不可用不洁手纸，以免导致污染和皮肤损伤。

(2) 局部可予紫草油涂抹，配合烤灯，保持局部清洁干燥。

(3) 观察肛周皮肤有无发红、湿疹、糜烂等，注意如出现高热、中毒、脱水、腹胀、排大量奇臭的水样便时，应考虑小肠结肠炎可能，立即汇报医生。

参考文献　[15]

【0625】先天性巨结肠患儿肛门成形术后何时扩肛？如何指导？

答：(1) 肛门成形术后需要常规扩肛，一般术后 2 周开始。

(2) 扩肛指导内容：① 选用合适扩肛器扩张肛门，每天扩肛 1 次，每次 20～30 分钟，持续 3～6 个月。② 扩肛同时训练排便习惯，以改善排便功能，观察排便情况，检查肛门松紧度。③ 定期随诊，确定是否有吻合口狭窄。

参考文献　[9]

【0626】外科急腹症患儿术前扩容措施有哪些？

答：(1) 建立两条及以上静脉通路，纠正脱水和电解质紊乱。

(2) 扩容按 3:1 原则，20 ml/kg 输入，开始可使用林格液等，如有继续出血、症状性贫血等表现应汇报医生，做好输血准备。

(3) 监测生命体征、尿量、中心静脉压基础上，结合观察患儿皮肤温度、末梢循环、毛细血管充盈时间，评估血容量补充情况。

液体复苏方案

阶　段	液体性质	时间	速度和计量
快速输液	等张	1 小时	2Q ml/kg，10～20 分钟推注，可重复 2～3 次，总量达 40～60 ml/kg
继续输液	1/2～2/3	6～8 小时	5～10 ml/(kg · h)
维持输液	1/4～1/3	24 小时	2～4 ml/(kg · h)

参考文献　[12]

【0627】先天性胆管扩张症患儿术后出现胆瘘，应如何做好病情观察？

答：(1) 观察患儿有无发热、右上腹痛、腹肌紧张及腹膜刺激征等表现。

(2) 观察腹腔引流情况，胆瘘多发生在术后 3～7 天左右，注意有无大量胆汁流出或切口感染裂开，有无胆汁性肠液溢出。

参考文献　[10]

【0628】肠套叠患儿手术前护理评估内容有哪些?

答:(1)了解病史,发病是否超过48～72小时,评估患儿的病因、诱因、发病前饮食及排便情况。

(2)了解患儿及家长的心理状况、社会支持系统及对疾病的认知度。

(3)空气灌肠者,评估复位是否成功。

(4)密切观察生命体征、意识状态,特别注意有无水电解质紊乱、出血及腹膜炎等征象。

(5)观察患儿哭闹、腹痛、呕吐、便血和腹部肿块情况。

(6)了解患儿腹部超声、空气灌肠、钡剂灌肠等检查结果。

参考文献 [1]

【0629】如何识别患儿发生清洁回流灌肠水中毒?

答:患儿灌肠时,灌肠液浓度过低或灌入量明显大于排出量,可能发生中毒。当患儿出现表情淡漠、恶心、呕吐、头痛、惊厥发作、昏迷和反射减弱等,应高度警惕。

参考文献

[1] Wong D L,Hockenberry M J,Wilson D.Wong's nursing care of infants and children[M].Mosby,1983.

[2] Megan M Tschudy,Kristin M Arcara.约翰·霍普金斯儿科手册[M].19版.北京:科学出版社,2017.

[3] 蔡威,孙宁,魏光辉,等.小儿外科学[M].5版.北京:人民卫生出版社,2014.

[4] 崔焱,仰曙芬,张玉侠,等.儿科护理学[M].6版.北京:人民卫生出版社,2017.

[5] 胡燕.常用婴幼儿特殊功能配方粉的选择[J].中国实用儿科杂志,2015,30(12).

[6] 江载芳,申昆玲,沈颖,等.诸福棠实用儿科学[M].8版.北京:人民卫生出版社,2014.

[7] 李敬光.腹泻患儿合理喂养方式研究[J].中国保健营养,2013,23(7):1704-1705.

[8] 孙钰玮,赵小菲.儿科学[M].北京:中国医药科技出版社,2017.

[9] 王家祥,郑珊,刘文英.小儿外科围手术期管理[M].郑州:郑州大学出版社,2013.

[10] 王莉莉,孔德凤,朱学梅,等.实用小儿外科护理[M].天津:天津科学技术出版社,2011.

[11] 杨为民,韦柯宁,朱丹,等.外科手术并发症预警及护理[M].北京:人民军医出版社,2015.

[12] 张琳琪,杨军华,刘丽丽,等.北京儿童医院诊疗常规:护理诊疗常规[M].北京:人民卫生出版社,2016.

[13] 张齐放,钱培芬,何美朵,等.儿内外科护理学[M].上海:上海世界图书出版社,2010.

[14] 张艳玲,婴幼儿腹泻的鉴别诊断[M].北京医学,2017,39(7).

[15] 郑显兰,符州.新编儿科护理常规[M].北京:人民卫生出版社,2011.

[16] 中华医学会儿科学分会免疫学组,中华医学会儿科学儿童保健学组,中华医学会儿科学会消化学组,等.中国婴幼儿牛奶蛋白过敏诊治循证建议[J].中华儿科杂志,2013,51(3).

[17] 中华医学会消化内镜学分会.中国上消化道异物内镜处理专家共识意见[J].中华消化内镜杂志.2016,33(1).

[18] 中华医学会小儿外科学分会肛肠学组,新生儿学组.先天性巨结肠的诊断及治疗专家共识[J].中华小儿外科杂志,2017,38(11).

第三节　呼吸系统疾病护理

【0630】为什么儿童异物易进入右侧支气管？如何对气道异物进行急救？

答:(1)儿童右侧支气管粗短,走向垂直,是主支气管的直接延伸,因此异物易进入右侧支气管。

(2)急救措施:

① 切忌自行用手指从患儿口中掏取异物。

② 立即拨打"120"求救,或送就近医院急救。

③ 家长要详细告知医生吸入异物的种类、性质、大小,对于笔帽类异物,尽可能提供与异物相同的物品,便于医生选择合适的器械,提高异物取出的成功率。

④ 注意询问异物吸入史、异物种类,确定异物停留部位,同时观察有无呼吸困难,并给予吸氧,尽早行异物取出术。

参考文献　[2]

【0631】如何促进上呼吸道感染患儿鼻咽部的舒适？

答:(1)及时清除鼻腔及咽喉部分泌物和干痂,保持鼻孔周围的清洁,并用凡士林、液状石蜡等涂抹鼻翼部的黏膜及鼻下皮肤,以减轻分泌物的刺激。

(2)嘱患儿不要用力擤鼻,以免炎症经咽鼓管向中耳发展引起中耳炎。

(3)如婴儿因鼻塞而妨碍吸吮,可在哺乳前15分钟用0.5%麻黄碱液滴鼻,使鼻腔通畅,保证吸吮。

(4)咽部不适时可给予润喉含片或雾化吸入。

参考文献　[4]

【0632】急性支气管炎患儿如何保持呼吸道通畅?

答:(1) 观察咳嗽、咳痰的性质,指导并鼓励患儿有效咳嗽。

(2) 对咳嗽无力的患儿,经常更换体位,拍背,促使呼吸道分泌物的排出及炎症消散。

(3) 痰液黏稠可适当提高室内湿度,以湿化空气,湿润呼吸道,也可采用超声雾化吸入。

(4) 如果分泌物多,影响呼吸时,可用吸引器吸痰,以及时清除痰液,保持呼吸道通畅。

(5) 根据年龄、痰液黏稠度调节负压,新生儿 75~100 mmHg,婴儿 100~150 mmHg,幼儿 200 mmHg 以内。

参考文献 [3]

【0633】如何正确进行肺部叩击排痰?

答:(1) 在餐前 30 分钟或餐后 2 小时进行。

(2) 根据患儿病变部位采取合适体位。

(3) 避开乳房、心脏和骨突(脊椎、胸骨、肩胛骨)部位。

(4) 一手扶住患儿肩膀,一手手掌合成杯状,拇指紧贴四指,用腕部力量,对肺部有节奏叩击(不可用掌心或掌根),叩击由下而上、由外至内,每肺叶反复叩击 1~3 分钟,边叩击边鼓励患儿咳嗽。

参考文献 [7]

【0634】如何识别肺炎患儿并发了心力衰竭?

答:(1) 新生儿常表现为嗜睡、淡漠、乏力、拒奶或呕吐等。

(2) 婴儿心力衰竭起病较急,发展迅速。

(3) 呼吸困难加重,呼吸突然加快超过 60 次/分。

(4) 心率突然增快超过 180 次/分,与体温升高和呼吸困难不相称。

(5) 心音低钝,奔马律。

(6) 骤发极度烦躁不安,面色苍白或发灰,指(趾)甲微血管充盈时间延长。

(7) 肝脏迅速增大。

(8) 尿少或无尿。

参考文献 [8]

【0635】如何判断儿童的呼吸频率是否正常?

答:(1) 儿童年龄越小,呼吸频率越快,见下表:

年 龄	出生~1 岁	1~3 岁	4~7 岁	8~14 岁
呼吸次数平均值	30	24	22	20

(2) 儿童呼吸频率受诸多因素影响,如激动、哭闹、活动、发热、贫血、呼吸

系统和循环系统的疾病等,均可使呼吸增快。因此,须在儿童安静或睡眠时测量呼吸频率。

参考文献 [6]

【0636】如何对患儿进行正确的体位引流?

答:(1)一般在餐前、雾化后进行,抬高患肺位置。

(2)双侧肺尖部:让患儿坐于护士或家长大腿上,身体略向前倾靠于胸前的软枕上。

(3)双侧肺前中部:让患儿坐于护士或者家长大腿上,背靠于护士或家长身上。

(4)双侧肺叶前部:仰卧于护士或家长大腿上,背部垫软枕。

(5)每天1~3次,每次15~20分钟,引流过程中要注意观察患儿的反应,如出现面色苍白、发绀、呼吸困难,应立即停止,操作后给予患儿清水漱口。

参考文献 [5]

【0637】如何指导哮喘儿童进行吸入型药物装置的选择?

答:(1)2岁以下:用气流量≥6 L/min的氧气或压缩空气作动力,通过雾化器吸入雾化溶液。

(2)2~5岁:除应用雾化吸入外亦可采用带有活瓣的面罩储雾罐或气雾吸入器辅助吸入压力定量气雾剂。

(3)6~7岁:亦可用旋碟式吸入器、涡旋式吸入器或旋转吸入器吸入干粉。

(4)7岁以上:已能使用压力定量气雾剂但常有技术错误,用时指导吸入方法十分重要,也可用吸入干粉剂或有活瓣的储雾罐吸入压力定量气雾剂。

参考文献 [1]

【0638】为什么儿童易发生咽后壁脓肿? 如何识别咽喉壁脓肿?

答:(1)儿童咽部富有淋巴组织,鼻咽和咽部相对窄小且垂直,当咽后壁淋巴组织感染时,可发生咽后壁脓肿。

(2)咽后壁脓肿主要表现为发热、拒食、吞咽困难、咽痛、咳嗽、语言不清等症状,入睡时加重,可有鼾声。

参考文献 [9]

【0639】为什么婴幼儿易发生感染导致呼吸道阻塞?

答:(1)婴幼儿气管和支气管的管腔相对狭窄。

(2)软骨柔软,缺乏弹力组织,支撑作用小。

(3)黏膜血管丰富,黏液腺分泌不足,气道较干燥,纤毛运动差,清除能力弱。综上所述,婴幼儿易发生感染导致呼吸道阻塞。

【0640】如何识别患儿急性上呼吸道感染？

答：(1) 症状：临床症状轻重不一，与年龄、病原体及机体抵抗力不同有关。年长儿症状较轻，以局部症状为主，无全身症状或全身症状较轻；婴儿病情大多较重，常有明显的全身症状。

① 局部症状：流涕、鼻塞、喷嚏、咳嗽、咽部不适和咽痛等。

② 全身症状：发热、畏寒、头痛、烦躁不安、呛奶、全身等，可伴有呕吐、腹泻、腹痛，甚至高热、惊厥。部分患儿发病早期可有脐周阵发性疼痛，无压痛，与发热所致肠痉挛或肠系膜淋巴结有关。

(2) 体征：可见咽部充血、扁桃体肿大、颌下淋巴结肿大触痛等。肺部听诊一般正常，肠病毒感染者可出现不同形态的皮疹。

【0641】如何识别儿童急性感染性喉炎？

答：(1) 常继发于上呼吸道感染，起病急，症状重。

(2) 可有发热、犬吠样咳嗽、夜间突发声音嘶哑、吸气性喉鸣和呼吸困难。

(3) 严重时可出现发绀、烦躁不安、"三凹"征。

(4) 咽部充血，间接喉镜检查可见喉部、声带、声门下黏膜有不同程度充血、水肿。

(5) 白天症状轻，夜间加重。

【0642】如何识别喉梗阻？

答：(1) 吸气性呼吸困难及喘鸣：为喉梗阻的主要临床表现。

(2) 吸气性软组织凹陷：吸气时胸骨上下、两侧锁骨上以及下肋间隙均显凹陷。

(3) 声音嘶哑：甚至会失声，咳嗽声可为哮吼样。

(4) 缺氧症状：因用力呼吸，患儿极度疲倦而似入睡状态；呼吸似乎平缓，但1～2分钟后终因缺氧而又见呼吸困难，甚至惊醒。

【0643】如何识别喉梗阻的程度？

答：根据吸气性呼吸困难的轻重，将喉梗阻分为四度：

Ⅰ度：患儿仅于活动后出现吸气性喉鸣和呼吸困难，肺呼吸音及心率无改变。

Ⅱ度：于安静时亦出现喉鸣和吸气性呼吸困难，活动时加重。

Ⅲ度：吸气性呼吸困难明显，喘鸣声音较响，有"三凹"征，出现缺氧症状。

Ⅳ度：呼吸极度困难，严重缺氧症状，如不及时抢救，可因窒息、呼吸衰竭、呼吸心跳停止而死亡。

【0644】临床上如何识别肺炎支原体肺炎？

答：(1) 好发年龄为儿童或幼儿。

(2) 发热热型一般为不规则热。

(3) 发热一般1周以上。

(4) 主要症状是频繁咳嗽。

(5) 肺部听诊体征较少或比较局限。

(6) X 线所见单侧斑片影或实变影。

(7) 白细胞数多数正常或偏高。

【0645】儿童肺炎支原体肺炎咳嗽的特点是什么?

答:咳嗽为本病突出的症状,于病后 2~3 天开始,初为干咳,后转为顽固性剧咳,常有黏稠痰液,偶带血丝,少数病例可类似百日咳样阵咳,可持续 1~4 周。

【0646】如何早期识别手足口病重症病例?

答:手足口病重症病例早期识别具有以下特征(尤其 3 岁以下的患儿,有可能在短期内发展为危重病例,应严密观察病情变化,进行必要的辅助检查,有针对性的做好救治工作)

(1) 持续高热不退。

(2) 精神差、呕吐、易惊、肢体抖动、无力。

(3) 呼吸、心率增快。

(4) 出冷汗、末梢循环不良。

(5) 暂时性高血压。

(6) 外周血白细胞计数明显增高。

(7) 高血糖。

参考文献

[1] 陈朔晖,徐红贞,诸纪华,等.儿科护理技术操作及风险预防[M].杭州:浙江大学出版社,2014.

[2] 崔焱,仰曙芬,张玉侠,等.儿科护理学[M].6 版.北京:人民卫生出版社,2017.

[3] 花芸,刘新文,张华,等.儿科护理操作规程及要点解析[M].武汉:武汉大学出版社,2013.

[4] 江载芳,申昆玲,沈颖,等.诸福棠实用儿科学[M].8 版.北京:人民卫生出版社,2014.

[5] 李向利,汤亚娥,汪立,等.儿童呼吸道异物 960 例临床分析与防治对策[J].中国儿童保健杂志,2011,19(7).

[6] 孙钰玮,赵小菲,李丽华,等.儿科学[M].北京:中国医药科技出版社,2017.

[7] 张琳琪,杨军华,刘丽丽,等.北京儿童医院诊疗常规:护理诊疗常规[M].北京:人民卫生出版社,2016.

[8] 张齐放,钱培芬,何美朵,等.儿内外科护理学[M].上海:世界图书出版公司,2010.

[9] 中华人民共和国卫生部,中国人民解放军总后勤部卫生部.临床护理实践指南(2011版)[M].北京:人民军医出版社,2011.

第四节 循环系统疾病护理

【0647】如何识别儿童心率是否正常？

答：(1) 由于儿童新陈代谢旺盛和交感神经兴奋性较高，故心率较快。

(2) 随年龄增长心率逐渐减慢，新生儿平均 120～140 次/分，1 岁以内 110～130 次/分，2～3 岁 100～120 次/分，4～7 岁 80～100 次/分，8～14 岁 70～90 次/分。

(3) 进食、活动、哭闹和发热可影响儿童心率，因此应在儿童安静或睡眠时测量心率和脉搏。

(4) 一般体温每升高 1℃，心率增加 10～15 次/分。

(5) 凡脉搏显著增快，而且在睡眠时不见减慢者，应怀疑有器质性心脏病。

参考文献 [8]

【0648】如何识别儿童血压是否正常？

答：(1) 新生儿由于心搏出量较少，动脉壁的弹性较好和血管口径相对较大，血压偏低，但随着年龄的增长血压逐渐升高。

(2) 新生儿收缩压平均 60～70 mmHg(8.0～9.3 kPa)，1 岁时 70～80 mmHg(9.3～10.7 kPa)，2 岁以后收缩压可按公式计算，收缩压(mmHg)＝年龄×2＋80 mmHg(年龄×0.26＋10.7 kPa)，收缩压的 2/3 为舒张压。

(3) 收缩压高于此标准 20 mmHg(2.6 kPa)为高血压，低于此标准 20 mmHg(2.6 kPa)为低血压。

(4) 正常情况下，下肢的血压比上肢约高 20 mmHg(2.6 kPa)。

参考文献 [4]

【0649】根据左右心腔或大血管间有无直接分流和临床有无青紫，怎样对儿童先天性心脏病进行分类识别？

答：(1) 左向右分流型(潜伏青紫型)：在左、右心之间或主动脉与肺动脉之间有异常通路，正常情况下，由于体循环压力高于肺循环，所以血液从左向右分流而不出现青紫。当屏气、剧烈哭闹或任何病理情况致肺动脉和右心室压力增高并超过左心压力时，则可使氧含量低的血液自右向左分流而出现暂时性青紫，故此型又称潜伏青紫型。常见的有室间隔缺损、房间隔缺损和动脉导管未闭等。

(2) 右向左分流型(青紫型)：为先天性心脏病中最严重的一组，由于某些原因致右心压力增高并超过左心而使血液从右向左分流；或大动脉起源异常时，导致大量回心静脉血进入体循环，引起全身持续性青紫。常见的有法洛四联症和大动脉错位等。

（3）无分流型(无青紫型)：在心脏左、右两侧或动、静脉之间没有异常分流或交通存在,故无青紫现象,只在发生心力衰竭时才发生青紫,如主动脉缩窄和肺动脉狭窄等。

参考文献　[19]

【0650】法洛四联征患儿发生缺氧时有哪些紧急处理方法?

答:(1) 轻者置患儿于膝胸位即可缓解。

（2）及时吸氧并保持患儿安静。

（3）皮下注射吗啡 0.1~0.2 mg/kg,可抑制呼吸中枢和消除呼吸急促。

（4）静脉应用碳酸氢钠,纠正代谢性酸中毒。

（5）重者可静脉缓慢注射 β 受体阻滞剂普萘洛尔(心得安)减慢心率,缓解发作。

（6）口服普萘洛尔可预防再次缺氧发作。

参考文献　[12]

【0651】法洛四联征患儿应做好哪些症状观察?

答:(1) 发绀:由于血氧含量下降致患儿活动耐力差,稍一活动,如吃奶、哭闹、走动等,即出现呼吸急促和青紫加重。

（2）缺氧发作:2 岁以下的患儿多有缺氧发作,常在晨起吃奶时或大便、哭闹后出现阵发性呼吸困难、烦躁、青紫加重。

（3）蹲踞:患儿常有蹲踞症状,每当行走、游戏时,常主动蹲下片刻;不会行走的婴儿,常喜欢大人抱起,双下肢屈曲状。

（4）杵状指(趾):由于患儿长期缺氧,致使指、趾端毛细血管扩张增生,局部软组织和骨组织也增生肥大,随后指(趾)末端膨大如鼓槌状。

（5）活动无耐力:稍活动即可出现气急和青紫加重。

【0652】心力衰竭的患儿如何限制液体和钠的摄入?

答:(1) 维持水电解质平衡,婴儿母乳喂养者不必限制,人工喂养者改用低钠奶粉。

（2）年长儿限制钠盐,每日食盐量不超过 1 g,重症患儿遵医嘱无盐饮食。

（3）中度水肿者限制液体摄入量为 70~100 ml/kg,严重水肿者每天液体摄入量为 50~60 ml/kg。

（4）输液速度宜慢,以每小时低于 5 ml/kg 的速度为宜。

【0653】儿童测血压时如何正确选择袖带?

答:(1) 袖带不宜过小,应与儿童的上臂相适应,袖带应覆盖上臂的 75%。

（2）儿童血压计的袖带宽度是:1 岁以下为 2.5 cm;1~4 岁为 5~6 cm;5~8 岁为 8 cm 或 9 cm。成年人则为 12.5 cm。

【0654】如何识别心肌炎患儿？

答：(1) 1/3～1/2 的患儿在心肌炎症状出现前数日或 1～3 周有前驱症状，表现为感冒样症状或胃肠道症状，同时伴有发热、全身酸痛、咽痛、腹泻、皮疹等症状，反应全身病毒感染。

(2) 轻型可无症状或仅有心电图改变。

(3) 中型年长儿可诉头晕、心悸、胸闷、心前区不适或疼痛；患儿拒食、面色苍白、呕吐、呼吸困难、干咳。

(4) 重型可出现严重的心律紊乱、充血性心力衰竭、心源性休克，甚至个别患儿在数天或数小时内死亡。

【0655】如何识别患儿发生了洋地黄中毒？

答：(1) 洋地黄中毒为使用洋地黄类药物时的一种严重并发症，可促使患儿心力衰竭加重，发生严重的心律失常等，甚至造成死亡。

(2) 治疗用药时发生洋地黄中毒，婴儿和儿童的表现与成人不同。

(3) 心律失常以窦性心动过缓、窦房阻滞、不完全性房室传导阻滞、交界性心律、非阵发性结性心动过速及室上性心动过速伴房室传导阻滞为多见，而室性期前收缩及室性心动过速则较成人少见，可因室颤而致死。

(4) 神经系统症状如嗜睡、昏迷、视力障碍则不多见。

(5) 胃肠道反应有食欲缺乏、恶心、呕吐等，多见于年长儿。

(6) 急性中毒者神经系统症状较重，常并发高血钾。

【0656】心力衰竭患儿病情稳定的指标有哪些？

答：(1) 患儿生命体征正常平稳。

(2) 排尿量每小时≥1～3 ml/kg。

(3) 能摄取足够的营养以供生长需要，进食时不发生疲倦或呼吸窘迫。

(4) 患儿能显示符合年龄的行为，能安静的休息。

【0657】临床上如何对心力衰竭的儿童进行心功能评估？

答：

改良 Ross 心力衰竭诊断评分法

项　目	计　　分		
	0 分	1 分	2 分
出汗	仅在头部	头部和躯干（活动时）	头部和躯干（安静时）
呼吸过快	偶尔	较多	常有
呼　吸	正常	吸气凹陷	呼吸困难

续表

项 目		计 分		
		0 分	1 分	2 分
呼吸次数(次/分)	0~1 岁	<50	50~60	>60
	1~6 岁	<35	35~45	>45
	7~10 岁	<25	25~35	>35
	11~14 岁	<18	18~28	>28
心率(次/分)	0~1 岁	<160	160~170	>170
	1~6 岁	<100	160~170	>170
	7~10 岁	<90	90~100	>100
	11~14 岁	<80	80~90	>90
肝脏增大(右肋缘下,cm)		<2	2~3	>3

注:总分:0~2分,无心力衰竭;3~6分,轻度心力衰竭;7~9分,中度心力衰竭;10~12分,重度心力衰竭。

【0658】法洛四联征患儿缺氧发作的临床表现是什么?如何处理?

答:(1) 缺氧发作的患儿可出现:① 呼吸困难;② 发绀加重;③ 烦躁不安,阵发性神志不清,甚至惊厥、晕厥;④ 行走不远及主动采取蹲踞姿势或取胸膝位。

(2) 缺氧发作的处理:① 置患儿于膝胸卧位;② 保持安静;③ 吸氧;④ 镇静:如皮下或静脉注射吗啡 0.1 mg/(kg·次),水合氯醛灌肠,静脉注射地西泮等;⑤ 必要时扩容;⑥ 可重复吗啡给药;⑦ 纠正酸中毒。

参考文献 [20]

【0659】法洛四联征患儿如何预防缺氧发作?

答:(1) 防止感染,避免哭闹。

(2) 摄入足够水分。

(3) 适当限制活动量,重症患儿卧床休息。

(4) 低流量、低浓度吸氧。

(5) 缺氧发作控制后的患儿遵医嘱口服普萘洛尔。

参考文献 [14]

【0660】为什么法洛四联征患儿术前需给予饮水指导?

答:法洛四联征患儿血液黏稠度高,发热、出汗、吐泻时,体液量减少,加重血液浓缩易形成血栓,因此要注意供给充足液体,必要时可静脉输液。

参考文献 [21]

【0661】动脉导管未闭患儿术后出现喉返神经损伤,其可能的原因是什么? 如何处理?

答:(1)喉返神经损伤大多为暂时性损伤,术后数周即可恢复,多见于新生儿。原因包括:① 术中过分牵拉胸膜;② 分离、结扎、切断导管时损伤。

(2)喉返神经损伤的处理:① 出现声音嘶哑、进水呛咳时,应给予营养神经的药物。② 防止患儿饮水时发生误吸,诱发肺内感染。③ 遵医嘱予普食或半流质。

参考文献 [13]

【0662】先天性动脉导管未闭患儿应用前列腺素 E1 的作用是什么? 如何做好患儿的用药护理?

答:(1)前列腺素 E1(prostaglandin E,PGE1)用于:

① 开放 PDA 治疗右室流出道梗阻型先心病的低氧血症。

② 开放 PDA 保证下肢供血。

③ PDA 依赖型左心系统病变以及用于降低肺阻力。

④ 改善大动脉转位(TGA)患儿的低氧血症。

(2)用药护理

① 前列地尔极不稳定,半衰期短,药液必须现配现用,且配制的药液建议在 12 小时内用完。

② 观察药物疗效,如患儿的经皮氧饱和度(SpO_2)10~30 分钟内可迅即上升,缺氧状况明显改善,酸中毒纠正,PDA 开放杂音转响。

③ 注意药物的副作用,如呼吸抑制伴心动过缓、发热、面部泛红、血小板抑制、体循环低血压等,以最小的计量维持所需满意的 SpO_2。

④ 加强注射部位观察,如发现硬结、瘙痒,则及时更换注射部位。

参考文献 [3]

【0663】为什么大血管转位患儿要应用前列腺素 E1?

答:前列腺素 E1(prostaglandin E,PGE1)可引起血管舒张和平滑肌松弛,从而增加扩张和动脉导管开放,通过静脉给药来重建肺血流。

参考文献 [17]

【0664】如何早期识别先天性心脏病术后心包填塞? 怎样预防及干预?

答:(1)先心术后胸腔先前引流量多的患儿,突然减少或停止时,需高度怀疑心包填塞。临床典型症状表现为:

① 低血压、颈静脉怒张、奇脉、心动过速、气促或严重呼吸困难。

② 心电图显示 QRS 低电压、点交替现象。

③ 胸部 X 线检查心界扩大。

(2)护理干预

① 先心术后早期,每小时记录引流液的颜色、量及性质。

② 保持心包腔及纵隔引流通畅。

③ 当血性引流量>4 ml/(kg·h),或引流突然中止,及时向医生报告并作好二次开胸等急症手术的准备。

参考文献　[9]

【0665】如何做好改良 Fontan 术后患儿体位管理?

答:Fontan 术后,予患儿上半身抬高30°~45°,下半身抬高15°~30°,置于"V"型体位。该体位有利于腔静脉回流和胸腔引流,增加肺循环血量。

参考文献　[18]

【0666】如何做好先心术后延迟关胸患儿的伤口管理?

答:(1)应用镇静剂,防止患儿过于躁动引起疼痛和局部心脏受压。

(2)切口表面不宜受压,呼吸机管道应悬挂式吊起,患儿床头悬挂延迟关胸标识。

(3)含碘敷贴上方额外覆盖一层无菌治疗巾,与被服隔开,保持无菌治疗巾清洁、干燥,每4小时更换1次。

(4)每日定时为患儿测量体温,动态监测有无感染迹象。

(5)做好胸腔引流管的护理,接负压吸引,经常挤压引流管,保持通畅。密切观察切口有无渗血渗液以及渗出液的颜色、性状和量,及时清除切口周围血迹,保证伤口敷料清洁干燥。

参考文献　[5]

【0667】血管环术后患儿出现气管软化和狭窄如何干预?

答:(1)术后采用半左侧卧位1小时、半卧位1小时、半右侧卧位1小时、半卧位1小时,每4个小时一个周期的体位。

(2)呼吸机的应用:应选用压力调节容量控制的通气模式,心功能稳定的情况下尽早撤离呼吸机。

(3)加强气道湿化,吸除分泌物。

(4)适度镇静,避免躁动,必要时予肌松药物。

(5)拔除气管插管后给予气泵吸入、胸部理疗,协助排痰,促进肺泡膨胀。

(6)遵医嘱应用抗生素预防或治疗肺部感染。

参考文献　[10]

【0668】主动脉缩窄患儿为什么要评估足背动脉搏动? 如何判断?

答:主动脉缩窄患儿由于主动脉弓峡部区域狭窄,使上肢高血压、下肢低血压(狭窄处内径减低45%~55%)。评估足背动脉搏动情况可初步判断患儿下肢血供状况。

在足背最高处,内、外踝连线中点,用左手食指和中指可触及搏动最强。

参考文献 ［11］

【0669】食管裂孔疝患儿术后饮食指导内容有哪些?

答:(1) 拔除胃管后,患儿应先进水,观察有无呕吐、腹胀等不适。

(2) 进食高蛋白、易消化饮食。

(3) 少量多餐,直立位或半坐卧位喂养稠厚食物,防止呕吐引起窒息。

参考文献 ［6］

【0670】先天性食管闭锁术后早期,如何做好合理喂养?

答:术后消化道造影显示食管通畅、无吻合口瘘及狭窄层即可经口喂养,注意控制喂养总量,做到循序渐进,逐渐加量。具体方法见下表:

食管闭锁患儿的喂养方法

时　　间	内容及次数
拔管当天	进食糖水,首次 5‰ 葡萄糖液 5 ml,1 小时后无呕吐再喂养,量为 10 ml;无呕吐者每 2～4 小时喂养 1 次,每次增加喂养量 5 ml,增至 30 ml 不再增加
拔管第 1 天	根据患儿耐受情况予进食 1/4～1/2 稀释奶,喂养方法及喂养量同上
拔管第 2 天	进食 1/2 稀释奶,如进食 1/4 稀释奶,喂养方法及喂养量同上。如进食 1/2 稀释奶,首次喂养量从 30 ml 开始,每 2～4 小时喂养 1 次
拔管第 3 天	进食配方奶或母乳喂养

参考文献 ［7］

【0671】先天性食管闭锁患儿术前护理有哪些内容?

答:因食管上段为盲端或通入气管后壁,患儿出生后唾液不能下咽,产生大量带黏液的泡沫样唾液,经口鼻腔溢出。因此做好呼吸道护理,防止窒息尤为重要。

(1) 置胃管,严格禁食。

(2) 患儿取半卧位或侧卧位,床头抬高 30°,经常更换体位及拍背,防止胃内容物反流入气管。

(3) 间歇或持续低吸力吸引出近端盲端内的唾液及口腔、咽喉部痰液,防止吸入,以减轻肺部合并症,并为患儿耐受术后气管插管和手术做准备。

(4) 遵医嘱应用抗生素。

参考文献 ［1］

【0672】如何做好先天性食管闭锁术后患儿留置胃管的护理?

答:(1) 妥善固定,选择黏合度高、防水性强的胶布。

(2) 定期抽吸保持通畅。

（3）术后前 3 天作胃肠减压用,以后用作管饲,做好相关护理。

（4）防止因移动、脱落、牵拉摩擦引起食管黏膜损伤而致吻合口破裂。

（5）胃管滑脱后不可再置入。

（6）每班需记录胃管外露长度,口头和书面交班。

参考文献　[2]

【0673】食管闭锁术后患儿如发生吻合口漏,有哪些处理原则?

答:（1）保持引流通畅。

（2）充分的营养支持。

（3）抗感染治疗。

参考文献　[15]

【0674】如何做好漏斗胸患儿术后体位管理?

答:（1）患儿麻醉清醒前,应去枕平卧位。

（2）麻醉清醒后即采取平卧位,睡硬板床,不用海绵等软床垫。

（3）术后 24 小时内患儿严禁翻身、侧卧,不能翻滚、屈曲及转动胸腰。

（4）术后次日根据恢复情况可取半卧位,但需保持背部直立,以防钢板支撑架移位变形。

（5）术后第 2～3 天可在护士及家属协助下下床活动,但必须避免自主用力支撑翻身下床,同时加强深呼吸运动。

（6）扶患儿坐起或下床活动时应以两手托颈部、背部及臀部保持背部挺直,严禁牵拉患儿双上肢,亦勿抱患儿胸腰部。

（7）站立、行走时注意保持上身平直,不能侧弯,以防发生脊柱侧弯。

参考文献　[8]

【0675】先天性食管闭锁患儿术后吸痰要点有哪些?

答:（1）采用浅层吸痰法,吸痰深度不可超过吻合口水平,一般小于 8 cm。

（2）出现咳嗽或有呼吸窘迫症状,听诊有痰鸣音和湿啰音,呼吸机气道峰压升高报警,SpO_2 下降时及时吸痰。

（3）注意无菌操作。

（4）吸引负压应小于 2 kPa(15 mmHg)。

（5）痰液多且黏稠者,予超声雾化吸入。

参考文献　[16]

参考文献

［1］ Arsen D Ristic, Massimo Imazio, Yehuda Adler, et al. Triage strategy for urgent management of cardiac tamponade：A position statement of the European Society of Cardiology Working Group on Myocardial and Pericardial Diseases［J］. European Heart Journal，2014.

［2］ Colin D Rudolph, Abraham M Rudolph, George Lister, et al. Rudolph's Pediatrics 22nd Edition［M］. McGraw-Hill Medical，2011.

［3］ Marilyn J. Hockenberry, David Wilson. Wong's Nursing care of Infants and Children ［M］. 10e. Elsevier Mosby，2015.

［4］ 崔焱,仰曙芬,张玉侠,等. 儿科护理学［M］.6 版. 北京:人民卫生出版社,2017.

［5］ 丁文祥,苏肇伉. 小儿心脏外科重症监护手册［M］. 上海:上海世界图书出版公司,2009.

［6］ 甘红. 婴幼儿先天性心脏病术后延迟关胸的护理［J］. 当代护士(专科版),2012(3):42－43.

［7］ 龚丽霞. 小儿心脏手术后低心排综合征的预防与护理进展［J］. 上海护理,2015,15(1):58－60.

［8］ 江载芳,申昆玲,沈颖,等. 诸福棠实用儿科学［M］.8 版. 北京:人民卫生出版社,2014.

［9］ 赖洲惠,黄艳,王睿,等. 腹腔镜下小儿先天性食管裂孔疝修补术围手术期的护理［J］. 护士进修杂志,2013,28(14):1275－1276.

［10］ 曲斌,李莲叶. 33 例肺动脉吊带患儿的术后护理［J］. 护理学杂志,2015,30(4):42－44.

［11］ 任平,张玉侠,顾莺. 30 例复杂型先天性心脏病术后延迟关胸患儿的护理［J］. 护理学报,2014,(22):60－62.

［12］ 孙钰玮,赵小菲,李丽华,等. 儿科学［M］. 北京:中国医药科技出版社,2017.

［13］ 王靖燕,何秀云. 胸腔镜治疗新生儿食道闭锁的围术期护理［J］. 实用临床医药杂志,2014,(22):203.

［14］ 王莉莉. 实用小儿外科护理［M］. 天津:天津科学技术出版社,2011.

［15］ 王龙,林新宇,王丽娜,等. 前列地尔联合高频振荡通气治疗新生儿持续肺动脉高压疗效分析［J］. 中国新生儿科杂志,2015,30(1):51－53.

［16］ 王瑞华,丁兰华. 婴幼儿法洛四联症缺氧发作的急救与护理［J］. 护理实践与研究,2012,09(16):66－67.

［17］ 王世平,辛文琼,向波. 小儿外科护理手册［M］. 北京:科学出版社,2011.

［18］ 张莉敏,杜建龙,钱亚芬,等. 足背动脉穿刺在全身麻醉苏醒期患者血气分析中的应用［J］. 护理学报,2013,(20):56－58.

［19］ 张齐放,钱培芬,何美朵,等. 儿内外科护理学［M］. 上海:世界图书出版公司,2010.

[20] 张玉侠.实用新生儿护理学[M].北京:人民卫生出版社,2015.

[21] 钟春霞,吴凯,廖小妹,等.先天性食管闭锁新生儿手术前后的护理[J].护理学报,2013,(20):54-56.

第五节　泌尿系统疾病护理

【0676】肾病综合征伴高度水肿患儿的护理要点有哪些?

答:由于高度水肿致皮肤张力增加,皮下血循环不良,加之营养不良及使用激素等,皮肤容易受损及继发感染,应注意保持皮肤清洁、干燥,及时更换内衣;保持床铺清洁、整齐,被褥松软,经常翻身;臀部和四肢受压部位衬棉圈或气垫床;水肿的阴囊可用棉垫或吊带托起,皮肤破损可涂碘伏预防感染。

参考文献　[5]

【0677】肾病综合征患儿的并发症有哪些?

答:(1)感染:肾病患儿易患各种感染。常见为呼吸道、皮肤、泌尿道感染和原发性腹膜炎等。

(2)电解质紊乱和低血容量:常见的电解质紊乱有低钠、低钾及低钙血症。

(3)血栓形成和栓塞:肾病综合征高凝状态易致各种动、静脉血栓形成,以深静脉血栓形成常见,表现为突发腰痛、出现血尿或血尿加重、少尿,甚至发生肾衰竭。

(4)急性肾衰竭:多数为起病或复发时低血容量所致的肾前性肾衰竭,部分与原因未明的滤过系数降低有关,少数为肾组织严重的增生性病变。

(5)生长延迟:主要见于频繁复发和长期接受大剂量皮质激素治疗的患儿。

参考文献　[9]

【0678】肾病综合征患儿预防感染的措施有哪些?

答:(1)患儿由于免疫力低下易继发感染,而感染常使病情加重或复发,严重感染甚至可危及患儿生命。应向患儿及家长解释预防感染的重要性,尽量避免到人多的公共场所。

(2)做好保护性隔离,肾病患儿与感染性疾病患儿分室收治,病房每日进行空气消毒,减少探视人数。

(3)加强皮肤护理:应注意保持皮肤清洁、干燥,及时更换内衣;保持床铺清洁、整齐,被褥松软,经常翻身;臀部和四肢受压部位衬棉圈或气垫床;水肿的阴囊可用棉垫或吊带托起。

（4）做好会阴部清洁,每日用 3％硼酸坐浴 1～2 次,以预防尿路感染。

（5）严重水肿者应尽量避免肌内注射,以防药液外渗,导致局部潮湿、糜烂或干扰。

（6）注意监测体温、血常规等,及时发现感染灶,发生感染者给予抗生素治疗。

【0679】肾病综合征患儿的营养管理包括哪些内容?

答:一般患儿不需要特别限制饮食,应注意减轻消化道负担,给易消化饮食;激素治疗过程中食欲增加者应适当控制食量。

（1）热量:总热量依年龄不同而不同。其中糖类占 40％～60％,一般为多糖和纤维,可增加富含可溶性纤维的饮食如燕麦、米糠及豆类等。

（2）脂肪:为减轻高脂血症应少食动物脂肪,以植物性脂肪为宜,脂肪一般为 2～4 g/(kg・d),植物油占 50％。

（3）蛋白质:大量蛋白尿期间蛋白摄入量不宜过多,以免加重肾脏负担,蛋白供给以 1.5～2.0 g/(kg・d)为宜,三餐中蛋白质的分配宜重点放在晚餐。尿蛋白消失后长期用糖皮质激素治疗期间应多补充蛋白,因糖皮质激素可使机体蛋白质分解代谢增强,出现负氮平衡。

（4）水和盐:一般不必限制水,但水肿时应限制钠的摄入,一般为 1～2 g/d,严重水肿时则应少于 1 g/d,待水肿明显好转应逐渐增加食盐摄入量。

（5）维生素 D 和钙:足量激素治疗时每天给予维生素 D 400 U 及钙 800～1 200 mg。

【0680】急性肾小球肾炎患儿的病情特点有哪些?

答:起病时可有低热、食欲减退、疲倦、乏力、头晕、腰部钝痛等非特异症状。部分患儿尚可见呼吸道或皮肤感染病灶。

（1）水肿:70％患儿有水肿,初期多为眼睑及颜面部水肿,逐渐波及躯干、四肢,重者遍及全身,常呈非凹陷性。

（2）少尿:早期常有尿色深,尿量明显减少,严重者可出现无尿。

（3）血尿:50％～70％的病例有肉眼血尿,呈茶褐色或烟蒂水样,也可呈洗肉水样,一般 1～2 周后转为显微镜下血尿,少数持续 3～4 周,而镜下血尿一般持续数月,运动后或并发感染时血尿可暂时加剧。

（4）蛋白尿:程度不等,约有 20％的病例蛋白尿达肾病综合征水平。

（5）高血压:30％～80％的病例可有血压增高,学龄前儿童高于 120/80 mmHg,学龄儿童高于 130/90 mmHg。一般在 1～2 周内随尿量增多而恢复正常。

【0681】急性肾小球肾炎患儿病情观察主要有哪些内容?

答:（1）观察患儿水肿有无消退或减轻,每日观察体重有无减轻、腹围有无缩小;观察尿量、尿色,准确记录 24 小时出入水量,遵医嘱留尿标本送检。患儿尿量增加,肉眼血尿消失,提示病情好转;如尿量持续减少,出现头痛、恶心、呕吐等,要警惕急性肾功能衰竭的发生,及时纠正水电解质和酸碱平衡紊乱。

(2)观察患儿血压变化,如果突然血压增高,出现剧烈头痛、呕吐、头晕眼花等,提示高血压脑病,立即报告医师并配合抢救,遵医嘱给予镇静剂、脱水剂等药物治疗。

(3)观察患儿有无咳嗽及粉红色泡沫痰,观察呼吸、心律、心率及脉率变化,警惕严重循环充血的发生。若发生严重循环充血,应将患儿置于半卧位、吸氧,并遵医嘱药物治疗。

【0682】儿童泌尿道感染的感染途径有哪些?

答:(1)上行感染:致病菌从尿道口上行并进入膀胱,引起膀胱炎,膀胱内的致病菌再经输尿管移行至肾脏,引起肾盂肾炎,这是儿童泌尿道感染的最主要途径。

(2)血源性感染:通常可为全身性败血症的一部分,主要见于新生儿和小婴儿,经血源途径侵袭尿路的致病菌主要是金黄色葡萄球菌。

(3)淋巴感染和直接蔓延:结肠内的细菌和盆腔感染可通过淋巴管感染肾脏,肾脏周围邻近器官和组织的感染也可直接蔓延。

【0683】小儿泌尿道感染的易感因素有哪些?

答:(1)尿道周围菌种的改变及尿液性状的变化,为致病菌入侵和繁殖创造了条件。

(2)细菌黏附于尿路上皮细胞(定植),是其在泌尿道增殖引起泌尿道感染的先决条件。

(3)泌尿道感染患儿分泌型 IgA 的产生存在缺陷,使尿中分泌性 IgA 浓度减低,增加发生泌尿道感染的机会。

(4)先天性或获得性尿路畸形,增加泌尿道感染的危险性。

(5)新生儿和小婴儿抗感染能力差,易患泌尿道感染。尿布、尿道口常受细菌污染,且局部防卫能力差,易致上行感染。

(6)糖尿病、高钙血症、高血压、慢性肾脏疾病、镰状细胞贫血及长期使用糖皮质激素或免疫抑制剂的患儿,其泌尿道感染的发病率可增高。

【0684】婴幼儿期泌尿系感染的病情观察要点有哪些?

答:婴幼儿以全身症状为主,如发热、反复腹泻等。尿频、尿急、尿痛等尿路症状及耻骨上、腹部或腰部痛表现随年龄增长(2 岁以后)逐渐明显。因症状不典型,需要高度警惕,对排尿哭闹、顽固性尿布疹、尿味难闻、腹痛、血尿等应想到本病,对所有不明原因发热的婴幼儿都要及时进行尿液检查。

【0685】婴幼儿及儿童少尿的标准是多少？无尿的标准是多少？

答：(1) 婴幼儿每日尿量少于 200 ml、学龄前儿童少于 300 ml、学龄儿童少于 400 ml，为少尿。

(2) 每日尿量少于 50 ml 为无尿。

【0686】引起儿童急性肾衰竭的原因有哪些？

答：(1) 肾前性：任何原因引起血容量减少，导致肾血流下降，出现少尿或无尿，如新生儿的失血、重度窒息休克。婴幼儿时期的感染性腹泻、呕吐、脱水、外科手术大出血、烧伤等，均可引起肾衰竭。

(2) 肾性：是儿科最常见的肾衰竭原因，由肾实质损害引起。分为肾小球疾患、肾小管疾患、急性肾间质疾患。

(3) 肾后性：尿路梗阻、先天尿路畸形、肾结石、肿瘤压迫输尿管等。

【0687】如何控制急性肾衰竭患儿少尿期的水分入量？

答：严格控制水分入量，"量出为入"：每天液体＝尿量＋不显性失水－食物代谢和组织分解所产生的内生水。每天应注意评估患儿含水状态，临床有无脱水或水肿；每天测体重，如入量控制合适，每天应减少 10～20 mg/kg，保持血压稳定。

【0688】腹膜透析患儿出入液障碍的原因有哪些？如何处理？

答：(1) 导管阻塞：双线性阻塞。纤维蛋白凝块堵塞，可用肝素液反复冲洗。术后及腹膜炎时，预防性使用肝素可防止导管阻塞。

(2) 导管移位：单向性阻塞，即入液尚可、出液困难，X 线检查确诊，可手法复位，必要时手术复位。

(3) 大网膜包裹：入液尚可而出液困难，X 线检查导管位置正常。插管时应将多余大网膜切除，必要时手术纠治。

(4) 透析管扭曲：X 线有助诊断，可通过变换体位、轻揉腹部来改善。

【0689】什么是夜间遗尿？

答：夜间遗尿在小儿较常见，是指在已达到应控制排尿年龄而入睡后仍有不自主的排尿，诊断多主张年龄≥5 岁，遗尿频数≥1～3 次/周。发生率可达 12%～15%，男孩比女孩多见。此类患儿常有家族遗尿史。

【0690】夜间遗尿的病因及分类有哪些？

答：(1) 病因：控制排尿能力延迟成熟、夜间抗利尿激素（ADH）分泌不足、精神心理因素、尿道炎症、环境因素等。

(2) 分类：原发性夜遗尿和继发性夜遗尿。

【0691】为什么要做好尿道下裂患儿围术期的饮食管理？

答：(1) 术前饮食管理：由于尿道下裂手术切口与肛门距离近，应在术前减少排便的次数，避免多次大便对会阴部皮肤的污染。因此术前 3 天需给予少渣饮食,术前 1 天予流质饮食,术前晚、术晨给予清洁灌肠,手术前遵医嘱禁食禁饮。

（2）术后饮食管理：术后如过早排便,粪便中的细菌易进入未愈合的切口深层组织,引起感染；排便时用力可增加切口的张力,在排便排尿中枢的控制下,大小便常一起排出,导致尿液通过未完全愈合的尿道创面,残余尿液滞留于再造的尿道内,易使切口感染或形成尿道瘘。患儿在术后 3～5 天内应控制排便,保持会阴部清洁干燥。

因此术后需给予高营养、高热量、高蛋白饮食,保持大便通畅,避免过度用力,必要时给予开塞露通便。术后前 5 天先予少渣流质饮食,第 6 天改为普通饮食,宜选用富含粗纤维食物,忌食辛辣刺激及胀气食物。

参考文献　［15］

【0692】如何做好尿道下裂患儿手术创面护理？

答：（1）患儿术后卧床休息,使用支被架,减少对局部创面的摩擦与压迫。

（2）观察龟头血运情况,注意有无发紫、肿胀等表现,龟头处可外涂金霉素眼膏 2 次/日。

（3）阴茎予伸直上翘位,敷料包扎,保持清洁干燥,注意有无出血或脓性分泌物。术后 5～7 天左右拆除切口敷料,局部暴露。

（4）减少不良刺激,易激惹或烦躁不安者遵医嘱及时镇静、镇痛,防止阴茎异常勃起。

（5）术后 1～2 月内,应避免剧烈运动,防止手术部位磕碰及骑跨动作。

参考文献　［5］

【0693】尿道下裂患儿术后何时疼痛最明显？其疼痛评估工具有哪些？

答：（1）尿道下裂患儿术后常因手术创伤、留置尿管、膀胱痉挛、尿道肌肉痉挛等产生疼痛感,通常术后 1～3 日疼痛明显,尤以阴茎勃起时最为显著。

（2）尿道下裂患儿应在 6～24 个月左右行手术治疗,根据其年龄可选择以下疼痛评估工具：

疼痛评估工具

评估工具	适用年龄	评估项目	适用范围
FLACC 量表	2 个月～7 岁	表情、腿部动作、活动度、哭闹、可安慰性	评估术后疼痛
儿童疼痛观察评分标准（POCIS）	1～4 岁	表情、哭泣、呼吸、身体紧张程度、手臂和手指的紧张程度、腿和脚趾的紧张程度、觉醒程度	评估急性和慢性疼痛

参考文献　［13］

【0694】如何判断尿道下裂患儿术后发生了尿瘘？其可能的原因有哪些？

答：(1)尿道下裂患儿术后发生尿瘘表现：切口拆线后裂开，排尿时尿液自裂开处排出，裂开较大者可经久不愈。

(2)尿瘘发生原因：

① 尿道成形术的材料不适，血液供应差，组织缺血、坏死、感染。

② 尿道狭窄、尿液引流不畅增加切口张力，导致其裂开。

③ 缝合张力过大、阴茎勃起导致切口裂开。

④ 术中止血不彻底导致血肿形成、术后渗血、尿液外渗、新尿道内分泌物未及时清除，影响切口愈合。

参考文献 ［12］

【0695】留置导尿患儿为何会出现膀胱痉挛？应如何干预？

答：(1)留置导尿患儿出现膀胱痉挛的原因：

① 导尿管置入位置过深或过度牵拉刺激膀胱三角区。

② 导尿管球囊注水过多，刺激膀胱后尿道。

③ 导尿管引流不畅，导致膀胱充盈并刺激膀胱收缩导致痉挛。

④ 行膀胱冲洗时温度过低、速度过快或过慢，均刺激膀胱发生痉挛。

⑤ 患儿紧张、烦躁、恐惧等精神因素及便秘导致腹压增加，也可诱发膀胱痉挛。

(2)膀胱痉挛的干预措施：

① 导尿管型号及球囊内注水量适宜，适当调整导尿管位置。

② 进食富含纤维素食品，多饮水，保持导尿管引流通畅，避免扭曲、受压。

③ 膀胱冲洗液温度 36～37℃，速度适宜。

④ 做好患儿心理疏导，观察有无膀胱憋胀感、尿频、尿急等表现。

⑤ 避免咳嗽、剧烈哭闹等增加腹压因素，预防导尿管相关性感染。

⑥ 遵医嘱予抗胆碱能药物治疗，如：盐酸山莨菪碱肌内注射，可有效缓解膀胱痉挛。

参考文献 ［16］

【0696】如何做好隐睾患儿术后手术部位管理？

答：(1)术后应平卧 3 天，患侧下肢外展位，避免增加腹压；改为半卧位时，应在膝下垫软枕，以松弛腹肌，减轻腹部张力；卧床时避免屈曲髋关节，以免睾丸牵引松弛，导致睾丸退缩。

(2)术后第 3 天可下床活动，2 周内避免骑跨动作，1～2 个月内应避免剧烈运动。

(3)观察切口渗血渗液情况，保持创面清洁干燥，避免大小便污染。

(4)观察阴囊血供情况，注意有无红、肿、发紫、剧烈疼痛等情况。

（5）出院后注意观察阴囊及睾丸发育情况,定期随访,行B超检查。

参考文献 ［5］

【0697】包茎患儿发生包皮嵌顿,导致其出现的原因有哪些?

答:儿童出于好奇心,上翻包皮后未及时复位,或家长给小儿洗澡时翻洗包皮未及时复位导致形成嵌顿,阴茎头及包皮血液回流受阻,水肿的包皮翻在阴茎头的冠状沟上,发生充血、肿大、疼痛;包皮发生水肿后,包皮狭窄环越来越紧,以致循环障碍及水肿更加严重,形成恶性循环。

参考文献 ［8］

【0698】如何有效促进鞘膜积液患儿术后切口愈合?

答:(1) 术后予侧卧位或半卧位,膝部垫高以缓解切口张力及疼痛,术后3天可下床适当活动。

（2）抬高阴囊,以利于血液回流,预防水肿。

（3）术后24小时内观察阴囊内有无出血,注意有无阴囊持续肿大及疼痛。

（4）保持切口敷料清洁干燥,避免大小便污染。

（5）患儿保暖,预防感冒、咳嗽,保持大便通畅,避免腹压增加。

参考文献 ［2］

【0699】隐匿阴茎患儿术后龟头出现水疱,其可能的原因及预防措施是什么?

答:隐匿阴茎患儿术后龟头肿胀出现水疱,提示淋巴或静脉回流不畅、敷料包扎过紧。应给予抬高臀部,重新包扎敷料,注意观察阴茎头皮肤颜色、血液循环情况,适当延长卧床时间。

参考文献 ［3］

【0700】患儿的血尿程度是否能够提示肾损伤严重程度? 为什么?

答:患儿的血尿程度不能反映肾损伤严重程度。

血尿是肾脏损伤最常见,也是最重要的临床表现,但血尿程度与肾脏损伤程度并不一致。肾挫伤或轻微肾裂伤可引起明显肉眼血尿,但儿童肾创伤病例中70%肾损伤没有血尿,尤其是重度肾创伤,如:肾蒂断裂或肾盂输尿管交界部断裂、肾肿瘤或肾盂输尿管交界部梗阻性肾积水创伤破裂时,血尿很轻甚至没有血尿。

参考文献 ［4］

【0701】先天性肾积水患儿术后饮食与卧位指导要点是什么?

答:(1) 饮食指导

① 术后第1天予禁食,予静脉补液。

② 术后第2天予少量饮水,注意观察有无呕吐与腹胀。

③ 术后第 3 天予半流质饮食,之后逐步过渡到软食,术后 1 周左右予普通饮食,多饮水;宜给予高热量、高蛋白、高维生素、易消化食物,避免辛辣食品。

(2) 卧位指导

① 手术当天平卧位、低斜坡卧位、健侧卧位交替休息,防止误吸。

② 术后第 1 天予低半卧位或半卧位,适当床上活动。

③ 高血压患儿根据血压严重程度决定其卧床时间与活动量。

参考文献 [10]

【0702】先天性肾积水患儿体内留置输尿管支架管(双 J 管)后,如何有效预防其脱落或移位?

答:(1) 避免一切腹内压增加的动作,如:用力排便、咳嗽、大笑、剧烈哭闹、提重物等。

(2) 避免剧烈运动、重体力劳动及伸展运动(踢球、骑自行车、爬山、跳绳)等。

(3) 避免长时间行走。

(4) 避免四肢与腰部同时做伸展运动,不做突然的下蹲动作。

(5) 双 J 管下移可刺激膀胱三角区和后尿道,应注意患儿有无膀胱刺激征。

(6) 拔除导尿管时应注意勿带出双 J 管,如出现漏尿现象,应摄 X 线片证实。

参考文献 [11]

【0703】如何判断小儿排尿次数及尿量是否正常?

答:(1) 小儿正常排尿次数:

年　龄	排尿次数
出生 1 周内	4～5 次/天
出生 1 周后	20～25 次/天
1 岁	15～16 次/天
学龄前及学龄期	6～7 次/天

(2) 小儿正常尿量:

年　龄	少　尿	无　尿
新生儿	$<1\ ml/(kg \cdot h)$	$<0.5\ ml(kg \cdot h)$
婴幼儿期	$<200\ ml/d$	$<50\ ml/d$
学龄前期	$<300\ ml/d$	$<50\ ml/d$
学龄期	$<400\ ml/d$	$<50\ ml/d$

（3）小儿异常尿量：

年 龄	每小时尿量	每天尿量
出生 48 小时内		30～60 ml/d
3～10 天		100～300 ml/d
10 天～2 个月		250～400 ml/d
2 个月～1 岁	8～20 ml/h	400～500 ml/d
1～3 岁		500～600 ml/d
3～4 岁	20～24 ml/h	
4～5 岁		600～700 ml/d
5～7 岁	24～28 ml/h	
7～8 岁		600～1 000 ml/d
8～12 岁	28～33 ml/h	
12～14 岁		800～1 400 ml/d
>14 岁		1 000～1 600 ml/d

参考文献 〔1〕

【0704】肾上腺疾病患儿术后出现肾上腺危象的原因是什么？如何早期识别？

答：(1) 肾上腺疾病患儿术后出现肾上腺危象的原因：

① 手术后肾上腺皮质激素分泌不足或缺如。

② 肾上腺组织切除，体内激素水平骤降。

③ 术后未及时补充皮质激素。

（2）肾上腺危象常出现在术后 48 小时内，具体表现为：

① 发热：多见，高热，体温可达 39℃以上，有时体温也可低于正常。

② 消化系统症状：厌食、恶心、呕吐、腹痛、腹泻等。

③ 神经系统症状：软弱、萎靡、淡漠、嗜睡、极度衰弱，或表现为烦躁不安、谵妄、神志模糊甚至昏迷。

④ 循环系统症状：心率增快、四肢厥冷、血压下降，甚至休克。多数患儿神志改变与血压下降同时出现，少数先发生神志改变，随之血压下降。

参考文献 〔7〕

【0705】如何判断患儿肾积水术后出现了腹膜后血肿，应采取哪些干预措施？

答：腹膜后血肿因出血程度与范围各异，临床表现并不恒定。患儿手术后数小时内,切口附近可出现胀痛并伴有肿块形成,按压时出现疼痛并伴有波动感;腰背痛、肠麻痹及内出血表现较为突出;血肿进入盆腔者伴有里急后重感,直肠指检骶前区有波动感隆起;部分患儿可出现髂腰部淤斑(Grey Turner 征),超声或 CT 检查显示腹膜后血肿形成。

护理干预措施:

(1) 发现腹膜后血肿征象时,应抬高床头,给予半卧位并及时汇报医生。

(2) 严密观察生命体征及意识变化,观察腹痛、腹胀等腹膜刺激症状。

(3) 立即建立静脉通路,遵医嘱输血输液,纠正血容量不足。

(4) 观察记录血肿范围、色泽、周围皮肤温度等。

(5) 观察切口敷料及腹膜后引流管情况,保持引流通畅。

参考文献   [14]

参考文献

[1] Geng V, Cobussenboekhorst H , Farrell J , et al. Catheterisation. Indwelling catheters in adults, Urethral and suprapubic, Evidence-based guidelines for best practice in urological health care[J]. Catèters, 2012.

[2] Marilyn J Hockenberry,David Wilson. Wong's Nursing Care of Infants and Children. 10th[M]. Elsevier Mosby ,2015.

[3] Serdar Tekgül, Hubertus Riedmiller, Piet Hoebeke, et al. EAU Guidelines on Vesicoureteral Reflux in Children[J]. Eur Urol,2012,62:534 - 542.

[4] 陈孝平,汪建平,秦新裕,等. 外科学[M]. 8 版. 北京:人民卫生出版社,2013.

[5] 崔焱,仰曙芬,张玉侠,等. 儿科护理学[M]. 6 版. 北京:人民卫生出版社,2017.

[6] 丁淑贞,姜秋红,张丽,等. 泌尿外科临床护理[M]. 北京:中国协和医科大学出版社,2016.

[7] 丁淑贞,倪雪莲,马丽梅,等. 儿科临床护理[M]. 北京:中国协和医科大学出版社,2016.

[8] 黄澄如,孙宁,张潍平,等. 实用小儿泌尿外科学 [M]. 北京:人民卫生出版社,2006.

[9] 江载芳,申昆玲,沈颖,等. 诸福棠实用儿科学[M]. 8 版. 北京:人民卫生出版社,2014.

[10] 李乐之,路潜,张美芬,等. 外科护理学[M]. 6 版. 北京:人民卫生出版社,2017.

[11] 李亚婷,李静薇. 膀胱痉挛的危险因素分析及护理的研究现状[J]. 中国实用护理杂志,2016 (32).

[12] 刘玲,何其英,马莉,等. 泌尿外科护理手册[M]. 2 版. 北京:科学出版社,2015.

[13] 邱建宏,赵新鸿,及东林,等. 泌尿外科手术并发症的防治[M]. 北京:人民军医出版社,2014.

[14] 王莉莉,孔德凤,朱学梅,等. 实用小儿外科护理[M]. 天津:天津科学技术出版

社,2011.

[15] 杨为民,韦柯宁,朱丹,等.外科手术并发症预警及护理[M].北京:人民军医出版社,2015.

[16] 张琳琪,杨军华,刘丽丽,等.北京儿童医院诊疗常规:护理诊疗常规[M].北京:人民卫生出版社,2016.

第六节　神经系统疾病护理

【0706】癫痫持续状态病情观察要点有哪些?

答:(1)观察癫痫发作状态:发作形式及伴随症状,持续时间;患儿的生命体征、瞳孔大小、对光反射及神志改变。

(2)观察呼吸变化:有呼吸急促、发绀,监测动脉血气分析及结果,及时发现酸中毒表现并予以纠正。

(3)观察循环衰竭的征象:定时监测患儿心率、血压,备好抢救物品、药品。

(4)观察患儿经抗癫痫治疗后,癫痫发作、智力和运动发育等状况的转归。

参考文献　[4]

【0707】癫痫持续状态护理的要点是什么?

答:(1)专人守护,床旁加床挡以保护患者免受外伤,发作时切勿用力按压患儿肢体,以免发生骨折、脱臼。保持环境安静,避免外界的各种刺激。

(2)保持呼吸道通畅,吸氧,必要时人工机械通气。清理口腔异物及分泌物,开通气道,必要时使用开口器、牙垫,及时吸痰防止窒息。

(3)迅速控制抽搐:反复多次抽搐发生会导致脑细胞的损伤,遵医嘱立即静脉推注安定,注意用药时缓慢推注,注意观察呼吸状态,观察药物副作用和反应。

(4)注意呼吸、血压、循环功能,以防发生脑血管缺氧,及时处理脑水肿、高热、酸中毒、水电解质紊乱,注意预防和控制感染。

参考文献　[22]

【0708】小儿癫痫发作时如何预防窒息和受伤?

答:(1)发作时取平卧位,松解衣领,头偏向一侧,清除气道异物及分泌物,必要时吸痰。如有舌后坠,用舌钳将舌拉出,防止呼吸道堵塞。

(2)遵医嘱给氧,使用止惊药,备好各种抢救药品和器械。

(3)抽搐时有专人守护,加用床栏,用牙垫或厚纱布包裹的压舌板置于上、下臼齿间,防舌咬伤。保护抽动的肢体,防止骨折或脱臼。移开一切可导致患儿受伤的物品。

（4）密切观察患儿意识状态、瞳孔大小和对光反应、呼吸形态，有无发绀、呼吸循环衰竭的征象。观察癫痫发作的类型、发作时的伴随症状和持续时间。

参考文献 ［21］

【0709】何谓生酮饮饮食？

答：生酮饮食（ketogenic diet，KD）为高脂肪、适量蛋白质、低碳水化合物的饮食，该饮食方案可使机体产生类似于饥饿状态下的生活改变（饥饿状态可明显减少癫痫发作），主要用于治疗难治性癫痫。

参考文献 ［17］

【0710】癫痫患儿行脑电图检查前的注意事项有哪些？

答：（1）行脑电图检查前要清洁头部，不要在头发上涂抹油剂；对一些不能配合的患儿，可遵医嘱早上提前叫醒或利用午睡时间进行脑电图检查，尽量避免用镇静药，以免影响结果。

（2）避免空腹，体温在正常范围内，正在服药的癫痫患儿不需要停服抗癫痫药。

（3）检查当天正常饮食，穿棉质宽松衣服。

参考文献 ［24］

【0711】如何识别病毒性脑炎患儿发生了脑水肿？

答：有头痛、恶心、喷射性呕吐等颅内压增高症的典型表现。对不能诉说的患儿，注意观察是否有脑性尖叫、频繁呕吐、抽搐、前囟是否有膨隆等。一旦发生，及时遵医嘱给予脱水药治疗，如静脉注射 20% 甘露醇 0.5～1 g/kg，监测血压、脉搏，呼吸、瞳孔、肌张力等改变。

参考文献 ［8］

【0712】病毒性脑炎患儿进行脱水治疗过程中的护理注意事项是什么？

答：应用脱水药物时，须严格执行医嘱，滴速宜快并应观察有无脱水过度造成的电解质紊乱及酸碱失衡情况，如发现异常应及早通知医师。在应用脱水药时，防止渗入皮下造成局部组织水肿或坏死。

参考文献 ［12］

【0713】如何对病毒性脑炎的患儿进行病情观察？

答：（1）生命体征的观察：发热患儿按时测量体温，观察热型，做好记录。多数轻型患儿脉搏、呼吸、血压变化不明显，但重型患儿血压升高、恶心、呕吐、脉搏增快、呼吸深慢，则提示颅内压增高。积极配合医生进行脱水降颅压的处理，防止脑疝发生。

（2）观察瞳孔变化：观察瞳孔是否等大等圆，对光反射是否灵敏。如两侧瞳孔不等大、对光反应迟钝，多提示有脑疝发生。

（3）观察意识变化：如患儿出现烦躁不安、意识障碍，应警惕是否存在脑水肿。

（4）颅内压增高的观察：除生命体征提示外，如患儿出现头痛、恶心、喷射性呕吐，则为颅内压增高的典型表现。对年龄小、语言表达不清的患儿应仔细观察。

（5）注意观察是否有惊厥发作，详细记录惊厥发生的情况、时间及次数。

参考文献　［7］

【0714】化脓性脑膜炎患儿出现双眼凝视、四肢肌张力增高时需密切观察哪些内容？

答：（1）观察年长儿是否有持续性剧烈头痛、频繁呕吐、畏光等。

（2）婴儿是否有易激惹、尖声哭叫、双眼凝视、惊厥等。

（3）是否有前囟饱满或隆起、囟门增大、张力增高、颅骨缝增宽、头围增大等。

（4）是否出现了呼吸不规则、两侧瞳孔大小不等、对光反射减弱或消失等等脑疝的症状。

参考文献　［9］

【0715】化脓性脑膜炎经 48～72 小时治疗发热不退或退后复升，病情不见好转，提示出现了什么并发症？如何确诊？

答：首先考虑出现了硬脑膜下积液。30％～60％的化脓性脑膜炎并发硬脑膜下积液，患肺炎链球菌和流感嗜血杆菌脑膜炎的婴儿多见。行硬膜下穿刺，积液量<2.0 ml、蛋白质>0.4 g/L，即可确诊。

参考文献　［20］

【0716】化脓性脑膜炎患儿出现呼吸不规则、突然意识障碍加重、瞳孔不等大，提示何种危险征象？应如何防范？

答：（1）提示出现了脑疝。

（2）防范措施：

① 颅内高压者抬高头部 15°～30°，保持中位线，避免扭曲颈部。有脑疝发生者应平卧，呕吐时头偏向一侧，防止窒息。

② 严密监测生命体征，密切观察病情，注意精神状态、意识、瞳孔、前囟等变化。

③ 意识障碍状态的观察，前囟紧张、躁动不安、频繁呕吐、四肢肌张力增高等，提示有脑水肿、颅内压增高的可能。若呼吸节律不规则、瞳孔忽大忽小或两侧不等大、对光反应迟钝、血压升高，应注意脑疝及呼吸衰竭的存在。

④ 遵医嘱使用脱水药物，有计划选择静脉，保证输液通畅。做好抢救药品及器械的准备，有脑疝发生时迅速处理。

参考文献　［11］

【0717】重症肌无力患儿用餐时如何防止呛咳？

答：重症肌无力患儿因咀嚼肌无力进食时极易出现呛咳，故用餐安全是护理的一个重要内容。避免让患儿单独进餐，予以高热量、高蛋白、高维生素的饮食，避免干硬和粗糙的食物，吞咽困难或咀嚼无力者给予流质或半流质，必要时鼻饲。在服药后40分钟左右进食。慎防患儿用餐时出现呛咳甚至出现"吸肺"或窒息。记录患儿用餐时间：一般患儿用餐时间不宜超过30分钟，如每次用餐时间过长，超过40分钟或吞咽困难严重者，应尽早为患儿留置胃管鼻饲食物，以免发生进食时窒息或不能保证足够的营养。

【0718】脑瘫的定义及临床分型是什么？

答：脑性瘫痪是一组持续存在的中枢性运动和姿势发育障碍、活动受限症候群，这种症候群是由于发育中的胎儿或婴幼儿脑部非进行性损伤所致。脑性瘫痪的运动障碍常伴有感觉、知觉、认知、交流和行为障碍，以及癫痫和继发性肌肉骨骼问题。

按运动障碍类型及瘫痪部位分型（六型）：痉挛型四肢瘫（spastic quadriplegia）、痉挛型双瘫（spastic diplegia）、痉挛型偏瘫（spastic hemiplegia）、不随意运动型（dyskinetic）、共济失调型（ataxic）、混合型（mixed）。

【0719】脑瘫患儿的康复护理原则是什么？

答：早期发现、早期干预、综合康复。康复护理与家庭及患儿的日常生活相结合，注重儿童发育需求和发育特点，预防继发性残疾的发生。

【0720】如何进行痉挛型脑瘫患儿的体位管理？

答：(1) 痉挛型脑瘫患儿宜采用侧卧，此卧位有利于降低肌张力，促进动作的对称，使痉挛肌肉张力得到改善。痉挛型屈曲严重的患儿，取俯卧位睡眠。在患儿胸前放一低枕，使其双臂向前伸出，当患儿头能向前抬起或能转动时，可以去掉枕头，让其取俯卧体位睡眠。

(2) 身体和四肢以伸展为主的脑瘫的患儿：除了上述侧卧位体位外，也可采用仰卧位，但必须将患儿放置在恰当的悬吊床内，保持头部在中线位置。为避免患儿的视野狭窄和斜视，可在悬吊床上方悬挂一些玩具，吸引患儿的视线。同时，应将患儿双手放在胸前，以利于患儿手部功能的恢复。

【0721】先天性脑积水患儿为什么要测量头围？如何测量？

答：(1) 头围是自眉弓上缘经枕骨结节绕头一周的长度，反映脑发育和颅骨生长的一个重要指标。头围过小常提示脑发育不良；头围过大或增长过快则提示脑积水、脑肿瘤的可能。

(2) 测量头围方法：采用软尺测量，小儿立位或坐位，左手将软尺0点固定于头部右侧齐眉弓上缘处，软尺紧贴头皮绕枕骨粗隆最高点回至0点，读数记录至小数点后一位数（0.1 cm）。

小儿头围正常值

年　龄	头围(cm)
出生时	34
3个月	40
6个月	44
1岁	46
2岁	48
15岁	54

参考文献 〔1〕

【0722】如何评估小儿肌张力？

答：(1) 肌张力指安静情况下的肌肉紧张度。可在肢体放松情况下触摸肌肉及被动运动检查，以体会肌紧张度与阻力。

(2) 小儿肌张力可通过内收肌角、腘窝角、足跟碰耳实验、足背屈角、围巾症等观察。

(3) 不同月龄小儿下肢肌张力正常范围：

小儿下肢肌张力正常值

检查项目	1～3个月	4～6个月	7～9个月	10～12个月
内收肌角	40～80	80～110	100～140	130～150
腘窝角	80～100	90～120	110～160	150～170
足跟碰耳实验	80～100	90～130	120～150	140～170
足背屈角	60～70	60～70	60～70	60～70

参考文献 〔18〕

【0723】小儿颅脑损伤后,责任护士为什么要早期识别颅内压增高？

答：小儿颅脑损伤后,颅内压增高可引起脑血管调节功能发生障碍、脑组织缺血缺氧,继而使进展加快,出现意识障碍并促使脑组织移位加重,脑疝形成。患儿最终因脑干受压,造成呼吸、心血管中枢衰竭而死亡。

此外,决定颅脑血肿是否需要手术的关键因素之一为是否有颅内压增高。因此早期识别患儿颅内压增高征象,可协助医生迅速判断病情,及时手术,获得良好预后。

参考文献 〔10〕

【0724】小儿颅脑损伤后,责任护士如何判断患儿出现颅内压增高？

答：责任护士可以从以下表现评估患儿是否发生了颅内压增高：

（1）头痛：为主要症状，婴儿多表现为烦躁不安、尖叫、拍打头部；夜间或清晨加剧，咳嗽时可加重，颅缝闭合后患儿表现更为明显。

（2）消化道表现：恶心、呕吐为小儿颅内压增高早期症状，小婴儿可表现为食欲不振，典型表现为喷射性呕吐。

（3）眼部表现：眼球突出，球结膜充血和水肿，落日眼，瞳孔改变，视神经盘水肿：出现复视、视力模糊等。

（4）意识障碍：早期表情淡漠、反应迟钝、嗜睡或躁动，严重者可导致昏迷。

（5）头部体征：婴儿可见前囟饱满及张力增高、颅缝裂开、头围增大等。

（6）生命体征：高热、血压升高、脉压增大、呼吸节律不齐、呼吸暂停、潮式呼吸等。

（7）惊厥和肌张力增高。

参考文献　[13]

【0725】颅脑损伤患儿颅内压检查结果与责任护士评估病情有何关联？

答：在颅内压轻度或中度增高的早期，患儿的生命体征、神志、瞳孔尚未发生改变，颅内压检测结果出现在相关症状、体征之前，责任护士可根据其结果，通过病情观察早期发现病情变化，协助诊断与治疗。

颅内压检测结果表

颅内压（mmHg）	结　果
1.5～6	正常（婴幼儿）
3～7.5	正常（儿童）
<15	正常（>14岁）
11～20	轻度增高
21～40	中度增高
>40	重度增高

参考文献　[15]

【0726】有效维持小儿颅内压在正常范围的护理措施有哪些？

答：（1）保持患儿静卧，减少环境不良刺激，避免躁动、疼痛、情绪激动、咳嗽痰堵、用力排便等引起颅内压升高的活动。

（2）抬高床头30°可降低颅内压1.6 mmHg。

（3）保持头部正中位以利静脉回流及避免颈静脉受压，疑有脑疝时平卧为宜。

（4）操作时动作轻柔，勿猛力转动患儿头部或按压其腹部和肝脏。

（5）遵医嘱应用脱水剂、利尿剂等，观察药物疗效及不良反应。

（6）评估生命体征、神经系统症状及体征等，发热病人及时降温。

参考文献　[14]

【0727】脑水肿患儿应用 20%甘露醇时，应如何做好用药护理？

答：（1）甘露醇应用期间应监测血压、肾功能、血电解质及尿量的变化，使用 12 小时无尿者应暂停使用。

（2）小儿按 0.5～1 g/kg 静脉滴注，4～6 小时 1 次。一般要求在 20 分钟内滴完，速度 120～140 滴/分（过快可引起头痛、视力模糊），注意防止外渗以免组织坏死。

（3）新生儿患儿首剂 0.5～0.75 g/kg 静脉推注，以后可按 0.25～0.5 g/kg，每 6～8 小时 1 次，严重颅内高压可 4 小时 1 次，逐渐减量停药。

（4）注意观察用药后效果及不良反应：静脉注入后 20～30 分钟显效，2～3 小时作用达高峰，持续时间 6～8 小时；注意有无寒战、发热、过敏、口渴、血栓性静脉炎、头晕、视力模糊等不良反应。

参考文献　[19]

【0728】小儿神经外科常用卧位及适应证有哪些？

答：

小儿神经外科常用卧位及适应证

卧　位	适应证	要　　点
平卧位	脑震荡	患儿仰卧，头下置软枕
低半卧位	脑积水、颅内占位性病变、脑挫裂伤	抬高床头 15°～30°
半坐卧位	颅骨骨折	患儿卧床，以髋关节为轴心，床头抬高与床成 30°～50°，下肢屈曲，膝下支撑，避免下滑
头低足高患侧卧	颅内血肿行颅骨钻孔、颅内血肿冲洗引流术后	患儿仰卧，软枕挡于床头保护头部，床尾抬高 15～30 cm
侧卧或侧俯卧位	深昏迷、幕下开颅早期	保持头与脊柱在同一直线上，避免头部过伸或过屈，颈部可放置软枕，保证头部稍高，口部位置稍低于咽部

注：对于颅脑损伤造成的颅内压增高者，床头抬高应根据颅内压监测结果调整；侧卧位、俯卧位时应在颅内压及血流动力学稳定的基础上谨慎使用。

参考文献　[23]

【0729】如何做好脑挫裂伤患儿的活动管理及健康指导？

答：（1）责任护士应对脑挫裂伤患儿的病情进行客观评估，以判断是否可以早期活动,制订活动方案,观察活动效果。

(2)脑挫裂伤患儿的活动管理及健康指导内容:

① 脑挫裂伤患儿需静卧、休息,低半卧位,保持呼吸道通畅,烦躁不安患儿可遵医嘱予以镇静,必要时给予约束保护措施。

② 卧床休息时,体位应舒适、稳定,协助其尽可能放松全身,减少肌肉和关节的紧张。

③ 病情允许时,经常变换体位,预防压疮,协助患儿活动时应注意保护头部。

④ 下床活动的环境安静、空气新鲜,更换宽松、舒适的衣服,以便于活动。

参考文献 〔1〕

【0730】颅缝早闭患儿发生头颅畸形,其产生的原因是什么?

答:颅缝的存在让颅骨具有一定的可塑性和延展性,脑组织的生长使头颅骨扩大。出生后 6 个月的脑组织容积扩大一倍,2.5 岁时扩大到出生时的三倍。婴儿时期,当一条骨缝先天性闭合时,其余骨缝随脑组织生长不断扩大,而此条骨缝未能生长,导致头颅骨不均匀扩大,从而产生头颅畸形。不同部位颅缝闭合产生不同形状的畸形。

参考文献 〔6〕

【0731】如何对颅缝早闭患儿头颅畸形进行护理评估?

答:护士应在术前进行头颅畸形护理评估,评估时应根据患儿的病史及头颅外观等特点初步评估并判断患儿病情:

颅缝早闭及表现

颅缝	正常闭合时间	早闭表现
额缝	3～9 个月	三角头畸形:"子弹头样"前额,尖的、有角的、狭窄的前额,前额中线有明显的骨脊。眼眶向前成角,双眼间距缩短,眼眶侧面后移
冠状缝	22～39 个月	短头畸形(双侧早闭):颅骨前后径短,并向两侧过度生长,呈短、宽、高头型。 前额斜头畸形(单侧早闭):患侧前额扁平,对侧正常冠状缝处前额外突,鼻部向对侧偏移,同侧耳廓向前下移位,患侧眼眶可变小
矢状缝	22～39 个月	舟状头畸形:头颅外形长而窄,呈"船形",前囟已闭合,双顶径狭窄伴前额突出,枕部后突,沿着矢状缝可触及骨脊
人字缝	22～39 个月	后枕斜头畸形:患处枕骨扁平伴同侧额骨突出。尖头畸形(矢状缝和冠状缝早闭):呈"尖塔样头",颅骨向顶端扩张生长,形成长长的、窄窄的呈尖顶或圆锥状外观

参考文献 〔2〕

【0732】颅脑损伤患儿晨起喷射性呕吐的原因是什么？有哪些干预措施？

答：(1)颅脑损伤患儿颅内高压刺激第四脑室底部及延髓呕吐中枢，可引起喷射性呕吐。清晨为重，很少恶心，与饮食无关。

(2)颅脑损伤患儿呕吐干预措施：

① 出现呕吐时，协助患儿取坐位或侧卧位，头偏向一侧，以免呕吐物呛入气道引起窒息。

② 及时清理呕吐物，保持呼吸道通畅，协助漱口，更换污染的被服，开窗通风，保持患儿舒适。

③ 评估呕吐时间、频率、诱因，观察并记录呕吐物的颜色、形状、量、气味及伴随的症状等。

④ 严重呕吐者可暂禁食，必要时予胃肠减压，静脉补液维持体液平衡，注意有无电解质紊乱、酸碱平衡失调等。

参考文献　〔4〕

【0733】如何识别并判断颅脑损伤患儿出现了中枢性高热？

答：颅脑损伤患儿出现中枢性高热具有以下特点：

(1)患儿颅脑损伤累及间脑或脑干可引起自主神经中枢功能障碍，体温调节失衡，导致中枢性高热。

(2)患儿体温持续高于39℃，可伴有意识障碍、瞳孔缩小、脉搏增快、血压下降等。

(3)患儿发热时，颜面、颈部、上胸部皮肤发热、出汗，躯体下部、四肢不出汗，甚至肢体厥冷。

参考文献　〔18〕

【0734】患儿头部外伤后出现"乒乓球"样骨折，其发生的原因是什么？病情观察要点有哪些？

答：(1)小儿的颅骨薄且富有弹性，受伤后不易粉碎，常导致颅骨局限性凹陷，形成特殊类型的"乒乓球"样骨折。

(2)小儿颅骨凹陷性骨折的骨折片可部分或全部脱离颅盖，轻者造成压迫，重者破坏局部的脑膜、血管和脑组织，进而可引起相应的颅内继发性病变。因此责任护士应注意观察患儿以下情况：

① 评估患儿骨折凹陷程度，1 cm 以上者需汇报医生。

② 避免骨折部位受压，骨折凹陷1 cm 以上者，注意有无压迫症状。

③ 观察生命体征变化及神经系统表现，早期发现癫痫发作、继发性颅内出血、颅内高压及继发性脑神经损害等先兆表现。

参考文献　〔5〕

【0735】如何评估颅脑损伤患儿的意识状态?

答:(1)应根据小儿对各种刺激的反应判断其有无意识障碍。意识障碍按程度由轻到重分为嗜睡、意识模糊、昏睡、浅昏迷和深昏迷。

(2)儿童昏迷量表是根据儿童睁眼、运动反应以及对听觉刺激的反应等来对患儿的意识进行评分。总分15分表示意识正常,≤7分表示昏迷,3分通常表示脑死亡。

儿童昏迷量表

检 测	患儿反应	得分
最佳睁眼反应	自动张开	4
	听到语言指令张开	3
	由于疼痛张开	2
	无反应	1
最佳运动反应	服从语言命令	6
	能够定位疼痛的位置	5
	弯曲缩回	4
	异常弯曲去皮质强直	3
	伸展位,去大脑强直	2
	无反应	1
对听和视觉刺激的最佳反应(>2岁)	定向	5
	迷惑	4
	不恰当言语	3
	不可理解声音	2
	无反应	1
对听和视觉刺激的最佳反应(<2岁)	微笑、倾听并跟随指导	5
	哭泣、能被安抚	4
	不恰当的持续哭泣	3
	激怒、不安	2
	无反应	1
可能的总得分		3~15分

参考文献 [3]

【0736】为何要重视婴幼儿帽状腱膜下血肿？应如何护理？

答:(1)帽状腱膜下血肿,血液在帽状腱膜层与颅骨骨膜之间,由于组织疏松,易于广泛蔓延,甚至可以充满整个帽状腱膜下腔,造成头部显著变形,血肿的含血量有时可达数百毫升之多。受伤的婴幼儿常因失血而表现为不同程度的有效循环血量不足。

(2)帽状腱膜下血肿护理要点如下:

① 出血急性期24~48小时内局部予冷敷;卧床休息1~2周,给予平卧位或健侧卧位,必要时给予约束。

② 观察患儿生命体征变化,注意有无面色苍白、脉搏细速等表现。

③ 血肿1周以上未吸收,行抽除积血者,头部敷料加压以利于局部组织粘贴愈合,保持敷料清洁干燥。

④ 抽除积血后,观察血肿部位如有短期内再次增大,应立即用手指紧压相关动脉(常为颞浅动脉)并汇报医生。

⑤ 帽状腱膜下引流者做好引流管护理,观察并记录引流液颜色、量及性状等。

参考文献　[19]

【0737】先天性脊髓脊膜膨出患儿为何需评估其神经损伤表现？如何评估？

答:(1)先天性脊髓脊膜膨出可发生在背部中线任何位置,通常在腰骶和骶尾部,常伴有神经损害表现,属于较重的脊膜膨出类型,严重缺陷可导致新生儿死亡,通常需在出生24~72小时内手术。责任护士在病人入院后应及时评估其神经损伤表现,协助医生诊断与治疗。

(2)责任护士需评估先天性脊髓脊膜膨出患儿以下表现:

① 双下肢瘫痪、大小便失禁程度,观察有无遗尿、排尿排便不畅及直肠肛门脱垂等表现。

② 膝、腱反射及感觉丧失情况。

③ 有无马蹄足、关节挛缩、髋关节脱位等。

【0738】如何评估颅咽管瘤患儿视力视野障碍？如何进行健康指导？

答:(1)颅咽管瘤患儿视力视野障碍主要表现为:

① 视力下降、视野有双颞侧偏盲或同向性偏盲,通常由瘤体压迫视束引起。

② 视野呈向心性缩小,甚至失明,是因肿瘤梗阻室间孔,导致视乳头水肿、视神经继发性萎缩导致。

(2)颅咽管瘤患儿视力视野障碍健康指导:

① 颅咽管瘤好发于5~14岁儿童,因此需监护人员协助其日常生活,减少过道障碍物,避免地面潮湿,预防摔倒。

② 避免将其日常用物放在患儿盲侧。

③ 年长儿不单独外出,保证患儿安全。

【0739】如何早期识别颅咽管瘤患儿术后尿崩,其可能的原因是什么?

答:(1) 患儿术后应注意观察有无多饮多尿、烦渴等表现;监测尿量,每小时尿量大于 200 ml,24 小时尿量大于 4 000 ml,尿比重 1.001~1.005,尿渗透压 50~200 mmol/L,可判断发生了尿崩症。

(2) 颅咽管瘤术后尿崩多见于肿瘤全切除或根治性次全切除手术患儿,因手术损伤垂体柄和(或)下丘脑,导致 DHA 释放减少所致。

【0740】小儿烟雾病有何特点? 如何做好保守治疗期间患儿的病情观察?

答:(1) 小儿烟雾病是由于脑底动脉环主干狭窄或闭塞后,各深穿支增生和扩张,互相吻合形成丰富的侧支循环,好发于 10 岁以下儿童。早期因血管狭窄或闭塞,两侧支循环未完全建立时,表现为脑血管病发作或脑梗死,在一定时间内反复发作,最后固定于一侧;儿童主要表现为脑缺血症状。

(2) 责任护士应从以下几个方面做好病情观察:

① 观察有无短暂性脑缺血发作、缺血性脑卒中及脑血管性痴呆等表现。

② 观察有无头痛,了解其特点与程度,评估其智商水平。

③ 观察评估有无肢体无力或偏瘫,是否存在左右交替情况。

④ 观察有无失语及抽搐发作,观察发作频率。

⑤ 观察应用血管扩张剂、钙离子拮抗剂、抗血栓药物的效果及不良反应。

【0741】如何早期识别先天性脑动静脉畸形患儿的出血症状? 预防措施有哪些?

答:(1) 应注意观察先天性脑动静脉畸形患儿有无突发的头晕、头痛、呕吐,这些提示其可能发生了早期出血;如病人出现意识障碍,则意味着脑出血程度加深。具体表现可有以下特点:

① 头痛:血管未破时即可表现为头痛,呈全头或偏于一侧,阵发性发作。

② 癫痫:可为首发症状,血管未破时即可出现,多表现为杰克逊型的局部发作。

③ 肢体运动障碍:如突发性肢体瘫痪等,一般提示颅内血肿形成。

④ 颅内压增高:如头痛、呕吐加重、烦躁不安等,提示发生颅内出血。

(2) 先天性脑动静脉畸形患儿血管破裂出血的预防措施:

① 观察患儿意识、瞳孔及生命体征情况,注意有无高血压。

② 减少不良刺激,保持情绪稳定,避免剧烈哭闹。

③ 保持环境安静,避免剧烈运动或过度用力。

④ 保持大便通畅,预防便秘。

参考文献

［1］ Marilyn J Hockenberry,David Wilson. Wong's Nursing Care of Infants and Children. 10th［M］. Elsevier Mosby ,2015.

［2］ 蔡威,孙宁,魏光辉,等.小儿外科学［M］.5 版.北京:人民卫生出版社,2014.

［3］ 陈茂君,蒋艳,游潮,等.神经外科护理手册［M］.2 版.北京:科学出版社.2015.

［4］ 崔焱,仰曙芬,张玉侠,等.儿科护理学［M］.6 版.北京:人民卫生出版社,2017.

［5］ 丁淑贞,于桂花,于霓,等.临床护理一本通:神经外科临床护理［M］.北京:中国协和医科大学出版社,2016.

［6］ 杜贵胜,苏献恩,于文霞,等.实用小儿神经外科学［M］.青岛:中国海洋大学出版社,2008.

［7］ 霍孝蓉.实用临床护理"三基"个案护理. 南京:东南大学出版社,2014.

［8］ 江载芳,申昆玲,沈颖. 诸福棠实用儿科学［M］.8 版.北京:人民卫生出版社,2014.

［9］ 江忠,官琦.简明儿科常见疾病诊疗及护理［M］.上海:同济大学出版社,2014.

［10］ 郎黎薇,石卫琳,郑红云,等.神经外科护士临床常见问题与解答［M］.上海:复旦大学出版社,2010.

［11］ 李晓捷.实用儿童康复医学［M］.2 版.北京:人民卫生出版社,2016.

［12］ 李智英,刘悦新.儿科护理与风险防范［M］.北京:人民卫生出版社,2014.

［13］ 刘新文,余春华,向赞.小儿神经外科临床理论与护理实践［M］.武汉:湖北科学技术出版社,2014.

［14］ 刘盈盈.亚低温及体位护理在小儿重型颅脑损伤中的应用及意义［J］.中国医科大学学报,2016,45(1):92－93.

［15］ 鲁林,戴新娟.颅脑损伤患者颅内压增高的护理干预研究进展［J］.中国实用护理杂志,2016,32(5):395－398.

［16］ 马佳英,姜丽华.图解实用儿科临床护理［M］.北京:化学工业出版社,2017.

［17］ 倪鑫,张琳琪,杨军华,等.护理诊疗常规［M］.北京:人民卫生出版社,2016.

［18］ 孙钰玮,赵小菲,李丽华,等.儿科学［M］.北京:中国医药科技出版社,2017.

［19］ 王晓艳,邓瑛瑛,夏纯,等.神经外科护理细节问答全书［M］.北京:化学工业出版社.2014.

［20］ 燕铁斌,鲍秀芹,尹安春.康复护理学［M］.3 版.北京:人民卫生出版社,2015.

［21］ 张齐放,何美朵,陶永琳.儿科护理本知识与技能 1000 问［M］.北京:科学出版社,2010.

［22］ 张玉侠,龚梅,顾莺,等.儿科护理规范与实践指南［M］.上海:复旦大学出版社,2011.

［23］ 中国医师协会神经外科医师分会,中国神经创伤专家委员会.中国颅脑创伤颅内压监测专家共识［J］.中华神经外科杂志.2011,27(10):1073－1074.

［24］ 周霞,唐慧.儿科护理查房手册［M］.北京:化学工业出版社,2014.

第七节 其他系统疾病护理

【0742】过敏性紫癜患儿的皮肤特征是什么?

答:皮肤紫癜常为首发症状,反复出现为本病特征,多见于下肢和臀部,以下肢伸面为多,对称分布,严重者累及上肢,面部及躯干少见。初起为紫红色斑丘疹,高出皮肤,压不褪色,此后颜色加深呈暗紫色,最终呈棕褐色而消退。少数重症患儿紫癜可大片融合形成大疱伴出血性坏死。皮肤紫癜一般在4~6周后消退,部分患儿间隔数周、数月后再次复发。

参考文献 [6]

【0743】如何减轻过敏性紫癜患儿的关节疼痛?

答:(1)观察患儿关节疼痛及肿胀程度,协助患肢采取不同的功能位置。

(2)根据病情给予热敷,教会患儿利用放松、娱乐等方法减轻疼痛。

(3)遵医嘱使用肾上腺皮质激素,以缓解关节疼痛。

参考文献 [23]

【0744】过敏性紫癜患儿出现腹痛、腹泻、呕吐,如何对症护理?

答:(1)由于胃肠道的局部免疫反应,浆细胞增生,可致肠壁发生紫癜、水肿、出血。临床可出现不同程度的腹痛、腹泻、呕吐、呕血及便血等。腹痛一般以阵发性剧烈腹痛为主,可伴呕吐,但呕血少见。部分患儿可有黑粪或血便。

(2)嘱患儿卧床休息并观察其腹痛的性质、程度以及部位,及时安抚患儿,分散患儿注意力,不随意使用镇痛药、腹部热敷以及强行按摩,必要时给予山莨菪碱解痉。

(3)观察大便性状、次数及性状,留取大便标本。如果便血,及时通知医师。必要时配血,并做好输血准备。

(4)当患儿发生呕吐时,应该采取侧卧位,及时地对患儿的呕吐物进行处理,防止窒息。

(5)遵医嘱使用肾上腺皮质激素,以缓解和解除痉挛性腹痛。

参考文献 [11]

【0745】川崎病患儿的护理评估要点有哪些?

答:(1)发热:评估患儿的发热程度、热型、热程。

(2)皮肤表现:皮疹出现的时间、形态和分布;手足皮肤有无硬性水肿,有无指、趾端脱皮,指、趾脱落。

(3)黏膜表现:有无双眼结膜充血、杨梅舌及口腔黏膜改变。

(4)淋巴结表现:颈部淋巴结是否增大。

（5）心脏表现：心脏检查有无心包炎、心肌炎、心内膜、心律失常等。

参考文献　［9］

【0746】川崎病患儿静脉使用丙种球蛋白的注意事项是什么？

答：（1）输注丙种球蛋白过程中应用输液泵严格控制输液速度，注意观察有无过敏反应。

（2）体温高于 38.5℃时应暂停输注。

（3）注意观察输液部位的皮肤情况，避免药液外渗引起局部皮肤坏死。

【0747】川崎病患儿用阿司匹林时的注意事项有哪些？

答：（1）阿司匹林具有抗炎、抗凝等作用，也是治疗川崎病的主要药物，应保证准确、及时给药，一般在饭后 30 分钟服用，防止胃肠道反应。婴幼儿可将药片磨碎、溶解后服用，保证剂量准确并观察有无恶心呕吐、大便的色量及性质，有无变态反应及中毒反应。严重者及时通知医师，并定期复查肝功能。

（2）阿司匹林有减少血小板凝集的作用，故服用过程中要观察患儿有无出血情况，如鼻出血、皮肤血点、柏油便等，避免磕碰，严防出血。

【0748】如何做好川崎病患儿的皮肤黏膜护理？

答：（1）皮肤护理：保持皮肤清洁，每天清洗患儿皮肤，剪短指甲，以免抓伤和擦伤；衣被质地柔软而清洁，每次便后清洗臀部；对半脱的痂皮用干净剪刀剪除，切忌强行撕脱，防止出血和继发感染。

（2）黏膜护理：评估患儿口腔卫生习惯及进食能力，观察口腔黏膜病损情况，每日晨起、睡前、餐前、餐后漱口，以保持口腔清洁，防止继发感染与增进食欲。口唇干裂者可涂护唇油；禁食生、辛、硬的食物，必要时遵医嘱给予药物涂擦口腔创面。

（3）每日用生理盐水洗眼 1～2 次，也可涂眼膏，以保持眼部清洁，预防感染。

【0749】对于幼年特发性关节炎患儿，如何减轻关节疼痛及维护关节的正常功能？

答：（1）急性期应卧床休息，并注意观察关节炎症状，如有无晨僵、疼痛、肿胀、热感、运动障碍及畸形。

（2）可利用夹板、沙袋固定患肢于舒适的位置或用支架保护患肢不受压等以减轻疼痛。也可教患儿用放松、分散注意力的方法控制疼痛或局部湿热敷止痛。

（3）急性期过后尽早开始关节的康复治疗，指导家长帮助患儿做关节的被动运动和按摩，同时将治疗性的运动融入游戏中，如游泳、抛球、骑脚踏车、踢球等，以恢复关节功能，防止畸形。若运动后关节疼痛肿胀加重，可暂时停止运动。鼓励患儿在日常生活中尽量独立，像正常儿童一样生活，并提供帮助独立的设备。

（4）对有关节畸形和躯体功能障碍的患儿，注意防止外伤，并提供帮助独立的设备。

【0750】如何识别患儿为原发性生长激素缺乏症？

答：（1）生长障碍：患儿出生时的身高和体重可正常，多数在1岁以后呈现生长缓慢，身高落后比体重低下更为显著，身高年增长速度少于5 cm。随着年龄增长，其外观明显小于实际年龄，面容幼稚（娃娃脸），手足较小，身高低于正常身高均数－2SD以下，但上下部量比例正常，体型匀称。

（2）骨成熟延迟：出牙及囟门闭合延迟，由于下颌骨发育欠佳，恒齿排列不整。骨化中心发育迟缓，骨龄小于实际年龄2岁以上，但与其身高年龄相仿。

（3）青春发育期推迟。

（4）智力发育正常。

参考文献　[6]

【0751】对于生长激素缺乏症患儿的评估要点有哪些？

答：（1）评估患儿生长发育情况，主要是身高。

（2）了解患儿睡眠情况。

（3）了解患儿有无垂体性疾病。

（4）了解患儿饮食和生活习惯。

（5）了解家长对疾病的认识程度。

参考文献　[18]

【0752】如何识别儿童中枢性性早熟？

答：（1）中枢性性早熟的临床特征是提前出现的性征发育与正常青春期发育程序相似。

（2）女孩首先表现为乳房发育，男孩首先表现为睾丸增大（≥4 ml容积）。但临床变异较大，症状发展快慢不一。

（3）有些可在性发育一定程度后停顿一时期再发育，亦有的症状消退后再发育。

（4）在性发育的过程中，男孩和女孩皆有骨骼生长加速和骨龄提前，儿童早期身高虽较同龄儿高，但成年后反而较矮小。

（5）在青春期成熟后，患儿除身高矮于一般群体外，其余均正常。

参考文献　[17]

【0753】先天性肾上腺皮质增生症的患儿如何进行饮食指导？

答：（1）无水电解质紊乱的患儿，无需特别注意饮食。

（2）失盐型患儿，饮食中应该多补充盐分，若为哺乳期，可在奶粉中适量加盐或喂盐水。

（3）对于呕吐严重、进食少的患儿,遵医嘱给予补液。

参考文献　［15］

【0754】先天性肾上腺皮质增生症重症失盐型患儿的抢救要点是什么?

答:(1)纠正脱水:轻中度脱水,在最初 2 小时内静滴 5％～10％葡萄糖生理盐水 20～40 ml/kg。

（2）纠正低血钠。

（3）纠正高血钾。

（4）补充琥珀酸氢化可的松或醋酸考的松。

参考文献　［13］

【0755】如何识别先天性甲状腺功能减低症?

答:(1)出生时体重比正常新生儿大,生理性黄疸比正常新生儿消退减慢,不会吸吮,吞咽缓慢,少哭,哭声低哑,体温低,皮肤粗糙,心跳、呼吸较慢,腹胀明显,常有便秘。

（2）婴幼儿期可表现为比较特殊的面容:头大,颈短,鼻梁低,眼裂小,眼距宽,唇厚,舌大且常伸出口外,经常流口水,毛发稀少、干枯。

（3）患儿生长发育迟缓:生长缓慢,身长低于同龄正常婴儿,四肢粗短,囟门大且闭合晚,出牙迟,牙小而稀。

（4）神经系统方面:智能低下,记忆力、注意力下降。运动发育障碍,行走延迟,常有听力下降,感觉迟钝。

（5）随着年龄增长,智力低下越来越明显,表情呆滞,不与人交往,学习能力差。

（6）消化道功能紊乱:纳差,腹胀,便秘,大便干燥,易被确诊为先天性巨结肠。

（7）心血管功能低下:脉搏弱,心音低钝,心脏扩大,可伴心包积液、胸腔积液,心电图呈低电压,P－R 间隙延长,传到阻滞等。

【0756】如何识别先天性甲状腺功能亢进?

答:儿童甲状腺功能亢进症多为慢性起病,一般 3～6 个月,常以情绪改变、记忆力差,学习成绩下降为首要症状。

（1）基础代谢率增高表现:食欲亢进、易饥饿、消瘦、乏力,心悸、心率增快,脉压增大,可有心律紊乱,多汗、怕热、脾气急躁。

（2）突眼:多为轻、中度。

（3）甲状腺肿大:多为轻中度弥漫性肿大,质地柔软,表面光滑,可闻血管杂音。

（4）新生儿亢进:突眼,甲状腺肿大,极度烦躁不安,易激惹,皮肤潮红,心率增快,呼吸次数增多,血中 T_4 浓度增高。

【0757】苯丙尿酮症患儿,如何给予低苯丙氨酸饮食?

答:(1) 一般苯丙氨酸需要量为:出生后 2 个月内,每天 50～70 mg/kg,3～6 个月,每天 40～60 mg/kg,6～12 个月,每天 30～50 mg/kg,1～2 岁,每天 20～40 mg/kg,2～3 岁,每天 20～35 mg/kg,4 岁以上,每天 10～30 mg/kg。

(2) 予以蔬菜、水果、谷类、面包、淀粉等饮食,限制肉、牛奶及奶制品的摄入。

(3) 治疗过程中监测血中苯丙氨酸浓度。

(4) 饮食治疗在 2～3 岁以前开始,以免脑部发育障碍,继续吃这种饮食直到 6～8 岁。

【0758】小儿缺铁性贫血的好发年龄是什么? 其发生的可能原因有哪些?

答:(1) 好发年龄:6 个月～2 岁的婴幼儿。

(2) 缺铁性贫血发生的可能原因是:① 先天储铁不足;② 需铁量增加而铁摄入不足;③ 铁吸收障碍;④ 铁丢失过多。

参考文献 [13]

【0759】如何做好缺铁性贫血患儿的饮食指导?

答:(1) 婴幼儿提倡母乳喂养。对于奶粉喂养的患儿,应选用铁强化配方奶粉。婴儿 6 个月后应逐渐减少每日奶类摄入量,按时添加含铁丰富的辅食或补充铁强化食品如铁强化米粉。

(2) 鲜牛奶必须加热处理后才可喂养婴儿,以减少因过敏而导致的肠道出血。

(3) 合理搭配患儿的饮食,告知家长含铁丰富且易吸收的食物:动物血、精肉、内脏、鱼类、大豆及其制品,维生素 C、果糖等有利于铁的吸收,可与铁剂或含铁的食品同时进食,而避免与茶、咖啡、牛奶、蛋类、麦麸、植物纤维和抗酸药等抑制性铁吸收的食物或药物同时进食。

(4) 指导家长对早产儿和低体重儿从出生后 4 周开始对母乳喂养儿补充元素铁 2 mg/(kg·d),对配方奶喂养的婴儿补充元素铁 1 mg/(kg·d),直至校正年龄 1 岁。

参考文献 [6]

【0760】缺铁性贫血患儿口服铁剂治疗的注意事项是什么?

答:铁剂是治疗缺铁性贫血的特效药,首选口服给药,二价铁盐容易吸收,故临床选用二价铁盐制剂。

(1) 宜从小剂量开始,在两餐之间服用,以减少对胃肠道的刺激,并有利于铁的吸收。

(2) 铁剂可与维生素 C、果汁等同服,以利吸收;忌与抑制铁吸收的食物同服。

（3）口服铁剂可致胃肠道反应，如恶心、呕吐、腹泻或便秘、厌食、胃部不适及疼痛等。液体铁剂可使牙齿染黑，可用吸管或滴管服之。

（4）服用铁剂后，大便变黑或呈柏油样，停药后恢复，应向家长及年长儿说明，消除紧张心理。

（5）药物应放在患儿不能触及的地方且不能存放过多，以免误服过量中毒。

参考文献 ［8］

【0761】对缺铁性贫血的患儿如何注射铁剂？

答：对于不能耐受口服铁剂、腹泻严重而贫血又较重的患儿方可考虑注射铁剂。注射铁剂的治疗疗效并不比口服快，故须慎用。

（1）肌内注射铁剂可致局部疼痛、静脉痉挛、静脉炎等，应深部肌内注射，每次更换注射部位，减少局部刺激。

（2）注射铁剂可引起荨麻疹、发热、头痛、关节痛，甚至过敏性休克，注射后应注意观察。

【0762】铁剂治疗的疗程是多久？如何观察铁剂治疗的疗效？

答：（1）铁剂治疗的疗程：服铁剂一般用至红细胞和血红蛋白达正常水平后6～8周。

（2）①服用铁剂后12～24小时临床症状好转，烦躁减轻，食欲增加。

② 36～48小时开始出现红系增生现象。

③ 2～3天后网织红细胞开始升高，5～7天达高峰，以后逐渐下降，2～3周后降至正常。

④ 1～2周后血红蛋白开始上升，通常于治疗3～4周后达正常。

⑤ 如服药3～4周仍无效，应查找原因，是否有剂量不足、制剂不良、导致铁不足的因素继续存在等。

【0763】营养性维生素D缺乏性佝偻病活动期骨骼发育的观察要点是什么？

答：营养性维生素D缺乏性佝偻病活动期会出现典型的骨骼改变，其主要表现为：

（1）颅骨：6个月内的婴儿可出现"乒乓头"；7～8个月龄时，变成"方盒样"。

（2）四肢：6个月以上出现佝偻病手、足镯；能站立或会行走的1岁左右患儿，双下肢因负重可出现下肢弯曲，形成严重的膝内翻（O形腿）、膝外翻（X形腿）畸形。

（3）脊柱：婴幼儿会坐或站立后，因韧带松弛可致脊柱后凸或侧凸畸形。

参考文献 ［6］

【0764】营养性维生素 D 缺乏性佝偻病活动期维生素 D 的服用注意事项有哪些？

答：活动期可口服维生素 D 2 000～6 000 U/d，连服 1 个月后改为 400 U/d；如有条件，应监测血清钙、磷、碱性磷酸酶及 25 -(OH)D₃ 水平。如合并自发性骨折或严重骨质疏松等极重病例，可适当加大维生素 D 的用量，以不超过 10 000 U 为好。1 个月后再以维生素 D 400 U/d 剂量维持。用药后应密切随访，观察症状、体征、实验室等相关检查有无改善。

参考文献 ［13］

【0765】如何为婴儿补充维生素 D？

答：(1) 胎儿期：孕母应多户外活动，食用富含钙、磷、维生素 D 的食物，妊娠后期在秋冬季者适量补充维生素 D(400～1 000 U/d)，有益于胎儿期的贮存，使用维生素 AD 者，应避免维生素 A 中毒。

(2) 婴幼儿提倡母乳喂养，户外活动，每天 1～2 小时。

(3) 自婴儿出生后 2 周摄入维生素 D 400 U/d，可在母乳喂养前将滴剂定量滴入婴儿口中，然后进行母乳喂养，每日的维生素 D 可满足婴儿在完全不接触光照射情况下的维生素 D 的需要。

(4) 如婴儿每天进食 500 ml 以上的配方奶，加上适当的户外活动，可不必另外补充维生素 D。

(5) 对于早产儿、低体重儿以及双胎多胎儿，出生后即应补充维生素 D 800～1 000 U/d，3 个月后改为 400 U/d。

【0766】维生素 D 缺乏性手足搐搦的病情观察特点是什么？

答：惊厥、喉痉挛和手足搐搦是维生素 D 缺乏性手足搐搦病的典型发作。三种症状以惊厥最为常见。

(1) 惊厥：发作停止后多入睡，醒后活泼如常；每日发作次数不等，发作时间可短至数秒钟，或长达数分钟，一般不发热，发作轻时仅有短暂的眼球上窜和面肌抽动，神志清楚。

(2) 手足搐搦：多见较大婴幼儿，发作时手足痉挛呈弓状，双手腕部屈曲，手指强直，拇指向掌心内收；足部踝关节伸直，足趾同时向下弯曲呈"芭蕾舞足"。

(3) 喉痉挛：婴儿多见，喉部肌肉及声门突发痉挛，呼吸困难，有时可突然发生窒息，甚至死亡；6 个月以内的婴儿可表现为无热阵发性青紫。

参考文献 ［22］

【0767】维生素 D 缺乏性手足搐搦的急救处理措施是什么？

答：(1) 立即吸氧，保持呼吸道通畅；迅速控制惊厥或喉痉挛。

(2) 喉痉挛者须立即将舌头拉出口外，并进行口对口呼吸或加压给氧。

对已出牙的患儿,应在上、下门齿间放置牙垫,避免舌被咬伤。必要时作气管切开以保证呼吸道通畅。

（3）遵医嘱用药控制惊厥或喉痉挛。可用10％水合氯醛保留灌肠,每次40～50 mg/kg,总量不超过10 ml;或地西泮每次0.1～0.3 mg/kg肌注或缓慢静脉注射,单剂量最大量不超过10 mg,必要时10分钟后可重复1次,或立即肌注或静脉注射苯巴比妥钠,初始量1次15～20 mg/kg,以后每次2.5～5 mg/kg,每日1～2次。

参考文献　［21］

【0768】婴儿添加辅食的关键原则是什么？

答:（1）首先添加强化铁的婴儿米粉、肉泥等富铁的泥糊状食物。

（2）遵循由一种到多种、从少量到适量、由稀到稠、由细到粗的原则。

（3）从泥糊状食物开始,逐渐过渡到固体食物。

（4）辅食应适量添加植物油,不加调味品,尽量减少糖和盐的摄入。

（5）患病、天气炎热时不宜添加新的辅食。

【0769】责任护士如何做好术前患儿的禁食评估？

答:（1）了解患儿病情及手术类型,评估体液丢失情况及有无气道管理潜在风险。

（2）评估有无消化不良、胃食道反流及胃肠道动力障碍等问题。

（3）评估有无需术前口服的药物。

（4）禁食宣教时,评估患儿及家长的配合度。

（5）评估新生儿、婴儿、合并糖尿病病人禁食期间血糖情况。

（6）根据患儿年龄、体重及手术时间,评估术前补液量是否适宜。

（7）手术前评估患儿摄入固体及液体的时间与量,如未遵循禁食要求,应汇报麻醉医生,以便再次评估风险。

（8）因故未能按时进行手术的患儿,应及时做好脱水程度评估,及时干预。

参考文献　［17］

【0770】关于儿科病人术前禁食时间的指导内容有哪些？

答:（1）手术麻醉建议禁食时间（该规定适用于各年龄段患儿）:

食物种类与最短禁食时间对照表

食物种类	最短禁食时间（小时）
清饮料	2
母乳	4

续表

食物种类	最短禁食时间(小时)
婴儿配方奶粉	6
牛奶等液体乳制品	6
淀粉类固体食物	6
油炸、脂肪及肉类食物	需更长时间,一般≥8

(2) 清饮料包括清水、糖水、无渣果汁等,但不包括含酒精类饮品;牛奶等乳制品的胃排空时间与固体食物相当,需要按照固体食物的禁食时间,但母乳排空时间更短。

(3) 如择期手术延时,在等待期的患儿可根据情况补充清水,以减轻口渴及脱水程度。

(4) 与传统禁食禁饮方案相比,ASA 推荐方案安全可行。

参考文献 〔19〕

【0771】责任护士如何做好患儿手术前脱水程度评估?

答:责任护士应通过观察婴幼儿黏膜、眼球张力和前囟饱满度等对患儿失水程度进行评估:

新生儿及婴幼儿脱水程度评估表

体征与症状	轻 度	中 度	重 度
失水量占体重比例	3%～5%	6%～9%	>10%
全身情况	激惹,不安	口渴,嗜睡	冷,虚汗,虚弱
脉搏	正常	快,细弱	快,微弱
呼吸	正常	深,快	深,快
囟门	正常	凹陷	极度凹陷
收缩压	正常	正常或降低	降低,难于测定
皮肤张力	正常	减弱	明显减弱
眼睛	正常	凹陷,干燥	交叉性凹陷
黏膜	潮湿	干燥	极度干燥
尿量	正常	减少	色暗少尿,无尿
毛细血管充盈时间(s)	正常	<2	>3
估计失水量(ml/kg)	30～50	60～90	100

参考文献 〔16〕

【0772】如何合理评估小儿的烧伤面积？

答：在计算儿童烧伤面积时，应注意儿童的解剖特点，即小儿头部与下肢所占体表面积(total body surface area,TBSA)百分比与成人不同，年龄越小头部比例越大，下肢比例越小，随着年龄的增长，头部与下肢的比例逐渐与成人相接近。评估方法如下：

（1）计算公式：

小儿头颈部面积＝9＋(12－年龄)＝％TBSA

小儿双下肢面积＝41－(12－年龄)＝％TBSA

（2）手掌法：小面积烧伤面积常以患儿手掌计算，每手掌占1％的TBSA。

（3）九分法：10岁以上儿童可使用九分法，按体表面积划分为11个9％的等份，另加1％，构成100％；即：

体表面积九分法

部　位	面积(％)
头颈部	1×9％
躯干	3×9％
双上肢	2×9％
双下肢	5×9％＋1％

参考文献　[1]

【0773】如何做好烧伤患儿的体位管理？

答：

小儿烧伤体位要求

烧伤部位	体位要求
头面部	半卧位，充分暴露创面，凡士林纱布覆盖受损眼部，烧伤耳部予棉球堵塞，头部位置应高于心脏水平
颈部	颈前：仰卧位，肩部或头枕肩垫高5 cm左右，使头部轻度后仰，并向健侧轻度过伸； 颈后：颈部略前倾 颈两侧：保持颈部中立位
肩部	肩关节外展85°～90°，并前屈15°～20°
臀、背部	俯卧位，必要时约束四肢，男性患儿抬高臀部，使会阴部悬空
四肢、躯干	平卧位，抬高患肢

续表

烧伤部位	体位要求
肘部	屈侧:肘部伸直位 伸侧:肘关节保持屈曲 70°～90° 环形:肘部伸直位与屈曲位交替摆放,以前者为主
前臂	保持中立位或旋后位,仰卧位时掌心向上
手	手背:腕关节保持掌屈位 手掌或全腕:腕部以背伸为主 全手:拇指外展对掌位、腕关节微背伸、掌指关节自然屈曲 50°～70°、指间关节伸直
会阴部	仰卧位,双下肢分开充分暴露创面
膝关节	伸侧:膝部垫高,微屈 10°～20° 屈侧:膝关节伸直位
踝部	保持中立位,踝关节背屈 90°

参考文献 [14]

【0774】怎样快速识别烧伤重症患儿?

答:(1)患儿入院后迅速评估伤势的严重程度,如:烧伤的范围和深度、致伤因素、烧伤的部位、患儿年龄以及伴发损伤等,以下病人为重度烧伤患者:

① 评估患儿烧伤面积在 30%～49% 以上者。

② 评估患儿Ⅲ度烧伤面积在 10%～19% 以上者。

③ 评估患儿烧伤面积在 30% 以下,但伴有吸入性损伤、严重复合伤或者全身情况较重甚至休克者。

(2)密切观察患儿病情变化,及时发现危重表现,如:烦躁不安、惊厥、心律不齐、体温不升、无尿、电解质紊乱、酸碱失衡等。

参考文献 [10]

【0775】如何做好唇裂患儿术前喂养方式指导?

答:因单侧唇裂患儿最佳手术年龄为 3～6 个月,双侧唇裂则宜在 6～12 个月时手术。自出生到 1 周岁之前为婴儿期,该年龄段患儿仍处于母乳、部分母乳及人工喂养阶段。因此患儿入院后,包括母乳喂养患儿在内,均需在手术前 2～3 天指导改用小匙、滴管或针管喂养,以便适应术后进食方法,喂食时应保持患儿头部及上身直立位,以预防误吸。术前应评估患儿摄入情况和每周测量体重,必要时给予高能量奶。

参考文献 [12]

【0776】如何做好唇裂患儿术后切口护理？

答：(1) 全麻患儿清醒后 4 小时，可先给予少量饮水，如无呕吐后可进少量流质或母乳。

(2) 患儿喂食时应用滴管或小汤匙，禁用奶瓶。

(3) 术后避免口腔内使用压舌板、吸管，严禁经口吸引或测量体温。

(4) 唇部创面暴露，每日以 0.9％氯化钠溶液清洗，保持创面清洁。创面有血痂者，可用过氧化氢溶液或金霉素眼膏清洗，预防痂下感染。

(5) 避免俯卧位，必要时约束双肘，以免患儿抓挠损伤或污染伤口。

(6) 观察创面愈合情况，观察有无感染征象，如出现缝线周围炎时，可用抗生素溶液湿敷。

(7) 对放置唇弓的患儿，应注意观察局部皮肤有无过敏反应及皮肤压伤并及时干预。

(8) 指导家长术后预防患儿跌倒，避免伤口受到撞击导致裂开。

(9) 术后 10 天左右指导家长创面皮肤使用抗瘢痕药物，如硅凝胶类。

参考文献　[20]

【0777】腭裂患儿术后的饮食指导内容有哪些？

答：(1) 全麻患儿清醒后 4 小时，先喂少量糖水，观察 30 分钟没有呕吐，可分次少量给予清流质饮食至术后 24 小时。

(2) 流质饮食 2～3 周后，改为半流质 3 周，之后改为普食。

(3) 患儿术后多饮水，保持口腔清洁。

(4) 术后可使用敞口杯，禁止使用吸管、硬质鸭嘴杯等。

参考文献　[7]

【0778】如何早期识别并处理腭裂患儿术后出血？

答：(1) 观察患儿的唾液中是否含有血性液，并检查创面有无明显的渗血或出血点。

(2) 手术当天患儿唾液含有血性液，未见明显渗血或出血点时，可暂不予特殊处理，继续观察。

(3) 创面有少量渗血但无明显出血点者，局部用纱布压迫止血并汇报医生。

(4) 口内有血块时应仔细检查出血点，发现明显出血点或出血量多时，立即汇报医生行止血处理。

参考文献　[5]

【0779】如何做好腭裂患儿术后语言训练？

答：(1) 腭裂修复术后 1 个月开始锻炼，每日 6～12 次；开始语音康复锻炼时，指导患儿进行吹哨、吹气球、吹肥皂泡等训练。

（2）语音训练的内容：

① 语音不良习惯的矫正训练。

② 腭咽闭合功能训练：一般在术后 3～4 周开始，具体方法包括局部软腭按摩，作干呕、打呵欠和高声发"啊"音，唇、舌和下颌作多方运动，口腔内鼓气。

③ 语音呼气节制训练：如吹蜡烛、吹气球、吹乐器等。

④ 语音技能发育训练。

⑤ 语音基本要素训练：学发辅音时，可根据塞音、鼻音、边音、擦音和塞擦音的顺序，按照正常婴儿开始发音的生理秩序进行训练。

⑥ 单词和语句训练：患儿掌握拼音字母和单字拼音等语音基本要素后，开始单词和语句的训练，并逐渐加长句子和加快速度，如自己练习唱歌、颂诗、读报，增加交谈机会等。

参考文献 ［2］

【0780】如何早期识别判断血管瘤患儿发生 K－M（Kasabach-Merritt）危象？

答：（1）观察血管瘤患儿有无以下危象表现：

① 急性出血：如胃肠道、胸膜、腹膜或中枢神经系统出血征象。

② 瘤体内出血导致其快速增大。

③ 瘤体表面及周围出现淤点或淤斑，并逐渐扩散到其他部位。

④ 注意观察其他部位有无出血倾向，如牙龈、鼻黏膜出血及内脏出血（呕血、便血、尿血）及意识改变、瞳孔变化等颅内出血情况。

（2）重点关注人群：

① 巨大的血管瘤或广泛多发性血管瘤患儿。

② 出生后早期的血管瘤快速生长阶段的患儿。

③ 不明原因贫血的血管瘤患儿。

参考文献 ［6］

【0781】如何做好血管瘤患儿使用普萘洛尔的指导？

答：（1）单纯口服普萘洛尔治疗：

① 先天性心脏病、哮喘及 β 肾上腺素受体阻滞剂过敏患儿禁用。

② 初始期每天 0.5～1 mg/kg，分 2 次服用，观察疗效明显后继续服用 15～18 个月。

③ 每 1～3 个月复查血糖、血钾、肝功能及甲状腺功能。

（2）口服低剂量普萘洛尔联合间质注射或栓塞硬化注射：

① 每天 0.5～1 mg/kg，分 2 次服用，1～2 天内进行注射治疗。

② 注射治疗 1 次后，继续口服普萘洛尔并按时复查各项指标。

③ 根据年龄及体重增长情况，遵医嘱按每天 1 mg/kg 调整剂量，观察疗

效明显后继续 15～18 个月。

（3）普萘洛尔为片剂，服用前将药片碾碎，用 10 ml 糖水或奶溶解成 1.0 mg/ml，使用带刻度注射器抽取后喂服。

（4）药物需在餐间服用，患儿不配合吐出后应设法按量补服。

（5）住院患儿需在心电监护下用药，门诊患儿需在服药后观察面色、呼吸和心率变化。

（6）心率和血压的监测应在前 3 天每次服药后 1～2 小时进行，如有异常应汇报医生处理。

参考文献　［3］

【0782】如何应用膈下腹部冲击法急救气管异物患儿？

答：（1）小儿一旦发生异物吸入气管，立即评估判断患儿气道梗阻的程度。

（2）迅速解除呼吸道梗阻：

① 儿童膈下腹部冲击法：

a. 操作者站在或跪在患儿身后，并将双手环绕在患者腰部。

b. 一手将握拳的手拇指侧紧抵患儿脐上和胸骨下的腹中线上。

c. 另一只手握住攥拳的手，向上快速有力冲击患儿腹部。

d. 反复冲击，直到把异物从气道内排出。

② 婴儿膈下腹部冲击法：

a. 操作者跪或坐下，将婴儿放在膝盖上，使婴儿脸向下略低于胸部，头靠在操作者前臂上。

b. 用手托住婴儿头部和下颌，避免压迫喉部，操作者的前臂靠在自己膝盖或大腿上以支撑婴儿。

c. 手掌根部用足够的力量在婴儿的肩胛之间用力拍背 5 次。

d. 5 次拍背后，将婴儿全身翻转，脸朝上，操作者前臂靠在自己大腿上，保持其头部低于躯干。

e. 在胸骨下半部快速有力往下冲击，次数≤5 次，速率为每秒 1 次。

f. 重复拍背和胸部快速冲击，直到异物清除。

（3）解除窒息后，检查患儿反应、呼吸和脉搏，如无反应，立即予 CPR。

（4）急救后评估患儿有无发生并发症。

参考文献　［4］

【0783】如何做好婴幼儿泪囊炎的护理评估？

答：（1）评估患儿年龄、性别，了解病史及实验室检查结果。

（2）评估是否有泪道畸形，如存在溢泪等表现。

（3）检查内眦部皮肤有无红肿、糜烂、湿疹。

（4）结膜慢性充血者，指压泪囊区，检查泪小点有无脓性分泌物溢出。

（5）评估患儿及家长的疾病认知程度及配合度。

参考文献 ［24］

【0784】气管异物患儿并发急性喉梗阻，应如何早期识别并干预？

答：（1）应密切观察患儿呼吸情况，注意有无烦躁不安、憋气、呼吸困难加重、"三凹"征明显、口唇发绀、大汗淋漓等表现。

（2）尽量避免患儿哭闹，以免异物移位导致急性喉梗阻。

（3）经声门取异物后，评估喉水肿程度。

（4）主气管异物患儿出现剧烈呛咳、喘憋时，予坐起、吸氧、叩击肺部，并立即汇报医生。

参考文献 ［23］

参考文献

［1］American Heart Association. Basic life support provider manual[Z]. 2016.

［2］Marilyn J. Hockenberry, David Wilson. Wong's Nursing Care of Infants and Children [M]. 10th. Elsevier Mosby ,2015.

［3］Reilly S , Reid J , Skeat J , et al. ABM Clinical Protocol：Guidelines for Breastfeeding Infants with Cleft Lip, Cleft Palate, or Cleft Lip and Palate, Revised 2013[J]. Breastfeeding Medicine, 2013, 8(4)：349－353.

［4］Serghiou MA , Niszczak J , Parry I , et al. Clinical practice recommendations for positioning of the burn patient[J]. Burns, 2016：S0305417915003162.

［5］蔡威,孙宁,魏光辉,等.小儿外科学[M].5版.北京：人民卫生出版社,2014.

［6］崔焱,仰曙芬,张玉侠,等.儿科护理学[M].6版.北京：人民卫生出版社,2017.

［7］胡光珍,王翠田,李艳敏,等.重症 Kasabach-Merritt 综合征的围手术期护理[J].中国实用护理杂志,2014,30(10)：63－65.

［8］江载芳,申昆玲,沈颖,等.诸福棠实用儿科学[M].8版.北京：人民卫生出版社,2014.

［9］江忠,官琦.简明儿科常见疾病诊疗及护理[M].上海：同济大学出版社,2014.

［10］刘元生.误吸的海氏急救法[J].临床心电学杂志,2017,26(01).

［11］马佳英,姜丽华.图解实用儿科临床护理[M].北京：化学工业出版社,2017.

［12］穆雄铮,王炜.儿童整形外科学[M].杭州：浙江科学技术出版社,2015.

［13］孙钰玮,赵小菲.儿科学[M].北京：中国医药科技出版社,2017.

［14］王春英.实用重症护理技术操作规范与图解[M].杭州：浙江大学出版社,2017.

［15］薛辛东,杜立中,毛萌等.儿科学[M].北京：人民卫生出版,2011.

［16］张波,桂莉.急危重症护理学[M].北京：人民卫生出版社,2015.

［17］张琳琪,杨军华,刘丽丽,等.北京儿童医院诊疗常规：护理诊疗常规[M].北京：人民

卫生出版社,2016.

[18] 张齐放,钱培芬,何美朵,等.儿内外科护理学[M].上海:世界图书出版公司,2010.

[19] 赵毅,陈冬梅.急诊科护士规范操作指南[M].北京:中国医药科技出版社,2016.

[20] 郑家伟,王绪凯,秦中平,等. 口服普萘洛尔治疗婴幼儿血管瘤中国专家共识 2016 [J].上海口腔医学,2016.

[21] 中国营养学会膳食指南修订专家委员会妇幼人群指南修订专家工作组.6月龄内婴儿母乳喂养指南[Z].2016.

[22] 中国营养学会膳食指南修订专家委员会妇幼人群指南修订专家工作组.7～24月龄婴幼儿喂养指南[Z].2016.

[23] 中华医学会麻醉学分会.小儿围手术期液体和输血管理指南(2014)[J].实用器官移植电子杂志,2015,3(6):328 - 332.

[24] 中华医学会烧伤外科学分会,中国医师协会烧伤科医师分会.烧伤康复治疗指南(2013)[J].中华烧伤杂志,2013,29(6):497 - 504.

[25] 周霞,唐慧.儿科护理查房手册[M].北京:化学工业出版社,2014.

第八节　儿科危重症护理

【0785】低血容量为何会使患儿出现心率增快、尿量减少？

答:低血容量可导致交感神经-肾上腺轴兴奋,使外周血管总阻力升高以提升血压,同时可使心肌收缩力增强,心率增快,心排血量增加;还可兴奋肾素-血管紧张素Ⅱ-醛固酮系统及刺激压力感受器,使醛固酮和抗利尿激素分泌增加,从而加强肾小管对钠和水的重吸收,减少尿液。当低血容量性的小儿出现心率增快、尿量减少,表明其失血量占血容量比例的20%。

参考文献　[1]

【0786】脓毒症的患儿及时给予氧疗的目的是什么？

答:脓毒症患儿较早出现的全身病理变化往往就是低灌流和组织缺血缺氧。除快速补充血容量,减轻缺血——再灌注损伤外,及时给予氧疗,有利于纠正组织缺氧,减轻患儿呼吸做功,减少全身氧耗,缓解全身氧供与氧耗的矛盾,且对胃肠道黏膜的缺氧有保护作用。胃肠道黏膜缺氧的纠正,可减少内毒素的吸收,影响炎症的反应过程,间接地减轻全身性炎症反应综合征的症状。

参考文献　[17]

【0787】护士如何安排液体复苏的输液计划？

答:充分液体复苏是休克逆转病情,降低死亡率的关键措施。在液体复苏阶段,既要重视液体的量是否充足,又要密切观察心肺承受的能力。休克时机体处于应激状态,血糖较高,不宜使用含糖溶液。

液体复苏的计划为:

(1)液体复苏:首剂首选等渗晶体液(常用生理盐水)20 ml/kg,5～10 分钟静脉输注,反复评估输液后意识、心率、脉搏、血压、毛细血管再充盈时间、尿量等循环恢复的状况。若循环无明显改善,再给予第 2 剂、第 3 剂,并适当减慢输注速度,1 小时内液体总量可达 40～60 ml/kg。接近成人体重的患儿液体复苏量为:每次等渗晶体液 500～1 000 ml 或 5％白蛋白 300～500 ml,30分钟内输完。

(2)继续和维持输液:可用 1/2～2/3 张液体,根据血电解质测定结果进行调整,6～8 小时内输液速度 5～10 ml/(kg·h)。维持输液用 1/3 张液体,24 小时内输液速度 2～4 ml/(kg·h),24 小时后根据病情调整输液方案。

参考文献 ［9］

【0788】护士如何通过观察尿量评估患儿血容量状况?

答:尿量是监测循环状况的重要指标。尿量监测有助于早期诊断,判断治疗后血容量改善的状况及肾脏功能损害的性质:

正常小儿尿量个体差异较大,与年龄、液体摄入量或气温等因素有关。一般认为学龄儿童少于 400 ml/d,学龄前儿童少于 300 ml/d,婴幼儿少于200 ml/d 为少尿;一昼夜尿量小于 20～50 ml,即称无尿。新生儿小于1.0 ml/(kg·h)为少尿,少于 0.5 ml/(kg·h)为无尿。当少尿或无尿出现后,可给予 20％甘露醇 0.5～1 g/kg,半小时内静脉输入,若输入后尿量增加则示血容量不足,应予补液,若输入后 1～2 小时内仍无尿,则示已有肾实质性损害,不宜再用,以免扩容而增加心脏负担。

参考文献 ［16］

【0789】护士如何观察脓毒性休克的患儿由暖休克转入冷休克状态?

答:

暖休克与冷休克的临床特点不同之处

特　征	暖休克	冷休克
毛细血管再充盈时间(秒)	≤2	>2
外周脉搏波动	有力	减弱
皮肤花斑	无	有

冷休克为低动力性休克,反映了外周灌注差和全身高血管阻力的低心排状态。除意识改变、尿量减少外,还会出现皮肤苍白花纹,四肢凉,脉搏快细弱,毛细血管再充盈时间延长。若患儿出现心率增快、血压下降、过度通气、

中心静脉压高、心排出量降低等表现,表明患儿已由暖休克转为冷休克状态。

参考文献　[31]

【0790】脓毒性休克患儿液体复苏期间如何评估容量反应性?

答:儿童脓毒性休克常同时伴低血容量性休克。早期大量液体复苏旨在尽快恢复有效循环血量,避免组织低灌注发生和发展。液体复苏(扩容)是必需的治疗措施,儿童对积极液体复苏呈现良好反应性。

(1)在液体复苏阶段,患儿若肺部出现啰音,心脏有奔马律、肝大、呼吸做功增加等,常提示心力衰竭、肺水肿等发生,表明液体过负荷,应停止液体复苏并利尿,甚至连续血液净化治疗。

(2)充分液体复苏后若仍然存在低血压,需要正性肌力药物和(或)升压药以维持灌注压。

(3)监测 CVP 数值的动态变化,当液体复苏后 CVP 升高不超过 2 mmHg时,提示心脏对容量的反应性良好,可以继续快速输液治疗;反之,提示机体不能耐受快速补液。

(4)也可采用被动抬腿试验评估患儿的容量反应。

参考文献　[4]

【0791】如何从血压、心率的关系评估休克程度?

答:脉率细速或心率加快常出现在血压下降之前。脉搏与血压密切相关,若脉搏规则有力,血压也大致正常;脉搏细弱或听不到,血压也多降低或测不出。当血管严重收缩,心排出量和脉压显著减少时,袖带法测量的血压偏低,最好用动脉插管法直接监测。

休克指数[脉率/收缩期血压(以 mmHg 表示)]有助于判断休克的程度。休克指数正常为 0.5,表示无休克;超过 1.0~1.5,表示存在休克;在 2.0 以上,则表示重度休克。

参考文献　[2]

【0792】为什么血压不是评估小儿早期休克的必备指标?

答:血压是休克的重要监测指标之一,但并非诊断休克的必备条件,因为机体的代偿机制可以通过血管收缩维持血压在正常范围,但组织灌注和氧合情况可能已经出现显著降低,此时可表现为中心静脉血氧饱和度下降和乳酸水平升高。而心动过速、精神状态、毛细血管再充盈时间、尿量减少、四肢温度、中心静脉血氧饱和度下降和乳酸水平升高等这些指标出现异常比低血压更早,相对来说判断小儿的早期休克更为可靠。

参考文献　[8]

【0793】如何应用中心静脉压、血压评估患儿的心功能和血容量?

答:中心静脉压(CVP)测定能反映右心房的充盈压,对决定输液的质量和速度,以及是否需要强心剂提供依据。CVP 正常值为 $5\sim12$ cmH₂O。患儿自主呼吸时,CVP 维持在 $2\sim7$ cmH₂O;行机械通气时,CVP 上限可升至 13 cmH₂O。CVP<5 cmH₂O,提示血容量不足;CVP>15 cmH₂O,提示液体过量、心力衰竭。在输液过程中常结合血压的测定结果,作为判断输液量是否已达标准的依据(下表):

中心静脉压、血压与血容量心功能的关系

CVP	血压	原　　因	处理原则
低	低	血容量严重不足	充分补液
低	正常	血容量不足	适当补液
高	低	心功能不全或血容量相对过多	强心、利尿,纠正酸中毒,舒张血管
高	正常	容量血管过度收缩	舒张血管
正常	低	心功能不全或血容量不足	强心、补液试验*

* 补液试验:取等渗盐水 250 ml,于 $5\sim10$ 分钟内经静脉注入。如血压升高而中心静脉压不变,提示血容量不足;如血压不变而中心静脉压升高 $3\sim5$ cmH₂O,则提示心功能不全。

参考文献　[11]

【0794】休克患儿的护理要点有哪些?

答:(1)采用平卧位或头部和躯干抬高 $10°\sim20°$、下肢抬高 $20°\sim30°$ 的休克体位,增加回心血量,防止脑水肿。休克患儿循环状态不稳定,防止过多搬动、翻身,以免引起血压波动、休克加重。

(2)保持呼吸道通畅,给予氧气吸入。

(3)建立静脉双通道,根据患儿心肺功能及血压等情况调整输液速度。

(4)遵医嘱应用血管活性药物,注意观察及更换输液部位,防止局部组织坏死。液体复苏期间严密监测患儿对容量的反应性,观察有无容量负荷过重。准确记录出入量,尿量既可反映肾微循环情况,亦可反映重要脏器血流灌注状况。

(5)严密监测体温变化情况,遵医嘱给予抗生素,观察用药效果。

(6)严密监测患儿意识、生命体征、皮肤颜色、肢端温度、毛细血管充盈情况、DIC 及动脉血气等。

(7)做好心理护理及基础护理,保持床单元的清洁、干燥。病情许可时定时翻身、拍背。对于易受压的部位,适当使用水疗袋、脚圈等措施。

【0795】如何对创伤患儿进行初期评估?

答:初期评估包括以下内容,一般以 ABCDE 顺序评估:

A——评估气道(Airway):颈椎保护下维持气道通畅。

B——评估呼吸(Breathing)：识别和治疗开放性气胸和张力性气胸。

C——评估循环(Circulation)：控制外部出血及静脉输液治疗。

D——残疾(Disability)：神经系统状态(发现需要早期神经外科干预的状态)。

E——暴露(Exposure)：脱衣检查病人，同时保持病人体温。

在进入下一阶段前，每一确定的危及生命的状况均需要先治疗。例如，如果需要先吸痰，那么就先吸痰然后重新评估呼吸，而如果需要吸氧，那么在检查循环前吸氧。但是，在多人参与抢救的情况下，可以同时进行治疗及下一步的评估。

参考文献　［14］

【0796】如何搬运多发伤患儿？

答：(1)儿童套上颈托固定颈椎。

(2)放置在脊柱固定板上固定胸椎和腰椎。患儿身体在固定板之间放置1英寸填充物，放置范围婴幼儿为从肩膀到臀部，儿童为整个身下包括头部。如四肢骨折的患儿，采用木板、树枝或其他材料将整个肢体固定。

(3)怀疑是脊柱、脊髓损伤的患儿，先固定颈部，再用硬板搬运，严防颈部和躯干前屈或扭转，避免加重脊柱、脊髓损伤，保护呼吸功能等。

(4)骨盆损伤的患儿，用大块包扎材料将骨盆做环形包扎后，仰卧于硬板或硬质担架上。

参考文献　［13］

【0797】搬运多发伤患儿时的注意事项有哪些？

答：(1)根据不同伤情和环境采取不同搬运方式，避免再次损伤和搬运不当造成的意外伤害。

(2)搬运过程中动作轻巧、敏捷、步调一致，避免震动，以减少患儿痛苦。

(3)搬运途中注意保暖，严密监测病情变化，随时观察患儿伤情有无变化，如神志、表情、面色、脉搏、呼吸等。

(4)对骨折、脱位及大出血患儿，先固定止血再搬运，输液患儿保持液体通畅。

参考文献　［2］

【0798】如何准确评估严重创伤患儿的气道是否通畅？

答：对于重度颅脑损伤或受伤前曾饱食的患儿，可出现不自主控制的大量喷射性呕吐，从而导致吸入性气道梗阻而危及生命。判断气道是否通畅并采取有效措施开放气道是创伤初期评估的首要任务。

(1)首先判断患儿意识，意识清醒的应询问简单问题，如："你叫什么名字？""伤在哪里？"患儿正常发音，说明气道通畅。

（2）若出现喘鸣音,提示口咽部气道阻塞;出现哮鸣音,提示可能有器官部分阻塞。

（3）对于昏迷患儿,应检查口腔内有无异物、血液分泌物和舌后坠等情况。当出现以下情况时,尽早建立人工气道:① 广泛的颌面部创伤、烧伤、吸入性损伤;② 呼吸暂停;③ 通气不足;④ 严重颅脑损伤昏迷患儿,GCS<8。

参考文献　［14］

【0799】评估小儿呼吸心跳骤停的方法有哪些?

答:（1）呼唤、推拉患儿,婴幼儿拍打足底看其有无反应以判断意识存在与否。

（2）直接观察胸廓的起伏来确定患儿的呼吸状况;也可以通过患儿鼻、口部有无气流或在光滑表面产生雾气等方法来参考判断。

（3）1 岁以上的儿童,用手指于颈部、腹股沟触诊颈动脉、股动脉,1 岁以内的婴幼儿在上臂内侧,肘和肩膀之间触诊肱动脉来判断有无脉搏。

参考文献　［21］

【0800】如何判断小儿呼吸心跳骤停的施救时机,需注意哪些方面?

答:呼吸心跳骤停 4～6 分钟,脑部缺氧就可出现不可逆大脑损害,故对呼吸心跳骤停的患儿的基础生命支持争取在黄金 4 分钟之内完成。必须注意:

（1）患儿无反应且呼吸不规则或无效呼吸时应立即开始胸外按压。

（2）评估呼吸及脉搏的时间不超过 10 秒。

（3）不要等待听心音有无才开始施救。

（4）不要等待诊断心搏骤停有各项临床依据时才开始施救。

（5）创伤所致的心搏骤停更不能等待静脉或动脉输血后才施救。

参考文献　［26］

【0801】为什么心肺复苏（CPR）时有效的胸外按压才能保证患儿组织器官的血流灌注?

答:CPR 时胸外按压大约能提供正常 10%～25% 的心肌血灌注和 50% 脑血流的灌注,因此只有实施高质量的胸外按压才能提高冠脉灌注压,保障重要组织器官的血流灌注,维持机体的循环功能。

参考文献　［27］

【0802】实施心肺复苏时,有效的胸外按压的技术标准是什么?

答:（1）有效的胸外按压必须快速、有力。

（2）按压频率 100～120 次/分。

（3）按压深度至少为胸廓前后径的 1/3（婴儿约 4 cm,儿童约 5 cm,但不超过 6 cm）。

（4）每次按压后胸廓应完全回复,按压与放松比大致相等。

（5）胸外按压中断时间限制在 10 秒以内。

（6）按压分数(即胸外按压时间占整个 CPR 时间的比例)应≥60%。

参考文献　[27]

【0803】心肺复苏过程中如何正确使用球囊-面罩?

答:球囊-面罩可提供正压通气,临床常用的为自膨胀气囊。不连接氧源,递送的氧浓度为 21%;连接氧源,递送的氧浓度约为 40%;气囊尾部的贮氧装置,可输送高浓度的氧气,连接氧源,加贮氧袋的气囊递送的氧浓度可达95%~100%。

（1）使用前选择合适的面罩,面罩大小应保证将空气密闭在面部,盖住口鼻。

（2）新生儿及早产儿选用 250 ml 的气囊;婴儿及低龄儿童选用 450~500 ml 气囊;年长儿选用 1 000 ml 气囊。

（3）用 CE 手法保持气道打开及固定面罩,挤压皮囊,持续时间 1 秒,继而放松,如此一挤一松有节奏地反复进行。

（4）通气的频率儿童为 12~20 次/分,新生儿为 40~60 次/分。

（5）挤压的力度以能提供足够的潮气量,引起胸廓有所起伏即可。

（6）避免过大过量的通气,导致胸内压升高、心排出血量的减少、胃胀气增加反流和误吸的危险。

参考文献　[30]

【0804】儿童心跳呼吸骤停后,如何获得最佳的生存率和生命质量?

答:儿童心跳呼吸骤停要获得最佳生命质量及生存率,必须启动实施儿童生存链,包括 5 个环节:防止心跳呼吸骤停、尽早进行心肺复苏、迅速启动急救医疗服务系统、快速高级生命支持、综合的心脏骤停后治疗。

（1）儿童基本生命支持(PBLS):心肺复苏的第一阶段,由前 3 个环节构成,强调黄金 4 分钟,是自主循环恢复、挽救心跳呼吸骤停患儿的基础。

（2）儿童高级生命支持(PALS):是心肺复苏的第二阶段,重点是最大程度地改善预后,强调心跳呼吸骤停后 8 分钟内进行 ALS,快速的高级生命支持(<5 分钟),复苏成功后神经系统正常的可能性大。建立血管通路、使用药物、电除颤、气管插管等。

（3）综合的心脏骤停后治疗包括:保证心肺等重要脏器的血流灌注、系统治疗、确定诱发心跳呼吸骤停的原因和防止复发、控制体温和促进神经系统恢复、优化机械通气和减少肺损伤、器官功能支持和降低多器官衰竭的风险、提供必要的康复后训练等。

参考文献　[22]

【0805】如何为经皮肤黏膜接触中毒的患儿做初步的处理?

答:儿童皮肤较薄,脂质较多,脂溶性的毒物如有机磷农药等,可直接溶

解于皮肤表面的类脂层,易于经真皮下毛细血管吸收而中毒。处理措施包括:

(1) 立即脱去污染衣物,对染毒的皮肤用大量温清水(25～37℃)反复冲洗,忌用超过37℃的热水。

(2) 遇水能发生反应的毒物,先将毒物拭净后再用水冲洗。

(3) 强酸强碱灼伤皮肤后先用大量清水冲洗10分钟以上,然后对强酸灼伤局部用2%碳酸氢钠、1%氨水或肥皂水中和,再用清水冲洗;对强碱灼伤,用清水冲洗10分钟后,局部用弱酸(1%醋酸)中和,再用清水冲洗。切勿在首次清水冲洗之前应用中和方法,否则由于中和反应产生热量,加重损伤。

(4) 毒物污染眼内时,立即用清水(灭菌水最好)或生理盐水冲洗5分钟以上,冲洗时,先将面部浸于水中,嘱患儿做开眼、闭眼动作,使毒物充分稀释清除,角膜、结膜、穹隆部在充分暴露下进行冲洗。冲洗前,不要使用解毒剂,以免解毒剂与毒物产生化学反应放热,增加损伤程度。冲洗后,在眼中滴数滴2%荧光素液(已经过消毒),如荧光素呈黄色或绿色,再将眼睛冲洗5分钟,然后转至眼科做进一步诊治。

参考文献 [29]

【0806】误服中毒患儿选择洗胃液的注意要点有哪些?

答:误服中毒的患儿,一般在误服毒物4～6小时内进行排毒,如催吐不彻或不能催吐时,必须立即洗胃。

(1) 洗胃液的量:新生儿50～100 ml,婴幼儿500～1 000 ml,学龄期1 000～2 000 ml。

(2) 毒物未查明时,一般采用温生理盐水作为洗胃液。若已知毒物的种类,应以相应的解毒剂洗胃。

(3) 洗胃液的温度应当与体温相近,一般在35～38℃,新生儿为38～40℃。

(4) 洗胃的用量按每次5～10 ml/kg,反复多次进行洗胃,量出为入,直到彻底清除胃内容物为止。

参考文献 [28]

【0807】护士如何早期识别危重患儿?

答:Monaghan等从呼吸、心血管状态和精神行为三个方面提出了适用于儿童的早期预警评分(PEWS)系统,根据异常程度按0～3分进行评定。以呼吸频率、呼吸做功及氧气治疗水平判断呼吸功能状态;通过判断皮肤颜色和毛细血管再充盈时间(CRT),对循环状态作出初步判断;结合儿童特点的精神行为评定对患病个体的神经系统功能状态作出初步评估,可用于早期识别危重患儿。

儿童早期预警评分

	0 分	1 分	2 分	3 分
意识	正常	嗜睡	易激惹	昏睡/昏迷
心血管系统	肤色粉红,CRT:1～2 秒	肤色苍白,CRT:3 秒	肤色发灰,心率较正常升高 20 次/分	肤色发灰,皮肤湿冷,CRT≥5 秒,心率较正常升高 30 次/分或心动过缓
呼吸系统	正常范围,无吸气性凹陷	较正常升高 10 次/分,FiO_2>30% 或吸氧流量>4 L/min	较正常升高 20 次/分,有吸气性凹陷,FiO_2>40% 或吸氧流量>6 L/min	呼吸频率较正常减少 5 次/分,伴胸骨吸气性凹陷,呻吟,FiO_2>50% 或吸氧流量>8 L/min

参考文献　[25]

【0808】为患儿吸痰实施背部叩击的注意事项有哪些?

答:叩背原理是利用重力及机械的力量使粘贴在气管壁上的痰液脱离,易于排出体外。

(1)叩击应避开骨隆突处,如胸骨、肩胛骨及脊柱等,应在肺野进行。

(2)叩击力量适中,以不使患儿感到疼痛为宜,频率为 120～180 次/分。

(3)叩击宜在餐前或餐后 2 小时进行,每个肺叶反复叩击 1～3 分钟。

(4)叩击时需用单层薄布保护皮肤,不宜直接与患者皮肤接触,也勿穿着较厚衣物,可降低叩击震动,影响叩击效果。

(5)叩击时注意观察患儿的反应,观察咳嗽、排痰情况,肺部呼吸音及啰音的变化。

(6)叩击时手掌与患儿胸壁的距离不超过 12 cm,以免力量过大引起患儿不适。

(7)严重心血管功能状况不稳定者,如低血压、肺出血、肺水肿、咯血的患儿,及未经引流的气胸、肋骨骨折等患儿严禁叩击。

参考文献　[24]

【0809】为什么俯卧位通气可以改善 ARDS 患儿氧合?

答:(1)俯卧位时胸腔压力梯度减少,肺部压力趋向一致,各部分肺的通气比较均匀,背侧肺泡重新开放,可改善通气血流比例,减少肺内分流。

(2)俯卧位解除膈肌运动受限,膈肌位置下移,功能残气量增加,肺泡复张,氧合指数改善。

(3)俯卧位时背侧胸壁顺应性改善,整体胸壁顺应性更加一致。

（4）心肺和纵隔对肺组织的压迫减轻。

（5）由于重力作用气管内分泌物得到良好的引流。

参考文献 ［22］

【0810】人工气道氧疗时为何要进行气体的湿化？

答：正常情况下鼻腔具有加温、滤过和湿化气体的功能，气体进入鼻腔，可加温到 30～34℃，相对湿度达 80%～90%，到达气管隆突时，温度已接近正常体温，相对湿度达 95% 以上。呼出气含有饱和水蒸气，常使呼吸道丢失一部分水分，但呼出气通过鼻腔时温度下降，部分水蒸气凝结在鼻黏膜上，可保留其中 20%～25% 的热量和水分，一般情况下，呼吸道失水量为 8～12 ml/m²。机械通气时，气流通过气管插管直接进入气管，并且由于通气量增加，使呼吸道的水分蒸发较正常状态下明显增加，导致呼吸道干燥，黏膜纤毛清除功能减弱。

对吸入气体进行加温湿化，向呼吸道输送水分，维持吸入气体的理想湿度和温度，可以充分湿化气道，稀释痰液，减少气道堵塞和慢性肺疾病发生的风险，且可以增加氧疗患儿的舒适度。

参考文献 ［23］

【0811】急性肾衰竭患儿饮食护理要点有哪些？

答：（1）少尿期应限制水、钠、钾、磷摄入。

（2）给予高糖、低蛋白、高维生素饮食，供给热量为 210～250 J/(kg·d)，蛋白质 0.5 g/(kg·d)，以优质蛋白质为主（如蛋、肉类、奶类蛋白）。

（3）少尿期限制蛋白质摄入量，减少组织蛋白分解。

（4）透析治疗因丢失大量蛋白质，治疗期间无需限制限制蛋白质摄入量。

（5）严格控制含钾食物及水果的摄入，如香蕉、核桃、柑橘，以及各种干货等。

（6）出现水肿及高血压要适当限制食盐的摄入量，每日摄入钠不超过 3 g。

参考文献 ［12］

【0812】婴儿心功能分级如何评估？

答：（1）心功能 0 级：无心力衰竭症状。

（2）心功能 Ⅰ 级：轻度心力衰竭，指征为每次哺乳量少于 105 ml，或哺乳时间＞30 分钟、呼吸困难，心率＞150 次/分，可有奔马律，肝肋下 2 cm。

（3）心功能 Ⅱ 级：中度心力衰竭，指征为每次哺乳量少于 90 ml，或哺乳时间＞40 分钟、呼吸＞60 次/分，呼吸形式异常，心率＞170 次/分，可有奔马律，肝肋下＞3 cm。

（4）心功能 Ⅲ 级：重度心力衰竭，指征为每次哺乳量少于 75 ml，或哺乳时间＞30 分钟、呼吸困难，心率＞160 次/分，可有奔马律，肝肋下 2～3 cm，有末梢循环不良。

参考文献　[20]

【0813】血液净化凝血分级指标的内容是什么?

答:血液净化凝血分级指标是评价血液净化抗凝效果的有效指标,通过观察滤器内凝血情况来进行评估。

0级:抗凝效果好,滤器内没有或少有几丝纤维凝血。

Ⅰ级:少部分凝血或少有几条纤维凝血。

Ⅱ级:滤器明显凝血或半数以上纤维凝血。

Ⅲ级:严重凝血,必须更换滤器及管路。

参考文献　[18]

【0814】儿科常用的药物镇痛技术有哪些?

答:(1) 阿片类药物持续静脉输注:是目前临床最常见的镇痛技术,作用于中枢神经系统,常用药物如吗啡、可待因等,适用于中度至重度的疼痛。

(2) 自控式止痛法(PCA):5 岁以下或不能合作的患儿,可采用护士或家长控制镇痛的方法,防止出现过度镇静和呼吸抑制。常用药物吗啡、芬太尼。适用于于术后疼痛,创伤等引起的疼痛。

(3) 局部麻醉:常用药物为含有利多卡因的局部渗贴膏、乳膏或局部注射等。适用于小儿外科的清创,动静脉导管的置入,腰穿,胸引导管置入等。

(4) 平衡镇痛法:将作用部位、机制各不相同的药物和不同的用药方法联合应用的镇痛方式,使镇痛效果更确切,可减少药物剂量及副作用,是围术期术后康复的快速通道。

参考文献　[6]

【0815】为什么儿童使用镇静镇痛治疗需要护士监护?

答:镇静镇痛治疗时患儿可能会出现呕吐、抽搐、窒息、过敏和心肺功能障碍,甚至可发生心跳呼吸停止。因此必须监护生命体征,并由监护护士进行严密观察,用药前必须准备好呼吸支持及急救设备。

参考文献　[10]

【0816】如何应用 Ramsay 评分对儿童危重患者进行镇静评估?

答:根据美国麻醉协会定义,镇静程度可分为轻度镇静、中度镇静、深度镇静和全身麻醉。在镇静深度选择方面,可根据患儿诊断、临床特征、应用的医疗技术与操作时机决定。以 Ramsay 评分为例,机械通气患儿镇静深度维持在 3～5 级,非机械通气患儿镇静深度维持在 2～4 级。

Ramsay 镇静评分分级:

1级 清醒:患者焦虑、不安或烦躁。

2级 清醒:患者合作、定向力良好或安静。

3级 清醒:患者仅对命令有反应。

4级 睡眠:患者对轻扣眉间或强声刺激反应敏捷。

5级 睡眠:患者对轻扣眉间或强声刺激反应迟钝。

6级 睡眠:患者对轻扣眉间或强声刺激无任何反应。

参考文献 [7]

【0817】儿科常用氧疗的方法有那些?

答:(1)鼻导管给氧:儿童氧流量为 1~2 L/min,婴幼儿 0.5~1 L/min,氧浓度 25%~40%。

(2)面罩吸氧:儿童氧流量为 3~5 L/min,婴幼儿 2~4 L/min,氧浓度 40%~60%。

(3)头罩吸氧:氧浓度可根据需要调节,通常为 4~6 L/min,氧浓度 40%~50%。

(4)持续气道正压给氧(CPAP):新生儿常用经鼻 CPAP,年长儿可用面罩和鼻罩 CPAP。

(5)高压氧舱:患儿置于密闭高压氧舱内,在超过 1 个绝对大气压的高压情况下给氧的方法,主要通过大幅度提高氧分压,增加氧在血液中的溶解量和氧含量。

参考文献 [3]

【0818】新生儿复苏的步骤是什么?

答:在 ABCD 复苏原则下,新生儿复苏可分为 4 个步骤:

(1)快速评估(或有无活力评估)和初步复苏。

(2)正压通气和脉搏血氧饱和度检测。

(3)气管插管正压通气和胸外按压。

(4)药物和(或)扩容。

参考文献 [19]

参考文献

[1] 崔焱,仰曙芬.儿科护理学[M].6 版.北京:人民卫生出版社,2017.

[2] 封志纯,祝益民,肖昕.实用儿童重症医学[M].北京:人民卫生出版社,2012.

[3] 符跃强,许峰.儿科患者诊断和治疗性操作镇静前中后监护和管理指南(2016 更新版)解读[J].中国实用儿科临床杂志,2017,32(18):1383-1385.

[4] 黄子通,于学忠.急诊医学[M].2 版.北京:人民卫生出版社,2014.

[5] 江载芳,申昆玲,沈颖.诸福棠实用儿科学[M].8 版.北京:人民卫生出版社,2015.

[6] 美国心脏协会.2015 心肺复苏及心血管急救指南更新.美国心脏协会,2015.

［7］钱素云.重视并规范重症患儿的镇静镇痛治疗［J］.中华儿科杂志,2012,50(9)：645-646.

［8］孙钰玮.儿科学［M］.北京：人民卫生出版社,2017.

［9］王一镗.急诊医学［M］.2版.北京：清华大学出版社,2015.

［10］王莹,钱素云.儿童脓毒性休克(感染性休克)诊治专家共识(2015版)的相关说明［J］.中华儿科杂志,2015,53(8)：584-585.

［11］许虹.急救护理学［M］.北京：人民卫生出版社,2012.

［12］血液净化急诊临床应用专家共识组.血液净化急诊临床应用专家共识［J］.中华急诊医学杂志,2017,26(1)：24-36.

［13］喻文亮,钱素云,陶建平.小儿机械通气［M］.上海：上海科学技术出版社,2012.

［14］张玉侠,胡小静,陈建军.实用新生儿护理学［M］.北京：人民卫生出版社,2015.

［15］张玉侠.儿科护理规范与实践指南［M］.上海：复旦大学出版社,2011.

［16］赵祥文.儿科急诊医学［M］.3版.北京：人民卫生出版社,2012.

［17］郑显兰.儿科危重症护理学［M］.北京：人民卫生出版社,2015.

［18］中国新生儿复苏项目专家组.中国新生儿复苏指南［J］.中华围产医学杂志,2016,19(07)：481-486.

［19］中国新生儿复苏项目专家组,中国新生儿复苏指南(2016年北京修订)［J］.中华实用儿科临床杂志,2017,32(14)：1058-1602.

［20］中国研究型医院学会心肺复苏学专业委员.2016中国心肺复苏专家共识［J］.中华灾害救援医学,2017,42(1)：9-14.

［21］中国医师协会创伤外科医师分会,中华医学会创伤学分会创伤急救与多发伤学组.创伤失血性休克早期救治规范［J］.创伤外科杂志,2017,19(12)：881-884.

［22］中国医师协会急诊医师分会.急性中毒诊断与治疗中国专家共识［J］.中华急诊医学杂志,2016,25(11)：1361-1375.

［23］中华人民共和国卫生行业标准.临床常用急救操作技术［Z］.WS 387.5-2012.

［24］中华医学会创伤学分会,中华医学会创伤学分会创伤危重症与感染学组.中华医学会创伤学分会创伤急救与多发伤学组.2014胸部创伤院前急救专家共识［J］.中华创伤杂志,2014,30(9)：861-864.

［25］中华医学会创伤学分会交通伤与创伤数据库学组,中华医学会创伤学分会创伤急救与多发伤学组.严重创伤规范化救治［J］.中华创伤杂志,2013,29(6)：485-488.

［26］中华医学会儿科学分会急救学组,中华医学会急诊医学分会,中国医师协会儿童重症医师分会.儿童脓毒性休克(感染性休克)诊治专家共识(2015版)［J］.中华儿科杂志,2015,53(8)：576-580.

［27］中华医学会儿科学分会急救学组,中华医学会急诊医学分会儿科学组,中国医师协会重症医学医师分会儿科专业委员会.儿童重症监护治疗病房镇痛和镇静治疗专家共识(2013版)［J］.中华儿科杂志,2014,52(3)：189-192.

［28］中华医学会呼吸病学分会呼吸危重症医学学组.急性呼吸窘迫综合征患者机械通气指南(试行)［J］.中华医学杂志,2016,96(6)：404-424.

［29］中华医学会麻醉学分会.围术期中心静脉监测专家共识[J].2014:17－21.

［30］中华医学会麻醉学会.2014 中国麻醉学指南与专家共识[M].北京:人民卫生出版社,2014.

［31］祝益民.儿科危重症监护与护理[M].2 版.北京:人民卫生出版社,2017.

第五章 急诊急救护理

【0819】如何在现场快速识别成人心脏骤停?

答:判断患者有无反应:采取轻拍或摇动患者双肩的方法,并大声呼叫:"喂,你能听到我说话吗?"同时检查颈动脉搏动和呼吸,检查时间应至少5秒,但不超过10秒。

参考文献　[3][10]

【0820】院内成人心脏骤停生存链包括哪几个环节?

答:(1)监测、预防和治疗。

(2)立即识别心脏骤停并启动应急反应系统。

(3)尽早实施着重于胸外按压的心肺复苏。

(4)快速除颤。

(5)多学科心脏骤停后治疗。

参考文献　[3]

【0821】成人高质量心肺复苏(2015版)应包括哪几点?

答:(1)以100～120次/分的速度按压。

(2)按压深度至少5 cm,不应超过6 cm。

(3)每次按压后让胸廓完全回弹。

(4)尽可能减少按压中断。

(5)避免过度通气。

参考文献　[3]

【0822】什么情况下需要立即进行电除颤,采取的电除颤模式、部位和电击能量是什么?

答:(1)评估心律,如果为室颤或无脉性室性心动过速,需立即进行电除颤。

(2)采取非同步模式,正确放置电极板。

① 前-侧位:A(Apex)电极板放在左乳头外下方或左腋前线第5肋间(心尖部),S(Sternum)电极板放在右锁骨下方或2～3肋间(心底部),此法因迅速便利而更为常用,适用于紧急情况。

② 前-后位:A电极板放在左侧心前区标准位置,而S电极板置于左背部肩胛下区,此方法适用于电极贴片。对于双相波除颤器,使用制造商推荐的能量(如果已知),如果未知,选择可用的最高能量;对于单相波除颤器,使

用 360 J。

参考文献 [3][10]

【0823】成人心脏骤停患者复苏过程中常用的药物有哪些？如无法快速建立静脉通路时还可采取何种给药途径？

答:(1) 成人心脏骤停患者复苏过程中常用的药物有肾上腺素和胺碘酮。

(2) 如无法快速建立静脉通路时,还可采取骨内通路或气管通路给药方式。骨内通路技术是使用骨内或骨髓穿刺针建立通路,利用长骨骨髓腔中丰富的血管网将药物和液体输入血液循环的技术,具有解剖位置固定、标志明确、穿刺成功率高、方法简便和操作速度快等特点。

参考文献 [3][5]

【0824】为成人心脏骤停患者进行辅助呼吸时,可采取哪些通气方式？呼吸频率有无不同？

答:为成人心脏骤停患者进行辅助呼吸时,如未置入高级气道,可采取口对口、口对口鼻、口对面罩、球囊面罩方式进行通气,按压呼吸比为 30:2。建立高级气道后,每 6 秒给予 1 次呼吸,同时以 100~120 次/分的速率持续胸外按压。

【0825】困难气道气管插管时可选择哪些方法？插管后如何确认气管导管是否在位？

答:(1) 困难气道气管插管时可选择可视化技术,常见的设备有可视喉镜、可视管芯和纤维支气管镜等。

(2) 迅速确认导管是否进入气管的方法:① 明示下见导管经过声门;② 通气时见胸廓起伏,呼气相导管壁可见白雾;③ 听诊两肺呼吸音对称;④ 监测呼吸末 CO_2 分压(最可靠的指标);⑤ 无腹部膨隆,胃部无气过水声;⑥ 患者氧合改善或维持在较高水平。

参考文献 [4][9]

【0826】成人一旦发生气道异物梗阻,如何快速识别及现场急救？

答:(1) 如患者出现特有的"窒息痛苦样表情"(手掐咽喉部"V"形手势),即为异物梗阻呼吸道的普遍表现。

(2) 施救者应立即询问患者"你卡着了吗?",如果患者点头但无法说话,表明存在严重气道梗阻,立即使用腹部快速冲击(海姆立克手法,见下图)解除有反应的成人窒息。如果患者失去反应,应立即开始心肺复苏。

参考文献 [3][10]

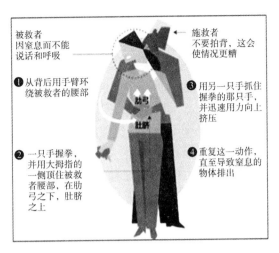

海姆立克手法

【0827】急诊分诊护士如何运用降阶梯思维对急性胸痛患者进行分诊?

答:(1)降阶梯思维强调首先抓住威胁患者生命的主要矛盾,分诊时从严重疾病到一般疾病,从迅速致命疾病到进展较慢疾病依次进行鉴别,按照病情级别处置患者。

(2)急诊分诊护士接诊此类患者时应着重观察患者的生命体征,同时结合病史及主诉,首先考虑急性冠脉综合征、主动脉夹层、肺栓塞、急性心包填塞、张力性气胸和食管破裂这类致死性或潜在致死性疾病的可能性,决定送抢救室抢救还是在诊室进一步治疗,并做好病情交接工作及追踪观察。

参考文献　[1][2][8]

【0828】阿司匹林对急性冠脉综合征患者有何作用? 它的适应证和禁忌证有哪些?

答:(1)急性冠脉综合征的常见病因是脂质沉积斑块发生破裂。破裂后,血小板的单细胞层覆盖破裂斑块的表面(血小板黏附),其他血小板聚集并被激活。阿司匹林不可逆地与血小板结合在一起,并可部分抑制血小板功能。

(2)阿司匹林适用于所有可能患急性冠脉综合征的患者;禁忌证包括真正的阿司匹林过敏或近期有活动性胃肠道出血。

参考文献　[3]

【0829】急诊分诊护士如何运用美国辛辛那提院前卒中评分量表进行成人卒中评估?

答:急诊分诊护士根据辛辛那提院前卒中评分量表上的 3 种体检结果可识别卒中:① 面部下垂;② 上肢偏移;③ 言语异常。通过使用该量表,急诊分诊护士可在1分钟内评估患者。有1项结果阳性,表明有72%的卒中概率;如果所有3项均异常,则表明卒中的可能性大于85%。

参考文献　［3］

【0830】成人疑似卒中患者急诊处理的目标时间分别是多少?

答:(1) 就诊10分钟内立即进行系统评估并稳定生命体征。

(2) 就诊25分钟内由卒中医疗小组或指派专人立即进行神经病学评估。

(3) 就诊45分钟内获取CT报告。

(4) 就诊60分钟内接受溶栓治疗。

(5) 就诊3小时内入住卒中单元。

参考文献　［3］［6］

【0831】急性缺血性卒中患者溶栓治疗的时间窗、方法及推荐溶栓药物是什么?

答:在急性缺血性卒中患者出现在症状后3小时内或4.5小时内可进行静脉溶栓治疗,推荐溶栓药物是重组组织型纤维蛋白溶酶原激活剂(rtPA)。

参考文献　［3］

【0832】对急诊创伤患者进行初级评估的关键要点包括哪些?

答:对急诊创伤患者进行初级评估采取ABCDE评估法,即A:气道及颈椎保护;B:呼吸;C:循环;D:神经系统;E:暴露与控制环境。

参考文献　［10］

【0833】重症中暑患者到达急诊后,可采取的有效降温措施是哪些?

答:降温速度与预后密切相关,通常应在1小时内使直肠温度降至38℃左右。可采取的降温措施包括:

(1) 环境降温:控制室温在20~24℃。

(2) 体表降温:可采用冰枕、冰帽头部降温,也可使用冰袋、冰毯、冷水浴、酒精擦浴等方法进行全身降温。

(3) 体内降温:4℃生理盐水洗胃或灌肠、静脉输入4℃液体或血液净化治疗。

(4) 药物降温:可视患者情况酌情应用解热剂、地塞米松或冬眠合剂。

参考文献　［7］［10］

【0834】为电击伤患者实施现场救护及院内救护的方法有哪些?

答:(1) 现场救护:① 迅速脱离电源;② 预防感染;③ 如心跳呼吸停止,立即心肺复苏。

(2) 医院内救护:① 维持有效呼吸;② 纠正心律失常;③ 维持水、电解质及酸碱平衡;④ 创面处理;⑤ 筋膜松解术和截肢;⑥ 防治并发症。

参考文献　［7］［9］［10］

【0835】在食入性中毒的急救过程中,清除体内未被吸收毒物的方法有哪些? 对已吸收毒物有哪些方式可以促进毒物排出?

答:(1)在食入性中毒的急救过程中,常用催吐、洗胃、导泻、灌肠、活性炭吸附等方法清除胃肠道内尚未被吸收的毒物。

(2)对已吸收毒物,除利尿外还可采用血液净化治疗促进毒物排出,常用方法包括血液透析、血液灌流和血浆置换。

参考文献　[9][10]

【0836】在为急性有机磷中毒患者使用阿托品治疗的过程中,如何判定患者已发生阿托品中毒?

答:阿托品中毒的临床表现为:

(1)神志模糊、烦躁、抽搐、昏迷。

(2)瞳孔极度散大。

(3)皮肤紫红或干燥。

(4)心动过速,甚至有室颤发生。

(5)高热,体温超过 40℃。

参考文献　[7][10]

【0837】外伤止血的最主要方法是什么? 常用的止血方法有哪些?

答:外伤止血的最主要方法是直接加压止血。常用的止血方法有指压止血法、包扎止血法、加垫屈肢止血法、填塞止血法和止血带止血法。

参考文献　[10]

【0838】颈椎损伤患者如何进行固定,搬运过程中有何注意事项?

答:颈椎损伤患者应使用颈托与脊柱板联合固定。

搬运过程的注意事项包括:搬运过程中将伤员妥善固定在担架上,防止头颈部扭动和过度颠簸,始终保持脊柱的轴线位;应注意观察伤员的伤势与病情变化,同时防止皮肤压伤所致缺血坏死。

参考文献　[7][10]

参考文献

[1] 陈秋菊,陈雁.降阶梯思维在急诊分诊护士培训中的应用效果[J].解放军护理杂志,2014,31(16):71-73.

[2] 高烨,吴梦茹,梁欢,等.降阶梯思维在青年医师及进修医师急诊临床教学中的应用[J].西北医学教育,2015,23(03):535-536.

[3] 美国心脏协会.医务人员基础生命支持学员手册[M].杭州:浙江大学出版社,2017.

[4] 王伟琴,徐海洲,吴建平,等.急诊困难气道开放技术进展[J].临床急诊杂志,2017,18

(03):237-240.

［5］温亚.提高骨髓腔输液在急诊危重病人抢救中使用率的做法及效果观察[J].护理研究,2017,31(22):2790-2792.

［6］吴卓华,杨华杰,黄翔,等.脑卒中患者院内急诊救治延迟的现状及其影响因素研究[J].中国全科医学,2017,20(11):1374-1378.

［7］许虹.急救护理学[M].2版.北京:人民卫生出版社,2016.

［8］姚礼春,陈桂兰.降阶梯思维在非创伤性胸痛老年患者急诊分诊中的应用[J].护理学报,2017,24(02):51-53.

［9］于学忠,黄子通.急诊医学[M].北京:人民卫生出版社,2016.

［10］张波,桂莉.急危重症护理学[M].4版.北京:人民卫生出版社,2017.

第六章　老年科疾病护理

【0839】老年高血压的临床特点是什么？

答:老年高血压的特点:

(1) 收缩压增大,脉压增大。

(2) 血压波动大。

(3) 易发生体位性低血压和餐后低血压。

(4) 常见血压昼夜节律异常。

(5) 易发生白大衣高血压。

(6) 多种疾病共存,并发症多且严重。

参考文献　[36][38]

【0840】如何指导老年人预防体位性低血压的发生？

答:指导老年人预防体位性低血压的内容包括:

(1) 积极治疗原发病。

(2) 合理饮食,避免过饱过饥,不饮酒。

(3) 坚持体育锻炼,保持充足睡眠,避免劳累和长时间站立。

(4) 长期卧床的患者在站立时动作应缓慢,站立前先做轻微的四肢活动后再站立,睡醒后宜平卧几分钟再坐起,随后在床边坐几分钟,并做轻微的四肢活动后再站立。

(5) 注意降压药物、镇静药物、抗肾上腺素药物及血管扩张剂的合理使用。

参考文献　[6]

【0841】如何指导老年慢阻肺(COPD)患者进行氧疗及呼吸功能训练？

答:指导患者注意以下事项:

(1) 氧疗护理:慢阻肺稳定期患者需进行长期家庭氧疗,一般采用经鼻导管氧气吸入,氧流量1～2 L/min,每日吸氧时间>15 小时。

(2) 呼吸功能训练主要有腹式呼吸和缩唇呼吸,能有效缓解呼吸困难的症状,改善通气。

① 腹式呼吸法:患者取立体、半卧位或坐位,左右手分别放在腹部和胸前。吸气时用鼻深吸入,尽力挺腹,胸部不动;呼气时用口呼出,同时收缩腹部,缓慢呼出,每分钟呼吸7～8 次,每次约10～20 分钟,每天锻炼3～4 次,以患者不感疲劳为宜。

② 缩唇呼气法:患者闭嘴经鼻吸气,缩口唇呈吹口哨样缓慢呼气。吸呼时间比为1:2或1:3,尽量深吸慢呼,以距15~20 cm处同水平的蜡烛火焰随气流倾斜又不致熄灭为宜,每天3次,每次30分钟。

参考文献　[1][31][43]

【0842】老年人为什么更易发生低血糖? 其症状特点是什么? 如何预防?

答:(1)老年人更易发生低血糖是因为老年患者各脏器功能衰退,合并症较多,对低血糖症状的知觉减少,且老年患者内分泌腺轴反馈功能下降,当血糖降低时,不能及时有效地调节血糖水平而发生低血糖。

(2)老年糖尿病患者发生低血糖症状的特点:更容易发生无意识低血糖、夜间低血糖和严重低血糖,继而诱发心脑血管事件、加重认知障碍甚至死亡。

(3)由于老年患者低血糖症状常不典型,在预防时需做到:对80岁及以上、病程20年以上、反复发生低血糖的高危老年患者,监测睡前、早晨空腹、午餐前的血糖。对易发生夜间低血糖的患者,监测2:00~3:00的血糖,发现异常情况及时通知医生。老年糖尿病患者需要制定个体化的血糖控制目标。告知患者做到定时、定量进餐。外出时应随身携带"急救卡"及糖类食品等。

参考文献　[9][22][30][44]

【0843】老年2型糖尿病患者的血糖及血压控制目标是什么?

答:(1)老年2型糖尿病患者血糖控制目标:

① 健康老年患者HbAlc控制目标为7.0%~7.5%,空腹或餐前血糖控制目标为:5.0~7.2 mmol/L;睡前血糖控制目标为5.0~8.3 mmol/L。

② 复杂/中等程度健康的老年患者,HbA1c控制目标为7.0%~8.0%,空腹或餐前血糖:5.0~8.3 mmol/L,睡前血糖5.6~10.0 mmol/L。

③ 非常复杂/健康状况较差的老年患者,HbA1c控制目标可放宽至8.5%,空腹或餐前血糖:5.6~10.0 mmol/L,睡前血糖:6.1~11.1 mmol/L。

(2)老年2型糖尿病患者血压控制目标:一般老年糖尿病患者,血压应控制在140/90 mmHg以下。对于虚弱的老年人,血压控制目标更可放宽至150/90 mmHg。临终患者则不必过于严格地控制血压。

参考文献　[44]

【0844】如何对老年糖尿病患者进行运动指导?

答:(1)通过评估服药情况、疾病情况以及心理和社会环境等因素,确定患者的运动形式、量、禁忌证和注意事项。

(2)老年患者最小运动量要求每周150分钟以上的有氧运动和2天的力量训练,或者每周75分钟以上较为剧烈的有氧运动及2天的力量训练,或者联合中等强度及较为剧烈的有氧运动加上每周2天以上 的力量训练。

（3）在运动前做 10 分钟的舒缓伸展热身，以避免骨骼肌肉的损伤。

（4）运动中应自我评估，避免运动过量而出现不良反应，运动后伸展放松肌肉，以防止血压下降出现头晕、晕厥。

（5）对于胰岛素治疗的患者，运动前后及时监控血糖，运动中随身携带食品，避免低血糖发生。

参考文献　[5][29][45]

【0845】老年骨质疏松患者每日钙与维生素 D 摄入量分别是多少？如何对该类患者进行饮食指导？

答：（1）50 岁及以上人群每日钙摄入推荐剂量为 1 000～1 200 mg，65 岁及以上老年人维生素 D 推荐摄入量为 600 U/d。

（2）老年骨质疏松患者的饮食指导：

① 摄入富含钙、低盐和适量蛋白质的均衡膳食，每日蛋白质摄入量为 0.8～1.0 g/kg，并每天摄入牛奶 300 ml 或相当量的奶制品。通过饮食摄入充足的钙，饮食中钙摄入不足时，可给予钙剂补充。

② 戒烟、限酒。

③ 避免过量饮用咖啡、和碳酸饮料。

参考文献　[42]

【0846】适合老年骨质疏松患者的运动有哪些？如何对该类患者进行运动指导？

答：（1）适合老年骨质疏松患者的运动有步行、踏板操、快走、单足站立、太极、八段锦、五禽戏、太极柔力球等。

（2）运动指导具体方案：

① 初级（第 1～3 个月）：步行或踏板操每周 3 天，每次 20～30 分钟；太极、八段锦、五禽戏每周 4～6 天，每天运动时间控制在 30～50 分钟。

② 中级（第 4～9 个月）：快走、步行或踏板操、单足站立每周 3 天，每次 30～40 分钟；太极、八段锦、五禽戏每周 4～6 天，每天运动时间控制在 40～60 分钟。

③ 高级（第 10～12 个月）：快走、步行、广场舞或踏板操、单足站立、每周 4 天，每次 30～40 分钟。低强度抗阻训练（弹力带）利用弹力带进行髋部前屈、后伸、外收内展，每个动作 3 组，每组 8～10 次；太极、八段锦、五禽戏、太极柔力球每周 6 天，每天运动时间控制在 40～60 分钟。

参考文献　[46]

【0847】老年人衰弱的临床表现是什么？如何对老年人进行肌肉功能评估？

答：衰弱综合征的临床表现分为特异性表现和非特异性表现，前者如极度疲劳、不明原因的体质量下降、反复感染,后者如跌倒、谵妄及间歇性失能。

通过肌肉质量、力量和体力活动能力对老年人进行肌肉功能的综合评估。

(1) 体力活动能力以日常步速为指标,若步速≤0.8 m/s,则进一步测评肌量;步速>0.8 m/s,则进一步测评手部握力。

(2) 静息情况下,测定手握力(男性>25 kg,女性>18 kg),排除肌少症;若肌力低于正常,则要进一步测评肌量。

(3) 肌肉质量以[四肢肌量(kg)/身高^2(m^2)]为指标,用双能 X 线扫描法(DXA)法测定,男性<7.26 kg/m^2、女性<5.45 kg/m^2 可诊断肌量减少,也可选择生物电阻抗法(BIA)、MRI 或 CT 测量。

参考文献 [10][26]

【0848】如何对老年肌少症患者进行运动指导?

答:老年肌少症患者运动方式的选择需要因人而异,采用主动运动和被动活动,其中抗阻运动最为有效,主要包括:

(1) 屈腕举哑铃:患者双手持 1 kg 哑铃或者盛满水的矿泉水瓶,坐着或者直立,前臂与上臂呈 90°,肱二头肌需感觉绷紧,20 次/组,3 组/天。

(2) 股四头肌静力性收缩训练,30 次/组,3 组/天。

(3) 直腿抬高训练:坐位双腿并举上抬:坐于硬质椅子上直腿抬高,30 次/组,3 组/天。

(4) 阻尼式手摇车和踩车训练,阻力根据患者实际情况由康复师设定,20 分/次,3 次/天。

参考文献 [7][26][37]

【0849】简明精神状态检查量表(MMSE)主要用于评估患者的哪些功能,其评分的判定标准是什么?

答:(1) MMSE 用于评估患者的定向力、记忆力、注意力、计算力、语言能力和视空间能力。

(2) 根据 MMSE 分值评定痴呆的轻重程度:最高分为 30 分,分数在 27~30 分为正常,分数低于 27 分为认知功能障碍。痴呆严重程度分级方法:轻度,MMSE≥21 分;中度,MMSE 10~20 分;重度,MMSE≤9 分。

参考文献 [13][28]

【0850】如何对老年误吸高危人群进行预防性指导?

答:(1) 评估患者吞咽能力,针对病因治疗。

(2) 进食环境安静安全,进餐注意力集中,控制进食量和速度。

(3) 神志清楚者取坐位或半卧位进食,颈部稍屈曲;卧床者抬高床头 30°~45°以上,餐后保持体位 30 分钟。

(4) 食物选择稠厚,不易松散种类,避免发黏、干硬及液体,餐后漱口清除食物残渣。

（5）管饲者选择合适型号鼻胃管,误吸高风险患者可选择幽门后喂养,速度均匀,不宜过快。管饲前翻身并吸净呼吸道分泌物。管饲前确认胃管在位,每 4 小时监测胃内残余量,残余量大于 150 ml,延缓使用或减慢速度。肠内营养行人工气道患者检测气囊压力,声门下吸引每 4 小时一次,保持呼吸道通畅。留置胃管时间 1 个月以上的患者,可选择胃造瘘术。

（6）做好口腔清洁,鼓励患者进行吞咽功能训练。

参考文献　[8][16][20][27][41][47]

【0851】针对老年疼痛患者如何正确选择疼痛评估工具?

答:（1）老年患者疼痛的全面评估包括疼痛强度、对疼痛经历的感觉、情绪和认知的评估。患者主诉是疼痛评估的首要步骤,也是评估的金标准。

（2）根据个体表达、理解能力选择适合的疼痛评估量表:

① 具备语言交流能力和轻度痴呆患者使用自我报告型评估工具,常用面部表情疼痛量表（FRS‐R）、词语分级量表（VRS）、数字评分量表（NRS）、视觉模拟评分量表（VAS）。

② 丧失语言交流能力和中、重度痴呆患者的评估采用行为疼痛评估工具,如非言语疼痛指征表（CNPI）和晚期老年痴呆疼痛评估量表（PAINAD）。情绪障碍评估是老年患者疼痛评估的重要环节,推荐使用老年抑郁评分（GDS）评估抑郁。

参考文献　[4][17][25][33]

【0852】如何预防老年卧床患者失禁性皮炎的发生?

答:（1）大/小便失禁的患者需评估失禁类型、风险因素,明确原因并进行病因治疗。

（2）及早进行皮肤清洁和保湿,使用 pH 接近皮肤的免冲洗清洗液或一次性湿巾轻柔擦拭,避免碱性皂液和用力擦拭,尽量使用一次性用具,避免交叉传染。

（3）失禁或腹泻浸渍的皮肤区域使用皮肤保护剂、薄膜敷料隔绝排泄物对皮肤的刺激。

（4）保持局部皮肤干燥,勤换尿垫,鼓励自主如厕,使用吸收型产品、收集型产品和引流收集装置等辅助器具减少皮肤浸渍于尿液/粪便中。

（5）加强翻身,预防压疮的形成。伴有真菌感染时,进行抗真菌治疗,并与皮肤保护剂配合使用。

参考文献　[12][14][15][32]

【0853】老年患者慢性便秘严重程度如何评估? 处理措施有哪些?

答:（1）根据症状轻重和对生活影响程度分为轻、中、重度:

① 轻度:症状较轻,不影响日常生活,整体调整和短时间用药后可恢复。

② 重度:症状重且持续,严重影响日常生活,不能停药或药物治疗无效。

③ 中度:介于两者间。

(2) 老年患者慢性便秘的处理:

① 以生活方式调整为基础,指导摄入足够的膳食纤维(≥25 g/d),水分达 1.5 L/d;合理运动,以安全不感觉疲劳为宜;建立正确的排便习惯,于晨起或餐后排便。

② 梯度用药,依次为容积性泻药或渗透性泻药、促分泌药、刺激性泻药等。

③ 加强心理疏导,提高对便秘认知;健全社会支持,伴认知障碍患者给予认知功能训练。

④ 生物反馈治疗训练腹肌、盆底肌和肛门括约肌,促进排便。

⑤ 规范非手术治疗无效的顽固性重度便秘患者可予手术治疗。

参考文献 [2][3][19][35][40]

【0854】老年吞咽障碍患者如何进行营养评估和促进吞咽功能恢复?

答:(1) 老年吞咽障碍患者的营养评估采用微型营养评价精简法(MNA-SF)量表进行评价,从吞咽消化、疾病应激、卧床与否、精神状态和体质指数进行评价。

总分 14 分,12~14 分正常,0~7 分营养不良,8~11 分有营养不良的风险。

(2) 促进进吞咽功能的方法包括:口腔感觉训练、口腔运动训练、气道保护方法、低频电刺激、生物反馈训练、球囊扩张术和针刺治疗等。

参考文献 [18][34][39]

【0855】老年人常见用药不良反应有哪些? 用药原则是什么?

答:老年人常见用药不良反应:意识不清、肠胃出血、心律不齐、直立性低血压等。

老年人用药原则:

(1) 受益原则:老年人用药要有明确的适应证且毒副作用小。

(2) 五种药物原则:老年同时人用药不能超过 5 种,若超过 5 种,应从依从性和药物不良反应等方面综合考虑。

(3) 小剂量原则:老年人用药量为成人量的 3/4,开始用成人量的 1/4~1/3,然后根据临床反应调整剂量,直至疗效满意且无不良反应为止。

(4) 择时原则:根据疾病的发作、药代动力学和药效学的昼夜节律变化确定最佳用药时间。

(5) 暂停用药原则:密切观察患者用药后反应,如出现新的症状,应考虑为药物的不良反应或病情的加重,前者应停药,后者应加药。

参考文献　［11］［21］［23］

【0856】预防老人肌肉衰减综合征的营养摄入原则是什么?

答:(1)老年人蛋白质的推荐摄入量应维持在 $1.0\sim1.5\ g/(kg\cdot d)$,优质蛋白质比例最好能达到 50%,适当补充富含亮氨酸等支链氨基酸的优质蛋白质。

(2)在控制总脂肪摄入量的前提下,应增加深海鱼油、海产品等富含 n-3 多不饱和脂肪酸的食物摄入。

(3)当老年人血清 25,(OH)-D 低于正常值范围时,应予补充。

(4)鼓励增加深色蔬菜和水果以及豆类等富含抗氧化营养素食物的摄入。

(5)每天在餐间/时或锻炼后额外补充 2 次营养制剂,每次摄入 $15\sim20\ g$ 富含必需氨基酸或亮氨酸的蛋白质及 200 kcal(836.8 kJ)左右能量。

参考文献　［24］

参考文献

［1］2016 ICSI Health Care Guideline. Diagnosis and Management of Chronic Obstructive Pulmonary Disease (COPD)[Z].

［2］2016ASCRS 临床实践指南:便秘的评估和管理[J]. Dis Colon Rectum, 2016,59(6): 479-492.

［3］2016 共识声明:老年人便秘[J]. Int J Clin Prac,2016,11:9.

［4］Australian and New Zealandland Society for Geriatric Medicine Position Statement-an in olr pople[J]. Australas J Ageing, 2016,4:7.

［5］Watts G. Anne Johnson and Patrick Vallance:same starting point,different outcomes [J]. Lancet, 2013, 381(11): S4-S5.

［6］陈灏珠,林果为,王吉耀.实用内科学[M].15 版.北京:人民卫生出版社,2017.

［7］陈姝,盛云露,齐婷,等.强化营养联合抗阻运动对老年肌少症患者躯体功能和日常生活能力的影响[J].护理学杂志,2017,32(21):8-10.

［8］陈峥,崔树起,编译.实用老年医学[M].2 版.北京:中国协和医科大学出版社,2015.

［9］桂明东,朱德发.住院老年 2 型糖尿病患者低血糖发生原因分析及护理[J].护理学报, 2015, 22 (12):56-58.

［10］郝秋奎,李俊,董碧蓉,等.老年患者衰弱评估与干预中国专家共识[J].中华老年医学杂志, 2017, 36(3): 251-256.

［11］华琦,范利.高龄老年人血压管理中国专家共识[J].中国心血管杂志,2015,20(6): 401-409.

［12］化前珍,胡秀云.老年护理学[M].北京:人民卫生出版社,2014.

[13] 贾建平,王荫华,张振馨,等.中国痴呆与认知障碍诊治指南(三):神经心理评估的量表选择[J].中华医学杂志,2011,91(11):735-736.

[14] 贾静,徐晶晶,仇晓溪.结构化皮肤护理方案对降低患者失禁性皮炎患病率的应用效果[J].中华护理杂志,2016,51(5):590-593.

[15] 蒋琪霞.压疮护理学[M].北京:人民卫生出版社,2015.

[16] 邝景云,彭伟英.急性脑卒中患者预防误吸的护理管理[J].中华护理管理,2012,6(12)430-431.

[17] 李漓.刘雪琴.老年人的疼痛与评估[J].中华护理杂志,2003,2(38):129-132.

[18] 李平,张艺军,等.老年吞咽障碍病人的营养干预研究进展[J].实用老年医学,2017,2(31)184-187.

[19] 李小鹰.王建业,主译.哈兹德老年医学[M].北京:人民军医出版社,2016.

[20] 彭南海,黄迎春.肠外与肠内营养护理学[M].南京:东南大学出版社,2016.

[21] 宋岳涛,吕继辉,李翔,等.老年综合评估[M].北京:中国协和医科大学出版社,2012.

[22] 孙般若,李昱芃,肖靖,等.老年糖尿病患者低血糖情况分析[J].中国报,2011,8(14):147-152.

[23] 孙国庆,周卫华,马蕊.老年护理[M].南京:江苏教育出版社,2014.

[24] 孙建琴,张坚,常翠青,等.肌肉衰减综合征营养与运动干预中国专家共识(节录)[J].营养学报,2015(4):320-324.

[25] 童莺歌.田素明等.疼痛护理学[M].杭州:浙江大学出版社,2017.

[26] 王鸥,王以朋,林华,等.肌少症共识[J].中华骨质疏松和骨矿盐疾病杂志,2016,9(3):215-227.

[27] 徐永能,卢少萍,赵雪琴,等.老年长期卧床患者误吸预防的研究进展[J].中华护理教育,2017,7(14)544-547.

[28] 许贤豪,彭丹涛.神经心理量表检测指南[M].北京:中国协和医科大学出版社,2007.

[29] 杨兵全,贺佳佳.老年糖尿病患者运动治疗[J].实用老年医学,2013,27(6):458-461.

[30] 杨存美,马燕兰,等.糖尿病住院患者低血糖发生时间段的调查及分析[J].中华护理杂志,2014,49(1):303-307.

[31] 尤黎明,孙国珍,等.内科护理学[M].6版.北京:人民卫生出版社,2002.

[32] 袁秀群,孟晓红,杨艳.失禁性皮炎护理的研究进展[J].解放军护理杂志,2017,34(9):51-55.

[33] 张立生.刘小立.现代疼痛学[M].石家庄:河北科学技术出版社,2015.

[34] 郑松柏,朱汉民.老年医学概论[M].上海:复旦大学出版社,2010.

[35] 郑松柏,姚健凤.老年人慢性便秘的评估与处理专家共识[J].中华老年医学杂志,2017,36(04):371-381.

[36] 中国高血压防治指南修订委员会.中国高血压防治指南2010[J].中华高血压杂志,2011,39(8):701-708.

[37] 中国抗癌协会肿瘤营养与支持治疗专业委员会.肌肉减少症营养治疗指南[J].肿瘤

代谢与营养电子杂志,2015,2(3):32-36.

[38] 中国老年学和老年医学学会心脑血管病专业委员会. 老年高血压的诊断与治疗中国专家共识(2017版)[J]. 中华内科杂志, 2017, 56(11):885.

[39] 中国吞咽障碍康复评估与治疗专家共识组. 中国吞咽障碍评估与治疗专家共识(2017年版)[J]. 中华物理医学与康复杂志. 2017.39(12):881-892.

[40] 中国医师协会肛肠分会. 便秘的分度与临床策略专家共识(2017版)[J]. 中华胃肠外科杂志,2018,21(3):345.

[41] 中华医学会肠外肠内营养学分会神经疾病营养支持学组. 神经系统疾病肠内营养支持操作规范共识(2011版)[J]. 中华神经科杂志,2011,(11):44.

[42] 中华医学会骨质疏松和骨矿盐疾病分会. 原发性骨质疏松症诊治指南(2017)[J]. 中华骨质疏松和骨矿盐疾病杂志, 2017, 10(5): 424-425.

[43] 中华医学会呼吸病学分会慢性阻塞性肺疾病学组. 慢性阻塞性肺疾病诊治指南(2013年修订版)[J]. 中华结核和呼吸杂志,2013, 36(4):484-491.

[44] 中华医学会糖尿病学分会. 中国2型糖尿病防治指南(2017)[J]. 中华糖尿病杂志, 2018, 10 (1): 38.

[45] 周庆,孟晓敏,杨陆. 老年2型糖尿病运动治疗中运动强度的选择[J]. 实用护理杂志, 2002,18(7): 1-2.

[46] 邹军, 章岚,任弘,等. 运动防治骨质疏松专家共识[J]. 中国骨质疏松杂志,2015,21 (11):1297-1299.

[47] 卒中患者吞咽障碍和营养管理中国专家组. 卒中患者吞咽障碍和营养管理的中国专家共识(2013年版)[J]. 中国卒中杂志,2013,12(8):973.

第七章　危重症护理

【0857】危重病患者应激的心理及生理原因有哪些?

答:危重病患者应激心理及生理原因包括:

(1)应激生理原因:① 感染;② 器官衰竭;③ 低氧血症;④ 高或低通气;⑤ 发热;⑥ 营养不良;⑦ 电解质紊乱。

(2)应激的心理原因:① 焦虑与恐惧;② 感觉失衡;③ 幻想;④ 睡眠缺乏;⑤ 交流障碍;⑥ 失去家庭的互动与支持;⑦ 做噩梦;⑧ 不能自制或不能控制自己的身体。

参考文献　[14][21]

【0858】预防气管导管相关问题最优先考虑的措施是什么?

答:预防气管导管相关问题最优先考虑的措施包括:

① 吸入气的加湿加热;② 辅助清除分泌物;③ 预防失去正常保护机制的感染。

参考文献　[3][18][20][27][28]

【0859】危重症行气管插管患者主要存在的问题是什么?

答:危重症行气管插管的患者主要存在的问题是:① 无法语言交流;② 插管带来的不适;③ 吸引相关的窒息感。

参考文献　[11][14][24]

【0860】密闭式吸引系统的优点有哪些?

答:密闭式吸引系统的优点是:

(1)降低污染水平。

(2)角膜污染风险。

(3)当吸引时减轻氧饱和度的下降。

(4)降低血流动力学的改变。

(5)不因为吸引而中断呼吸机的使用,从而避免可能导致的 PEEP 缺失。

参考文献　[5][29][31]

【0861】吸痰的并发症有哪些? 如何预防?

答:(1)吸痰的并发症包括:① PaO_2 降低;② 迷走神经刺激和缺氧导致心律失常;③ 微小肺不张;④ 血流动力学不稳定;⑤ 颅内压增高;⑥ 喉痉挛(未插管者);⑦ 组织损伤、出血。

(2)预防措施包括:① 按需吸痰;② 吸痰前后高浓度氧疗 30～60 秒;

③ 合适的吸痰深度和吸引时间,深度为气管隆突上 1～2 cm,负压吸引时间不超过 15 秒;④ 合适的吸痰管,吸痰管外径小于等于气管套管内径的 1/2,软硬适度;⑤ 恰当的负压,一般吸引负压设置在 200 mmHg 以下。

参考文献　[1]

【0862】机械通气患者的吸痰适应证有哪些?

答:机械通气患者吸痰适应证包括:

(1) 当患者出现血氧饱和度下降、压力控制下潮气量下降或容量控制下气道峰压升高、呼气末二氧化碳升高等临床症状恶化,怀疑是气道分泌物增多引起时。

(2) 人工气道出现可见的痰液。

(3) 双肺听诊出现大量的湿啰音,怀疑是气道分泌物增多所致时。

(4) 呼吸机监测面板上出现锯齿样的流速和(或)压力波形,排除管路积水和(或)抖动等引起时。

参考文献　[33]

【0863】机械通气患者的吸痰并发症是什么?

答:机械通气患者的吸痰并发症包括:① 低氧血症;② 迷走神经刺激和缺氧导致心律失常;③ 微小肺不张;④ 血流动力学不稳定;⑤ 颅内压增高;⑥ 支气管痉挛;⑦ 组织损伤、出血。

参考文献　[1]

【0864】机械通气患者呼吸评估的关键指标有哪些?

答:机械通气患者呼吸评估的关键指标包括:

(1) 患者:① 皮肤颜色;② 汗液量;③ 呼吸窘迫;④ 烦躁不安;⑤ 呼吸频率;⑥ 呼吸辅助肌的使用;⑦ 呼吸机模式和效果;⑧ 呼吸音,R 和 L 对称,有无异常呼吸音等;⑨ 监测 SpO_2、Hr、血压;⑩ 动脉血气。

(2) 呼吸机:① 气道压力;② 潮气量;③ 分钟通气量;④ 吸入氧浓度;⑤ 呼吸机波形。

(3) 分泌物:① 颜色;② 黏稠度;③ 痰液量。

参考文献　[2][6][12][22]

【0865】在什么情况下脉氧饱和度(SpO_2)测定数据不可靠?

答:指脉氧饱和度监测数据不可靠的情况包括:

(1) 吸烟:增加碳氧血红蛋白的水平,指脉氧饱和度监测仪将碳氧血红蛋白计算为氧合血红蛋白,因为两者的吸收系数相近。

(2) 药物的使用:导致高铁血红蛋白的产生,如利多卡因、硝酸盐和胃复安等。

(3) 染料和色素的使用:包括亚甲蓝和吲哚菁绿,其与脱氧血红蛋白在相似的频率吸收光线,因此脉搏血氧饱和度监测仪将给出错误的氧饱和度低度数。

(4) 其他原因:① 探头放置部位的低灌注;② 指甲油;③ 在探头远端使用约束带或血压计;④ 阳光和灯光的干扰。

参考文献 [15][33]

【0866】心跳停止病例发生在重症监护单元和发生在病房,紧急处理有哪些区别?

答:心跳停止病例发生在重症监护单元和发生在病房,紧急处理的区别:

(1) 判断:在重症监护单元,可以通过 ECG 和血流动力学监测来识别心搏停止,不推荐通过评估瞳孔对光反射判断心排量减少。

(2) 处理

① 立即取得专业的人员和器械的帮助。监护显示的有创动脉压数据被确认不是动脉监测系统的问题后,即可通过监护仪监测心排量。

② 对于已经气管插管的患者,给予人工通气。

③ 机械通气患者,确定不是因为机械通气的原因引起的问题,则继续机械通气,并且在心肺复苏期间给予 100% 氧浓度。

参考文献 [26]

【0867】对于心脏节律通过除颤可以恢复的心跳停止患者,处理的优先顺序是什么?

答:对于心脏戒律通过除颤可以恢复的心跳停止的患者,处理的优先顺序是:① 除颤;② 开放气道,通气;③ 确定原因。

参考文献 [26]

【0868】一名患者,使用呼吸机出现气道压力增高、血氧含量下降、心动过速、低血压,随后心脏输出量为"0",但是心电监护仍然显示心动过速。这是什么情况? 原因是什么? 如何处理?

答:通过该患者的临床表现及监测数据考虑患者出现了无脉性电活动,其可能的原因为该患者出现了张力性气胸。紧急处理包括:胸腔穿刺,引流。

参考文献 [7][9][23][26]

【0869】对重症患者进行肠内营养主要问题有哪些?

答:重症患者实施肠内营养主要问题包括:① 胃动力不足;② 发生吸入性肺炎的风险增高;③ 肠内营养不耐受和不能达到营养目标;④ 与肠内营养有关的腹胀与腹泻;⑤ 机制相关的并发症。

参考文献 [4][8][17][32]

【0870】急性消化道出血时,首先应该做什么?

答:急性消化道出血时的首要措施包括:

（1）抢救:输液和稳定血液丢失。

（2）建立合适的静脉通路以保证充分的液体输入。

参考文献　［13］［19］［37］

【0871】脓毒症和脓毒性休克处理的优先次序是什么?

答:脓毒症和脓毒性休克处理的优先次序为:

（1）进行复苏,以保证气道、呼吸和循环的支持。

（2）根据病灶进行治疗,如创伤或缺血组织。

（3）实验室细菌培养(血液、尿液和其他)送检确定脓毒症来源。

（4）药敏结果出来前遵医嘱应用抗生素。

（5）器官支持,如肾损伤治疗。

（6）纠正代谢紊乱。

（7）预防进一步的并发症,如继发感染、胃肠道出血、缺氧。

参考文献　［26］

【0872】依据脓毒症和脓毒性休克处理的优先次序采取的护理措施,对脓毒症的处理目标有怎样的影响?

答:依据脓毒症和脓毒性休克处理的优先次序采取的护理措施,对脓毒症的处理目标的影响包括:

（1）能够早期识别气道、呼吸和循环问题并进行处理。

（2）能够警惕并监测患者的情况,以发现早期改变。

（3）能严格无菌和感染控制措施。

（4）细心彻底的检查能够发现脓毒症潜在的病因。

（5）预防性护理可以预防并发症。如床头抬高 30°、良好的气道管理等,可以预防呼吸机相关性肺炎。

参考文献　［26］

【0873】低血容量性休克的临床表现有哪些?

答:低血容量休克的临床表现包括:心动过速、低血压、CVP 和 PCWP 降低、皮肤苍白、周围血管灌注不良等。

参考文献　［16］［26］

【0874】体温过低患者会出现哪种心脏节律异常?

答:体温过低可诱发心律失常,包括:心动过缓、心房纤颤、室上性心动过缓、室颤、心电传导紊乱。

参考文献　［26］

【0875】腹内压监测数据为多少时提示可能发生了腹部间室综合征?

答:腹内压>20 mmHg 时提示可能发生了腹部间室综合征。

参考文献　［26］

【0876】危重患者肠内营养并发症有哪些？相关机制是什么？

答：危重患者肠内营养并发症及相关机制包括：

(1) 机械原因所致并发症：① 肠内营养管打结；② 肠内营养管堵塞：药物碾碎不当残留的碎片；③ 食物残渣的黏附；④ 给予的食物和药物的不相容；⑤ 导管位置不正确(通常是在支气管树)；⑥ 鼻咽部糜烂和不适；⑦ 鼻窦炎和中耳炎；⑧ 食管反流和食管炎；⑨ 气管食管糜烂；⑩ 食管静脉曲张破裂；⑪ 幽门或肠被胃或空肠造瘘管梗阻。

(2) 恶心和呕吐：① 饲养速度过快；② 胃内容量过大；③ 脂肪或乳糖的不耐受；④ 高渗透压；⑤ 胃排空延迟。

(3) 误吸：① 意识水平降低、咳嗽或呕吐反射的减弱或消失；② 胃排空延缓(糖尿病或营养不良)；③ 麻痹性肠梗阻；④ 肠内营养管的移位，位于食管或咽本身(导致用力咳嗽或干呕)；⑤ 肠内营养管的存在。

(4) 腹泻：腹泻与重症患者肠内营养显著相关，但并不意味着胃肠道功能不良。因此在停止肠内营养之前，应先评估可以处理的刺激因素，包括：① 抗生素治疗；② 乳糖不耐受；③ 其他药物，如地高辛；④ 锌的缺乏；⑤ 喂养物的渗透压；⑥ 低血清清蛋白水平；⑦ 食物的细菌污染；⑧ 感染如难辨芽胞杆菌；⑨ 脂肪吸收不良。

(5) 腹胀/胃排空延迟：① 危重疾病；② 食物配方；③ 药物(阿片类)；④ 肠梗阻；⑤ 胃延迟；⑥ 医疗情况：胰腺炎、糖尿病、营养不良或迷走神经切断后。

(6) 痉挛：① 乳糖不耐受；② 高脂质配方；③ 与营养不良相关的吸收不良。

(7) 便秘：① 轻泻剂的滥用；② 长期的营养支持(尤其是低纤维)。

(8) 高血糖：① 危重疾病；② 高热量配方；③ 类固醇治疗；④ 输注速度。

(9) 高碳酸血症：喂养物中高水平的碳酸盐导致产生大量的 CO_2，从而需要增加每分钟通气量及呼吸频率，以排出 CO_2，对呼吸功能受损的患者以及停止营养支持的患者，可能会加速呼吸衰竭的进程。

(10) 电解质和微量元素异常：① 高钠血症：由于钠的摄入增多以及脱水；② 低钠血症：由于水中毒和胃肠道液体的丢失(腹泻、引流等)以及钠的摄入不足；③ 高钾血症：与肾衰竭和代谢性酸中毒有关；④ 低钾血症：和腹泻、高剂量的胰岛素或利尿剂有关，但也可能由于摄入不足或置换作用；⑤ 高磷血症：和低钾血症发生的原因相同，但也见于营养不良的患者再次开始肠内营养时(再灌食综合征)，伴有锌、铜和镁的水平低下。

参考文献 [10][17][25][26][30]

【0877】急性重症肺炎患者的营养支持方案包括哪些?

答:早期肠内营养可维持肠道黏膜完整性,并防止细菌移位和器官功能障碍,但同时亦需注意高分解代谢状态。

建议低热卡,渐进性喂养的非全量喂养(以 20～25 kcal/kg 为目标,蛋白摄入量建议为 1.2～1.5 g/(kg·d),3～5 日不低于 50% 目标量,5～7 日不低于 80% 目标量)。

接受肠内营养后 3～5 日仍不能达到 50% 目标量时建议开始补充肠外营养,减少院内感染,且可以改善肠内营养不足的 ICU 患者的临床预后。

参考文献　〔36〕

【0878】呼吸重症患者康复介入的时机是什么?

答:(1)血流动力学及呼吸功能稳定后,立即开始。

(2)入重症医学科 24～48 小时后,符合以下标准:心率 >40 次/分或 <120 次/分;收缩压(SBP)≥90 或 ≤180 mmHg,或/和舒张压(DBP)≤110 mmHg,平均动脉压(MBP)≥65 mmHg 或 ≤110 mmHg;呼吸频率≤25 次/分;血氧饱和度≥90%,机械通气吸入氧浓度(FiO_2)≤60%,呼末正压(PEEP)≤10 cm H_2O;使用小剂量血管活性药物支持,多巴胺≤10 mg/(kg·min)或去甲肾上腺素/肾上腺素≤0.1 mg/(kg·min),即可实施康复介入。

(3)生命体征稳定的患者,可逐渐过渡到每天选择适当时间作离床、坐位、站位、躯干控制、移动活动、耐力训练及适宜的物理治疗等。

参考文献　〔34〕

【0879】住院患者出血风险评估内容主要包括哪些?

答:(1)患者因素:年龄≥75 岁;凝血功能障碍;血小板<50×10^9 L 等。

(2)基础疾病:活动性出血、既往颅内出血史或其他大出血史、收缩压>180 mmHg 或舒张压>110 mmHg、可能导致严重出血的颅内疾病、严重颅脑或急性脊髓损伤、糖尿病、恶性肿瘤、严重的肾衰竭或肝衰竭等。

(3)合并用药:正在使用抗凝药物、抗血小板药物或溶栓药物等。

(4)侵入性操作:接受手术、腰穿和硬膜外麻醉之前 4 小时和之后 12 小时等。

参考文献　〔35〕

参考文献

〔1〕AARC Clinical Practice Guidelines. Endotracheal suctioning of mechanically ventilated patients with artificial airways 2010[J]. Respir Care, 2010, 55(6):758-764.

［2］ Farghaly Shereen,Hasan Ali A. 膈肌超声:一种预测机械通气患者撤机结局的新方法[J]. 中国护理管理,2017,17(1):144.

［3］ Haghighi Abdullah,Shafipour Vida,Bagheri-Nesami Masoumeh,et al. 口腔护理对危重症患者口腔健康状况和呼吸机相关性肺炎预防的影响[J]. 中国护理管理,2017,17(3):432.

［4］ Heydari A,Emami Z A. Is gastric residual volume monitoring in critically ill patients receiving mechanical ventilation an evidence-basedpractice?［J］. Indian J Crit Care Med,2014,18(4):259-260.

［5］ 毕红月,王欣然,韩斌如. 气管内吸痰术的研究与应用进展[J]. 中国护理管理,2014(7):775-777.

［6］ 陈莉,陈玉红,冯萍,等. 吸痰对机械通气病人肺容量及呼吸力学影响的研究现状[J]. 护理研究,2015(30):3717-3719,3720.

［7］ 陈志,张雁,蒋小燕,等. 院外医疗监护下心脏骤停318例病例分析[J]. 中国急救复苏与灾害医学杂志,2012,07(6):524-527.

［8］ 程伟鹤,鲁梅珊,郭海凌,等. 危重症患者早期肠内营养喂养不耐受的研究进展[J]. 中华护理杂志,2017,52(1):98-102.

［9］ 高劲谋,都定元,刘朝普,等. 伴多发伤连枷胸的损伤控制外科治疗[J]. 中华创伤杂志,2013,29(4):343-347.

［10］ 葛世伟,刘云,何先弟,等. 危重症病人肠内营养耐受性评估方法的研究进展[J]. 护理研究,2013,27(20):2057-2059.

［11］ 郭素云,叶德琴. ICU气管插管清醒病人应用非语言沟通宣教图册的效果[J]. 护理研究,2014(36):4567-4568.

［12］ 贾子毅,刘晓伟,刘志. 机械通气氧合指数对ARDS患者预后评估的价值:附228例回顾性分析[J]. 中华危重病急救医学,2017,29(1):45-50.

［13］ 雷巧玲,王景杰,郎红娟,等. 急性上消化道大出血抢救护理流程再造及应用效果[J]. 护理研究,2014(35):4395-4397.

［14］ 李婷,李黎明. 危重症患者生理需求图的设计与应用[J]. 护理学杂志,2014,29(2):12.

［15］ 刘魁. AECOPD伴严重呼吸衰竭患者有创机械通气治疗及疗效影响因素分析[D]. 安徽医科大学,2013.

［16］ 刘良明. 创伤失血性休克早期救治规范解读[J]. 创伤外科杂志,2017,19(12):884-887.

［17］ 倪元红,司婷,彭南海. 危重症病人肠内营养支持治疗并发症的护理[J]. 肠外与肠内营养,2013,20(5):316-317,320.

［18］ 秦云霞,许秀梅,陆雁,等. 人工气道湿化管理的研究进展[J]. 中国实用护理杂志,2014,30(14):28-31.

［19］ 沈鸣雁,曾妃,沈欣夷. 1例原发性血小板增多症继发门静脉海绵样变及上消化道出血的护理[J]. 中华护理杂志,2017,52(11):1405-1408.

[20] 宋维娜,宋桂芳,倪丽,等.建立人工气道机械通气患者的护理干预进展[J].中华护理杂志,2012,47(2):190-192.

[21] 陶然.重症监护病人疼痛经历的回顾性调查[J].护理研究,2015(6):765-766.

[22] 滕丽华,谢志毅,徐军,等."弥散指数"对急性呼吸窘迫综合征预后评估的研究[J].中华急诊医学杂志,2016,25(9):1154-1158.

[23] 田建广,陆峰,郭永钦.院外心脏骤停心肺复苏成功病例回顾性分析[J].中国急救复苏与灾害医学杂志,2012,07(1):45-48.

[24] 涂美春,张娟,李美端.体外循环心脏术后机械通气患者真实体验的质性研究[J].解放军护理杂志,2016,33(7):16-19.

[25] 王冉.危重患者腹内压与早期肠内营养监测的研究进展[J].上海护理,2014,14(5):72-74.

[26] 希拉·光·亚当,苏·奥斯本,著;李宁,主译.危重病护理科学与实践[M].北京:高等教育出版社,2011.

[27] 许萍.呼吸机相关性肺炎的预防护理进展[J].中国实用护理杂志,2014,30(27):68-70.

[28] 张宏伟,魏立友,刘淑正,等.保持呼吸机管路低位对预防呼吸机相关性肺炎的作用[J].中华急诊医学杂志,2015,24(1):68-71.

[29] 张晶,金玉红,崔远航,等.神经外科人工气道患者应用加温湿化器联合密闭式吸痰法的效果评价[J].中国实用护理杂志,2015,31(19):1438-1441.

[30] 张丽,王莹,李培培,等.益生菌对危重症肠内营养患者胃肠功能影响的 Meta 分析[J].中华现代护理杂志,2017,23(20):2609-2614.

[31] 张楠.密闭式吸痰在肺感染患者中的应用研究[D].天津:天津医科大学,2015.

[32] 赵庆华,皮红英,周玉虹.危重症患者肠内营养期间胃残余量监测情况调查[J].中华现代护理杂志,2016,22(20):2881-2884,2885.

[33] 中华医学会呼吸病学分会呼吸治疗学组.成人气道分泌物的吸引专家共识(草案)[J].中华结核和呼吸杂志,2014,37(11):809-811.

[34] 中国康复医学会重症康复专业委员会呼吸重症康复学组,中国老年保健医学研究会老龄健康服务与标准化分会,《中国老年保健医学》杂志编辑委员会,等.中国呼吸重症康复治疗技术专家共识[J].中国老年保健医学,2018(5):3-11.

[35] 中国健康促进基金会血栓与血管专项基金专家委员会,中华医学会呼吸病学分会肺栓塞与肺血管病学组,中国医师协会呼吸医师分会肺栓塞与肺血管病工作委员会.医院内静脉血栓栓塞症防治与管理建议[J].中华医学杂志,2018,98(18):1383.

[36] 中国医师协会急诊医师分会.中国急诊重病肺炎临床实践专家共识[J].中国急救医学,2016,36(2):97-107.

[37] 周红珠.院内绿色通道优化护理在急性上消化道出血中的应用效果[J].中华现代护理杂志,2015,21(2):203-204,205.

第八章 肿瘤科疾病护理

【0880】抗肿瘤药物职业防护要求中,应如何使用手套?

答:(1)使用 PVC(内层)和乳胶(外层)双层手套,内层手套需套在防护衣袖口下,外层手套需完全盖住防护衣的袖口。

(2)手套出现破损时应及时更换,更换后要用流水彻底洗净双手。

(3)建议每 60 分钟更换手套。

参考文献 [15]

【0881】如何处置接受抗肿瘤药物治疗后 48 小时内患者的体液(血液、呕吐物、排泄物等)?

答:(1)需使用标准防护(双层手套和一次性防护服)。如有可能发生喷溅,戴防护面罩。

(2)护理失禁患者时,每次更换尿布后清洁患者的皮肤。在患者尿布区域的皮肤上使用保护性软膏,隔离患者皮肤。

(3)患者排泄后,需把马桶盖放下冲厕。每次冲厕使用较少水量冲洗可能效果更好。

参考文献 [4]

【0882】肿瘤患者静脉输液工具选择的原则是什么?

答:(1)静脉输液头皮钢针仅应用于单次给药或静脉采血,不能用于发疱性药物输注。

(2)使用外周静脉留置针输注抗肿瘤药物时,输注结束后不保留导管。

(3)中长导管尖端不在中心静脉,仍属于外周静脉导管,适用于短期(7~49 天)使用静脉通道的患者。

(4)CVC 使用时间不超过 6 周,可用于任何性质药物输注和血流动力学的监测。

(5)需要长期化疗或需输注发疱性或刺激性药物的患者,应选择中心静脉,如 PICC 和 PORT。前端开口耐高压的 PICC 和 PORT 可以用于血流动力学的监测。

参考文献 [15]

【0883】常见血管通道(外周留置针、PICC、PORT)使用肝素封管液的原则是什么?其种类、浓度、容积及封管频率各是多少?

答:(1)原则:封管液量应在等于血管通路及附加装置内部容积的基础上

再加 20%。

（2）不同血管通路封管液使用方法如下：

血管通路	封管液种类	浓度	容积	频　率
外周留置针	氯化钠溶液	0.9%	5 ml	每次输液后；间歇使用时，1 次/24 小时
PICC	氯化钠溶液	0.9%	10 ml	每次输液后
	肝素盐水	10 U/ml	10 ml	1 次/周（居家维护）
PORT	氯化钠溶液	0.9%	10 ml	每次输液后
	肝素盐水	10 U/ml	10 ml	1 次/4 周（居家维护）

参考文献　[2]

【0884】如何识别早期 PICC 导管阻塞？

答：（1）回抽无回血或者回血不畅。

（2）冲管有阻力。

（3）输液时滴速缓慢。

（4）电子输液泵装置多次发出堵塞警报。

（5）穿刺点或接头部位出现渗出/外渗或肿胀和渗液 。

参考文献　[2]

【0885】如何早期识别中心静脉通路留置相关的血栓？

答：（1）静脉血流阻塞的症状和体征：

① 置管测肢体末端、肩部、颈部或胸部疼痛/水肿/外周静脉怒张。

② 置管侧肢体末端红斑。

③ 置管侧颈部或肢端运动困难。

（2）出现上述不适症状时，处理如下：

① 测量双侧上臂臂围（肘窝上 10 cm 周长），与之前数据对比。

② 汇报上级护士和主管医生。

③ 建议用彩色多普勒血流成像作出诊断。

参考文献　[2]

【0886】哪些化疗药物容易引起急性输液反应？如何预防？

答：（1）引起输液反应的化疗药物：门冬酰胺酶、紫杉醇类（紫杉醇、多西他赛）、铂类（顺铂、卡铂、奥沙利铂）、鬼臼素（依托泊苷、替尼泊苷）。

（2）预防措施：

① 充分评估患者过敏史（如食物、药物、环境）。

② 确保急救物品、药物处于应急状态。

③ 按医嘱给予预处理药。

④ 指导患者要向医护人员报告超敏反应和输液反应的症状。

⑤ 对于可能出现超敏反应的高危患者,在首次用药时,给药前可以采取小剂量试验性给药。

⑥ 每次治疗都必须监测患者的反应。用药时至少观察 30 分钟,查看患者是否有局部或者全身反应,持续监测至用药结束。

参考文献 [4]

【0887】经外周静脉输注抗肿瘤药物发疱剂时有哪些注意事项?

答:经外周静脉输注抗肿瘤药物发疱剂时的注意事项主要包括:

(1) 评估周围血管给药的利弊,充分告知患者并记录。

(2) 选择新的注射部位。给药前 2 名护士共同确认回血。

(3) 外周静脉给药不应使用输液泵,输注时间不超过 60 分钟。

(4) 输注中严密评估回血情况。推注药液,每 2~5 ml 进行回血评估并确认,输液每 5~10 分钟进行回血评估。避免挤压输液导管来确认有无回血。可使用注射器回抽或重力的原理来检查静脉回血。

(5) 指导患者用药过程中出现输液部位任何疼痛、发热、感觉变化等需立即报告。有任何阻塞的迹象均须立即停止输液并检查原因。

(6) 如发现或疑似外渗,应立即停止输液,另选注射部位,避免使用同一静脉远端,原注射部位必须按外渗处理。

参考文献 [15]

【0888】输注化疗药物时,患者输液部位如何选择?

答:(1) 成人首选前臂大血管,选择粗直、光滑、无静脉瓣、有弹性的血管。

(2) 小于 12 月龄的婴儿可使用头皮静脉给药。

(3) 避免 24 小时在同一部位多次穿刺,或在之前穿刺针眼远端血管输液。

(4) 避开手腕和肘窝及施行过广泛切除性外科手术的肢体末端。

(5) 乳癌根治术后避免患肢注射。

(6) 除上腔静脉压迫综合征患者之外,避免选择下肢静脉给药。

参考文献 [15]

【0889】具有极高度潜在致吐性的化疗药物有哪些? 如何预防呕吐的发生?

答:(1) 极高度潜在致吐性的化疗药物:顺铂(>50 mg/m^2)、达卡巴嗪、氮芥、美法仑(大剂量)、链佐星、阿糖胞苷(大剂量,>1 g/m^2)。

(2) 预防恶心呕吐的措施:

① 根据治疗方案、给药途径和剂量评估方案的致吐程度。

② 评估患者对呕吐的敏感性。

③ 考虑化疗累计的致吐效应。

④ 在应用可能导致呕吐的化疗药物时全程使用止吐药物。

⑤ 对于接受免疫治疗的患者,禁止使用激素类药物止吐。

参考文献 〔4〕

【0890】如何指导患者进行化疗相关性外周神经炎的自我护理?

答:(1) 指导患者向医生护士报告相关症状:感觉减退或消失;出现刺痛、麻木、烧灼感等感觉异常现象。

(2) 指导患者了解由于四肢感觉丧失而导致的局部缺血和热损伤风险,如冻伤、烫伤等,避免身体过冷或过热。

(3) 提供可能引起或改变神经症状的药物副作用相关信息,如顺铂、奥沙利铂、沙利度胺、异丙环磷酰胺等。

(4) 可通过瑜伽、冥想、针灸、引导想象等放松技巧改善神经毒性引起的疼痛。

参考文献 〔4〕

【0891】如何评估免疫细胞治疗相关性腹泻?

答:(1) 评估患者近期是否行免疫细胞治疗,针对不同原因的腹泻需要采取不同的处理方法。

(2) 评估排泄特点和大便的特征:出现的时间、持续时间、频次、黏稠度、量、气味、颜色等。根据 NCI CTCAE 标准对腹泻进行分级。

(3) 体格检查:如出现发热、大便带血、腹痛、虚弱等情况应排除有无感染、肠梗阻或脱水。

(4) 询问既往饮食情况,确定饮食习惯是否改变,评估摄入食物中可能导致腹泻的因素:刺激性食物、酒精、咖啡、纤维素、水果、糖等。

(5) 评估是否有食物或者乳糖不耐受情况。

(6) 评估既往用药情况:抑酸剂、抗生素、降压药、利尿剂、咖啡因、缓泻剂或大便软化剂、促胃动力药等。

参考文献 〔4〕

【0892】如何识别并处理免疫细胞治疗相关的细胞因子释放综合征?

答:(1) 识别细胞因子释放综合征症状的方法是在输注免疫细胞时,如出现以下症状,应判断为细胞因子释放综合征:① 寒战、发热;② 恶心、低血压;③ 心动过速、虚弱无力;④ 头痛;⑤ 皮疹;⑥ 呼吸困难、咽喉部水肿。

(2) 处理方法:① 停止输液,观察患者直到症状缓解,通常在 30 分钟以内缓解;② 根据医嘱给予抗组胺药物;③ 症状缓解以后,恢复静脉输液,比原来的输液速度减慢 50%;④ 如果出现严重的反应,根据症状给予急救药品。

参考文献 〔4〕

【0893】如何指导放射性粒子植入患者进行自我防护？

答：(1) 放射性粒子植入前,应告知患者手术风险及术后放射防护基本知识,以消除患者的恐惧心理。

(2) 放射性粒子植入治疗后,应嘱患者在临时控制区内活动(患者床旁 1.5 m 处或单人病房),并在植入部位穿戴隔离半价层为 0.25 mm 铅防护服,以避免对密切接触人群产生辐射损伤。

(3) 如发现放射性粒子脱落时,应尽快告知医护人员收集脱落的放射性粒子,严禁自行处理。

参考文献　[22]

【0894】如何指导头颈部放疗患者进行鼻腔冲洗？

答：(1) 从放疗开始时即行鼻腔冲洗,在晨起、放疗前、睡前各一次,先用温开水冲洗,再用淡盐水冲洗,以清除鼻腔黏膜表面的分泌物,减轻放疗反应,增加癌细胞对放射线的敏感度。

(2) 鼻腔冲洗流程：

① 取坐位,将干毛巾围于胸前,面前放置接水桶,身体稍向前倾,低头。

② 将冲洗器上端一侧鼻塞器堵住患者一侧鼻孔,嘱患者按住对侧鼻孔,张口呼吸,轻捏洗鼻器,使洗鼻液缓缓流入鼻腔,再轻轻松开洗鼻器,使洗鼻液由患者口腔流出。如此反复,连续轻柔挤压,直到洗净鼻腔为止,同法冲洗另一侧鼻腔。

③ 冲洗结束后用温水漱口,用纱巾擦干口鼻。

④ 弯腰使鼻尖朝向地面,将鼻内余水流出,再深弯腰使鼻尖朝向膝部,使鼻内余水进一步流出,用嘴吸入和鼻呼出的呼吸方式,反复 5～10 次。

参考文献　[20][21]

【0895】放疗患者出现 RTOG1 级的皮肤反应时该如何指导其进行皮肤护理？

答：(1) 保持皮肤清洁、湿润和完整：温水清洁皮肤,可使用无香味的沐浴用品;使用电动剃须刀,避免划伤皮肤;避免在照射区皮肤使用胶带,放射性皮损的预防不推荐使用外用药进行,可选用软聚硅酮类敷料。

(2) 减少刺激：使用柔软毛巾轻轻沾洗并拍干皮肤,避免用力擦洗;避免在照射区域使用化妆品;穿宽松、质地柔软的衣物,如纯棉、丝绸质地;避免日光、大风、极端的气温等对皮肤的刺激,可使用 SPF≥30 的防晒霜防晒;避免冷、热刺激,不要使用热水袋、冰袋等。

参考文献　[1][3][7]

【0896】对于放疗后发生放射性肠炎的患者该如何进行饮食指导？

答：(1) 指导患者平衡膳食,保证营养。

（2）给予清淡易消化，纤维素含量少的食物，尽量避免对胃肠道刺激较大的食物及易产气的食物，如辣椒、胡椒、大蒜、洋葱、土豆、膨化食品等，不食生冷或凉拌的食物。

参考文献　［20］

【0897】如何根据食管急性放射损伤的不同分级进行饮食指导？

答：（1）RTOG 1 级：有轻度吞咽困难或吞咽疼痛，需表面麻醉剂或非麻醉性止痛药；进软食。

（2）RTOG 2 级：有中度吞咽困难或吞咽疼痛，需麻醉性止痛药；进浓汤或流食。

（3）RTOG 3 级：重度吞咽困难或吞咽疼痛伴脱水，体重比治疗前下降超过 15％；需鼻饲营养物质，或静脉营养。

（4）RTOG 4 级：完全梗阻，溃疡、穿孔、窦道；禁食，静脉营养。

参考文献　［10］

【0898】如何早期识别并预防放射性肺炎？

答：（1）早期识别：

① 放射性肺炎可能无明显的症状和体征。常于放射治疗 1～6 周后出现临床症状及肺炎的胸部 X 线征象。

② 一般在放射治疗后 2～3 个月出现刺激性干咳、气急、胸痛，呈进行性加重，可有发热，体温一般在 38℃。肺纤维化明显时可出现呼吸困难加重并发绀，伴有食管炎症状，气急常呈进行加剧。

③ 肺部可听到干、湿啰音和摩擦音，如炎症严重，发生永久性肺纤维化。

（2）放射性肺炎的预防：

① 严格掌握放射野、时间与剂量。X 线检查发现放射性肺炎，应及时停止放射治疗。

② 病情观察：有无干咳、心悸、气喘、乏力、胸痛等现象，有无出现口唇发绀。

③ 休息与环境：放疗后患者应卧床休息，以减少氧耗量，适当活动。病室保持安静并维持适宜的温、湿度。

④ 饮食：给予高热量、高蛋白质和高维生素的清淡食物。多饮水，保持口腔清洁。

⑤ 指导有效咳嗽，促进痰液排出。

⑥ 进行呼吸功能锻炼，如缩唇呼吸、腹式呼吸、阻力呼吸法以及腹肌体能锻炼等。

参考文献　［14］［19］

【0899】如何指导宫颈癌放疗患者进行阴道冲洗？

答：（1）患者排空膀胱，取膀胱截石位。

（2）冲洗液以 41～43℃为宜 。

（3）避免动作过大引起疼痛或碰破癌组织引起出血,出血时用纱布填塞阴道以压迫止血,严重时通知医生处理,注意观察分泌物及阴道(包括穹隆部和侧壁)的颜色和气味。

（4）放疗期间应坚持每日阴道冲洗,及时清除阴道坏死组织,防止感染和粘连。

参考文献 ［20］

【0900】如何对脑部放疗患者进行安全评估与活动指导?

答:(1)安全评估:四肢肌力、反应能力、自理能力、语言表达能力,有无颅内压增高症状,近期是否有跌倒史、晕厥史、抽搐史、行为异常等。

（2）活动指导:进行预防跌倒和坠床的安全宣教。根据患者的活动能力选择合适的放疗转运工具。指导家属轮椅的使用方法。介绍放疗期间可能出现的副反应,如颅内压增高、抽搐、癫痫发作、肢体乏力加重等,及应对措施。

参考文献 ［9］［18］

【0901】癌痛评估原则中"常规原则"是指什么?

答:(1)癌痛常规评估是指医护人员主动询问癌症患者有无疼痛,常规评估疼痛病情,并进行相应的病历记录,应当在患者入院后 8 小时内完成。

（2）对于有疼痛症状的癌症患者,应当将疼痛评估列入护理常规监测和记录的内容。

（3）疼痛常规评估应当鉴别疼痛暴发性发作的原因,例如需要特殊处理的病理性骨折、脑转移、感染以及肠梗阻等急症所致的疼痛。

【0902】阿片类镇痛药物常见哪些不良反应? 如何预防?

答:(1)便秘:① 努力排除便秘形成的可逆因素,如改善体质虚弱患者的排便条件,增加膳食纤维和液体摄入等。② 在保证患者能有足量液体摄入的前提下,可补充纤维素产品,如车前子、甲基纤维素等。③ 口服阿片止痛剂的患者都需增加药物预防便秘,防止便秘药物的剂量随止痛药物剂量的增加而酌情增加。

（2）恶心、呕吐:同时使用处方止吐药,患者一旦出现先兆,尽早按时服用。

（3）嗜睡和过度镇静:避免快速增量,尤其是老年患者更应谨慎观察,缓慢增加剂量。早期识别阿片类药物过量中毒症状:轻者头痛、头昏、恶心、呕吐、兴奋或抑郁,重者出现昏迷、针尖样瞳孔和呼吸抑制(<8 次/分)等。

（4）瘙痒:① 皮肤护理,避免加重药物性瘙痒的不良刺激。② 注意皮肤卫生,避免搔抓、摩擦 强刺激性外用药、强碱性肥皂等不良刺激,贴身内衣宜选择质地松软的棉制品。

参考文献　[17]

【0903】如何筛查肿瘤患者的营养风险？如何选择营养支持方式？

答：(1)肿瘤患者的营养风险筛查：

① 肿瘤患者一经确诊，即应进行营养风险筛查及营养评定。营养风险筛查及营养评定在肿瘤患者治疗过程中应多次进行。

② 营养风险筛查2002(nutritional risk screening,NRS-2002)可作为住院肿瘤患者营养风险筛查的工具。

③ 肿瘤患者常用的营养评定方法有体重变化、体重指数、主观综合评价法。

④ 骨骼肌含量是评价肿瘤患者营养不良及癌性恶病质的有效指标，与肿瘤患者生存时间和预后相关。

(2)营养支持方式的选择

① 可经口进食肿瘤患者的营养支持应首选强化营养咨询；当强化营养咨询使经口进食改善但仍无法满足机体的营养需求时，则给予口服营养补充。

② 无法经口进食或口服营养补充无法满足机体的营养需求时，应及时给予人工营养。

③ 肿瘤患者实施人工营养应首选肠内营养。

④ 当肠内营养无法实施或不能满足机体的营养需求或希望在短时间内改善患者营养状况时，则给予补充性肠外营养。

参考文献　[24]

【0904】如何早期识别肿瘤所致的慢性脊髓压迫症？

答：(1)神经根受压症状：神经根性疼痛或局限性运动障碍，活动脊柱、咳嗽、打喷嚏时会引起疼痛加剧，改变体位可减轻。

(2)感觉障碍：病变损害脊髓丘脑束和后束时，引起损害平面以下的躯体的束性感觉障碍。

(3)运动障碍：前根受压可出现支配肌群震颤、肌无力和萎缩。

(4)括约肌功能障碍：圆锥以上病变双侧锥体束受累，早期出现尿潴留和便秘。

参考文献　[11]

【0905】如何选择上腔静脉压迫综合征患者的输液部位？

答：(1)避免上肢、颈外及锁骨下静脉穿刺输液，宜选用下肢静脉，让液体经下肢静脉回流到右心房，以免加重压迫症状。

(2)发疱剂和刺激性较强的药物，应选择中心静脉置管，可选用股静脉置管。

（3）输液过程中应注意控制输液的量及速度，密切观察患者有无心悸、气促等不适。

参考文献 ［20］

【0906】如何对行恶性腹腔积液引流操作的患者进行护理？

答：（1）置管操作中严密观察患者的反应，应注意呼吸、脉搏、血压的变化。如有头晕、胸闷、面色苍白、出汗、心悸、胸部压迫感或剧痛、昏厥等症状，应停止操作，给予平卧、吸氧和扩容等对症处理。

（2）放腹腔积液时，应控制引流速度。速度过快、大量放液会使腹压突然下降，血液重新分配，导致血压下降，甚至休克。因此一次放腹腔积液量不超过 3 000 ml。

（3）如腹腔积液引流不畅时，嘱咐患者变化体位，有助于液体流出。

（4）操作中严格遵守无菌操作原则，防止空气进入腹腔，并始终保持腹腔负压。

（5）定期测量体重及腹围并做好记录，记录每日出入液量。使用利尿剂时，应注意监测电解质变化，以免发生电解质紊乱。腹腔引流结束后正确记录引流液的量、颜色和性质，观察有无不良反应。

参考文献 ［13］

【0907】淋巴水肿的高发人群有哪些？如何指导患者预防淋巴水肿的发生？

答：（1）高发人群

① 腋窝淋巴结清扫者。

② 肢体接受过放射治疗者。

③ 肢体发生感染者。

④ 治疗前 BMI≥30 的患者。

⑤ 高血压者。

⑥ 患肢过度频繁锻炼者。

⑦ 患肢进行各种穿刺操作者。

（2）预防措施

① 当患者出现上肢或胸部水肿轻微的加重和任何感染症状，如皮疹、瘙痒、发红、疼痛、皮温增高或发热时，要及时报告。

② 避免患肢测量血压，如果双侧上肢淋巴水肿，宜在下肢测量血压。

③ 保持患肢皮肤清洁干燥，注意皱褶和手指间隙，浴后擦润肤露。

④ 避免做增加患肢阻力的、剧烈重复的运动，如擦洗或推拉。

⑤ 不提过重的物体，在健侧挎包，不戴过紧的项链和在患肢戴弹力手镯。

⑥ 淋浴或擦洗时，避免温度变化过大，避免桑拿或热浴，使用防晒产品。

⑦ 避免患肢任何损伤。如不在患肢抽血、注射、针灸和用刀片剔刮腋毛等；并做好生活中可能引起损伤行为的防护，如做家务、剪指甲等。

⑧ 避免患肢过分疲劳，当肢体感到疼痛时要休息，抬高肢体。建议进行一些运动，如散步、游泳、有氧健身法、做健身操或瑜伽。

⑨ 淋巴水肿的患者日间要戴弹力袖套，乘飞机时戴弹力袖套。

⑩ 佩戴轻重量的假乳或合适的、没有钢托的乳罩。

⑪ 保持理想的体重，进低盐高蛋白易消化的饮食，避免吸烟、喝酒。

参考文献 ［5］［7］

【0908】安宁疗护的"六全"照护原则是什么？

答：安宁疗护的"六全"照护原则包括：

（1）全人：身、心、社、灵全面照顾。

（2）全家：所有家庭成员。

（3）全队：结合医疗、护理、社工、义工等人员共同照顾临终患者以及其家属。

（4）全程：陪伴患者到终老，同时也帮助其家属度过之后的整个哀伤期。

（5）全心：全心全意服务。

（6）全社区：在家及社区的照顾。

参考文献 ［16］

【0909】针对安宁疗护患者呼吸困难症状应如何进行非用药指导？

答：可指导患者采用调整体位、节省体力、开窗通风、手持风扇、冷水洗面、听音乐、转移注意力、放松训练等非药物方法，以提高患者对呼吸困难的适应能力和应对能力。

参考文献 ［12］

【0910】癌痛评估原则是什么？

答：（1）癌症患者疼痛评估的金标准是患者的主诉，以患者主诉为依据遵循"常规、量化、全面、动态"的原则。

（2）常规原则：医护人员主动询问患者有无疼痛，常规评估疼痛情况。首次常规疼痛评估应当在患者入院后8小时内完成，有疼痛症状的患者，应将疼痛评估列入护理常规进行连续评估和记录。

（3）量化原则：使用疼痛程度评估量表来评估患者疼痛程度。量化评估疼痛时，应当重点评估最近过去24小时内患者最严重和最轻的疼痛程度，以及大部分时间内感受的疼痛程度。

（4）全面原则：对患者疼痛病情及相关病情进行全面评估，包括疼痛病因、性质、部位、程度、时间、加重或减轻因素、治疗情况及效果、重要器官功能、心理精神状况、对正常活动的影响、家庭及社会支持，以及既往史等情况。

（5）动态原则：持续、动态评估患者的疼痛症状变化情况，包括疼痛程度、性质变化、爆发性疼痛发作、疼痛减轻或加重，以及治疗的效果和不良反应等。动态评估时机包括疼痛时、给药时、爆发痛处理后。

参考文献　[23]

【0911】服用阿片类药物的癌痛患者便秘时的护理要点包括哪些？

答：（1）指导病人在服用阿片类镇痛药期间按时服用缓泻剂预防便秘。

（2）全面评估引起便秘的原因，判断其他可能引起或加重便秘的因素。

（3）连续评估病人的排便情况。口服缓泻剂通常睡前服用，直肠栓剂仅用于解除急性粪便嵌塞，不建议用于常规预防和处理癌痛病人的便秘。

（4）护士应全面评估、准确判断和正确处理，出现粪便嵌塞或肠梗阻时禁止使用刺激性泻剂。

（5）鼓励病人进食粗纤维食物、多饮水、养成规律排便的习惯及适量活动等。

（6）为卧床病人提供隐秘的排便环境和合适的便器。

参考文献　[8]

参考文献

[1] Herst P，Bennet N，Sutherland A，et al. Prophylactic use of mepitel film completely prevents radiation-induced moist desquamation in an intra-patient controlled RCT of 78 breast cancer patients in New Zealand[J]. Radiother Oncol，2014，110：137-143.

[2] Infusion Nurses Society. Infusion Therapy Standards of Practice[M]. Infusion Nurses Society，2016.

[3] Iwamoto R R，Haas M L，Gosselin-Acomb T K. Manual for radiation oncology nursing practice and education[J]. Oncology Nursing Society，2012.

[4] Martha polovich，Julie M. Whitford，Mikaela olsen，著；丁玥，徐波译.化学治疗与生物治疗实践指南及建议[M].北京：北京大学医学出版社，2013.

[5] National Lymphedema Network. Lymphedema Risk Reduction Practices：Applyingthe Putting Evidence into Practice[EB/OL]. https：//www. lymphnet. org/resources/vol-26-no-3-lymphedema-risk-reduction-practices-applying-the-putting-evidence-into，2014-06-01/2018-03-23.

[6] Xie Yuhuan，Guo Qi，Liu Fenghua，et al. 乳腺癌相关上肢淋巴水肿危险因素荟萃分析[J].中华放射肿瘤学杂志，2014，23(2)：93-97.

[7] Yuejiao Z，Shoude Z，Xiaoling S. Topical agent therapy for prevention and treatment of radiodermatitis：a meta-analys[J]. Support Care Cancer，2013，21：1025-1031.

[8] 北京护理学会肿瘤专业委员会，北京市疼痛治疗质量控制和改进中心.北京市癌症

疼痛护理专家共识(2018版)[J].中国疼痛医学杂志,2018,24(09):9-14.

[9] 陈春兰,陈王坚,邓琼娟.脑瘤患者放疗期间的护理安全管理[J].医药前沿,2013(9):391.

[10] 段蔚佰,谷铣之.肿瘤放射治疗学[M].北京:中国协和医科大学出版社,2008.

[11] 赫捷.临床肿瘤学[M].北京:人民卫生出版社,2016.

[12] 陆宇晗,陈钒.肿瘤姑息护理实践指导[M].北京:北京大学医学出版社,2017.

[13] 邱玉梅,杨碎胜,罗健.肿瘤专科护士必读[M].兰州:甘肃科学技术出版社,2011.

[14] 王建荣.肿瘤疾病护理指南[M].北京:人民军医出版社,2013.

[15] 徐波,耿翠芝.肿瘤治疗血管通道安全指南[M].北京:中国协和医科大学出版社,2015.

[16] 许红.我国台湾地区医院全能照护见闻及启示[J].护理管理杂志,2016,16(1):72-73.

[17] 杨宝峰.药理学[M].北京:人民卫生出版社,2013.

[18] 杨华清,李凌云,林梅榕.脑瘤放疗病区护理安全的影响因素及管理对策[J].医药前沿,2015(29):230-231.

[19] 尤黎明,吴瑛.内科护理学[M].北京:人民卫生出版社,2017.

[20] 岳丽青,匡雪春.肿瘤科护理查房手册[M].北京:化学工业出版社,2014.

[21] 赵茜,郑晓宇.鼻咽癌病人放疗期全程鼻咽冲洗的效果评价及其影响因素[J].护理研究,2016,30(25):3144-3147.

[22] 中国抗癌协会肿瘤微创治疗专业委员会粒子治疗分会.放射性^{125}I粒子病房辐射防护管理标准专家共识[J].中华医学杂志,2017,97(19):1455-1456.

[23] 中华护理学会肿瘤护理专业委员会.癌痛患者护理指引专家共识(2017年版)[J].中国护理管理,2017(12):1585-1587.

[24] 中华医学会肠外肠内营养学分会.肿瘤患者营养支持指南[J].中华外科杂志,2017,55(11):801-829.

第九章 精神科疾病护理

【0912】如何早期识别精神分裂症患者的暴力行为？暴力行为发生时如何应急处理？

答：(1)暴力行为最常见于精神分裂症患者，主要受幻觉和妄想影响所致。可以从以下几方面识别暴力行为发生的征兆表现：

① 行为：兴奋激动，包括踱步，不能静坐，握拳或用拳击物，下颚或面部的肌肉紧张。

② 情感：愤怒、敌意、异常焦虑、易激惹、异常欣快、激动和情感不稳定。

③ 语言：对真实或想象的对象进行威胁，或提一些无理要求，说话声音大并具有强迫性等。

④ 意识状态：思维混乱、精神状态突然改变、定向力缺乏、记忆力损害等。

(2)暴力行为发生时的应急处理：

① 寻求帮助，有效控制局面：首先要呼叫其他工作人员寻求援助，保持与患者安全距离约1m，并且护理人员站在有利于控制患者的位置，从背后或侧面阻止患者的暴力行为，注意不要迎面阻拦，以保护自身和患者安全；用简单、清楚、直接的语言提醒患者暴力行为的结果。

② 巧夺危险物品，行动果断迅速：对持有凶器或危险物品的患者，用真诚的语言安抚、劝导或转移其注意力；工作人员之间注意配合积极，步调一致，乘其不备时去除危险物品；注意不用强制的方法硬行夺取，以免激起伤人行为。

③ 合理运用心理疏导：运用治疗性沟通技巧，通过表达对患者安全和行为的关心，缓解其心理紧张，取得信任。

④ 必要时遵医嘱进行保护性约束。

参考文献 ［4］

【0913】如何有效评估精神分裂症患者的幻觉状态？

答：精神分裂症患者的幻觉有幻听、幻视、幻嗅、幻味、幻触等，其中最常见的是幻听。这些幻觉体验不管是具体形象还是朦胧模糊的，都会给患者的思维、情绪和行动带来不同程度的影响，有时可以支配患者的意志和行为，甚至发生自伤、自杀、冲动伤人等行为。在评估患者幻觉时要注意：

(1)评估幻觉出现的次数、时间和规律等。

(2)评估幻觉的类型和内容。

（3）评估患者的感受、情绪和行为反应：不能仅停留在幻觉症状表面，注重评估幻觉对患者有何影响，患者是如何看待幻觉的，对幻觉有什么样的感受，有了上述感受后会有哪些情绪及行为反应。

（4）同时通过患者家属、同事及朋友等对患者的幻觉进行补充评估。

参考文献 ［5］

【0914】精神病患者口服给药的关注重点有哪些？如何提高患者的服药依从性？

答：（1）精神病患者口服给药的关注重点有：

① 发药时确保患者服下药物：由于精神病患者在急性期大部分都没有自知力，不承认有病，常会出现藏药、拒服药的行为。因此发药时要检查患者口腔、水杯等，确保药物服下。对于拒不服药者，给予劝说，无效时及时汇报医生处理，如鼻饲或肌注长效针剂等。

② 观察服药后反应及效果：精神性药物在治疗精神症状的同时，也会存在各种不良反应。药物的不良反应严重影响了患者的服药依从性、生活质量和身体健康，而患者往往缺乏相应主诉。因此要密切观察患者用药后的反应及效果，及时发现药物的不良反应，给予恰当的处理。

（2）提高患者服药依从性：维持用药是减少精神病患者复发的最有效的办法，但是患者因自知力缺如、受精神症状支配、难以耐受药物不良反应、病耻感、药物治疗知识缺乏、需要结婚生子、经济拮据等原因不能坚持服药。因此要评估服药依从性差的原因，采用个性化的方式进行有针对性的健康教育，建立维持治疗的联盟，和患者和家属一起讨论维持治疗的重要作用，帮助他们认识坚持服药的重要性，提高患者服药依从性。

参考文献 ［1］

【0915】抗精神病药物治疗时，如何判断发生了体位性低血压？怎样预防及处理？

答：（1）抗精神病药物治疗时，体位性低血压的判断方法：体位性低血压多发生在抗精神病药治疗的初期，肌内注射半小时或口服1小时后，即可出现降压反应，尤以注射给药发生率最高。使用奥氮平、氯氮平、氯丙嗪者容易出现。抗精神病药物剂量增加过快、体质较弱、老年患者及基础血压偏低者较易发生，表现为：突然改变体位时（如起床过快、蹲位直立时），出现头晕眼花、心率加快、面色苍白、血压下降，可引起晕厥、摔伤，严重时可出现休克症状。

（2）体位性低血压的预防及处理

① 体位性低血压的预防：高危人群密切观察服药期间的血压变化，指导患者变换体位幅度应小，动作宜慢，避免突然起床。如感觉头晕时，应尽快卧床休息，以防意外发生。

② 体位性低血压的处理:立即卧床休息,取头低脚高位(将脚部抬高30°),密切观察生命体征,尤其是血压的变化;严重反应者,遵医嘱使用升压药去甲肾上腺素 1～2 mg,禁用肾上腺素,因为肾上腺素可使 β 受体兴奋,血管扩张,使血液流向外周及脾脏,从而加重低血压反应。

参考文献 [3]

【0916】如何早期识别及预防重性精神障碍患者擅自离院?

答:重性精神障碍患者有丰富的精神症状,存在大量的幻觉妄想,大多数患者自知力缺乏,不安心住院;还有患者存在严重的自杀观念,为达到自杀目的想离开医院;活性物质滥用的患者因戒断症状难受想摆脱医院环境;患者对医院封闭式管理感到不自由和受约束;患者思念亲人或急于完成某项工作;患者对住院或某些治疗(电抽搐治疗等)存在恐惧心理。上述的原因导致重性精神障碍患者擅自离院的风险增加,早期识别和预防尤为重要。

(1)患者擅自离院的征兆有:病史中有出走史;有明显的幻觉、妄想;对疾病缺乏认识,非自愿住院或强制住院;病情好转的患者强烈思念亲人,急于回家;常在门口处活动、拉门;观察病房的各项设施等。

(2)预防擅自离院的措施:创造舒适的休养环境,与患者建立治疗性的信任关系,掌握患者的心理动态;不定时巡视,避免患者掌握规律;观察患者的病情变化,严格交接班,落实安全护理措施;组织患者积极参加娱乐康复活动,使其心情愉快;专人陪护患者外出治疗及检查,减少擅自离院的环节;鼓励家属探视,减少患者的孤独感。

参考文献 [6]

【0917】如何判断精神障患者发生了噎食? 急救措施有哪些?

答:(1)噎食的临床表现:进食时突然发生,轻者呼吸困难,不能发声,呼吸急促,严重者喘鸣,患者手不由自主的以"V"字状紧贴颈部,面色青紫双手乱抓。重者口唇、黏膜及皮肤发绀,意识丧失,抽搐,全身瘫软,四肢发凉,二便失禁,呼吸停止,心率快弱。如抢救不及时或措施不当,死亡率极高。

(2)噎食发生后急救措施:

① 就地抢救,分秒必争,立即停止进食,清除口咽部食物,保持呼吸道通畅。

② 迅速用手指掏出口咽部食团。若患者牙关紧闭可用筷子或开口器等撬开口腔掏取食物。解开患者领口,用 Heimlich 急救法抢救。其他护士立即通知医生。Heimlich 急救法包括立位腹部冲击法(意识清楚患者):护士站在患者身后,用双臂环绕患者腰部,令患者弯腰,头部前倾;一手握空心拳,拳眼顶住患者腹部正中线脐上方两横指处;另一手紧握此拳,快速向内、向上冲击。另一种方法为仰卧位腹部冲击法(意识不清患者):将患者置于仰卧位,

救护者骑跨在患者髋部两侧,一只手的掌根置于腹部正中线、脐上方两横指处,不要触及剑突。另一只手直接放在第一只手的手背上,两手掌跟重叠,合力快速向内、向上冲击。

③ 如使用以上急救法无效,采用环甲膜穿刺术。

④ 如心脏停搏,立即做胸外心脏按压。

参考文献　[2]

【0918】如何早期识别抑郁发作患者的自杀行为? 怎样进行有效预防?

答:(1)自杀行为发生的征兆表现有:

① 有企图自杀的病史:抑郁发作患者病情严重,如抑郁性木僵患者,常没有精力实施自杀行为,当疾病有所好转时,由于精神运动抑制的改善在先,抑郁情绪尚无明显改善,可使患者的自杀意念付诸行动。

② 语言信息:如患者会说"我不想活了""这个世界没什么可留恋的";问一些可疑的问题,如"这种药吃多少有危险";向家人交代后事等。

③ 行为信息:独自待在隐蔽的地方;清理物品,分发自己的财产;储藏长绳、玻璃片等。

④ 情感信息:情绪低落,表现紧张、哭泣,有些严重抑郁的患者突然表现无原因的开心,对亲人过分关心等。

(2)自杀行为的预防:

① 连续、动态评估自杀的风险和危险性,包括自杀意向、自杀动机、进行中的自杀计划、自杀方法、自杀时间、自杀意志、如何获得自杀工具和发生自杀行为的可能性等,严格交接班。

② 合适的心理护理:建立治疗性信任关系,给予关怀和共情,及时解决患者的心理压力;结合患者的病情和具体情况,和患者讨论自杀的问题,如何面对挫折和愤怒,正确表达内心体验和感受的方式,寻求有效的调适方法。

③ 实施安全护理:妥善安置患者,严重的患者由专人看护,避免独处;病房设施安全检查,保管好药品和危险品管理,杜绝不安全因素;在重点时段重点巡视有自杀危险倾向的患者。

④ 保证患者遵医嘱服药,确保各项治疗顺利进行。

⑤ 密切观察患者夜间睡眠情况,尤其是凌晨早醒,及时处理异常睡眠。

⑥ 心理健康教育:教会患者采用适当的方法减少焦虑、悲哀、抑郁情绪,如参加自己喜爱的活动、听听音乐、阅读书籍、找人倾诉、体育活动等。

【0919】抑郁发作的患者实施心理护理有哪些要点?

答:(1)进行有效的治疗性沟通,鼓励患者抒发内心体验:具有高度的耐心和同情心,重视非语言沟通的作用,如关切的眼神、静静的陪伴等。在建立信任良好的护患关系上,在恰当的时机和患者谈论有关自杀的问题,谈论自杀对个人、家庭、他人的影响,改变患者的消极应对方式。

(2)改善患者的消极情绪,协助建立新的认知模式和应对技巧:抑郁发作患者的认知方式总是呈现出一种"负性的定式",护理人员应设法减少患者的负性思维,使患者多回忆自己的优点、长处、成就,描述患者最成功的、取得辉煌业绩的经历,增加患者的正性思维,协助患者检视和修正自己的认知模式。

【0920】怎样做好躁狂发作患者的兴奋症状护理?

答:躁狂患者情感高涨、精力旺盛,多表现急躁不安、易激惹、爱管闲事、容易扰乱病房秩序。护理中应注意:

(1)安排既需要体能又不需要竞争的活动,引导患者把过剩的精力运用到正性的活动中去,也可鼓励患者把自己的生活"画"或写下来,发泄内心感触,患者完成后,及时给予肯定。

(2)运用治疗性沟通技巧,帮助患者改善人际交往中的缺陷。对爱挑剔的患者,态度友善、接纳患者,鼓励患者间合作,避免争论和公开批评。对于有攻击性行为的患者,不要简单地指责患者,耐心地协助患者了解此行为的后果以及对别人带来的影响。对于好表现自己、夸大自己能力的患者,以缓和、肯定的语言陈述现实状况,不要讥笑和责备他们,从而增加患者的现实感。

【0921】服用心境稳定剂碳酸锂时,为何要密切观察药物副反应?

答:由于锂盐的中毒剂量与治疗剂量十分接近,锂在肾脏与钠竟争重吸收,缺钠或肾脏疾病易导致体内锂盐的蓄积中毒。急性期治疗的最佳血锂浓度为 0.8~1.2 mmol/L。副作用与血锂浓度相关。临床上患者出现反复呕吐和腹泻,手指细震颤变成粗大震颤、无力,且困倦或烦躁不安,提示血药浓度已接近中毒水平。应立即监测血锂浓度,如血锂超过 1.4 mmol/L 时应减量。服用锂盐期间,常饮淡盐水可以减少锂盐蓄积和不良反应(锂离子与钠离子在近曲小管竞争重吸收,增加钠摄入可促进锂排除)。

早期不良反应:无力、疲乏、嗜睡、手指震颤、厌食上腹不适、恶心、呕吐、稀便、腹泻、多尿、口干等。

后期不良反应:持续多尿、烦渴、体重增加、甲状腺肿大、黏液性水肿、手指细震颤。

中毒先兆表现:呕吐、腹泻、粗大震颤、抽动、呆滞、困倦、眩晕、构音不清和意识障碍等。

中毒症状:共济失调、肢体运动协调障碍、肌肉抽动、言语不清和意识明,重者昏迷、死亡。

【0922】保护性约束患者常见并发症如何观察?为什么要专人看护?

答:(1)保护性约束患者常见并发症的观察:

① 骨折:局部肿胀、疼痛,出现运动障碍等。常因约束时患者极度反抗,

医务人员用力不够平稳或用力过大、过猛所致。

② 皮肤损伤:一般是骶尾部、肘部和约束部位发生。多因约束后患者剧烈扭动,皮肤摩擦力增加或局部受压时间过长所致。

③ 臂丛神经麻痹:多为一侧,表现为上肢麻木,不能上抬、外展、旋转、屈曲等。多因保护性约束时未将肢体置于功能位置,长时间牵拉和约束过紧所致。

④ 其他意外:如患者利用约束带自缢或受到其他患者的伤害等。

(2) 专人看护原因:在实施保护性约束期间,如没有做到专人看护,患者可能自行解除或由其他患者帮助解开约束带,进而自伤或伤害他人。此外,患者被约束,失去抵抗能力,可能遭到其他患者的攻击。

【0923】无抽搐电痉挛治疗常见不良反应如何识别及处理?

答:(1) 记忆障碍:主要表现为近记忆损害,治疗结束后,多数患者在1个月内恢复,故无需特殊处理。

(2) 恶心、呕吐:轻者无需特殊处理,严重者密切观察患者有无颅内压增高的体征,是否有脑血管意外迹象。

(3) 头晕、头痛:可能与患者疗前紧张,MECT 示脑内血管收缩,肌肉、神经等牵拉、挤压有关,经休息多可自然好转。疼痛剧烈患者遵医嘱给予止痛药物。

(4) 机械性呼吸道梗阻:有舌后坠、口腔分泌物等,及时吸出分泌物,打开气道。

(5) 意识模糊,兴奋不安:专人看护防止意外。

(6) 牙龈损伤、舌咬伤:对症处理。

【0924】从哪几个方面可以判断患者发生了谵妄综合征?

答:谵妄一般突然发生,通常持续数小时或数天,症状可在24小时内出现又消失。其临床表现有:

(1) 意识障碍:是谵妄的核心症状,表现为意识水平的下降,定向力障碍,(时间、地点、人物)注意、思维、认知、记忆、理解受损,摸索动作或攻击、逃跑行为,恐怖紧张、兴奋和行为紊乱。

(2) 认知障碍:知觉障碍(错觉、幻觉),思维障碍(思维紊乱、语无伦次、被害妄想),记忆障碍(瞬时记忆、近记忆损害)。

(3) 注意力障碍:患者的注意力分散,注意力难以唤起,表情茫然,不能集中、保持、分配和转移注意力。患者对于新的刺激不能作出及时的、相应的反应,且在一天中的波动很明显。

(4) 情绪及行为障碍:表现恐惧、欣快等,行为过多或过少。

(5) 睡眠—觉醒周期障碍:夜间症状加重,睡眠倒错。

【0925】 为何要评估阿尔茨海默病患者的日常能力？怎样评估？

答：(1) 日常能力减退是阿尔茨海默病患者的核心症状之一,其能力的改变与认知的改变密切相关。进行日常能力评估的作用有:能够敏感地反应患者病情的变化;药物疗效的评估指标之一;帮助或调整护理计划;能够帮助护理人员对周围环境进行适当调整(如环境的安全性),制定合适的护理目标和策略;帮助判断患者是否需要专人照料或者入住专业护理机构;了解患者的残存能力,通过促进残存能力提高生活质量。

(2) 评估方法:由于患者认知能力下降,大部分患者不能客观评价自己的日常能力,应当根据患者本人和知情者的报告综合评估。评价时使用标准的量表,并定期复查(6个月),以了解病情的进展及评价干预效果。目前常用的量表包括阿尔茨海默病协作研究日常能力量表(ADCS - ADL),Lawton 工具性日常活动能力量表等。

【0926】 如何识别酒精所致精神障碍患者的戒断症状以及护理？

答：(1) 酒精所致精神障碍患者的戒断症状

① 单纯性酒精戒断反应:长期大量饮酒后停止或减少饮酒,数小时后可出现自主神经功能亢进,如出汗,心动过速与血压升高,手、舌或眼球震颤,厌食、呕吐等,少数患者可有短暂的视、触、听幻觉或错觉。一般在戒酒后 6～12 小时出现,48～72 小时达高峰,之后逐渐减轻。

② 震颤谵妄:严重的酒精依赖患者突然停饮,引发一种历时短暂、并有躯体症状的急性意识模糊状态。有经典的三联症状:伴有生动幻觉或错觉的谵妄、全身肌肉粗大震颤和行为紊乱。常伴有自主神经功能亢进,发作昼轻夜重。一般在停饮后 3～4 天出现,持续 2～3 天。

③ 酒精性癫痫:约 30% 的患者在戒酒 12～48 小时出现,表现意识丧失、四肢抽搐、两眼上翻、口吐白沫等,持续时间不等,一般在 5～15 分钟意识恢复。

(2) 酒精所致精神障碍患者戒断护理

① 密切观察患者生命体征和意识状态,尽早发现戒断症状,汇报医生及时处理。

② 安排患者多卧床休息,避免剧烈活动,指导改变体位时要缓慢。

③ 遵医嘱对症适时给药,密切观察用药后的反应。

④ 患者发生痉挛时要有专人护理,防止舌咬伤,保持呼吸道通畅,必要时吸痰、吸氧。

【0927】 如何区分正常焦虑和焦虑症？

答：正常焦虑,是几乎每个人都有过的体验,是即将面临某种处境时产生的一种紧张不安的感觉和不愉快的情绪。这样的焦虑是建立在现实情况之上的,自己明确焦虑的来源,所担心的事情也符合客观规律。

焦虑症患者的焦虑没有充分的理由,而是经常出现莫名其妙的持续性精神紧张、惊恐不安,并伴有头晕、胸闷、心悸、出汗等自主神经紊乱的症状和运动性紧张。即使有一定的诱因,其症状的严重程度与诱因也明显不相称。

【0928】创伤后应激障碍患者的核心症状有哪些?如何实施支持性心理护理?

答:(1)创伤后应激障碍患者通常具备典型的核心症状,即:闯入性症状(无法控制的以各种形式重新回忆创伤经历和体验,使患者痛苦不堪)、回避性症状(回避与创伤性事件有关刺激,以及对一般事物的反应显得麻木,患者试图在生理和情感上远离创伤)和警觉性增高症状(患者长时间处于对创伤事件的"战斗"或"逃跑"状态)。

(2)对此类患者给予支持性心理护理,可使患者情感得到释放与疏泄,使其情绪尽快稳定,避免因回避和否认而进一步加重损害。具体方法包括:

① 保持与患者密切接触:每日定时或在治疗护理中随时与患者交谈。

② 鼓励表达:鼓励倾诉疾病发作时的感受和应对方法。

③ 认同接纳:对患者当时的应对机制表示认同、理解和支持,强调患者对应激事件的感受和体验完全是一种正常的反应。

④ 合理解释和指导:对患者的症状进行解释,帮助患者认识疾病的性质,以解除患者的思想顾虑,鼓励指导患者正确对待客观现实。

⑤ 帮助宣泄:通过鼓励患者用言语描述、联想、回忆及重新体验创伤性经历等,已达到让患者宣泄的目的,鼓励患者按可控制和可接受的方式表达焦虑、激动,允许自我发泄如来回踱步、哭泣等,但不过分关注。

⑥ 强化疾病可以治愈的观念。

⑦ 鼓励患者参加活动:根据患者承受能力,安排适当活动,减轻孤独感和回避他人、环境的行为。

【0929】如何做好神经性厌食症患者的饮食管理?

答:(1)评估患者的营养状况以及达到标准体重和正常营养状况所需的热量。

(2)与营养师、患者一起制订体重增长计划,可以让患者自行选择食物种类,鼓励患者按照计划进食。

(3)厌食严重者,进食进水要从小量开始,逐步缓慢增量,食物性质按液体、半流质、软食、普食的顺序过渡,使患者胃肠道逐渐适应。

(4)提供安静、舒适的进食环境,并对患者进食时间加以限制,一般要求不超过 30 分钟,以保证患者的进食速度。

(5)进食时,护士陪伴在旁并至餐后至少 1 小时,以确保患者按量摄入食物,无诱吐发生。

（6）使用固定体重计每日定时测量患者体重,在体重恢复过程中要特别注意体重增加的速度,应以每周增加 0.5～1 kg 为宜,过快易导致急性胃扩张和急性心力衰竭。

【0930】如何识别和评估精神发育迟滞患儿疾病的严重程度?

答:智力低下和社会适应能力不良是精神发育迟滞的核心表现,WHO 根据智商水平将此病分为以下四个等级。

（1）轻度:智商在 50～69 分之间,在幼儿期即可表现出智能发育较同年儿童迟缓,如语言发育迟缓,词汇不丰富,理解分析能力差,学习困难,经努力可勉强完成小学学业。患儿能进行日常的语言交流,但语言的理解和使用能力差,通过职业训练能从事简单非技术性工作,工作缺乏主动性。

（2）中度:智商在 35～49 分之间,从幼年开始智力和运动发育都明显较正常儿童迟缓,能掌握日常生活用语,但词汇贫乏,发声含糊不清,难以完整表达意思。能计算个位数的加减法,但不能适应普通小学。经适当训练,完成一些简单劳动,但质量、效率低。在指导和帮助下可达到部分生活自理。

（3）重度:智商在 20～34 分之间,患儿在出生后即可出现明显的发育延迟,经过训练最终能学会简单语句,但不能进行有效语言交流。不会计数,不能学习劳动,生活需人照料,无社会行为能力。

（4）极重度:智商在 20 分以下,患儿没有语言能力,既不会说话也听不懂别人的话,仅以尖叫、哭闹表示需求,感知觉减退,日常生活全部需他人料理。

【0931】孤独症患儿可从哪几个方面进行人际交往技能训练?

答:社会交往训练可改善患儿对社会的适应能力,帮助患儿自立。主要训练有:

（1）训练注意:用患儿感兴趣的教材,要求其注意并正视说话人的脸,主动注视其目光,并逐渐延长注视时间,反复多次,及时强化。

（2）模仿动作:让患儿模仿动作,使其意识到他人的存在。

（3）姿势性语言的学习和表情动作的理解:帮助患儿学习姿势性语言,如点头、摇头等,给患儿示范,要求其模仿,让后反复训练,直到能理解为止。

（4）提高语言交往能力:可利用情景或患儿提出要求时进行,反复训练,使患儿在想满足某种要求时能用语言表达自己的愿望。让患儿进行传话训练,开始宜短,之后逐渐延长。

（5）利用游戏改善交往:与患儿建立亲密关系,观察和评估其兴趣、爱好,做其感兴趣的事给他看。逐步扩大患儿交往范围,直到能参加集体游戏,游戏内容逐渐注入日常活动,让患儿扮演不同角色,掌握各种角色的行为方式,学习各种社会规范。

参考文献

［1］郝伟,于欣.精神病学[M].7版.北京:人民卫生出版社,2013.

［2］贾建平,等.中国痴呆与认知障碍诊治指南[M].2版.北京:人民卫生出版社,2015.

［3］李凌江,马辛,等.中国抑郁障碍防治指南[M].2版.北京:中华医学电子音像出版社,2015.

［4］刘哲宁,杨芳宇,等.精神科护理学[M].4版.北京:人民卫生出版社,2017.

［5］沈渔邨.精神病学[M].5版.北京:人民卫生出版社,2010.

［6］赵靖平,施慎逊,等.中国精神分裂症防治指南[M].2版.北京:中华医学电子音像出版社,2015.

第十章 口腔科护理

【0932】如何做好先天性唇腭裂患儿围术期饮食管理?

答:(1) 术前饮食管理

① 唇裂患儿手术时机应根据患儿全身健康状况及生长发育情况而定,因此应在术前做好评估,给予饮食指导。唇裂患儿手术前应达到"三个十"的标准,即体重达到 5 kg、血红蛋白 10 g/L 以上、出生后 10 周。

② 不完全性唇裂患儿,可指导母亲喂奶时用指腹堵住嘴唇缺损的部分,使口腔形成一个密闭的环境,以利奶水顺利流出。奶瓶喂养者,应选择十字形开口的软塑料材质利于挤压的奶瓶,不用圆孔状开口的奶嘴。唇裂患儿不需要改变其喂养习惯及喂养方式,仍然可以沿用原来的进食习惯,比如仍然采用母乳喂养、奶瓶喂养等。住院期间避免更换奶粉,防止发生腹泻。

③ 全麻术前6~8小时禁固体饮食(含牛奶),术前4小时禁液体饮食(含果汁、糖水);如为婴幼儿,术前4小时可饮少量温水或糖水(100~300 ml)。

(2) 术后饮食管理

① 唇腭裂患儿全麻清醒4小时后可给予少量温开水,若无呛咳呕吐,可用滴管或汤匙喂米汤或牛奶等流质食物。

② 术后喂奶时应防止呛奶、吐奶。注意喂养体位,喂奶时母亲可采用坐位、45°角怀抱位或直立怀抱位。家长可以按照原有喂养习惯及方式给孩子准备食物并喂养,进食后注意口腔清洁。为防止伤口裂开或戳伤,应避免用细吸管饮水。无论采取何种方式喂养,都应避免触碰到新鲜伤口。为防止患儿触摸、碰撞伤口或将手指、玩具塞入口内,家长可给患儿双手戴上手套或厚棉袜套。

③ 1岁后或已经添加辅食的唇裂患儿,手术当天进食流质饮食,术后第2天按原习惯喂养,可进食软米饭、面条等软食。如年纪稍长已进普食的腭裂术后患儿,手术当天进食流质饮食;术后次日至2周进食软食、如粥、软米饭、面包等;术后第3周起可进普通饮食。术后半年内不可进食骨头、坚果等坚硬带刺的食物。

参考文献 [2][19[20]

【0933】如何指导先天性唇裂患儿术后瘢痕按摩和佩戴鼻膜?

答:(1) 唇裂术后的伤口会有不同程度瘢痕收缩,收缩严重的患儿会有上唇翻起和不对称,伤口按摩能有效减轻瘢痕。拆线1周后,唇裂手术伤口愈合良好,即可给患儿进行瘢痕按摩,用成人大拇指指腹轻轻由上至下按压已愈合伤口,每次十几秒逐渐延长至1分钟,每天10次,坚持3~6个月,并配合使用祛瘢凝胶以减轻瘢痕。

(2) 唇裂的患儿大多伴有鼻畸形,一般做唇裂手术时已进行了鼻畸形的初期矫正,指导家长术后给患儿坚持佩戴鼻模,促进患侧塌陷的鼻翼正常发育,才能获得较好的鼻外形。鼻模佩戴时应密切观察固位情况,防止吸入鼻腔或掉入口中而误入气管。鼻模在使用第3、6、9个月时需要更换或到医院进行调整,最好能坚持佩戴一年以上,这样患儿的容貌会比较理想。

参考文献 [2][20]

【0934】颌面外科手术后如何做好负压引流的护理?

答:(1) 明确标识引流部位,将写有引流部位名称的标签贴于负压引流球上。

(2) 保持引流管引流通畅:引流球放置妥当,妥善固定;避免引流管扭曲、折叠及受压,随时检查引流管内有无血凝块阻塞。

(3) 准确记录引流液量:每晨倾倒引流液,准确记录24小时的引流量。一般术后引流12小时内不超过250 ml。若超过250 ml或短时间内引流过多、过快,呈鲜红色,应考虑有无小血管出血;若无引流物流出或流出甚少而术创区明显肿胀,可能为引流管阻塞折叠或放置于伤口内的引流管位置不佳影响引流效果,应及时通知医生处理。

(4) 观察引流液颜色:正常情况下,引流液颜色由深红色至淡红色逐渐变淡,若引流液为乳白色,可能为乳糜漏,应及时通知医生处理。

(5) 维持适当的负压吸引力:通常负压吸引的压力应维持在100~200 mmHg。负压吸力过大,会导致静脉被压迫闭锁;负压吸力过小,会使创腔内积液不能更好吸出,两者均影响伤口愈合。

(6) 持续负压引流的患者给予引流球专用袋,便于放置引流球及患者下床活动时携带。一般术后第3~5天,24小时引流液量少于30 ml时,可协助医生拔除引流管,并行伤口加压包扎,拔管后护士继续观察伤口肿胀情况。

参考文献 [2][20]

【0935】如何监测颌面部游离移植组织皮瓣的血液灌注?

答:(1) 行游离组织移植术的病人,术后平卧头部保持正中位,两侧沙袋固定头部,遵医嘱制动3~7天。

(2) 术后72小时内是游离移植组织皮瓣最容易发生血管危象的时期。皮瓣血液灌注监测是护理工作的重点,临床观察做到术后1~3天每1小时观察1次;术后4~7天每4小时观察1次。密切观察皮瓣的颜色、温度、质地、皮纹及毛细血管充盈情况。

① 颜色:皮瓣颜色与供皮区颜色基本一致,有些病例术后1~2天内稍显

苍白,多属正常现象,应结合其他征象加以判断。如皮瓣颜色变暗、发绀,则说明静脉淤血。如灰白色,提示动脉缺血,应及时探查。

② 温度:皮瓣温度较邻近组织低,调节室温在 25℃左右,保暖,以维持正常的血液循环。如皮瓣温度低于临近正常组织皮温 2℃以上,并出现颜色变化(暗紫或灰白)提示有可能发生血液循环障碍。及时报告医生处理。

③ 皮纹:皮瓣表面应有正常的皮纹褶皱,皮纹消失,皮瓣肿胀提示血管危象。

④ 质地:皮瓣移植后仅轻度肿胀,如皮瓣区域明显肿胀,质地变硬时,警惕血管危象的发生。

⑤ 毛细血管充盈试验:皮瓣血管危象发生早期或程度较轻时,表现为轻度的充血或淤血,以手指按压,放开后见白的区域再度泛红(暗红),泛红的过程越快说明微循环的情况越好,如果该过程超过 5 秒,多提示微循环功能很差,抢救成功可能性较小。

⑥ 针刺出血试验:对一些颜色苍白皮肤,无法马上判断是否为动脉堵塞所致时,可用此法。在无菌状态下用 7 号针头刺入皮肤深达 5 mm,并适当捻动针头,拔起后轻挤周围组织。如见鲜血红液流出,提示小动脉供血良好,否则提示动脉危象。

⑦ 临床观察适合于外露皮瓣;而埋藏皮瓣可采用多普勒仪进行监测。

参考文献 [2][19][20]

【0936】如何进行开口度训练指导?

答:开口度是指上下中切牙切缘间的距离,正常开口度平均为 37 mm。开口度受限表示咀嚼肌群或颞下颌关节受累,也可因骨折移位、瘢痕挛缩等所致。

(1) 被动开口练习:术后第 4 天以拇指和食指分别抵住上下牙辅助开口,以患者可以承受为宜,每天练习 3～6 次,每次 10 分钟。

(2) 主动开口训练:术后 5～6 天开始主动开口训练,每天 5 次,每次 3～5 分钟。

(3) 应用开口器的训练:

① 术后 7～10 天开始,指导患者训练时将开口器前端置于磨牙区,刚开始时程度不宜过重,以防伤口裂开或出血,以后逐渐加大开口器张开角度,使开口度逐渐增大。每天 5 次以上,每次被动开口至有疼痛感,保持 3～5 分钟,左右侧交替训练,取下开口器后进行闭口咬合练习,以恢复咀嚼肌运动功能。

② 训练应循序渐进,逐渐增大开口度,每周至少应增大 1～2 mm,在不应用开口器的情况下,成人开口度至少应练到 35 mm 以上,儿童一般应到 30 mm 以上。

③ 开口训练至少需进行 6 个月,一般进行 6～12 个月。练习中应定期复查,一般应在术后 3 个月、6 个月复查。可结合双侧关节区理疗,以帮助训练。

参考文献 [19][20]

【0937】如何做好腮腺手术术后患者饮食管理和并发症护理?

答:(1)术后饮食管理

① 术前了解患者饮食、烟酒嗜好,要求术前开始禁酸、辣、刺激性饮食,戒烟酒。

② 术后第 1 日进食流质饮食,第 2 天起半流质饮食,逐步过渡到正常饮食。进食时将食物放在口腔健侧以利于吞咽。术后 3 个月内禁酸性、刺激性饮食,以减少唾液分泌避免影响伤口愈合或发生涎瘘。血糖高者控制血糖,有烟酒嗜好者戒烟酒。

(2)并发症护理

① 腮腺区肿瘤切除术中可能损伤面神经导致术后暂时性面瘫,术前做好解释工作。在手术时由于机械性的刺激,即使面神经未损伤,术后也可能出现面部肌肉暂时性麻痹,可进行面肌功能训练。告知患者可逐渐恢复,减轻患者心理负担。

② 观察患者术后有无口角歪斜、鼻唇沟变浅等面神经损伤症状。如出现以上症状,可以肌注和口服维生素 B_1 和维生素 B_{12},术后两周开始局部热敷或辅以理疗等,一般可在 3～6 个月恢复。

③ 出现味觉出汗综合征者无需特殊治疗,进食时可自备纸巾擦拭。

参考文献 [2][20]

【0938】如何做好正颌术后患者人工气道(气管插管)的管理?

答:(1)保持气道湿润,选择合适湿化方法:湿化方法可分为间断湿化法和持续湿化法两大类:① 间断湿化法是采用气道内推注或滴注的方法,按固定的时间间隔给予定量的湿化液来湿化气道,如痰液黏稠不易吸出时可用无菌生理盐水 3～5ml 沿管壁缓注稀释痰液并吸出,避免痰痂形成堵塞导管;② 根据使用湿化装置的不同持续湿化法又可分为:持续加温湿化氧疗装置湿化法、湿热交换器湿化法(这两种方法多用于气管插管接呼吸机患者)、微量泵持续气道湿化法和持续雾化湿化法。临床上根据患者分泌物的量及黏稠度评估情况选择适当湿化方法,正颌术后带管患者多采用间断湿化法加定时雾化吸入以湿润气道。湿化液包括 0.45%氯化钠注射液、0.9%氯化钠溶液、无菌注射用水及含有药物的各种溶液等,最简单常用的为 0.9%氯化钠溶液。

(2)低流量导管或面罩给氧,一般为 1～2 L/min。

(3)保持导管通畅:及时清除呼吸道分泌物,严格无菌操作。经鼻气管插管长度成人为 27 cm±2 cm,吸痰时应将吸痰管全部送入管腔尽可能到达气管隆突处吸痰,吸痰时间每次不超过 15 秒。

(4) 口腔护理:人工气道的患者口腔护理每日至少 2 次。

(5) 导管固定:经鼻插管患者,胶布和气囊双重固定,气囊松紧适宜,气管插管保留时间一般不超过 48 小时,防止气囊长时间压迫气管黏膜。

(6) 告知患者气管插管的目的及意义,教会患者带管期间交流的方式;对于不耐受插管的清醒患者做好解释工作,必要时给予适当镇静和有效约束,防止人工气道意外脱出。

(7) 拔管后嘱患者深呼吸、自主咳嗽咳痰。

参考文献 [10][17][19]

【0939】牙体缺损修复选用光固化复合树脂类材料为何要使用光固化灯照射? 治疗中如何保护患者眼睛?

答:光固化复合树脂材料内含光引发剂,最常用的光引发剂是樟脑醌,它需要吸收范围为 440~500 nm 的光线进行激发,使复合树脂聚合固化,而光固化灯可以提供此范围的光源。影响固化的因素有树脂的透明度、照射光源有效波长的光强度、光照时间和光源离树脂的距离,较深的窝洞需要分层充填,通常每层树脂厚度不超过 2 mm,照射 20 秒,填一层树脂光固化一层。

治疗中防止光固化灯射出的光线损伤患者的眼睛,护士需在治疗开始前为其配戴护目镜。

参考文献 [1][16][18][21]

【0940】如何正确实施口腔橡皮障隔离技术?

答:(1) 橡皮障隔离系统组成:橡皮布、打孔器、橡皮障夹钳、橡皮障夹、橡皮障支架。

(2) 橡皮障的安装步骤:① 选择合适的橡皮布;② 定位、打孔;③ 根据隔离牙选择橡皮障夹、试戴;④ 选择合适的放置技术放置橡皮障,常用翼法、橡皮布优先法、弓法;⑤ 用橡皮障支架撑开橡皮布,固定完成。

橡皮障隔离技术是指应用橡皮障系统在口腔治疗中提供干燥、清洁术野的一种方法。橡皮布应在有效期内使用,避免老化变脆,造成撕裂。打孔时要求孔洞边缘整齐,孔洞大小与被隔离的牙齿相适应,需要隔离多颗牙的,孔洞之间要保持合适的孔距。橡皮障夹放置不当时易夹伤牙龈,应随时观察患者的反应。橡皮布就位后检查牙颈部边缘密合情况,放置好的橡皮布要完全覆盖患者的口腔,不能盖住鼻子而影响呼吸。治疗结束后注意检查两牙间隙是否遗留橡皮布碎屑。

参考文献 [3][7]

【0941】口腔治疗四手操作中如何正确传递和交换器械? 如何正确吸引?

答:四手操作技术是国际标准化牙科治疗操作模式,指在口腔治疗的全过程中,医护采取舒适的坐位,患者平卧在牙科综合治疗台上,医护双人四手同时完成各种操作,平稳而迅速地传递器械和材料,从而提高工作效率和质量。

(1) 器械的传递和交换

① 器械的传递方法:临床上常用的器械传递法有握笔式传递法、掌-拇握式传递法,握笔式传递法最常用,即护士以左手的拇指、食指、中指握持器械的非工作端并施加一定的力传递器械,医生拇指和食指以握笔式方式接过器械。

② 器械的交换方法:临床上常用的器械交换法有平行器械交换法、双手器械交换法和旋转器械交换法,平行器械交换法最常用。

③ 传递器械要注意器械握持的部位及方法,保证无污染、无碰撞。传递时注意勿被锐利部位如刀刃、针尖等刺伤。

④ 器械的传递和交换发生在传递区,即时钟 4～7 点,避开患者面部,尽可能靠近患者口腔。

⑤ 护士必须熟悉诊疗过程,预先准备好下一步需要的新器械。

⑥ 传递器械时要注意患牙的位置,注意使用方向,以便医生接过器械后直接使用,无需调整。

(2) 正确吸引技术:吸引器管是现代口腔治疗中必备器械,为保持手术视野清晰,要使用吸引器管不断吸净口腔内的水雾、碎屑及唾液。护士在吸引时,以不影响医生视线,保持治疗区域清楚明晰为原则。

① 吸引器的握持方法有握笔式、掌拇握式和反掌拇握式,护士要根据需要对抗的阻力大小来选择握持方式,常规使用握笔式。

② 吸引器管常规放置的位置:a. 操作区:治疗右侧上下颌磨牙时吸引器管放在预备牙的舌侧或预备牙后面的一颗牙舌侧。治疗上下颌前牙区域时吸引器管放在预备牙的对侧面。治疗左侧上下颌磨牙时吸引器管末端放在预备牙或后一颗牙颊侧。b. 咽喉区:当操作区吸引不能有效去除所有的水和液体时,建议在咽喉区吸唾,吸引器管放置在翼下颌舌骨嵴的舌侧约 3 mm 处,不能触及软腭以免引起恶心。

③ 当医生进行治疗时,护士应及时吸去患者口腔内的唾液、水及碎屑,保持诊疗部位视野清晰。

④ 一般情况下,护士左手可使用三用枪或传递器械、材料,右手进行吸唾。

⑤ 注意规范操作,勿紧贴黏膜,保持吸引器管的头部与软组织成一定角度,以避免损伤黏膜。

参考文献　[2][7][20]

【0942】根管治疗中如何正确安全使用冲洗药物?

答:根管治疗过程中利用化学药物对根管进行有效的冲洗和消毒,其目的是将松散的坏死感染物质从根管内清除,并起到润滑、杀菌、组织溶解、去除玷污的作用。常用的根管冲洗剂包括次氯酸钠溶液、过氧化氢溶液、乙二胺四乙酸钠螯合剂、生理盐水等,治疗中应正确安全使用冲洗药物。

(1)次氯酸钠溶液:目前使用最普遍的根管冲洗液,是一种较强的碱性溶液,推荐使用范围为 0.5%~5.25%。浓度越高,对组织的刺激性越大,冲洗时须使用橡皮障。增加溶液的温度可增加次氯酸钠的抗菌作用和溶解作用。每次冲洗的量应不少于 1~2 ml,使用后根管内要用生理盐水充分冲洗。

(2)过氧化氢溶液:为氧化剂,具有消毒、防腐、除臭等作用,常用浓度为 3%。其与有机物接触很快释放出氧而发生发泡现象,因此在冲洗细、窄的根管时,不宜压力过大,应保持气泡逸出的通道,以免大量气泡进入根尖孔外的组织,引起疼痛或化学性根尖周炎。冲洗注射器针头须固定妥当,防止因压力脱落,导致误吞误吸。过氧化氢溶液需避光、密闭、阴凉处保存。

(3)乙二胺四乙酸钠(EDTA):为螯合剂,通常作为次氯酸钠的辅助冲洗剂,用 5.25%次氯酸钠冲洗根管后,再用 17% EDTA 冲洗根管可有效去除玷污层,增强根管充填的密合性。EDTA 的螯合作用很强,需小心使用,以防止根管壁悬突、侧穿或根管偏移。使用后根管内要用生理盐水充分冲洗。

(4)生理盐水:没有刺激作用,但作为根管冲洗剂,其作用过弱。

参考文献 [2][3][15]

【0943】显微根管治疗的护理要点有哪些?

答:(1)手术材料和器械准备:① 准备好根管显微镜,根据医生的瞳距调整好目镜,把显微镜各关节旋钮锁好,以固定视野。显微镜旋钮、手柄等要用避污膜防护,防止交叉感染。② 口腔显微镜放大倍数的选择:低倍数(3~8倍)常用于定位或调整工作区;中倍数(8~16 倍)用于探查根管等大部分操作;高倍数(16~30 倍)用于观察更细微的结构,查找细小根管。

(2)钻针安装好后应检查是否就位,以防操作时钻针从牙科手机机头脱落飞出。

(3)为患者注射局部麻药时,严密观察患者用药后反应。

(4)患者的准备:显微根管治疗需要患者付出较多的精力和时间,治疗难度较大,应做好患者的心理护理,提醒患者在治疗过程中不要随意闭口、张口或转动头部,有诉求时可举左手示意。帮助患者戴好护目镜,取卧位或半卧位。

(5)协助医生安置橡皮障系统。

(6)术中做好器械传递,尽可能平行传递。

（7）保持术野清晰，及时吸除液体和气雾。治疗时水雾和碎屑会飞溅在显微口镜上，护士可左手持三用枪，用水雾间断地快速冲洗口镜。

（8）及时给器械降温。

（9）护士保持正确坐姿，避免影响医生的操作视线。与医生保持同步观察操作区，熟悉医生的各个操作步骤。

（10）抽取冲洗液时务必确认冲洗器针头是否安装紧密。

（11）某些根管长度测量仪会影响心脏起搏器的工作，安装心脏起搏器的患者慎用。

（12）术后清点器械，检查显微器械磨损情况。做好显微镜维护保养，光学部分使用专门擦镜纸擦拭，对难以清理的污迹可用脱脂棉蘸少许95%乙醇或镜头清洁液擦拭，按从中央到周边的顺序反复进行，直至洁净。

参考文献　[7][9][12][20]

【0944】如何做好根尖诱导成形术围术期的护理安全管理?

答：根尖诱导形成术是指牙根未完全形成之前发生牙髓严重病变或根尖周炎症的年轻恒牙，在控制感染的基础上，用药物及手术方法保存根尖部的牙髓或使根尖周组织沉积硬组织，促使牙根继续发育和根尖形成的治疗方法。

治疗包括两个阶段。第一阶段：消除感染和根尖周病变，导入根尖诱导药物，诱导牙根继续发育，目前首选氢氧化钙及其制剂。第二阶段：根管永久充填，使根尖孔封闭。两个阶段之间的间隔时间或牙根继续发育所需的时间不等，为6个月至1~2年左右。

行根尖诱导形成术的患者多为儿童，因此要做好根尖诱导成形术围术期的护理安全管理。

（1）治疗前指导患儿如有不适要举左手示意，不能随意讲话及转动头部及躯干，以防损伤口腔及面部；治疗过程中用鼻呼吸，避免误吞冲洗液、碎屑及细小治疗器械。

（2）治疗时使用橡皮障隔离系统，不仅隔离了唾液、龈沟液、致病微生物，还隔离了治疗用的器械、材料和药物等，防止误吞误吸，保护口腔软组织，保证患儿诊疗安全。

（3）告知患儿及家长术后有不同程度疼痛的根尖反应。如果没有明显肿痛，轻度不适在治疗后2~3天消失；若肿痛持续性加剧，应及时回院复诊。

（4）告知患儿及家长治疗结束后2小时内避免咀嚼，24小时内避免用患侧咀嚼和进食硬物和过黏的食物，以防暂封材料脱落。如果暂封材料脱落应及时就诊以免影响疗效。

（5）指导患儿正确使用患牙，定期随访，如有不适应立即复诊。根尖诱导治疗后 3～6 个月复查,观察根尖的形成情况。

参考文献 [4][8][20]

【0945】如何做好牙髓血运重建术的护理?

答:牙髓血运重建术是在无污染的情况下,利用体外建立的根管系统血流通道,使得牙髓病变和根尖周病变的恒牙根管内的牙本质能够继续生长,从而促使根尖孔闭合、牙根长度增加的方法。

(1) 协助医生进行局部麻醉。

(2) 安装橡皮障隔离系统有效隔湿,术中及时吸唾,保持术野清晰。

(3) 抽取 1‰次氯酸钠溶液和 0.9‰氯化钠溶液传递与医生交替冲洗根管,术中需要多次超声荡洗根管,安装超声荡洗器并调节功率,记录荡洗次数和时间。

(4) 调拌 3－mix 糊剂(甲硝唑、环丙沙星、米诺环素)进行根管消毒,传递暂封材料暂封窝洞。

(5) 1～4 周复诊时如需局部麻醉,选择不含肾上腺素的局麻药。

(6) 复诊时安装橡皮障隔离系统有效隔湿,准备 17% 的乙二胺四乙酸钠溶液(EDTA)冲洗根管再传递 0.9‰氯化钠溶液冲洗。传递无菌 40 号根管锉刺破根尖引血静待 15 分钟,形成凝血块后,传递三氧化钙无机聚合物(MTA),给医生放置在根管内,传递湿无菌小棉球放置在 MTA 上,传递暂封材料暂封窝洞。每次冲洗完成后纸捻拭干根管。

(7) 牙髓血运重建术术前进行手术区域的消毒,医护戴无菌手套操作,护理配合中要求严格执行无菌技术,防止污染。

(8) 使用三联抗生素糊剂进行根管消毒的同时,必要时全身使用抗生素,无论是局部还是全身使用抗生素都需要注意过敏问题。

参考文献 [5][6][13]

【0946】如何进行牙周病的疗效维护与预防?

答:(1) 牙周病的疗效维护也称为牙周支持治疗(SPT),其在积极的牙周常规治疗结束后即应开始,只要有牙列或种植牙存在,牙周病疗效的维持应终生坚持并定期进行。

① 对病情的评估:通过定期复查,了解患者全身健康状况,如糖尿病等疾病的控制情况、是否已经戒烟;对牙周组织进行评估,多数患者难以坚持认真的菌斑控制,用菌斑显示剂向患者展示其口腔卫生情况,更加直观。

② 强化与患者的沟通和菌斑控制:应告知患者目前的口腔状况及相应的治疗计划,并进行个别强化指导,通过患者自身和专业的机械性菌斑控制,使牙周处于一个健康、安全的环境中。

③ 实行必要的治疗:对牙周炎复发的患者应及时中断维护治疗,进行必

要的进一步治疗,包括牙周手术以控制病情。

④ 复查间隔期及治疗时间的确定:在维持治疗的初期,每 3 个月复查一次。以后的维持治疗的间隔期应因人而异,对大多数牙周病患者,复诊间隔时间不宜超过 6 个月。

⑤ 加强牙周病患者的依从性以维持长期疗效:国外资料显示,牙周病患者 SPT 的依从性只有 41%～72%,我国状况更为严峻。护士应在治疗过程中反复强调 SPT 的重要性和必要性,引导患者正确认识、自觉维护牙周健康。

⑥ 牙周病患者种植术后的支持治疗:加强种植体的牙周治疗,每年至少复查一次,进行日常口腔卫生维护和口腔专业维持治疗。

(2) 牙周病的预防

① 牙龈炎的预防:持之以恒、及时地清除牙面的菌斑,保持相对清洁的牙面。控制菌斑的方法以机械清除菌斑为首选,可选择刷牙、牙线、牙签、牙间隙刷、舌刷等。每隔 6～12 个月接受一次专业性的洁治术,是预防牙龈炎的有效措施。

② 牙周炎的预防:牙周炎是是多因素疾病,预防时需综合考虑菌斑、局部及全身因素。消除菌斑、牙石以及其他局部刺激因素,消除牙龈的炎症,是预防牙周病最根本且行之有效的手段。

参考文献　[7][9][11]

【0947】错颌畸形固定矫治期间的护理监测重点有哪些？ 固定矫治期间如何进行健康指导？

答:固定矫治期间的护理监测重点:

(1) 患者及家属对治疗的认知及依从性。错颌畸形的任何矫治都是以医患合作为前提,其依从性直接关乎治疗效果及治疗周期长短。

(2) 口腔卫生的保持和良好卫生习惯的建立。监测有无牙齿釉质脱矿和牙周组织炎症发生。

(3) 患者及家属正确的口腔清洁及进食方法的掌握程度。发生矫治器磨损口腔黏膜时,学会正确使用黏膜保护蜡;发生局部矫治器松动脱落时,应该保存脱落的矫治器,及时和主治医护联系,尽早重新粘贴。

(4) 患者的心理状态。因为错颌畸形的矫治是一种整形美容治疗,很多患者审美角度和要求不同,对治疗后的预期不一样;也有患者可能有潜在的心理问题,比如偏执型人格障碍。

固定矫治期间健康指导内容:

(1) 合理评估患者,普及固定矫治的相关知识。

(2) 关于疼痛:安装矫治器后 2～3 天,牙齿可能会酸软无力或微痛,一般一周左右症状会消失。有时会有口内部件磨破黏膜的情况,建议提前使用口腔黏膜保护蜡,预防溃疡产生,如果已经产生溃疡,可以使用西瓜霜喷剂或口腔溃疡喷剂等促进溃疡愈合。

(3)重视口腔卫生,掌握正确刷牙方法:为预防牙齿釉质脱矿龋坏和牙周疾病的发生,安装完矫治器后要注意保持口腔清洁。餐后及时刷牙,每次刷牙不少于 3 min,确保将软垢和食物残渣刷洗干净。

(4)饮食指导:为了避免矫治器损坏,治疗期间不要进食坚硬及黏性食物,学会正确的进食方式。

(5)需要用口外支抗矫治器者,每天必须戴满 12 小时,取戴时注意安全。

(6)务必按预约时间复诊,如果有异常情况及时和主治医护联系。

参考文献 [2][14][23]

【0948】牙齿拔除术后如何预防出血,术后出血如何护理?

答:正常情况下,拔牙后 15 分钟左右创口内形成血凝块,即不再出血。如拔牙术后去除敷料,创口仍有明显出血倾向或术后 48 小时以上伤口感染、血凝块分解后发生的出血称为拔牙后出血。

(1)牙齿拔除术后预防出血的措施有:

① 拔牙后 24 小时不能刷牙漱口,以免破坏拔牙窝内血凝块,影响伤口愈合。

② 拔牙后 2 小时可进食温凉软食或流质饮食,不宜吃过烫过硬的食物,避免患侧咀嚼,以免造成出血。

③ 嘱患者不要反复吮吸拔牙窝,术后当日患侧面部冰袋间断冷敷,有利于止血并能减轻局部肿胀。

④ 全身因素所致的拔牙后出血(如高血压、血液疾病、肝脏疾病等),应在术前采取措施来预防。

(2)拔牙后出血的护理措施有:

① 迅速将患者妥善安置在口腔综合治疗台上,调节灯光、椅位,使患者处于舒适体位。

② 测量患者血压、脉搏、呼吸等生命体征,观察患者全身情况及意识状态,了解出血情况,估计出血量,配合医生给予治疗。

③ 拔牙后出血的患者处理后,应观察 30 分钟以上,确认无出血后方可离开。

参考文献 [2][19]

【0949】如何做好口腔种植手术的围术期护理和健康指导?

答:种植义齿是将替代天然牙根的种植体植入颌骨,获取类似于牙固位支持的修复体。其结构主要分三部分:种植体、基台、上部结构。潜入式口腔种植手术分为两期完成：Ⅰ期手术将种植体埋入颌骨后缝合黏膜切口，使种植体完全在一个密闭的环境中完成骨结合，然后进行Ⅱ期手术，暴露种植体顶端并安装愈合基台。

（1）种植手术开始前连接吸引器、种植机马达导线、冷却水管及低速牙科手机，空踩种植机30秒，冲洗冷却水管和种植手机管道，检查种植手机功能是否良好。用凡士林棉签润滑口角，防止口镜牵拉造成患者痛苦。

（2）种植体表面均经过特殊处理，传递种植体时只可碰触种植体非钛金属的持握部分，或传递专门设计的夹持工具予术者直接将种植体送入备好的洞形中，避免手套、牙齿、唾液等物触及种植体表面。

（3）种植专业的钻针和扳手等器械体积小而精细，边缘锋利易于损坏，使用时注意轻拿轻放，使用后置于手术台上专门的非金属容器中，以免丢失。钻针安装好后应查对是否就位，以防操作时钻针从机头脱落飞出。

（4）根据要求调节种植机的转速、减速比、扭距、旋转方向等。

（5）术中应保持冷却用的无菌生理盐水温度在4～5℃。

手术前的口腔健康指导：重点要完成口腔牙周洁治，口内余留牙的牙周、牙体治疗。为避免手术过程中患者误咽误吸，术前指导患者用鼻呼吸，不要用口呼吸。为防止在术中损伤口腔内软组织，指导患者术中不能随意闭口及扭动头部，如有不适可举手示意医护人员。

手术后的口腔健康指导：在Ⅰ期手术愈合期，患者应避免用手术区域咀嚼。术后当日进食温凉饮食，术后1～2周进流食或半流食，避免过烫过硬、辛辣刺激食物，禁烟酒。手术后24小时内术区会有少量出血，可自行停止，局部会有血凝块，两周可自行吸收。如出血不止，应及时就诊。为缓解水肿，术后1～2日内可采用局部间断冷敷的方式来缓解肿胀。应用抗生素3～5日以预防创面感染，同时密切观察伤口局部情况，如有异常及时复诊。

参考文献　[2][7][22]

【0950】如何制取精确的口腔印模？

答：口腔印模是用于记录或重现口腔软硬组织外形以及关系的印模。医护人员用托盘将具有流动性的印模材料送入口腔，待其凝固后即得到修复区组织的印模。印模材料的性能和使用决定模型能否准确再现口腔修复区域的形态，进而影响修复体的质量。制取精确印模的前提条件是要控制唾液分泌、隔湿，并保持预备体及相关组织表面的干燥；其次，是通过排龈技术清晰地暴露位于龈沟内的预备体边缘。选择合适的印模材料，掌握各材料的优缺点、用途和相应制取方法是制取精确印模的基础。

（1）在调拌材料前，护士要评估治疗部位和缺牙数量，以决定所需材料的用量及材料放置托盘的主要位置。

（2）调整患者体位和头位。取上颌印模时,患者张口时上颌牙弓的平面与地平面平行,应特别注意避免印模材料向后流动刺激软腭引起恶心;取下颌印模时,患者张口时下颌牙弓的平面与地平面平行。

（3）制取印模时护士应掌握不同的印模材料使用特点:

① 藻酸盐印模材料:护士应严格掌握粉液混合比例,还应注意温度对材料凝固时间的影响,印模取好后用冷水冲洗去除表面附着的唾液和血液,因材料尺寸稳定性差,应消毒后尽快灌制石膏模型(最好在30分钟内灌制)。

② 琼脂/藻酸盐联合印模材料的联合应用:为了使两种印模材料间形成有效的结合,必须在两种材料均为流态时放在一起。在为患者牙体预备体上注射完琼脂后,要立即把放有藻酸盐印模的托盘放入口腔取模;材料凝固后,应快速从口腔中取出模型;印模取好后用冷水冲洗去除表面附着的唾液和血液。因材料尺寸稳定性差,应消毒后尽快灌制石膏模型(最好在30分钟内灌制)。

③ 加成型硅橡胶印模材料:护士在调和时应注意不要戴乳胶类手套,以防影响材料的聚合,而改为PVC手套或徒手操作;要求用指腹进行揉捏,不能使用指尖或掌心操作;加成型硅橡胶应当在印模取好放置30分钟后再灌制石膏模型,以免模型表面形成气泡;材料尺寸稳定性是印模材料中最好的,即使取模2周后灌模,尺寸变化仍很小。

④ 聚醚橡胶类印模材料:注意将注射枪头部的少量材料挤出丢弃,因为注射枪在压力灭菌过程中,枪头部容易积存少量水分,影响印模准确性;聚醚橡胶类印模应当取好放置30分钟后再灌制石膏模型;材料尺寸稳定性好,在干燥环境中储存可以将印模保存2周后灌模,因具有良好亲水性,印模不能长期放置在潮湿的环境中,以免吸水后体积过度膨胀。

参考文献　[20][21][22]

【0951】佩戴修复体（义齿）后疼痛的原因和干预措施是什么?

答:（1）基牙疼痛

① 固定义齿:

· 过敏性疼痛:修复体粘固后疼痛:基牙若为活髓牙,在经过牙体磨切后,暴露的牙本质遇热冷刺激会出现牙本质过敏现象;戴冠粘固时,消毒药物刺激、粘固剂选择不当,都会引起患牙短时疼痛。修复体使用一段时间后出现过敏性疼痛:多由于牙体预备时龋坏组织未去净;修复体不密合;粘固操作不良,粘固剂溶解脱落等,均造成牙本质暴露,引起激发性疼痛。

· 自发性疼痛:修复体粘固和修复体戴用一段时间后出现自发性疼痛,常见原因为牙髓炎、根尖周炎或牙周炎;或由于修复前根管治疗不完善,根尖周炎未完全控制;或咬合创伤引起的牙周炎。桩核冠修复后出现的牙周或根尖感染,要区别是由于牙体预备时根管侧穿引起的牙周炎还是根管治疗不完善产生的根尖周炎,要判断是否有牙根的折裂。

• 咬合痛:修复体粘固后短期内出现咬合痛,多是由创伤引起。患者有咀嚼痛伴有叩痛。

② 可摘局部义齿:先检查基牙有无龋坏或牙周病,若基牙正常,可能是卡环与基牙过敏区产生摩擦而引起的。卡环体或基托过紧,也可引起基牙的胀痛,由于咬合过高,特别是咬到过高的牙合支托、卡环体或金属基托等。

基牙疼痛的干预措施:

• 固定义齿基牙是活髓牙时,在试戴及粘结过程中,应为患者准备温水漱口;戴冠时要选择刺激小的粘固剂,减少对牙髓损害;调拌的粘结剂粉液比合适,质量合格;避免进食过冷过热的食物,用温水刷牙。

• 创伤性牙周炎不严重的,通过调牙合症状会很快消失。

• 可摘局部义齿疼痛,根据基牙过敏区域采取相应部位的脱敏治疗或避开过敏区;卡环体或基托过紧的可将卡环过紧部分稍加磨松;咬合过高的可做调牙合处理,将金属支架磨低一些,必要时也可将牙合牙尖或切缘稍加磨改。

(2) 软组织疼痛

可摘义齿:① 基托边缘过长过锐,压迫唇、颊舌沟或进入倒凹区擦伤黏膜。② 当石膏表面有小气泡时,基托组织面可出现粒状突起,可造成黏膜充血红肿疼痛,甚至形成黏膜溃疡。③ 骨性隆突、牙龈缘、系带等处缓冲不够、下颌牙槽嵴狭窄不能承受咀嚼压力而造成局部疼痛、溃疡。

软组织疼痛的干预措施:① 指导患者及时来院调磨义齿,在来院前数小时戴上义齿,以便找出疼痛和义齿需要磨改的部位。② 用甲紫标在溃疡区,戴上义齿,将溃疡部分衬印在基板上,查清疼痛部位。③ 调拌软衬材料,协助医生用软衬材料加衬,以减轻黏膜负荷。

参考文献 [7][23]

参考文献

[1] S L Farrier,J N Farrier,ASM Gilmour. Eye safety in operative dentistry-A study in general dental practice[J]. BRITISH DENTALJOURNAL,2006(200):218.

[2] 戴艳梅,李浩楠,杨楠,等. 口腔专科护理[M]. 4 版. 北京:人民卫生出版社,2016:126.

[3] 樊明文,周学东,牛玉梅,等. 牙体牙髓病学[M]. 4 版. 北京:人民卫生出版社,2012.

[4] 葛立宏,王晓竞,刘鹤,等. 儿童口腔医学[M]. 4 版. 北京:人民卫生出版社,2015.

[5] 雷港,张光东,于金华. 牙髓再生的研究进展[J]. 国际口腔医学杂志,2011,03:292 – 296.

［6］李丽,刘青梅.牙髓血运重建术在治疗年轻恒牙根尖周病变中的进展［J］.全科口腔医学杂志,2015,2(11):13-17.

［7］李秀娥,王春丽,等.实用口腔护理技术［M］.北京:人民卫生出版社,2016.

［8］林丽婷,陈悦娜,邓惠芬,等.口腔专科护理健康教育［M］.广州:广东科技出版社,2017.

［9］凌均棨,彭志翔,韦曦,等.显微牙髓治疗学［M］.北京:人民卫生出版社,2014.

［10］骆庆峰.气管内插管湿化方法的进展［J］.中华现代护理杂志,2014,20(13):1609.

［11］孟焕新,王勤涛,李德懿,等.牙周病学［M］.4版.北京:人民卫生出版社,2012.

［12］牛莉莉.显微超声根管技术处理根管阻塞的临床护理［J］.中国社区医师,2017(31):139.

［13］秦满.儿童口腔科诊疗指南与护理常规［M］.北京:人民卫生出版社,2015.

［14］秦晓虹,徐琳.正畸固定矫治器对牙龈指数和口腔卫生指数的影响［J］.临床军医杂志,2011(04):130-132.

［15］史宗道,王晓娟,陈智,等.口腔临床药物学［M］.2版.北京:人民卫生出版社,2003.

［16］孙皎,赵信义,等.口腔生物材料学［M］.北京:人民卫生出版社,2011.

［17］唐维新,郑必先,李少冬,等.实用临床护理三基——理论篇［M］.南京:东南大学出版社,2005.

［18］于华,张晓东,王亦菁,等.光固化复合树脂材料修复牙冠缺损的疗效分析［J］.中国组织工程研究,2013(47):8270.

［19］张志愿,俞光岩,马绪臣,等.口腔颌面外科学［M］.7版.北京:人民卫生出版社,2015.

［20］赵佛容,邓立梅,王鸣,等.口腔护理学［M］.3版.上海:复旦大学出版社,2017.

［21］赵信义,孙皎,包崇云,等.口腔材料学［M］.5版.北京:人民卫生出版社,2012.

［22］赵铱民,陈吉华,王贻宁,等.口腔修复学［M］.7版.北京:人民卫生出版社,2012.

［23］钟春梅,刘进,葛元输.接受固定正畸治疗的患者口腔卫生状况追踪观察［J］.临床口腔医学杂志,2010(05):36-38.

第十一章 手术室护理

【0952】洁净手术室的环境要求有哪些?

答:洁净手术室的环境要求包括:

(1)严格人流、物流管理:洁污分流,分区明确;严格控制人员进出及着装;手术间内尽量减少人员走动及频繁开启手术间门。

(2)手术间内温度控制在21~25℃,湿度应在40%~60%。

(3)首台手术术前1小时开启净化设备,接台手术净化设备持续运行,间隔时间要保证足够自净时间。

(4)洁净手术室应独立成区,与有密切关系的护理单元或部门邻近。

(5)每天手术前、后,连台间湿式清洁手术间。

参考文献 [19][40][44][48][49]

【0953】手术室护理常见的安全隐患有哪些?

答:手术室护理常见的安全隐患:① 手术部位异物残留;② 手术患者、手术部位错误;③ 手术标本管理差错;④ 压力性损伤;⑤ 输液、输血、用药错误;⑥ 围术期低体温;⑦ 手术室火灾;⑧ 电灼伤;⑨ 手术患者坠床;⑩ 手术部位感染;⑪ 困难气道插管或急症气道。

参考文献 [9][11][12][19]

【0954】高频电刀使用时负极板正确的放置位置有哪些? 为什么?

答:高频电刀使用时负极板合适的放置位置:腹部、腰部、臀部、大腿内侧、大腿外侧、小腿、背部、上肢。

原因是:负极板放置的位置要求距离手术切口近、易于观察、清洁干燥、肌肉丰富、血运丰富,避开骨隆突、瘢痕、毛发丰富、脂肪多、皮肤皱褶、表皮损伤、承重的部位及金属移植物、起搏器附近、心电监护电极附近,负极板要能与患者的皮肤保持重复的接触。

参考文献 [19][40][48]

【0955】如何减少手术中超声止血刀的故障发生率?

答:(1)刀头与操作手柄应轻拿、轻放,避免撞击或用力投掷。

(2)术中刀头有血痂时及时处理,用生理盐水纱布擦拭或将刀头浸没在生理盐水中进行空激发。

(3)刀头进行空激发时,保持钳口张开,避免接触金属和硬物。

(4)使用一段时间后的刀头不可接触患者、易燃物品,以免造成灼伤或致燃。

（5）使用后的连接线用湿布擦拭干净,顺其原有弧度盘绕整理,勿扭曲、打折。

（6）手柄、连接线、刀头采用环氧乙烷或低温等离子灭菌。

参考文献 [19][31][41][45][49]

【0956】预防患者术中低体温的措施有哪些?

答:（1）术前:评估发生术中低体温的风险,予以术前预保温,如转运途中注意保暖,减少暴露;维持手术室环境温度不低于 23℃;麻醉前予以主动保温措施。主动保温措施有充气式暖风毯、输液加温设备、灌洗液预加温。

（2）术中:明确发生术中低体温的风险,评估患者是否存在低体温的症状和体征,实施体温监测,记录体温,予以术中保温:减少术野暴露、维持环境温度不低于 21℃、予以被动保温和主动保温措施。被动保温措施有覆盖棉毯、手术单、保温毯。

参考文献 [10][33][49]

【0957】手术常用体位及体位安置原则有哪些?

答:手术常用体位:仰卧位、俯卧位、侧卧位、膀胱截石位。

体位安置原则包括:

（1）最大限度保证患者的舒适与安全,维持人体正常生理弯曲,肢体处于功能位,避免过度牵拉、扭曲。

（2）充分暴露术野,但注意避免不必要的暴露。

（3）不影响呼吸、循环功能,不影响麻醉医师观察和检测。

（4）分散人体压力,避免局部长期受压,预防压疮。

（5）妥善固定,避免血管神经受压、肌肉扭曲等。

参考文献 [19][27][46][49]

【0958】如何预防手术标本液化或遗失?

答:（1）预防手术标本液化

① 手术标本取下后,于 30 分钟内予甲醛固定。

② 固定液必须完全没过标本,不少于组织体积的 3～5 倍,并确保标本全部置于固定液中。

③ 盛放标本的容器完好无泄漏。

（2）预防手术标本遗失

① 洗手护士负责手术台上标本的管理,未经医生允许,任何人不得私自处理标本,手术结束后将标本交给手术医生。

② 病理袋需注明患者姓名、病区、床号、标本名称、住院号或门诊号、日期。

③ 手术医生填写病理申请单,将病理标本及病理申请单放入标本间,在

病理标本登记本上逐项登记并签名。洗手护士核对无误后在登记本上签名，由巡回护士督查。

④ 微小标本留置在专用标本瓶中并注明相关信息后放于标本袋中。

⑤ 术中需做快速病理切片者，手术医生于术前填写好快速病理申请单，术中由巡回护士完整填写病理袋上的信息，将标本放入病理袋并在病理标本登记本上逐项登记并签名，与标本运送人员做好交接后立即送至病理科，由病理科签收。

参考文献　[12][41][46][49]

【0959】何为植入物？确保植入物灭菌效果的正确方法是什么？

答：植入物（implant）是指放置于外科操作形成的或者生理存在的体腔中，留存时间为 30 日或者以上的可植入性医疗器械。

确保植入物灭菌效果的正确方法：灭菌植入物应遵循厂家提供的灭菌参数；首次灭菌时对灭菌参数和有效性进行测试，并进行湿包检查。植入物的灭菌应每批次进行生物监测，合格后方可发放。低温等离子灭菌器、卡式（台式）快速灭菌器不能对植入物进行灭菌。

参考文献　[50]

【0960】手术患者术中压力性损伤发生的原因有哪些？预防措施有哪些？

答：（1）手术患者术中压力性损伤发生的原因：① 患者自身因素：年龄，体型及营养状况，皮肤类型，疾病与用药因素等；② 手术时间；③ 手术体位；④ 温湿度因素；⑤ 麻醉因素；⑥ 压力因素；⑦ 医务人员自身因素：压力性损伤预防知识缺乏。

（2）预防手术患者术中压力性损伤的措施有：① 加强术前访视和压力性损伤危险性评估；② 正确安置手术体位；③ 保持床单元干燥平整；④ 保护受压部位皮肤；⑤ 减少局部压力、摩擦力及剪切力；⑥ 加强术中巡视；⑦ 保暖及防潮；⑧ 规范压力性损伤高危患者监控流程；⑨ 加强手术室医务人员压力性损伤预防知识培训；⑩ 严格做好与病房护士的交接工作。

参考文献　[41][45][49]

【0961】不同肢体手术时使用气压止血带袖带的充气压力与持续时间是多少？使用时应注意的事项有哪些？

答：（1）充气压力设置：上肢手术时充气压力设置：根据术前测量的上肢血压，设置上肢充气压力高于收缩压 4～6.7 kPa；下肢手术时充气压力设置：测量肢体周径，肢体周径≤50 cm 者，以肢体周径（cm）作为个体充气（kPa）值，肢体周径＞50 cm 者，充气压力为 50 kPa。

（2）充气持续时间：上肢每次最长不超过 60 min，下肢每次最长不超过 90 分钟。若手术时间超长，则在持续 60 min 时暂时让肢体恢复血流 10～

15 分钟,然后再次阻断。

（3）使用气压止血带袖带的注意事项：

① 正确选择止血带的缚扎部位,防止神经压伤。

② 选用平整、合适的棉纸做衬垫（宽度超过袖带 2~4 cm 为宜）。

③ 严格掌握使用时间及压力控制。

④ 消毒皮肤时应做好止血带部位皮肤的保护,防止消毒液渗透。

⑤ 注意调节好室温,室温高时要相应地缩短上止血带的时间。

⑥ 双侧肢体同时应用止血带时,不能同时放气。

⑦ 放气时应将伤口加压包扎好的手术肢体抬高。

参考文献 ［13］［18］［35］［39］

【0962】何为骨水泥中毒？术中如何预防？

答:（1）骨水泥中毒指在骨水泥植入后出现的一过性低血压、低氧血症、心律失常、心跳骤停、心肺功能障碍等并发症的总称,也称为正骨水泥植入综合征（bone cement implantation syndrome,BCIS）。

（2）术中预防

① 保持手术间温度适宜,一般为 22~24℃。

② 填塞骨水泥期间密切监测 Bp、Hr、SpO_2、$PetCO_2$。

③ 置备急救药品和除颤仪,准备好 C 臂机。

④ 对年龄偏大、卧床时间较长、疑有静脉血栓形成患者,手术前放置下腔静脉过滤器,预防血管脂肪和骨髓微粒栓塞。

⑤ 置入骨水泥前 30 分钟遵医嘱给予地塞米松 10 mg 静脉注射,提供大量生理盐水加压冲洗髓腔。

⑥ 提醒手术者骨水泥充分搅匀预先聚合,适当降低使用温度。

参考文献 ［24］［25］［34］［43］

【0963】腹腔镜下胃癌根治术中器械护士的无瘤技术包括哪些？

答:腹腔镜下胃癌根治术中器械护士的无瘤技术包括:

（1）器械护士应认真做好器械管理,严格划分"无瘤区"与"有瘤区",接触肿瘤的器械应与关腹的器械分开使用。

（2）做好各切口的保护措施,如穿刺鞘予以缝合固定或使用带螺纹的穿刺鞘,减少穿刺孔种植可能性,防止"烟囱效应"。

（3）术中暂时不用的腹腔镜器械末端应浸泡于无菌蒸馏水中 5 分钟后再使用。

（4）切取下的肿瘤组织和淋巴结,不可用手直接接触,应当用弯盘接递,及时更换被肿瘤污染的器械、手套、敷料。

（5）肿瘤标本移除后,更换所有纱布、手套、缝针等接触过肿瘤的物品,电刀、超声刀等应浸泡于无菌蒸馏水 5 分钟后再使用。

（6）术毕关腹前配合医生做好腹腔冲洗工作。

参考文献 ［28］［41］［47］［48］

【0964】冠状动脉搭桥手术患者自体血管切取及吻合中,洗手护士的配合要点有哪些?

答:冠状动脉搭桥手术患者自体血管切取及吻合中,洗手护士的配合要点有:

（1）大隐静脉或桡动脉取下后,及时收回,放入台上血管保存液中妥善保管,谨防掉落。

（2）传递血管时,要连同盛取血管保存液的小碗一并传递,供医生自行取用。

（3）检查或修剪后的血管,暂不用时及时收回,以防掉落。

（4）医生取用血管时,洗手护士要时刻盯住血管动向,直至医生开始吻合血管。

参考文献 ［41］

【0965】妇科会阴部手术常采用什么体位? 此体位可能发生的体位并发症有哪些? 如何预防?

答:(1) 会阴部手术常采用膀胱截石位。

（2）膀胱截石位的体位并发症主要有:骶尾部压疮,腓总神经压伤,下肢静脉血栓。

（3）膀胱截石位体位并发症的预防:

① 压疮预防:骨隆突处用保护垫保护,提醒医生勿将身体压在患者身上。

② 腓总神经压伤预防:约束带不要过紧;腿部摆放符合"坐姿下躺"原则,即躺下后人体两腿分开、身体与大腿呈 90°、大腿与小腿呈 90°的端坐状态,两腿之间角度不超过 135°;腿部摆放符合"T－K－O"连线原则,即患者的足尖、膝关节、对侧的肩在一条直线上。

③ 下肢静脉血栓预防:避免腘窝过度受压的因素,例如约束带过紧或位置不当,膝关节弯曲角度过小;防止重力压迫膝部;加强对下肢血液循环情况的观察,例如皮肤颜色和温度的观察。

参考文献 ［19］［30］［41］［45］［49］

【0966】配合肾移植手术时,供肾的处理与保存应注意哪些事项?

答:配合肾移植手术时,供肾的处理与保存注意事项:

（1）提供齐全的取肾和修肾的手术器械、缝线、物品。

（2）切除活体供肾前遵医嘱给供体静脉注射肝素 50 mg、呋塞米 20 mg,使供者处于全身肝素化、肾泌尿状态。

（3）铺无菌台,修肾盆内盛4℃肾灌注液体,加少量无菌冰屑(用纱布包裹冰块),备好肾灌注液及灌注管。

（4）供肾离体后,立即放入修肾盆内,给予0～4℃肾灌注液原位灌注,液体高度以1 m为限,压力不超过13.3 kPa,灌注总量不超过500 ml,以150～250 ml,为宜,供肾表面为苍白色。

（5）修整好的肾置于有冰屑的4℃肾灌注液中保存,无菌中单覆盖待移植。

参考文献 ［15］［40］

【0967】手术室锐器伤的预防措施有哪些? 出现锐器伤后如何处理?

答:(1)手术室锐器伤的预防措施

① 加强职业安全教育,提高自我防护意识。

② 术前了解具有传染病史患者的生化检查情况,做好围术期的安全防范工作。

③ 规范安全操作行为,如:使用无接触传递技术代替直接用手进行锐器传递;打开玻璃安瓿时,用棉球或纱布垫于安瓿之间;使用三通执行静脉给药;应用单手回套针头;戴双层手套配合手术;应用专用的针头移除设备分离污染的针头和注射器等。

④ 使用后的锐器直接放入符合国际标准的锐器盒中;锐器盒装满3/4后封存好,及时更换;严格执行医疗废物分类标准,不可将锐器与其他医疗废物混放。

⑤ 合理排班,减少由于过高的工作强度和心理压力带来的锐器伤发生。

（2）处理原则

① 保持镇静,按规范脱去手套。

② 立即处理伤口:从近心端向远心端挤压伤口,尽可能挤出伤口的血液;同时用流动水冲洗伤口。用75％乙醇或0.5％聚维酮碘(碘伏)消毒伤口,并进行包扎。

③ 评估源患者及受伤情况:根据患者血液中含有病原微生物的种类、多少和伤口的深度、范围及暴露时间进行评估,并做相应处理。

④ 进行血清学检测:对伤者进行血清学检测,根据检测结果采取相应的措施。

⑤ 填写锐器伤报告单,及时向相关部门进行上报。

参考文献 ［3］［19］［30］［45］

【0968】动力系统常用于哪些科室的手术? 颅脑手术中使用的动力系统配置有哪些?

答:(1)动力系统适用于耳科、鼻科、鼻咽/喉部、神经外科、神经内科、骨科、脊柱外科、整形外科、口腔科等,以及术中需要切割/切开、削磨、钻孔、锯开骨质和其他组织的外科手术。

（2）颅脑手术中使用动力系统配置：主钻、延长柄、铣刀柄、铣刀片及套帽、钻头、导线、主机、磨钻柄。

参考文献　[17][21][26][42]

【0969】自体血液回输有哪些适应证和并发症？如何预防？

答：（1）自体血液回输的适应证：

① 胸腔或腹腔内出血。

② 预计术中出血量大于 1 000 ml 或大于 20％最大血容量，儿童大于15％血容量。

③ 血液交叉配型无法获得的情况。

④ 拒绝异体输血但可以接受自体血回输的人士。

⑤ 平均输血量超过 1U 的手术或输血率大于 10％的手术类型。

（2）自体血液回输的并发症：

① 回收血综合征。

② 肾功能不全。

③ 凝血功能障碍。

④ 空气栓塞、感染、术野局部用药被吸进回收系统产生有害作用等。

（3）采取以下方法预防：

① 严格无菌操作。

② 术中使用两套吸引管，一条吸引术野的出血，另一条吸引术野冲洗液及电器所产生的气体。

③ 负压吸引力控制在 10.6～16.0 kPa，降低气-血界面，吸引术野的出血时将吸头放于液面以下。

④ 回输量大于 1 200 ml 时监测凝血功能，遵医嘱补充相应的血浆制剂。

⑤ 回收血液尽早回输，体外留存时间不超过 4 小时。

参考文献　[1][2][6][8][14][23][30][35][37][44][54]

【0970】执行手术安全核查的由哪些人员组成？分别在哪些时间点执行？如何确保手术开始前安全核查得到有效落实？

答：（1）执行手术安全核查的人员有：具有执业资质的手术医师、麻醉医师和手术室护士。

（2）执行手术安全核查的时间点：麻醉实施前、手术开始前和患者离开手术室前。

（3）确保手术开始前安全核查有效落实的措施有：① 手术开始前，巡回护士将手术安全核查表呈现在手术者面前；② 手术者发起手术开始前的安全核查，巡回护士协助手术者在核查表上逐项记录；③ 核查完毕，三方共同签字;④ 巡回护士在核查结束后将手术刀片打上手术台供医生手术。

参考文献　[29][46]

【0971】何谓恶性高热？急救处理？

答:(1) 恶性高热(malignant hyperthermia,MH)是一种较为罕见的常染色体显性遗传疾病,由挥发性吸入麻醉药(如氟烷、异氟醚等)和去极化肌松药(琥珀酰胆碱)触发的骨骼肌代谢异常亢进临床综合征,以高热、肌肉强直、肌酶升高为主要特征。

(2) 恶性高热的急救处理:

① 一旦疑为恶性高热,立即停止手术和麻醉,停止触发药物使用,更换麻醉机、麻醉管道和钠石灰缸。

② 迅速成立抢救小组,明确分工,保证足够的人力和急救器材的供应。

③ 快速有效降温,包括降低外环境温度,冰帽保护脑组织,体表降温,输入低温液体,有条件的可建立体外循环降温。

④ 密切监测患者生命体征变化、体温、呼气末二氧化碳值和尿液的量、颜色、性质,及时汇报。

⑤ 正确使用特效药物丹曲林。

参考文献　[4][7][16][20][22][32][38][53]

【0972】手术中仰卧位可能发生的神经损伤有哪些？如何预防？

答:(1) 臂丛神经损伤:臂丛神经走行于颈部和腋窝,仰卧位时手臂的过度外展容易发生神经的牵拉损伤。其预防措施为手臂外展时不要超过90°。

(2) 桡神经损伤:桡神经在肱骨肌管内紧贴肱骨干中段后面在外下方走行,仰卧位时上臂外侧受压或过度后仰时易受损。其预防措施为:避免上臂外侧的压迫,远端关节位置高于近端关节。

(3) 尺神经损伤:尺神经环绕经过肱骨内上髁且经由肘管韧带下方走行,压迫肘关节及前臂尺侧易造成损伤。其预防措施为:注意避免肘关节及前臂尺侧的压迫。

参考文献　[41][49]

【0973】如何进行全麻术中温度测定？

答:最常监测食管和鼻咽温度;监测膀胱和直肠温度可用于反映低灌注器官的温度,利于椎管内麻醉剂镇静患者使用,但要注意导尿、膀胱冲洗及直肠内粪便的影响;皮肤是最常用的监测外周温度位点,休克患者中心温度与外周肢端皮肤温度差值对判断休克严重程度有帮助;中心体温的正常范围是36.8~37.2℃,除非临床需要人工低体温,手术中的中心温度不应低于36℃。

参考文献　[51]

【0974】围术期转运患者的一般原则有哪些?

答:(1)转运前应确认患者的情况适合且能耐受转运。

(2)转运前确认患者所带医疗材料设备,包括静脉通路、引流袋、监护设备等稳妥放置,便于观察,避免意外受损。

(3)转运中将患者固定。转运时患者头部在后,入电梯时头部向内,转运人员在头侧观察病情。注意患者的头、手、脚等避免伸出轮椅或推车外。注意推车速度不宜过快、转弯不宜过急,以防意外受伤。

(4)注意防护,保护患者隐私。

(5)转运前后完善交接。

参考文献　　[52]

参考文献

[1] American Society of Anesthesiology. Practice guidelines for perioperative blood management: an updated report by the American society of anesthesiologists task force on perioperative blood management[J]. Anesthesiology,2015,122(2):241 - 275.

[2] Cotton B A,Faz G,Hatch Q M,et al. Rapid thrombelastography delivers real-time results that predict transfusion within 1 hour of admission[J]. J Trauma,2011,71(2):407 - 417.

[3] Donna A. Ford MSN RN-BC CNOR CRCST. Implementing AORN Recommended Practices for Sharps Safety[J]. Aorn Journal, 2014, 99(1):106.

[4] Glahn K P,Ellis F R,Halsall P J,et al. Recognizing and managing a malignant hyperthermia crisis:guidelines from the European Malignant Hyperthermia Group[J]. Br J Anaesth,2010,105(4):417 - 420.

[5] J F, Beilenhoff U, Neumann C S, et al. European Society of Gastrointestinal Endoscopy (ESGE) guideline: the use of electrosurgical units[J]. Endoscopy, 2010, 42 (09):764 - 772.

[6] Klodell C T, Richardson J D, Bergamini T M, et al. Does cell-saver blood administration and free hemoglobin load cause renal dysfunction? [J]. Am Surg,2001,67: 44 - 47.

[7] Miller R D,著. 米勒麻醉学[M]. 6 版.曾因明,等译. 北京:北京大学医学出版社,2006.

[8] National Clinical GuidelineCentre(UK). Blood transfusion[M]. London: National Institute for Health and Care Excellence(UK),2015.

[9] Steelman V M, Graling P R, Perkhounkova Y. Priority patient safety issues identified by perioperative nurses[J]. Aorn Journal, 2013, 97(4):402.

[10] Tekgul Z T, Pektas S, Yildirim U, et al. A prospective randomized double-blind study on the effects of the temperature of irrigation solutions on thermoregulation and

postoperative complications in percutaneousnephrolithotomy. [J]. Journal of Anes-thesia, 2015, 29(2):165-169.

[11] The Joint Commission. Sentinel Event Data General Information[R]. Washington:The Joint Commission, 2017.

[12] 白晓霞,张健,李福宣,等. 手术室优质护理服务指南[M].成都:科学技术出版社,2012.

[13] 白烨,张霞.浅议气压止血带在骨科手术中的正确应用[J].包头医学院学报,1999(1):72-73.

[14] 曹涛,范金波,张海燕,等. 术中回收式自体血对机体功能的影响[J].临床血液学杂志,2016,29(6):517-519.

[15] 陈湘玉. 临床护理指南,护理常规[M].南京:江苏科学技术出版社,2009.

[16] 陈宇,赵婷,吴黄辉,等.恶性高热成功救治一例[J].临床麻醉学杂志,2014,30(9):935-936.

[17] 崔小玲,王玉霞,徐玉芳.DK手术动力装置在神经外科手术中的应用及护理配合[J].护理研究,2013(30):3410-3411.

[18] 高炜炜.电动气压止血带在四肢远端手术中的应用体会[J].河南省现代手术室护理安全暨管理学术交流会议,2012.

[19] 高兴莲,田蔚.最新手术室专科护士培训与考核[M].北京:人民军医出版社,2012.16-17.

[20] 韩晗,邵加庆,张明军,等.恶性高热的诊断与治疗[J].中华麻醉学杂志,2012,34(1):314-316.

[21] 何静,李阳,王小艳.动力系统在神经外科手术中的应用配合及维护保养[J].医药前沿,2017,6(17):365-366.

[22] 侯晓敏,丁红,冯茜.1倒全麻术中恶性高热患者成功救护的体会[J].护理学报,2010,17(6A):58-59.

[23] 黄静,方平,黄河.自体血回输对骨科手术患者血常规和出血时间的影响[J].重庆医学,2008,37(17):1932-1933.

[24] 黄卫国,易军飞,白瑞飞,等.椎体成形穿刺注射骨水泥防止灾难性并发症:87例137个椎体资料分析[J].中国组织工程研究,2011,15(30):5669-5674.

[25] 贾红波,王锦河.骨水泥植入综合征的预防和护理[J].心理医生月刊,2012(3):207.

[26] 李程,熊国丽,李平平.口腔颌面外科手术中微动力系统的维护与保养[J].中华现代护理杂志,2013(28):3517-1519.

[27] 李乐之,路潜. 外科护理学[M].北京:人民卫生出版社,2017.

[28] 李莎,张穗. 无瘤技术在腹腔镜胃肠道肿瘤手术的应用研究[J].护士进修杂志,2015,30(1):45-47.

[29] 李胜云,陈皓,潘芦翎,等. 手术室优质护理实践指南[M].北京:人民卫生出版社,2012:44.

[30] 李小寒,尚少梅. 护理学基础[M].北京:人民卫生出版社,2017.

[31] 刘国莲,任杰平,甘楚明,等.术中利用超声振动清洁超声刀头效果分析[J].医疗装

备,2015,28(11):67-68.

[32] 吕黄伟,王俊科.恶性高热的基因研究进展[J].国际麻醉学与复苏杂志,2007,28(5):460-463.

[33] 马正良,易杰.围手术期患者低体温防治专家共识(2017)[J].协和医学杂志,2017,8(06):352-358.

[34] 师晓琴,郭万刚,彭娜,等.下腔静脉过滤器对骨水泥植入综合征的预防作用研究[J].中华创伤骨科杂志,2009,11(3):255-258.

[35] 史佩巧,刘燕燕.不同电动气压止血带衬垫材料在骨科四肢手术中的应用[J].中国民族民间医药,2015,6:52-53.

[36] 孙徐妹,朱燕霞,屠晓华,等.自体血回输的研究进展[J].解放军护理杂志,2016,33(23):31-34.

[37] 唐加华 芶大明.自体血液回收技术的研究进展[J].中国输血杂志,2016,29(3):322-325.

[38] 唐艳平,王蕊.术中恶性高热抢救成功的护理1例[J].中国实用护理杂志,2004,20(3):47.

[39] 王明.四肢手术术中应用气压止血带的护理[J].中华护理学会全国手术室护理学术交流会议(下册),2012.

[40] 吴阶平.吴阶平泌尿外科学[M].济南:山东科学技术出版社,2004.

[41] 吴欣娟,徐梅,张圣洁,等.手术室护理工作指南[M].北京:人民卫生出版社,2016.

[42] 许平.动力系统在神经外科手术的应用[J].中国现代药,2012,19(27):145-146.

[43] 严广斌.骨水泥植入综合征[J].中华关节外科杂志,2011(4):31-31.

[44] 严敏.围手术期合理输血[M].北京:人民卫生出版社,2014:176-288.

[45] 杨美玲,李国宏.手术室护士分级培训指南[M].南京:东南大学出版社,2016.

[46] 杨美玲,乔玫,冯建平,等.手术室优质护理指南[M].南京:东南大学出版社,2014.

[47] 余江,张策,王亚楠,等.腹腔镜直肠癌全直肠系膜切除术中无瘤技术的探讨[J].中国微创外科杂志,2010,15(6):413-416.

[48] 张贵年,黄顺荣.无瘤技术在腹腔镜胃癌根治术的应用研究[J].中国实用外科杂志,2011,31(4):333-334.

[49] 中华护理学会.手术室护理工作指南[M].北京:人民卫生出版社,2017.

[50] 中华人民共和国国家卫生和计划生育委员会.WS 310.1—2016 医院消毒供应中心 第2部分:清洗消毒及灭菌技术操作规范[S].2016-12-27.

[51] 中华医学会麻醉学分会.临床麻醉监测指南(2014)[M]//中华医学会麻醉学分会.2014版中国麻醉学指南与专家共识.北京:人民卫生出版社,2014.

[52] 中华医学会麻醉学分会.围手术期患者转运专家共识[M]//中华医学会麻醉学分会.2014版中国麻醉学指南与专家共识.北京:人民卫生出版社,2014.

[53] 周力,赵琳,王金庄,等.一例罕见术中恶性高热病人的抢救及处理[J].护士进修杂志,2002,17(12):949-950.

[54] 庄春柳,成新华,黄步英,等.自体血回收中吸引负压控制与血红蛋白尿发生率的关系研究[J].河北医学,2005,11(9):772-774.

第十二章　医院感染

【0975】医院感染与医源性感染有何区别？

答：医院感染是指住院患者在医院内获得的感染，包括在住院期间发生和在医院内获得、出院后发生的感染，但不包括入院前已开始或已处于潜伏期的感染。工作人员在医院内获得的感染也属于医院感染。

医源性感染是指医疗服务中，因病原体传播引起的感染。医源性感染属于医院感染。

参考文献　[4][5][27]

【0976】医院感染常见的感染源有哪些？

答：感染源是病原体自然生存、繁殖并排出的宿主或场所。医院感染常见的感染源主要是患者、带菌者或自身感染、污染的医疗器械、污染的血液或血液制品、环境源等。

参考文献　[5][18]

【0977】什么是医院感染暴发？医院处置有哪些要求？

答：医院感染暴发是指在医疗机构或其科室的患者中，短时间内发生3例以上同种同源感染病例的现象。

遇医院感染暴发，医院应按要求积极处置：

（1）医院发现5例以上疑似医院感染暴发或者3例以上医院感染暴发，应在12小时内向上级行政主管部门报告，并同时向所在地疾病预防控制机构报告。

（2）采取有效处理措施，控制感染源，切断传播途径，积极实施医疗救治，保障医疗安全。

（3）开展现场流行病学调查、环境卫生学检测以及有关的标本采集、病原学检查等工作。

参考文献　[19][20]

【0978】器械相关感染的主要分类有哪些？

答：器械相关感染指患者在使用某种相关器械期间或在停止使用某种器械（如呼吸机、导尿管、血管导管等）48小时内出现的与该器械相关的感染。主要分为：

（1）中央导管相关血流感染：是患者在留置中央导管期间或拔除中央导管48小时内发生的原发性、且与其他部位存在的感染无关的血流感染。

（2）呼吸机相关肺炎：是建立人工气道（气管插管或气管切开）并接受机械通气时所发生的肺炎，包括发生肺炎48小时内曾经使用人工气道进行机械通气者。

（3）导尿管相关尿路感染：是患者留置导尿管期间或拔除导尿管后48小时内发生的尿路感染。

参考文献　[19]

【0979】留置导尿管后发生尿路感染如何评估？应采取哪些应对措施？

答：评估患者留置导尿管发生尿路感染：膀胱刺激症状不明显，可有下腹触痛、肾区叩痛，伴有或不伴有发热，尿检白细胞：男性≥5个/HP，女性≥10个/HP；尿液培养革兰阳性球菌菌落数≥10^4 cfu/ml，革兰阴性杆菌菌落数≥10^5 cfu/ml。患者虽然没有明显症状，但在1周内有内镜检查或导尿管置入的无症状性菌尿症等均属于导尿管相关尿路感染。

采取的应对措施包括：

（1）评估留置导尿管的必要性，不需要时尽早拔除，尽可能缩短留置导尿管时间。

（2）对长期留置导尿管的患者，拔除导尿管时，应当训练膀胱功能。

（3）如需保留导尿管，应当及时更换导尿管，并留取尿液进行微生物病原学检测。

（4）医护人员在维护导尿管时，要严格执行手卫生。

参考文献　[22]

【0980】预防导管相关血流感染紧急置管后需注意什么？

答：依据导管相关血流感染预防与控制技术指南要求进行护理，紧急状态下的置管，若不能保证有效的无菌原则，应在48小时内尽快拔除导管，更换穿刺部位后重新进行置管，并做相应处理。

参考文献　[21]

【0981】如何强化预防与控制多重耐药菌传播？

答：（1）严格执行《医务人员手卫生规范》，加强医务人员手卫生。

（2）对多重耐药菌感染或定植患者严格实施隔离措施：① 选择单间隔离，并有隔离标识；无条件实施单间隔离时，应进行床旁隔离；同类多重耐药菌感染或定植患者可安置在同一房间；不宜与留置各种管道、有开放伤口或者免疫功能低下的患者安置在同一房间；患者转诊前应通知接诊的科室，采取相应隔离措施。② 与患者直接接触的相关医疗器械、器具应专人专用，并及时消毒处理；不能专人专用的医疗器械、器具及物品每次使用后擦拭消毒。③ 医务人员对患者实施诊疗护理操作时，应将该类患者安排在最后进行；接触患者的伤口、黏膜、血液、体液等时，应戴手套，必要时穿隔离衣；完成诊疗护理操作后,及时脱去手套和隔离衣,并进行手卫生。

（3）在实施各种侵入性操作时,应严格执行无菌技术操作和标准操作规程。

（4）加强环境的清洁和消毒工作,使用专用的抹布等进行清洁和消毒;对高频接触的物表采用适宜的消毒剂进行擦拭、消毒,被患者血液、体液污染时应立即消毒;出现多重耐药菌感染暴发或疑似暴发时,应当增加清洁、消毒频次。

（5）诊疗护理过程中产生的医疗废物,按医疗废物有关规定处置和管理。

参考文献　[23]

【0982】污点清洁与消毒应该怎样做?

答:污点清洁与消毒是指对被患者的少量体液、血液、排泄物、分泌物等感染性物质小范围污染的环境表面进行的清洁与消毒处理。

对污点环境表面,应先采用可吸附的材料将其清除,再根据污染的病原体特点选用适宜的消毒剂进行消毒。

参考文献　[10]

【0983】什么情况下需要强化清洁与消毒? 执行过程中的注意事项有哪些?

答:当发生感染暴发或者环境表面检出多重耐药菌时,需要强化清洁与消毒。

强化清洁与消毒时,应落实接触传播、飞沫传播和空气传播的隔离措施;应增加清洁与消毒频率,并根据病原体类型选择消毒剂;对朊病毒、气性坏疽、不明原因病原体感染的患者周围环境的清洁与消毒措施应参照医疗机构消毒技术规范执行;开展环境清洁与消毒质量评估工作,关注引发感染暴发的病原体在环境表面的污染情况。

参考文献　[10]

【0984】软式内镜清洗消毒后对擦干巾有哪些使用要求?

答:应选择低纤维且质地柔软的擦拭布、垫巾,进行灭菌处理。无菌巾应每4小时更换1次。

参考文献　[17]

【0985】常用的空气净化方法有哪些? 治疗室可以采用哪些空气净化方法?

答:空气净化是降低室内空气中的微生物、颗粒物等,使其达到无害化的技术或方法。

治疗室空气中的细菌菌落总数应≤4 cfu/(5 min · ϕ9 cm平皿),宜选用通风、集中空调通风系统、循环风紫外线空气消毒器或静电吸附式空气消毒器等进行空气净化。

参考文献 [7]

【0986】一次性小包装的瓶装乙醇、碘伏与非一次性使用的乙醇、碘伏,如何正确使用?

答:一次性小包装的瓶装碘伏、乙醇,启封后使用时间不超过 7 天;非一次性使用的碘伏、乙醇应密闭保存,每周更换 2 次,同时更换容器,容器须灭菌。

参考文献 [2] [8]

【0987】执行感染管理规范,对配制药液与溶媒启封使用的有效期要求是多久?

答:抽出的药液、开启的静脉输入用无菌液体须注明开启日期和时间,放置时间应≤2 小时;启封抽吸的各种溶媒放置时间应≤24 小时。

参考文献 [2] [8]

【0988】无菌持物钳的使用管理应注意什么?

答:无菌持物钳使用宜干式存放或选择独立包装灭菌一次性使用。干式存放使用有效时间不应超过 4 小时,疑似污染随时更换;使用后的无菌持物钳、罐按重复使用的诊疗器械、器具和物品的要求送至消毒供应室集中处理,须按规范清洗、消毒、灭菌。

参考文献 [2] [13]

【0989】如何选择灭菌方法? 灭菌质量监测主要包括哪些?

答:耐湿、耐热的器械、器具和物品应首选压力蒸汽灭菌;耐热、不耐湿、蒸汽或气体不能穿透物品选择干热灭菌,如玻璃、油脂、粉剂等物品的灭菌;不耐热、不耐湿的器械、器具和物品选择低温灭菌,主要包括环氧乙烷灭菌、过氧化氢低温等离子体灭菌、低温甲醛蒸气灭菌。

对灭菌质量采用物理监测法、化学监测法和生物监测法进行,预真空(包括脉动真空)压力蒸汽灭菌器应每日开始灭菌运行前空载进行 B-D 测试。

参考文献 [14]

【0990】一次性使用医疗用品使用后或过期,可以重新灭菌后使用吗? 为什么?

答:一次性使用医疗用品使用后不得重复使用,过期的一次性使用医疗用品不可重新灭菌后使用。

一次性使用医疗物品过期后再次灭菌可能会有以下改变:产品原材料老化变脆,易增加微粒;如经环氧乙烷再次灭菌,会增加环氧乙烷的残留;如经辐射灭菌,可改变高分子材料的性能,如强度不够,易脆裂;过期物品有可能有微生物生长,再灭菌后,微生物菌体裂解及代谢产物易发生热源反应。

参考文献 [5] [24]

【0991】何谓感染性织物？分类收集时注意什么？

答：感染性织物是医院内被隔离的感染性疾病（包括传染病、多重耐药菌感染/定植）患者使用后，或被患者血液、体液、分泌物（不包括汗液）和排泄物等污染，具有潜在生物污染风险的医用织物。

分类收集时注意应在患者床边密闭收集；宜使用橘红色收集袋（箱）并有"感染性织物"标识；有条件的医院可使用专用水溶性包装袋，装载量不应超过包装袋的2/3，并应在洗涤、消毒前持续保持密封状态。

参考文献 ［15］

【0992】何谓标准预防？包括哪些措施？

答：标准预防是基于患者的血液、体液、分泌物（不包括汗液）、非完整皮肤和黏膜均可能含有感染性因子的原则，针对医院所有患者和医务人员采取的一组预防感染措施。

包括手卫生；戴手套、口罩、护目镜或防护面罩；穿隔离衣或防护服；安全注射及穿戴合适的防护用品处理污染的物品与医疗器械。

参考文献 ［18］

【0993】遇经空气传播疾病时医务人员需采取哪些措施达到预防与控制要求？

答：遇经空气传播疾病，如：开放性肺结核、麻疹和水痘等，医务人员应采取以下防控措施：

（1）在标准预防的基础上，采取空气隔离的防护措施。

（2）接触患者时，应戴医用防护口罩，根据暴露级别选戴帽子、手套、护目镜或防护面罩，穿隔离衣。

（3）个人防护用品的使用要求、穿脱流程与操作应遵循医院隔离技术规范要求，确保医用防护口罩在安全区域最后脱卸。

（4）使用后的一次性个人防护用品应按医疗废物处置，可重复使用的个人防护用品应清洗、消毒或灭菌后再用。

（5）根据疫情防控需要，开展工作人员的症状监测，必要时应为高风险人群免疫接种。

（6）发生经空气传播疾病职业暴露时，应采用相应的免疫接种和（或）预防用药等措施。

参考文献 ［16］［18］

【0994】何谓手卫生？应遵循哪些原则？

答：手卫生是医务人员洗手、卫生手消毒和外科手消毒的总称。卫生手消毒效果监测的细菌菌落总数应≤10 cfu/cm^2；外科手消毒效果监测的细菌菌落总数应≤5 cfu/cm^2。

洗手和卫生手消毒遵循的原则：当手部有血液、体液或其他肉眼可见的污染时，应用肥皂(皂液)和流动水洗手；当手部没有肉眼可见污染时，宜使用速干手消毒剂消毒双手代替洗手。外科手消毒应先洗手后消毒；不同患者手术之间、手套破损或手被污染时应重新进行外科手消毒。

参考文献　[11]

【0995】WHO 提出的"手卫生 5 个重要指征"是哪 5 个时刻？

答：WHO 提出的"手卫生 5 个重要指征"是以下 5 个时刻：接触患者前，接触患者后，实施无菌操作/清洁操作前，接触血液、体液等污染物后，接触患者环境后。

参考文献　[1]

【0996】不同传播途径疾病的隔离原则包括哪些？

答：不同传播途径疾病的隔离原则包括：

(1) 在标准预防的基础上，根据疾病的传播途径(接触传播、飞沫传播、空气传播和其他途径的传播)，结合医院实际情况，制定相应的隔离与预防措施，建筑布局符合隔离要求。

(2) 一种疾病可能有多重传播途径时，应采取相应传播途径的隔离与预防。

(3) 隔离病室应有隔离标志，并限制人员的出入。黄色为空气传播的隔离，粉色为飞沫传播的隔离，蓝色为接触传播的隔离。

(4) 传染病患者或可疑传染病患者应安置在单人隔离房间，受条件限制的医院，同种病原体感染的患者可安置于一室。

参考文献　[12]

【0997】隔离衣与防护服分别在什么情况下选用？

答：应根据诊疗工作的需要，选用隔离衣或防护服，并应按隔离规范正确穿脱隔离衣和防护服。

(1) 以下情况需穿隔离衣：① 接触经接触传播的感染性疾病患者时，如传染病患者、多重耐药菌感染患者等；② 对实行保护性隔离的患者诊疗、护理时，如大面积烧伤患者、骨髓移植患者等；③ 可能受到患者血液、体液、分泌物、排泄物喷溅时。

(2) 以下情况需穿防护服：① 接触甲类或按甲类传染病管理的传染病患者时；② 接触 SARS、禽流感等经空气传播或飞沫传播的传染病患者时；③ 接触其他经空气传播或飞沫传播的传染病患者，如开放性肺结核等，可能受到患者血液、体液、分泌物、排泄物喷溅时。

参考文献　[12]

【0998】医务人员如果发生利器伤,应怎样做好局部处理?

答:医务人员如果发生利器伤,应立即实施以下局部处理措施:① 用肥皂液和流动水清洗污染的皮肤,用生理盐水反复冲洗黏膜;② 应由近心端向远心端轻轻挤压伤口旁端,避免按压伤口局部,尽可能挤出损伤处的血液,再用肥皂水和流动水进行冲洗;③ 受伤部位的伤口冲洗后,应用消毒液,如75%乙醇或者0.5%碘伏进行消毒,并包扎伤口,被接触的黏膜,应反复用生理盐水冲洗干净。

参考文献 [9][26]

【0999】利器盒的正确使用方法?

答:选用符合《医疗废物专用包装袋、容器和警示标志标准》的利器盒,使用前应进行认真检查,确保无破损、渗漏和其他缺陷,如为两件制应盖体有效合壁,只留利器入口;利器盛装达到容器的3/4时,应有效封口,无法在不破坏的情况下被再次打开;在盒体侧面按要求填注医疗废物产生单位、产生日期、类别及需要的特别说明等。

参考文献 [3][25]

【1000】针刺伤预防中对工具选择与使用有哪些要求?预防针刺伤的操作规范是什么?

答:工具应选择:

(1)宜选择带自动激活装置的安全型针具及使用无针输液接头,建议使用带有保护套的针头、安全型采血针、带有尖峰保护器等安全装置的静脉输液器及有自动回缩功能的注射器等。

(2)宜建立静脉无针系统,如静脉留置导管宜使用无针连接。

(3)条件允许的情况下,手术中宜使用钝针。

操作规范是:

(1)护理人员应严格执行各项穿刺操作规范和流程。

(2)手术中需传递锐器时,避免徒手传递,应将锐器置于防刺破的容器(如弯盘、托盘)中进行无接触式传递。

(3)各类穿刺针具使用过程中,如必须回套针帽,应使用辅助工具单手回套针帽。

(4)配备足量锐器回收容器,放置在护理人员操作可及区域。

参考文献 [6]

参考文献

［1］ World Health Organization. Hand HygieneTechnical Reference Manual［S］. 2009.

［2］ 病区医院感染管理规范 WS/T510—2016［J］. 中国感染控制杂志，2017(3).

［3］ 国家环境保护总局环境标准研究所. 医疗废物专用包装袋、容器和警示标志标准 HJ 421—2008［S］. 2008 - 02 - 27.

［4］ 美国 CDC/NHSN. 医疗保健相关感染的监测定义和急性医疗机构感染的分型标准，2009.

［5］ 张苏明，刘月秀，姜亦虹，等. 医疗机构医务人员三基训练指南：医院感染管理［M］. 南京：东南大学出版社，2011.

［6］ 中华护理学会护理管理专业委员会. 针刺伤防护专家共识［S］. 中华护理学会，2018.

［7］ 中华人民共和国国家卫生和计划生育委员会，医院空气净化管理规范 WS/T 368—2012［S］. 2012 - 04 - 05.

［8］ 中华人民共和国国家卫生和计划生育委员会. 基层医疗机构医院感染管理基本要求［J］. 中国实用乡村医生杂志，2015,3(5):7.

［9］ 中华人民共和国国家卫生和计划生育委员会. 血源性病原体职业接触防护导则 GBZ/T 213—2008［S］. 2009 - 03 - 02.

［10］ 中华人民共和国国家卫生和计划生育委员会. 医疗机构环境表面清洁与消毒管理规范 WS/T 512—2016［S］. 2016 - 12 - 27.

［11］ 中华人民共和国国家卫生和计划生育委员会. 医务人员手卫生规范 WS/T 313—2009［S］. 2009 - 12 - 01.

［12］ 中华人民共和国国家卫生和计划生育委员会. 医院隔离技术规范 WS/T 311—2009［S］. 2009 - 12 - 01.

［13］ 中华人民共和国国家卫生和计划生育委员会. 医院消毒供应中心(第 2 部分)清洗消毒及灭菌技术操作规范 WS 310.2—2016［S］. 2016 - 12 - 27.

［14］ 中华人民共和国国家卫生和计划生育委员会. 医院消毒供应中心(第 3 部分)清洗消毒及灭菌效果监测标准 WS 310.2—2016［S］. 2016 - 12 - 27.

［15］ 中华人民共和国国家卫生和计划生育委员会. 医院医用织物洗涤消毒技术规范 WS/T 508—2016［S］. 2016 - 12 - 27.

［16］ 中华人民共和国国家卫生和计划生育委员会. 经空气传播疾病医院感染预防与控制规范 WS/T 511—2016［S］. 2016 - 12 - 27.

［17］ 中华人民共和国国家卫生和计计划生育委员会. 软式内镜清洗消毒技术规范 WS 507—2016［J］. 中国感染控制杂志，2017(6).

［18］ 中华人民共和国国家卫生和计划生育委员会. 医院隔离技术规范 WS/T 311—2009［S］. 2009 - 04 - 01.

［19］ 中华人民共和国国家卫生和计划生育委员会. 重症监护病房医院感染预防与控制规范 WS/T 509—2016［S］. 2016 - 12 - 27.

［20］中华人民共和国卫生部,国家中医药管理局.医院感染暴发报告及处置管理规范［S］.2009－07－20.

［21］中华人民共和国卫生部.导管相关血流感染预防与控制技术指南(试行)［S］.2010－12－24.

［22］中华人民共和国卫生部.导尿管相关尿路感染预防与控制技术指南(试行)［S］.2010－12－24.

［23］中华人民共和国卫生部.多重耐药菌医院感染预防与控制技术指南(试行)［J］.中国危重病急救医学,2011,23(2):65.

［24］中华人民共和国卫生部.医疗器械临床使用安全管理规范(试行)［S］.2010－01－18.

［25］中华人民共和国卫生部.医疗卫生机构医疗废物管理办法［J］.中华人民共和国国务院公报,2004,5(18):30－35.

［26］中华人民共和国卫生部.医务人员艾滋病病毒职业暴露防护工作指导原则(试行)［S］.2004－04－06.

［27］中华人民共和国卫生部.医院感染诊断标准(试行)［S］.2001－11－07.